Das Alte

Einführung in die Gerontologie

Herausgegeben von
Helga Reimann und Horst Reimann

3., neu bearbeitete Auflage
6 Abbildungen, 19 Tabellen

Ferdinand Enke Verlag Stuttgart 1994

Prof. Dr. **Helga Reimann**
Universität Augsburg
Universitätsstraße 10
D-86135 Augsburg

Prof. Dr. **Horst Reimann**
Universität Augsburg
Memminger Straße 14
D-86135 Augsburg

Die Deutsche Bibliothek - CIP-Einheitsaufnahme

Das Alter: Einführung in die Gerontologie / hrsg. von Helga
Reimann und Horst Reimann. - 3., neu bearb. Aufl. - Stuttgart:
Enke, 1994
   ISBN 3-432-92893-9
NE: Reimann, Helga (Hrsg.)

Das Werk, einschließlich aller seiner Teile, ist urheberrechtlich geschützt. Jede Verwertung ist ohne Zustimmung des Verlages außerhalb der engen Grenzen des Urheberrechtsgesetzes unzulässig und strafbar. Das gilt insbesondere für Vervielfältigungen, Übersetzungen, Mikroverfilmungen und die Einspeicherung und Verarbeitung in elektronischen Systemen.

© 1994 Ferdinand Enke Verlag, P.O.Box 30 03 66, D-70443 Stuttgart
Printed in Germany
Druck: Druckhaus Beltz, D-69502 Hemsbach/Bergstraße

Inhalt

Helga Reimann und Horst Reimann
Einleitung: Gerontologie - Objektbereich und Trends 1
1 Das Problemfeld 1
2 Alterskategorien 4
3 Altersaufbau und seine potentielle Entwicklung 7
4 Gerontologie als interdisziplinäre Wissenschaft 10
5 Gerontologische Institutionen 15
6 Gesellschaftlicher Wandel und Altenpopulation -
 neue Fragen an die Gerontologie 22
Literatur 27

Hans Peter Tews
Alter und Altern in unserer Gesellschaft 30
1 Entwicklung des Alters als Altersentwicklung 30
2 Strukturwandel des Alters - Was wandelt sich
 im Altersstrukturwandel? 42
3 Alterswandel - Altersentwicklung 69
Literatur 73

Josef Hörl und Leopold Rosenmayr
Gesellschaft, Familie, Alternsprozeß 75
1 Alter als Phase im Lebenslauf und im
 Familien-Lebenszyklus 75
2 Das soziale Alter ist geschichtlich wandelbar 79
3 Meßbare Tatsachen in den Veränderungen
 des Bevölkerungsaufbaus 81
4 Gesichertes und Fragliches in den Familienbeziehungen
 der Bejahrten 87
5 Möglichkeiten und Grenzen der Belastbarkeit der
 Familie heute 91
6 Die Familie als Vermittlungspunkt medizinischer
 und sozialer Dienste 97
7 Altern als Lernprozeß und Chance zur Lebenserfüllung . 104
Literatur 106

Horst Reimann
Interaktion und Kommunikation im Alter 109
1 Rollenzuweisungen im Lebenszyklus 109
2 Einengung der Kommunikation im höheren Lebensalter . 112

3	Zunehmende Bedeutung der Familienbeziehungen	115
4	Nachbarschaftskontakte und "Insulation"	122
5	Massenkommunikationsmittel	129
6	Zusammenfassung	133
Literatur		135

Helga Reimann
Wohnverhältnisse und Wohnbedürfnisse älterer Menschen 140
1	Die "Normalwohnungen" älterer Menschen	141
2	Die "Altersheime"	147
3	Die Wohnbedürfnisse älterer Menschen	158
Literatur		163

Gerhard Naegele
Einkommen und Konsum im Alter 167
1	Vorbemerkungen	167
2	Einkommensveränderungen im Zuge von Verrentung und Verwitwung in Deutschland-West	167
3	Einkommenslage der Rentnerinnen und Rentner im Osten Deutschlands	183
4	Konsummuster älterer Menschen in Deutschland-West und Deutschland-Ost	186
Tabellen		191
Literatur		199

Ursula Lehr
Psychologische Aspekte des Alterns 202
1	Die biographisch bedingte Individualität der Alternsvorgänge	202
2	Altern als soziales und ökologisches Problem	207
3	Die Veränderung geistiger Fähigkeiten	212
4	Veränderungen der Persönlichkeit im Alter	216
5	Veränderungen im Bereich der Sozialkontakte	219
6	Schlußbetrachtung	223
Literatur		225

Lutz von Rosenstiel
Psychische Probleme des Berufsaustritts 230
| 1 | Berufsaustritt als Krisensituation | 231 |

Inhalt V

2 Einstellungen zum Ruhestand 234
3 Anpassung an den Ruhestand 237
4 Konsequenzen der "flexiblen Altersgrenze" 244
5 Vorbereitung auf den Ruhestand 246
Literatur 250

Hartmut Radebold
Psychische Erkrankungen und ihre Behandlungsmöglichkeiten 255
1 Psychische Erkrankungen 255
2 Untersuchung und Behandlung 264
3 Gerontopsychiatrische Versorgung 274
Literatur 278

Erich Lang
Altern - Alterskrankheiten - Geroprophylaxe 282
1 Alternsprozesse 282
2 Altern und Krankheit 284
3 Geroprophylaxe 290
Literatur 317

Anton Amann
"Offene" Altenhilfe - Ein Politikfeld im Umbruch 319
1 Einige wichtige Forderungen 319
2 Lebenslage, Abhängigkeit und Hilfe 323
3 Trends in der internationalen Entwicklung 325
4 Kompetenz und Altenhilfe 330
5 Ziele und Formen der Altenhilfe 331
6 Ausblicke 342
Literatur 345

Glossar 348

Autorenverzeichnis 354

Personenverzeichnis 356

Sachverzeichnis 364

Einleitung: Gerontologie - Objektbereich und Trends

Helga Reimann und Horst Reimann

1 Das Problemfeld

Ältere Menschen bildeten schon immer einen Teil der Gesellschaft, der durch besondere Schwierigkeiten, hervorgerufen vor allem durch Krankheiten und Behinderungen, gekennzeichnet war, doch erst in neuerer Zeit wurde dies allgemein als ein *soziales Problem* empfunden. Einer der wichtigsten Gründe für dieses rezente Problembewußtsein besteht darin, daß sich der Anteil der über 65jährigen an der Gesamtbevölkerung der hochentwickelten Gesellschaften in den letzten hundert Jahren teilweise mehr als verdreifacht hat und noch weiter steigen wird. Ein zweiter Grund liegt in den Änderungen der materiellen wie sozialen Umwelt, mit denen sich die ältere Generation konfrontiert sieht. Hier sind vor allem die Desintegration des erweiterten Familienverbandes, die Schrumpfung der Kernfamilie und Tendenzen zur Singularisierung zu nennen, die die Lebensschwierigkeiten der Alten von einem Familienproblem zu einem Problem der Öffentlichkeit werden ließen. In Deutschland sind diese *Wandlungen* und die damit zusammenhängenden Anpassungsschwierigkeiten vielfach noch durch die Kriegsereignisse und Nachkriegsfolgen (Flucht, Vertreibung, vorzeitiger Tod von Angehörigen, Verlust von Wohnung, Einkommensgrundlage und Vermögen etc.) akzentuiert worden. Seit 1990 sind noch die besonderen Probleme der Rentner der früheren DDR hinzugekommen, die materiell unterversorgt waren und deren Zahl unfreiwillig über Arbeitslosigkeit und Frühberentung enorm zugenommen hat. Schließlich ist die Lage der älteren Generation auch deshalb zu einem öffentlich diskutierten sozialen Problem geworden, weil man allgemein der Ansicht ist, daß sich durchaus Lösungen für die Schwierigkeiten älterer Menschen finden lassen. Die Probleme der Alten sind somit zu einer Herausforderung für die Gesamtgesellschaft geworden.

Die wichtigsten Belastungsfaktoren und Schwierigkeiten älterer Menschen werden in diesem Band von Experten für Gerontologie analysiert, um daran anschließend Lösungsmöglichkeiten aufweisen zu können. Dabei zeigte sich, daß *die Problemkomplexe selbst sich ständig verschieben*: Galt es früher, akute lebensgefährliche Infektionen zu heilen bzw. zu vermeiden, so haben heute Medizin und

Sozialgesetzgebung vor allem die Zunahme chronischer Erkrankungen und die Multimorbidität in der älteren Generation zu bewältigen. War es früher das Ziel der Sozialpolitik, einen arbeitsfreien "Lebensabend" für immer weitere Bevölkerungskreise zu erreichen, und später diesen vorzuverlegen, so wird heute vielfach nach einer die materielle Lage verbessernden und die sich verlängernde Spanne zwischen Berufsaustritt und Lebensende ausfüllenden Beschäftigung gesucht und neuerdings wegen der problematischen Altersstruktur der deutschen Bevölkerung die "Entberuflichung des Alters" in Frage gestellt (BÄCKER u. NAEGELE 1992).

Auf die vielfältigen Fragen der Einkommenssicherung, der Versorgung bei Krankheit und Gebrechlichkeit, der sozialen Teilhabe und Integration, denen sich alte Menschen zu stellen haben, gibt es oft noch *keine oder nur ungenügende institutionalisierte Antworten* - und die bestehenden werden nicht immer in dem erwarteten Maße in Anspruch genommen. Viele alte Menschen kämpfen zwar mit einer Reihe solcher Schwierigkeiten, häufig erscheinen ihnen aber ihre Probleme als nicht gravierend genug, um sie ihre Scheu vor dem Gang zu öffentlichen Einrichtungen überwinden zu lassen, so daß viele der schon vorhandenen Hilfsangebote ungenutzt bleiben.

Eine resignative, ängstliche Haltung findet man vor allem bei den älteren Frauen, die durch ihre mit zunehmendem Alter steigende Überzahl (etwa zwei Drittel der über 65jährigen und ca. drei Viertel der über 85jährigen) das Bild des Alters in unserer Gesellschaft bestimmen. Sie hatten selten die Chance zu weiterführender Bildung, zur Ausübung eines qualifizierten Berufs, zur Entwicklung von Selbständigkeit, Kreativität und Durchsetzungswillen. Ihre Alterssituation ist häufig die "kumulativer Benachteiligung" (ROSENMAYR u. MAJCE 1978, S. 254 ff.): minimale finanzielle Sicherung, deshalb oft Abhängigkeit von Verwandten oder staatlicher Sozialhilfe, ein reduziertes Netz sozialer Kontakte, wegen des niedrigen Bildungsniveaus wenig Möglichkeiten zu Selbsthilfe und erschwerter Zugang zu den Einrichtungen der Altenhilfe oder Altenbildung - so daß man resümierend *das Altenproblem* auch als *das Problem alter Frauen*, insbesondere der hochbetagten bezeichnen kann.

Einleitung: Gerontologie - Objektbereich und Trends

Daneben gibt es seit wenigen Jahren die sog. *"neuen Alten"*. Sie machen etwa ein Viertel der Population zwischen 55 und 70 Jahren aus und sind gekennzeichnet - und zwar Männer wie Frauen - durch eine höhere Ausbildung, gehobene Berufstätigkeit und entsprechende Möglichkeit zur Eigentumsbildung, frühe Berufsaufgabe, bessere Einkommenslage und vor allem einen "neuen Lebensstil": Aktivität, besonders Reisen, Teilnahme am Bildungsangebot und an kulturellen Veranstaltungen, Individualität und Freiheit (s. *Infratest Sozialforschung* u.a. 1991). Und da die Männer der neuen Alterskohorten nicht mehr durch Kriege dezimiert sind, können die neuen Chancen des Alters von den Älteren häufig als Ehepaar wahrgenommen werden. Dieser Typus älterer Menschen wird, da er in Einklang mit gesamtgesellschaftlichen Trends steht, wohl in Zukunft zunehmen. Man wird also erwarten dürfen, daß die älteren Mitbürger in Zukunft mit mehr Elan, Geschick und Selbstbewußtsein ihre Probleme in Selbsthilfe angehen bzw. in Aktionsgruppen oder Verbänden mehr Druck auf die politisch Verantwortlichen ausüben werden. Das Vorbild der revoltierenden Jugend der späten sechziger Jahre und das Ausbreiten von Bürgerinitiativen in den siebziger Jahren hat auch die Bildung einiger *Alten-Initiativen* in der Bundesrepublik angeregt (vgl. GRONEMEYER et al. 1979 u. BORCHERT et al. 1980), die sich als kommunikative, soziale und politische Selbsthilfegruppen klassifizieren lassen (GRONEMEYER et al. 1979, S. 2 ff.). Zu letzteren ist der 1975 gegründete "Senioren-Schutz-Bund Wuppertal" mit seiner couragierten Vorsitzenden Trude Unruh zu rechnen, der sich nach seinem etwas älteren amerikanischen Vorbild auch den Namen "*Graue Panther*" zulegte und besonders durch aufsehenerregende Aktionen das öffentliche Bewußtsein auf Mißstände in der Altenpolitik und Altenhilfe aufmerksam zu machen sucht. Allerdings ist es verfrüht, von einer "Macht der Senioren" ("Senior Power") zu sprechen, da bisher die lebensgeschichtlich bestimmten politischen Affiliationen und Parteinahmen immer noch zu einer Zersplitterung des Wählerpotentials der älteren Generationen geführt haben. Zudem sind in der Bundesrepublik - im Gegensatz zu vielen anderen Staaten, z.B. auch Österreich - die Rentner- und Pensionärsverbände von geringem politischen Gewicht. Immerhin hat sich in Bonn eine "Bundesarbeitsgemeinschaft der Senioren-Organisationen" (BAGSO) konstituiert, die 19 Vereine und Verbände vertritt.

2 Alterskategorien

Angesichts der mit den Lebensjahren in vielen Dimensionen zunehmenden Differenzierung erscheint es Gerontologen und manchmal den betroffenen älteren Menschen selbst als sehr problematisch, eine bestimmte, allgemein verbindliche Grenze für das Eintreten in "das Alter" zu bestimmen. Außer den individuellen Unterschieden des Alterns ist zu beobachten, daß - wie in anderen Lebensphasen übrigens auch - *kalendarisches*, biologisches, psychisch-intellektuelles und soziales *Alter* selten ganz übereinstimmen, wenn sie sich auch gegenseitig stark beeinflussen. Da das *biologische Alter*, wie ERICH LANG in seinem Beitrag ausführt, sowohl von der "genetischen Programmierung" als auch von den erfahrenen äußeren Einflüssen abhängt, ist es in doppelter Weise individuell bestimmt. Auch das *psychisch-intellektuelle Alter* ist das Resultat eines sehr unterschiedlichen komplexen Zusammenwirkens von Anlage und Umwelt, wobei in höherem Alter die vorangegangenen Sozialisations- und Personalisationsprozesse meist den Verhaltensspielraum abstecken und die bedeutsamen Haltungen zu sich selbst als Alterndem, zu Alter und Tod wie die Bereitschaft zu Aktivität oder die Neigung zu Rückzug beeinflussen (vgl. den Beitrag von URSULA LEHR).

Das *soziale Alter* ist stärker Normierungen ausgesetzt, nämlich den in einer Gesellschaft üblichen Alterseinteilungen, den angebotenen oder zugewiesenen Positionen und deren Bewertung, den an das chronologische Alter gebundenen Verhaltenserwartungen und -vorschriften. Allerdings variieren die Lebensjahre, ab denen man zu den "Alten" gerechnet wird bzw. man sich selbst in einer Vorwegnahme gesellschaftlicher Erwartungen zu diesen zählt, je nach den sozialen Feldern, so daß das *Ausscheiden* aus der mit dem "mittleren Lebensalter" verbundenen "Activitas" durchaus *stufenweise* und in manchen sozialen Systemen auch "flexibel" erfolgt: In Bereichen, in denen körperliche Leistungsfähigkeit von besonderer Bedeutung ist - wie im Sport und der Armee -, wird man schon etwa mit Mitte Vierzig zu den "alten Herren" oder "alten Damen" bzw. zur "Reserve" gerechnet. Die das Alter einleitenden Zäsuren im Familienzyklus - die Hochzeit des letzten Kindes bzw. "das Verlassenwerden" durch das letzte Kind und die Geburt eines Enkelkindes - variieren zeitlich (in der Bundesrepublik liegen sie um das 50. Lebensjahr). Selbst die

Einleitung: Gerontologie - Objektbereich und Trends

Altersgrenze für die Berufstätigkeit - in Industriegesellschaften das den sozialen Status am stärksten bestimmende Merkmal -, die bis 1972 in der Bundesrepublik für die nicht-behinderten Arbeitnehmer bei 65 Jahren lag, ist mit der Möglichkeit eines Berufsaustritts mit 63 Jahren für Männer und 60 Jahren für Frauen zu einer "flexiblen" geworden (vgl. dazu den Beitrag von LUTZ von ROSENSTIEL). Zwischen 1984 und 1989 gab es in der alten Bundesrepublik auch die Möglichkeit des "Vorruhestands" mit 58 Jahren, die allerdings weniger wahrgenommen wurde und auch nicht den erwarteten beschäftigungspolitischen Effekt erzielte und deshalb wieder abgeschafft wurde. Stattdessen räumte man ab 1990 den alten Arbeitnehmern in den neuen Ländern, die durch die wirtschaftliche Umstellung arbeitslos wurden, eine frühzeitige Berentung ab 55 Jahren ein.

Doch entspricht schon seit längerem die normative Altersgrenze für Berufstätigkeit nicht mehr der tatsächlichen. Besonders Arbeitnehmer mit niedrigerem Einkommen und schlechteren Arbeitsbedingungen scheiden schon vorher aus beruflicher Arbeit aus - aufgrund von Arbeitslosigkeit und gesundheitlicher Beeinträchtigung. So liegt de facto die berufliche Altersgrenze für etwa zwei Drittel der Männer bei unter 60 Jahren und für ein Dittel bei 60-65 Jahren. Die ohnehin niedrigere Erwerbsquote von Frauen geht schon ab 50 Jahren erheblich zurück und erreicht zwischen 60 und 65 Jahren nur noch 12,5 % (s. *Stat. Jahrb.* 1992, S. 109). Mit dieser Altersgrenze verändern sich auch die Zeiten für die Ansprüche auf "Altersruhegeld" an den modernen Wohlfahrtsstaat als Rentner(in) oder Pensionär(in) bzw. Witwer oder häufiger Witwe.

Statistische Ämter, kommunale und staatliche Bürokratien können sich mit dem "*administrativen Alter*" nur schwer an die mit der flexiblen Altersgrenze entstandenen Gegebenheiten anpassen, sie sind wegen der Maxime statistischer Vergleichbarkeit und Fortschreibung an die 5-Jahres-Einteilung gebunden; für sie beginnt das Alter meist immer noch mit 65 Jahren; gelegentlich weisen sie zu Altersfragen auch Daten für die jüngere Alterskategorie der 60- bis 65jährigen aus und - wenn es um erhöhte Pflegebedürftigkeit geht - für die sog. "*Hochbetagten*" von neuerdings 80 Jahren und darüber. An diese in der offiziellen Statistik festgelegten Altersgrenzen halten sich die meisten Gerontologen in ihren Studien, um eben die dort gesammelten Daten nutzen zu können, obwohl allzu oft für ihre Fragestellung eine andere Kategorisierung sinnvoller wäre.

Die Terminologie in der gerontologischen Literatur ist nicht immer eindeutig: Weder die benutzten Begriffe *Altersklasse* und *Altersschicht* sollen auf *mehr* Gemeinsamkeiten als das chronologische Alter hinweisen; die letzten beiden Termini werden meist als Bezeichnung für einen Abschnitt in Darstellungen des Altersaufbaus einer Gesellschaft benutzt. Auch der häufig gebrauchte Begriff *Altersgruppe* hat selten die Konnotation von Zusammengehörigkeitsgefühl, das erst eine Gruppe im soziologischen Verständnis konstituiert. Wirklich gruppenbildende Prozesse, die ein Bewußtsein der Gemeinsamkeit beinhalten, sind vor allem in nach sozio-ökonomischer Lage, Bildungsstand, konfessioneller und politischer Zugehörigkeit aufgesplitterten Kleingruppen beobachtbar: in den Freundesgruppen der Altersheime und Altensiedlungen, der Klientel der Altenclubs und Altentagesstätten, den Seminaren der organisierten Altenbildung, in den Altersabteilungen der Verbände, in den Kreisen der den Gewerkschaften nahestehenden "Lebensabend-Bewegung", in den Aktivistengruppen des "Bundeskongresses der Älteren Generation", in den neuen Selbsthilfegruppen und Alten-Initiativen. Eine die Interessen und lokalen Gebundenheiten übergreifende Solidarisierung eines Großteils der älteren Mitbürger in *einer Altenbewegung* ist trotz aller Publizität auch den "Grauen Panthern" bisher nicht gelungen.

Mit dem Namen *"Senioren"*, den manche Institution bevorzugt, um die negativen Konnotationen von "Alte" und selbst "Ältere" zu vermeiden, können sich nicht allzu viele ältere Menschen anfreunden, da sie ihn nach den Wahlkampagnen der Parteien, der kommerziellen Werbung und dem Bemühen der Massenmedien um zusätzliche Hörer und Zuschauer als "verbraucht" empfinden, mit dessen Hilfe man sie zudem zu gefügigen Wählern, Konsumenten und Abnehmern zu machen sucht - und die Sensiblen und Kritischen unter ihnen verweigern sich unauffällig oder wehren sich vernehmbar gegen derartige Manipulation, auch gegen solche mit Hilfe einer spezifischen Sprache.

Die Altersphase ist lang geworden durch die früh einsetzende Berentung oder Pensionierung und den immer weiter hinausgeschobenen Tod. Deshalb wurde es mehr und mehr notwendig, zu differen-

Einleitung: Gerontologie - Objektbereich und Trends

zieren: in "junge Alte" oder "Ältere" und "alte Alte" oder die eigentlich "Alten". Die Grenzen sind schwer auszumachen. Eine Befragung von *Infratest Sozialforschung* u.a. 1991 hat zu den "Älteren" die 55- bis 70-jährigen gezählt. 70 Jahre scheint tatsächlich für viele die Grenze zwischen den "Älteren" und "Alten" zu bedeuten (s. auch SCHÄUBLE 1989; *Ältere Menschen in Schleswig-Holstein* 1991).

Als sehr brauchbar hat sich der in der Gerontologie übliche Begriff *Kohorte* erwiesen, der "ein Aggregat von Individuen" meint, "das gemeinsam ein bestimmtes Intervall - eine Zeitspanne - durchläuft und währenddessen bestimmten mikro- und makrohistorischen Ereignissen ausgesetzt ist" (ROSENMAYR 1978b, S. 39). Man benutzt ihn vor allem für die Prozeßanalysen, die das für Jahrgangskohorten gemeinsame Durchlaufen von bestimmten Lebensphasen oder auch von Institutionen wie Schule oder Militärdienst zum Untersuchungsobjekt haben und deren Resultate beispielsweise Hinweise auf die historisch unterschiedliche Dauer der durchlaufenen Phasen oder die Wirkung zeitgeschichtlicher Einflüsse sind. Aus dem Begriff der Kohorte läßt sich durch Anreicherung mit weiteren Merkmalen der der *Generation* im alterssoziologischen Sinn entwickeln: "Für diese muß man statt des bloßen Angebots von gleichen Erlebnismöglichkeiten das tatsächlich gemeinsame Erleben und Verarbeiten der Angebote der Epoche mit ihrem Kulturablauf und - will man den Begriff besonders anspruchsvoll fassen - die Wechselseitigkeit der Beziehungen von Individuen und Gruppen in diesem Erleben als maßgebend ansehen" (ROSENMAYR 1978b, S. 40 f.).

3 Altersaufbau und seine potentielle Entwicklung

Der Status der älteren Generation wird - abgesehen von ihrem Selbstverständnis - vor allem von der jüngeren und mittleren Generation bestimmt. Dabei sind die quantitativen Relationen, wie sie sich in Darstellungen des sog. Altersaufbaus (s. Abb. 1) zeigen, von erheblicher Bedeutung. Der hohe Anteil der Älteren - 1990 waren über 20% der Bevölkerung der neuen, vereinten Bundesrepublik Deutschland 60 Jahre und älter - und in der letzten Zeit auch der Hochbetagten - 1990 waren 4% der Deutschen 80 Jahre und älter -

ergibt sich nicht nur aus der durchschnittlich höheren Lebenserwartung, die 1986/88 in der alten Bundesrepublik für 65jährige Männer bei weiteren 14 Jahren und für gleichaltrige Frauen bei 18 Jahren lag, in der früheren DDR 1987/88 bei 13 Jahren für Männer und 16 Jahren für Frauen (nach dem *Statistischen Jahrbuch* 1992), sondern auch aus der geringeren Zahl der Kinder (die allerdings im Vergleich zu früher wesentlich höhere Überlebenschancen haben). Es fällt vielen offensichtlich immer noch schwer, die Entwicklung des Altersaufbaus

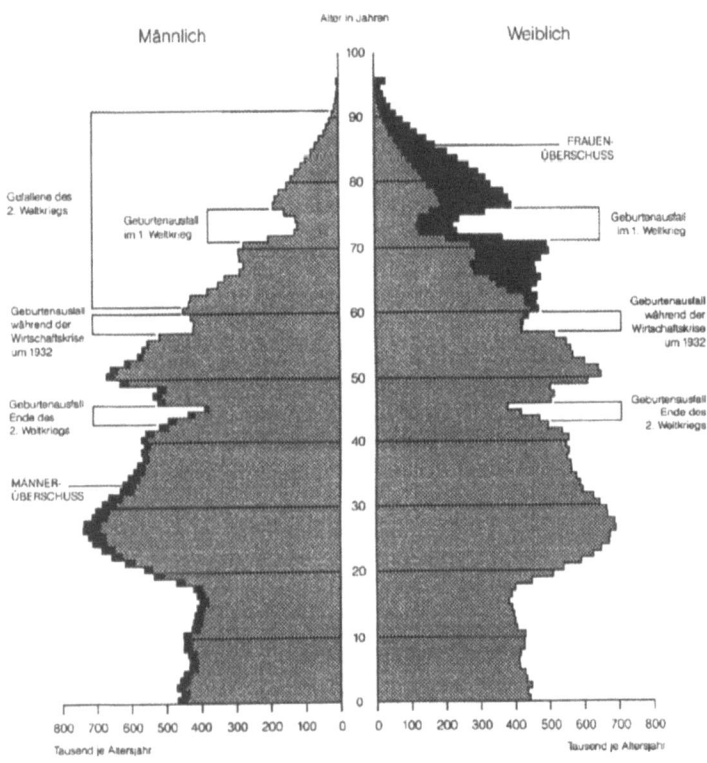

Abb.1 Altersaufbau der Wohnbevölkerung am 01.01.1991, aus: *Statistisches Jahrbuch 1992* für die Bundesrepublik Deutschland, S. 65

Einleitung: Gerontologie - Objektbereich und Trends 9

von der gleichmäßigen Pyramidenform der Jahrhundertwende (mit hoher Kindersterblichkeit) zur *heutigen Form einer stilisierten Tanne* mit überdickem Stamm und Einbuchtungen im Geäst (durch die Geburtenausfälle im Ersten Weltkrieg, in der Weltwirtschaftskrise um 1932 und nach dem Zweiten Weltkrieg - s. Abb. 1) anzunehmen und sich institutionell daran anzupassen. Allzu häufig wird diese Veränderung als "unnatürlich" und "anormal" angesehen, der gegenwärtige Bevölkerungsaufbau als "überaltert" bezeichnet.

Man klagt über die Probleme der Sicherung der Renten für die vergrößerte Zahl der "Ruheständler" und ihrer Witwen, übersieht aber den gesellschaftlichen Gewinn und die Reduktion menschlichen Leids durch die weitgehende Erhaltung menschlichen Lebens über mindestens sechs Lebensjahrzehnte. Allerdings werden die Rentenzahlungen sowie Organisation und Finanzen der Altenhilfe schon um 2000 zum Problem und schließlich spätestens 2030 zu einer schweren Belastung der Gesellschaft, wenn der Altersaufbau wahrscheinlich die Form eines Pilzes haben wird - mit einem Altenanteil von 35%. Diese Problematik wird inzwischen heftig diskutiert,eine realisierbare und politisch tragbare Lösung liegt aber noch nicht vor (s. z.B. NAEGELE u. TEWS 1992).

Für die Altenhilfe und Altenpolitik besonders bedeutsam sind die *Zunahme der Hochbetagten* und damit der häufiger Pflegebedürftigen und das Geschlechterverhältnis in der älteren Population, in der die *Frauen* aufgrund der höheren durchschnittlichen Lebenserwartung sowie der Ausfälle auf der Männerseite im 2. Weltkrieg ab 60 Jahren in immer stärkerem Maße die *Mehrheit* ausmachen. Während man sich langsam an diese zum größeren Teil langfristig geltenden Verhältnisse anzupassen weiß, beispielsweise durch die Umstrukturierung mancher Altenheime zu Pflegeheimen, wird es in den nächsten Jahren - ähnlich wie früher in den Schulen - Probleme geben, die Auswirkungen des abrupten kurzfristigen Geburtenausfalls während des 1. Weltkrieges auf die Zahl der Hochbetagten zu bewältigen (s. Abb. 1).

Für die neue Lebens- und eben auch Alters-Situation spielt - worauf URSULA LEHR (1991) auch aufmerksam gemacht hat - die Umstrukturierung des Familienzyklus eine Rolle, die das Leben der

Frauen allerdings mehr als das der Männer verändert hat: Es werden weniger Kinder in relativ kurzen Abständen geboren, so daß für die Eheleute die Phase "*nachelterlicher Gefährtenschaft*" schon meist um die Fünfzig einsetzt und durchschnittlich 25 Jahre dauert, die von Witwen noch um durchschnittlich 13 Jahre überlebt wird (*Stat. Jahrbuch* 1992). Auch auf diesen Wandel haben sich weder die individuelle Lebensplanung noch die gesellschaftlichen Institutionen adäquat eingestellt, so daß es im Alter vielfach zu Problemen kommt, die auf mangelnde Vorbereitung und Zukunftsvorsorge zurückzuführen sind.

4 Gerontologie als interdisziplinäre Wissenschaft

Die Gerontologie, die *Alterswissenschaft* (inklusive der *Alternsforschung*), befaßt sich mit Fragen des Alters und Alterns in ihren verschiedenen Aspekten. Sie ist seit ihrem institutionalisierten Anfang Ende der 30er Jahre in den USA und Europa wegen der deutlichen Komplexität der Phänomene eine *interdisziplinäre Wissenschaft* (s. Abb. 2), die von einer Reihe von Natur- wie Human- und Sozialwissenschaften getragen wird, die - wenn sie sich intensiver mit Altersfragen befaßt haben - auch eigene *Subdisziplinen* wie Geriatrie, Gerontopsychiatrie, Gerontopsychologie, Gerontosoziologie und Geragogik ausgebildet haben. Leider ist die für diese Subdisziplinen verwendete *Terminologie nicht einheitlich*: Die Bezeichnungen für die Spezialisierungen sind von dem altgriechischen Wort für Greis ("geron") abgeleitet; man findet nebeneinander die Termini Gerosoziologie (z.B. bei ROSENMAYR 1976, S. 218 ff.) wie Gerontosoziologie, Geropsychologie (z.B. bei SCHUBERT 1970) wie Gerontopsychologie, Geragogik und Gerontagogik (z.B. bei BRAUN 1980). Da die Gerontologie zunächst vor allem von der Medizin bestimmt war und erst später - insbesondere seit dem Zweiten Weltkrieg - bedeutende Beiträge von der Psychologie und Soziologie erhielt (s. Übersicht 1), hat man die *naturwissenschaftlich-experimentelle*

Einleitung: Gerontologie - Objektbereich und Trends

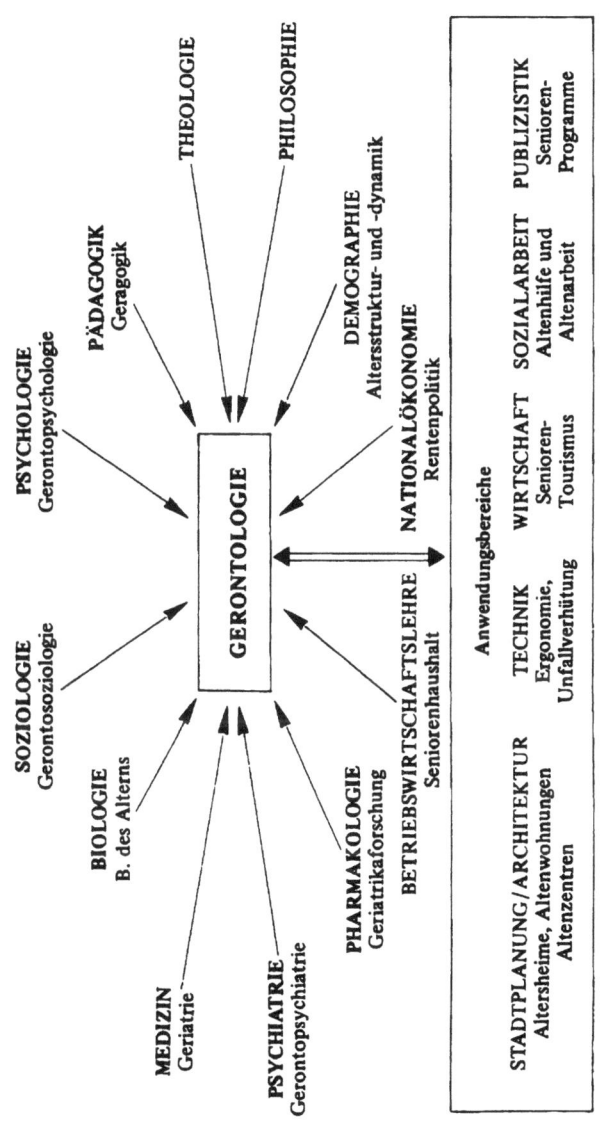

Abb. 2 Der Beitrag von Wissenschaft und Praxis zur Gerontologie

Übersicht 1 Gerontologische Forschungsbereiche

Subdisziplinen	Hauptarbeitsgebiete und -probleme
Gerontosoziologie (Gerosoziologie, Alterssoziologie) *Literatur:* Rosenmayr, L.: Schwerpunkte der Soziologie des Alters (Gerosoziologie). In: René König (Hrsg.): Handbuch der empir. Sozialforschung, Bd. 7, 2. Aufl., Stuttgart 1976 (mit Bibliogr.) Tews, H.P.: Soziologie des Alterns. 4. Aufl., Wiesbaden 1993	Leistungsanspruch und Alter; Aspirationseinschränkung; Berufsaustrittsprobleme; Diskriminierung; "Intimität auf Abstand" (Familie); Solidargemeinschaft; Singularisierung; Generationenverhältnis; "Desozialisation"; Einengung der Kommunikation; Lebenslaufvorstellungen; Isolation; Abhängigkeit; "neue Alte"; soziales Alter; Altersverhalten; Gefährtenschaft; Altern als Lernprozeß; Freizeitverhalten; Altenbewegungen; Altenzusammenschlüsse (Insulation); Stereotype des Alters und Alterns; Selbstverständnis; Alterssicherung; Soziale Dienste; Aktivität - Disengagement; Austausch-, Ressourcen-theorie; struktureller Wandel und Alter (Industrialisierung); Wandel der Altersstruktur und Gesellschaft; Wohnumwelt; Habitat.
Gerontopsychologie (Geropsychologie, Alterspsychologie) *Literatur:* Lehr, U.: Psychologie des Alterns, 7. Aufl., Heidelberg 1991 (mit Bibliographie)	Psychische Alternsvorgänge; Persönlichkeitsveränderungen; soziogene Risikofaktoren; geistige Leistungsfähigkeit; Defizit-Modell; individuelles Fehlverhalten; Erlebnissituation; Zufriedenheit; Vereinsamung; Rigidität und Flexibilität; Einstellungswandel; Interventionsgerontologie; Management von Problemsituationen; Prävention; Rehabilitation; Berufsaustrittskrise; Pensionierungsschock; Einstellungen zum Ruhestand; Anpassungsprozesse; Flexibilisierung der Arbeitszeitregelungen; gleitender Berufsaustritt; Aktivitätstraining; Zukunftsperspektiven; Wohnsituation; Institutionalisierungseffekte.

Einleitung: Gerontologie - Objektbereich und Trends 13

Subdisziplinen	Hauptarbeitsgebiete und -probleme
Geragogik (Gerontagogik) *Literatur:* Eirmbter, E.: Altenbildung. Paderborn 1979	Altenbildung; Geroprophylaxe; Altenbildungsmaßnahmen als motivations- und sozialisationsfördernde Therapie; Rollenwechsel, Rollenaufgabe, Rollenaufnahme, Neutralisierung von Rückzugs- und Isolationseffekten; lebenslanges Lernen; Senioren-Studium; Alten-Akademien; Pensionisten-Hochschulen; Senioren-Volkshochschule; Bewältigung der eigenen Vergangenheit; Koordinierung der Altenarbeit (Altenberatungszentrum); Altenclubs; Altentagesstätten, Altenberatung; primäre Prävention (Gerohygiene; Vorbereitung auf das Altern); sekundäre Prophylaxe (Nachsorge zur Verhinderung von Rückfällen); Rückzugsmanagement; Selbsthilfevereinigungen; Alteninitiativen; Senioren-Zeitungen; Senioren-Orchester; "Alterslernen".
Gerontopsychiatrie (Alterspsychiatrie) *Literatur:* Kisker, K.P. et al.: Alterspsychiatrie. 3. Aufl., Berlin 1989 Oesterreich, K.: Psychiatrie des Alterns. 2. Aufl., Heidelberg 1981 (mit Bibliographie)	Psychopathologie des Alterns; psychische Veränderungen im hohen Lebensalter; gerontopsychiatrische Epidemiologie; psychische Alterskrankheiten; multifaktorielle Genese gerontopsychiatrischer Syndrome; Defizithandeln; Multimorbidität; Lebenskrisen; Psychotherapie; soziale Hilfestellung; Gruppenpsychotherapie (Familien- und Paartherapie); Milieutherapie; gerontopsychiatrisches Versorgungssystem; Vernetzung mit Altenhilfe und -arbeit; transkulturelle Gerontologie; forensische Psychiatrie des Alterns; Suizidalität; therapeutisch-rehabilitative Konzepte.

Subdiszipinen	Hauptarbeitsgebiete und -probleme
Geriatrie (Altersmedizin) *Literatur:* Lang, E.: Praktische Geriatrie. Stuttgart 1988 Schettler, G.: Alterskrankheiten. 2. Aufl., Stuttgart 1972	Alternswandel des Organismus; genetische Faktoren; morphologische Veränderungen (Biomorphose); alternde Krankheiten (chronische, krankhafte Prozesse); primäre Alterskrankheiten (z. B. Altersdiabetes, degenerative Prozesse am Bewegungsapparat); Krankheiten im Alter (veränderte Verlaufsformen, erhöhtes Risiko); Multimorbidität; Leibsymptome; Angiologie; Kardiologie; geriatrische Diagnostik; Geroprophylaxe; Prolongation der Abbauprozesse (Ernährung, Sport, Kuren); Vorsorgeuntersuchungen; Interventionsprophylaxe.
Biologische Alternsforschung *Literatur:* Platt, D.: Biologie des Alterns Heidelberg 1976 (mit Bibliographie)	Probleme der Lebensdauer; biologische Prozesse des Alterns; basale Alternstheorien (DNA-Veränderungen, Mutationen, Zelldifferenzierung; Repair-, Immun-Mechanismen; Protein-Biosynthese; Streß und Altern); Altern im molekularen und supramolekularen Bereich; exogene Einflüsse auf Altern und Lebensdauer (Ernährung, Strahleneinwirkung, Pharmaka, Virus-Erkrankungen); Altern als biologischer Prozeß; vorzeitiges Altern; Adaptionsverhalten im Alter; experimentelle Gerontologie; Langlebigkeit; Korrelationen von Alter und Morbidität, Mortalität.

Einleitung: Gerontologie - Objektbereich und Trends 15

Gerontologie, mit der man hauptsächlich die Biologie des Alterns und die Geriatrie meinte, von der *Sozialgerontologie* (englisch: Social Gerontology) unterschieden, der man die Subdisziplinen Gerontopsychologie und Gerontosoziologie als erste zuordnete. Diese Einteilung hat sich aber gerade auch angesichts des Hinzukommens weiterer, schwer einzuordnender wissenschaftlicher Disziplinen wie der Gerontopsychiatrie und der nationalökonomischen Altenpolitik als nicht sehr sinnvoll erwiesen. Heute wird der Begriff Sozialgerontologie eher gebraucht, um die stärker anwendungsbezogenen Forschungsaktivitäten in den Sozialwissenschaften, die sich mit Altersproblemen befassen, zusammenzufassen und gegen die alterssoziologische Grundlagenforschung abzusetzen (vgl. ROSENMAYR 1976, S. 228). Die starke *Praxisorientierung* in der Gerontologie fällt ohnehin auf: Es sind vor allem die aktuellen, bedrückenden Probleme alter Menschen und der Sozialpolitik in der gesamtgesellschaftlichen Perspektive, die die Forschungsfragen in der Gerontologie bestimmen - in einem solchen Maße, daß mittlerweile auch Forderungen nach mehr gerontologischer Grundlagenforschung erhoben werden. Selbst wenn ihnen in Zukunft entsprochen wird, wird der Informationsaustausch zwischen der Gerontologie und ihren Subdisziplinen mit sehr anwendungsbezogenen Spezialbereichen wie z.B. der Technik oder mit der Praxis selbst - so inbesondere der Altenhilfe - in beiden Richtungen sehr rege sein (s. Abb. 2).

5 Gerontologische Institutionen

Diese interdisziplinäre, praxisbezogene Gerontologie wurde erst *nach dem Zweiten Weltkrieg schrittweise institutionalisiert*, wenn es auch zwischen den beiden Weltkriegen vor allem in den USA, aber auch in der Sowjetunion, in Japan und in Deutschland bedeutsame Anfänge gerontologischer Forschung von den Einzeldisziplinen her und erste gerontologische Forschergruppen und Publikationen gab - so in Deutschland die "Zeitschrift für Altersforschung" seit 1938, von dem Mediziner MAX BÜRGER gegründet und kurz darauf in "Zeitschrift für Alternsforschung" umbenannt (vgl. dazu vor allem LEHR 1991). In den USA hat sich 1945 die multidisziplinäre *"Gerontological Society of America"* konstituiert, die seit 1946 das "Journal of Gerontology" herausgibt. 1950 bildete sich auf einem Kongreß in

Lüttich die *"International Association of Gerontology"*, die alle drei Jahre in einer anderen Stadt der Welt einen großen, internationalen Kongreß für Mediziner, Biologen, Psychologen, Soziologen, Sozialpolitiker und Sozialarbeiter veranstaltet.

In der Bundesrepublik wurde 1967 die "Deutsche Gesellschaft für Alternsforschung" gegründet, die schon auf ihrem ersten Kongreß in Nürnberg (unter der Leitung des Geriaters RENÉ SCHUBERT) in "Deutsche Gesellschaft für Gerontologie" umbenannt wurde und seit 1992 *"Deutsche Gesellschaft für Gerontologie und Geriatrie"* (DGGG) heißt. Seit 1968 erscheint - von ihr stark getragen - die *"Zeitschrift für Gerontologie"*, in der die Zeitschrift "aktuelle gerontologie" aufgegangen ist, die von 1971 bis 1984 von der "Deutschen Gesellschaft für Gerontologie" zusammen mit der *"Österreichischen Gesellschaft für Geriatrie"* (heute *"und Gerontologie"*) als offizielles Organ herausgegeben worden war. Im deutschsprachigen Raum sind außerdem die *"Deutsche Gesellschaft für Geriatrie"* und die *"Schweizerische Gesellschaft für Gerontologie"* (Bern) zu nennen. Bis 1990 gab es auch die "Gesellschaft für Gerontologie der DDR" (Berlin), die in Kooperation mit gerontologischen Gesellschaften anderer sozialistischer Staaten die - eben schon 1938 im Deutschen Reich gegründete - "Zeitschrift für Alternsforschung" ediert hat, deren Erscheinen 1991 eingestellt worden ist. Daneben werden seit den sechziger Jahren im deutschsprachigen Raum eine Reihe eher *praxisorientierter Zeitschriften zu Altersfragen* von Verbänden der Altenhilfe und der Sozialpolitik publiziert. Die in den letzten Jahren erfolgte Vermehrung internationaler und europäischer Zeitschriften für Gerontologie fällt auf, doch erscheinen nur wenige davon in Deutsch (s. Übersicht 2).

Einleitung: Gerontologie - Objektbereich und Trends

Übersicht 2 Gerontologische Zeitschriften in deutscher Sprache

Wissenschaftliche Zeitschriften

Zeitschrift für Gerontologie, Europäische Zeitschrift für Altersmedizin und interdisziplinäre Alternsforschung, Steinkopff Verlag, Darmstadt (seit 1968; seit 1984 mit Beiheften: Veröffentlichungen der Deutschen Gesellschaft für Gerontologie und Geriatrie)
Geriatrie Praxis, Journal für Altersmedizin, MMV, Medizin Verlag, München
Geriatrie und Rehabilitation, Vless Verlag, Ebersberg
Zeitschrift für Geriatrie, P. Keppler Verlag, Heusenstamm
Zeitschrift für Gerontopsychologie und -psychiatrie, Hans Huber Verlag, Stuttgart

Praxisorientierte Zeitschriften (eine Auswahl)

Das Altenheim, Organ der gemeinnützigen und privaten Altenpflegeheime, Curt R. Vincentz Verlag, Hannover (seit 1962)
altenhilfe (Beispiele - Informationen - Meinungen), hrsg. vom Deutschen Zentrum für Altersfragen e.V., Berlin (seit 1974)
Altenpflege, Curt R. Vincentz Verlag, Hannover
Aktiver Lebensabend, Die europäische Monatszeitschrift der älteren Generation, hrsg. von der Lebensabendbewegung e.V., Kassel (seit 1961)
EURAG Nachrichtenblatt, hrsg. von der EURAG, Graz
Evangelische Impulse, Zeitschrift für die Arbeit mit alten Menschen, hrsg. vom Dtsch. Ev. Verband für Altenhilfe e.V. im Diakonischen Werk der EKD, Lithos Verlag, Stuttgart (seit 1979)
Information, Altersforschung - Altenarbeit, hrsg. vom Ludwig Boltzmann Institut für Sozialgerontologie und Lebenslaufforschung, Wien
Mitteilungen zur Altenhilfe, hrsg. vom Verband kathol. Heime und Einrichtungen der Altenhilfe in Deutschland, Freiburg/Br.
pro, Informationen der Arbeitsgemeinschaft der Seniorenvertretungen der Bundesrepublik Deutschland, Berlin
Zeitlupe, Das Senioren-Magazin, hrsg. von Pro Senectute, Zürich

Wenn man sich einen Überblick über die gegenwärtige Situation gerontologischer Forschung und Lehre in Deutschland verschafft, wobei die *Dokumentationen*, die vom *Deutschen Zentrum für Altersfragen* (Berlin) herausgegeben werden, wie z.B. zur sozialgerontologischen Forschung 1985 und zu universitären gerontologischen Lehrangeboten 1983, hilfreiche Informationsquellen sein können, wird man feststellen, daß es eine Reihe von Universitätseinrichtungen und außeruniversitären Instituten gibt, in denen schwerpunktmäßig gerontologische Forschung oder/und Ausbildung betrieben wird (s. Übersicht 3).

Wegen des regen wissenschaftlichen Austausches und der engen institutionellen Kooperation müssen zumindest die gerontologischen Forscher im schweizerischen Freiburg und vor allem in Wien in diese Betrachtung mit einbezogen werden. Dabei fallen *Massierungen gerontologischer Forschung* in den Universitätsstädten *Berlin und Wien, Erlangen-Nürnberg, Heidelberg und Kassel* auf, mit denen - zum Teil schon seit den fünfziger und sechziger Jahren - die Namen von in der Gerontologie renommierten Wissenschaftlern verbunden sind. Unter den dort arbeitenden Geropsychologen und -soziologen, Geriatern und Gerontopsychiatern gibt es zwar über die Institutsgrenzen hinaus eine erfreuliche Kooperation, doch kann man nicht von großen gerontologischen Forschungs- und Ausbildungszentren sprechen, weil dafür eine institutionelle Konzentration von Wissenschaftlern aus zumindest den wichtigsten Subdisziplinen der Gerontologie (s. Abb. 2) notwendig wäre. Beispiele für solche *gerontologischen Zentren* wären in den USA das *"Center for the Study of Aging and Human Development"* im Duke University Center von Durham, North Carolina, mit dem bekannten Gerontosoziologen GEORGE L. MADDOX sowie das *"Ethel Percy Andrus Gerontology Center"* an der University of Southern California in Los Angeles mit dem renommierten, inzwischen emeritierten Gerontopsychologen JAMES E. BIRREN.

Übersicht 5: Bedeutende gerontologische Institutionen in der Bundesrepublik, in Österreich und der deutschsprachigen Schweiz

	Institutionen	Arbeitsgebiete	Repräsentanten
AUGSBURG	Universität: Phil.Fakultät I - Gerontologische Arbeitsgruppe	Gerontologische Forschung und Ausbildung für Pädagogen u.a.	W. Saup, P. Mayring, Helga Reimann, H. Altenberger, P. Guggemos
	WISO-Fakultät	Sozialpolitik u. Alter, Forschung und Politikberatung; Medien	A. Pfaff; Horst Reimann
BERLIN	Deutsches Zentrum für Altersfragen e.V.	Sammlung, Aufbereitung und Verarbeitung von gerontologischen Informationen	M. Dieck, I. Haase, U. Hinschützer, S. Kanowski
	Freie Universität: Klinikum Charlottenburg, Abt. Gerontopsychiatrie	Medizinische Alternsforschung, gerontopsychiatrische Forschung	I. Falck, S. Kanowski
	Institut für Soziologie	Lebenslauf-Forschung	M. Kohli
	Max-Planck-Institut für Bildungsforschung	Gerontopsychologie	P.B. Baltes
BONN	Universität: Psychologisches Institut	Gerontologie, bes. "Bonner Langzeitstudie" zu psychischen Altersproblemen	H. Thomae, H.J. Fisseni
	Bundesarbeitsgemeinschaft der Seniorenorganisationen (BAGSO)	Mitglieder: 19 Vereine und Verbände	E. Neubauer
BREMEN	Universität: Institut für interdisziplinäre Altersforschung	Medien im Alltag älterer Menschen	G.A. Straka
	Fachbereich Sozialpädagogik/ Sozialarbeit	Gerontologische Forschung und Ausbildung	H. Dießenbacher
DORTMUND	Universität: Professur für Soziale Gerontologie	Sozialpolitik	G. Naegele
	Seniorenstudium im "Dortmunder Modell"	"Altenakademie", Ausbildung zum "Animateur" u. "Multiplikator", Studienschwerpunkt "Geragogik" an der Universität Dortmund	K. Schmitz-Moormann, K. Pfaff, L. Veelken
	Forschungsgesellschaft für Gerontologie e.V.		G. Naegele

Institutionen		Arbeitsgebiete	Repräsentanten
ERLANGEN/ NÜRNBERG	Universität: Lehrstuhl für Geriatrie und Institut für Gerontologie	Biologie des Alterns, Gerontologie	D. Platt
	Institut für Psychologie I und II	Gerontopsychologie, Aufbaustudium	E. Olbrich, W.D. Oswald
	Waldkrankenhaus St. Marien, Erlangen	Geriatrie (bes. Angiologie u. Kardiologie)	E. Lang
FRANKFURT a.M.	Universität: Max-Bürger-Institut für Altersmedizin (in Bad Soden)	Geriatrie und Gerontologie	V. Böhlau
FRIBOURG	Universität	Vorbereitung auf das Alter in Forschung und Praxis; Gerontopsychologie	H.-D. Schneider
GIESSEN	Universität: Institut für Soziologie	Forschung über Alteninitiativen und Generationskonflikte	R. Gronemeyer
HANNOVER	Medizinische Hochschule	Geriatrie	Ch. Lucke
HEIDELBERG	Universität: Institut für Gerontologie	Gerontopsychologie, Gerontologie; Aufbaustudium; jährliche "Gerontologische Woche"	U. Lehr
	Sektion Gerontopsychiatrie	gerontopsychiatrische Forschung	K. Oesterreich
	Forschungszentrum für Rehabilitation und Prävention, Stiftung Rehabilitation	Gerontologie	H.P. Tews
KASSEL	Universität: Interdisziplinäre Arbeitsgruppe für Angewandte Soziale Gerontologie (ASG)	gerontologische Forschung, Beratung, Ausbildung, Psychotherapie bei Älteren, Aufbaustudium, Gerontopsychologie, Gerontologie	H. Radebold R. Schmitz-Scherzer

Einleitung: Gerontologie - Objektbereich und Trends

	Institutionen	Arbeitsgebiete	Repräsentanten
KÖLN	Kuratorium Deutsche Altershilfe e.V. - Institut für Altenwohnbau	Informationszentrum für Altenhilfe und Altenpolitik	*K. Großjohann*
	Rhein. Landesklinik Köln: Psychiatrisches Behandlungszentrum	gerontopsychiatrische Forschung	*M. Bergener*
	Universität: Institut für Sozialpsychologie	sozialgerontologische Forschung	*H. Anger, L. Fischer*
	Deutsche Sporthochschule: Freizeitwiss. Institut	Freizeit und Lebensstile, "neue Alte"	*W. Tokarski*
LEIPZIG	Universität: Medizinische Klinik, Gerontologische Abteilung	Geriatrie, Gerontologie	*W. Ries*
LÜBECK	Medizinische Hochschule: Klinik für Angiologie und Geriatrie	Rehabilitation älterer Patienten in Forschung und Praxis	*R.-M. Schütz*
MARBURG	Universität: "Senioren-Sekretariat"	Senioren-Studium	*U. Oepen*
	Institut f. Humangenetik und Med. Poliklinik	Biologie des Alterns, geriatrische Forschung	*H. Kaffarnik, J. Schneider*
MÜNCHEN	Institut für gerontologische Forschung	Seminare: Vorbereitung auf den Ruhestand	*T. Ebel*
	Arbeitsgruppe für Altersforschung	Gerontologie	*S. Wenng*
OLDENBURG	Universität: Fachbereich Pädagogik	Weiterbildung im Alter	*B. Fülgraff*
WIEN	Ludwig-Boltzmann-Institut		*L. Rosenmayr, A. Amann, J. Hörl*
	Universität: Soziol. Institut u. Sozialwiss. Forschungsstelle "Seniorenstudium"	sozialgerontologische Forschung	*A. Amann, J. Hörl*
	Institut f. Tiefenpsychologie u. Psychotherapie	geriatrische und gerontologische Forschung und Praxis Jahresschrift "Scriptum Geriatricum"	*H. Strotzka*
WÜRZBURG	Medizinische Universitäts-Poliklinik	geriatrische Forschung über 100jährige	*H. Franke*

6 Gesellschaftlicher Wandel und Altenpopulation - neue Fragen an die Gerontologie

Die Gerontologie wird sich in Zukunft mehr denn je mit den Auswirkungen des sozialen Wandels auf die älteren Menschen sowie den Rückwirkungen einer veränderten Altenpopulation auf die Gesellschaft auseinanderzusetzen haben, denn das Tempo dieser Veränderungen hat sich merklich beschleunigt.

Für die deutsche Gerontologie hat sich mit der *Wiedervereinigung* der *politische Rahmen* erweitert. Die Situation der alten Menschen in Ostdeutschland, auch im Vergleich zu der im Westen der Bundesrepublik, die bisherige Altenpolitik, die Folgen des wirtschaftlichen und sozialen Umbruchs und die Angleichung an die Verhältnisse im Westen sind Themen, die von deutschen Gerontologen rasch aufgegriffen worden sind (s. bes. NAEGELE u. TEWS 1992, Teil III, sowie die Beiträge von NAEGELE u. TEWS in diesem Band). Da die Struktur der alten Bevölkerung der früheren DDR sich nicht wesentlich von der in der alten Bundesrepublik unterscheidet, geht es vor allem um eine Angleichung der Lebensverhältnisse und Versorgungseinrichtungen.

Medizinischer Fortschritt und *wirtschaftliche Niveauanhebung* haben in weiten Teilen der Welt zu einer Veränderung der demographischen Strukturen geführt. In Europa, Nordamerika, Australien, Neuseeland und Japan ist die durchschnittliche Lebenserwartung auf über 70 Jahre gestiegen und auch *Hochaltrigkeit* keine Seltenheit. Bei gleichzeitig geringeren Geburtenraten ergibt sich für diese Gesellschaften heute und in Zukunft noch verstärkt eine völlig ungewohnte demographische Struktur mit einem Anteil über 60jähriger von heute 20 bis 25% und bis zu 35% im Jahr 2030. Und in den sog. "Schwellenländern" des Mittelmeerraumes, von Lateinamerika und der Karibik, von Südostasien und vor allem dem bevölkerungsreichen China zeichnet sich eine ähnliche *demographische Entwicklung* ab. Selbst in den ärmsten Ländern der Welt zeigt sich der Trend zu einer vergrößerten Altenpopulation, der allerdings bei gleichzeitig hohen Geburtenraten und geringerer Säuglingssterblichkeit die gewohnte Alterspyramide wenig verändert und zur Bevölkerungsexplosion beiträgt. Die dadurch hervorgerufenen enormen sozialen und wirtschaftlichen Probleme, die

Einleitung: Gerontologie - Objektbereich und Trends 23

Anpassungstendenzen und die kulturell unterschiedlichen Weisen, mit dem Alter und den Alten umzugehen, sind Hauptthemen der *transkulturellen Gerontologie* (s. bes. das "Journal of Cross-Cultural Gerontology", das seit 1986 in den Niederlanden erscheint, u. z.B. ELWERT et al. 1990), die auch einige Einsichten erbracht hat, die für die Gerontologen in Europa und anderswo erhellend sein können. Für entsprechende Studien und die Ausbildung von Fachkräften für die Entwicklungsländer ist zudem von der UNO das *International Institute on Aging* (INIA) mit Sitz in Malta gegründet worden.

In der Bundesrepublik wird nun auch den Politikern die Brisanz der Entwicklung der demographischen Struktur von der stilisierten "Tanne" zum "Pilz" deutlich. Sie machen Vorschläge und bitten Gerontologen um ihre Expertise (s. z.B. für die SPD KLOSE 1993 sowie die Schriftenreihe "Forum - Demographie und Politik"). Zunächst ging es um die Finanzierung der *Pflegeversicherung*, die vor allem der Versorgung der Hochbetagten dienen soll; sie wurde zu einem Streitobjekt der Tarifpolitik. Inzwischen ist aber die viel gravierendere Frage nach der zukünftigen *Finanzierbarkeit der Renten und Pensionen* aufgeworfen worden - und das zu einer Zeit, in der weltweit eine wirtschaftliche Rezession zu verzeichnen ist, die ihrerseits teilweise durch den demographischen Einbruch bei der Zahl der jungen Konsumenten (in USA und Europa) verursacht wurde, und in einer Periode, in der die kostspielige Angleichung der Lebensverhältnisse im Osten Deutschlands an die im Westen zu leisten ist. Die Tragbarkeit des *"Generationenvertrags"* wird in Frage gestellt; als Alternativen werden genannt:

(1) eine "gesteuerte Einwanderung" (SPD in "Forum" 1992),
(2) der "Umbau des Sozialstaats" (RIEDMÜLLER 1993),
(3) eine "eigenständige Alterssicherung" (WAGNER 1992),
(4) eine "Neuorganisation der Alterserwerbsarbeit" (BÄCKER u. NAEGELE 1992)
und - damit verbunden -
(5) eine deutliche Erhöhung der Altersgrenzen für Berentung und Pensionierung.

Die *"eigenständige Alterssicherung"* bei gleichzeitiger "Mindestsicherung" (KRUPP 1993) erscheint partiell möglich, da neuere sozialstatistische Erhebungen ergeben haben, daß etwa die Hälfte Älterer - je nach früherem Einkommen mehr oder meist weniger - Immobilien und anderes Vermögen erwerben konnten; 10-15% befinden sich allerdings unter der Armutsgrenze. Mit dem Abstand von der Währungsreform häufen sich auch die *Erbschaften* und führen zu einer weiteren ökonomischen Ungleichheit in der älteren wie jüngeren Population, wobei der Status der "Zukurzgekommenen" besonders die Ostdeutschen betreffen wird. Es deutet auf tief verwurzelte *Tabus* in der deutschen Politik, daß in diesem Zusammenhang weder Erbschafts- und Schenkungssteuern noch das Erbrecht diskutiert werden, noch nicht einmal die Förderung von Stiftungen.

Stattdessen wird in unserer hochmodernen Gesellschaft die aus der transkulturellen Gerontologie stammende *"Ressourcentheorie"* bestätigt, nach der der Status auch von älteren Menschen davon abhängt, in welchem Maße sie über die Ressourcen Eigentum, Macht und Einfluß, Wissen und Fähigkeiten verfügen. Auf die *diachrone Solidarität*, die von der "Austauschtheorie" postuliert wurde (s. z.B. L. u. H. ROSENMAYR 1978), ist offensichtlich weder in der Gesamtgesellschaft noch in der eigenen Verwandtschaft Verlaß. Vereinzelt deutet sich sogar eine *Generationenkonkurrenz* um knappe öffentliche Ressourcen an: um die Pflegeversicherung, die Rentenbeiträge bzw. -auszahlungen, medizinische Versorgung, Freizeit bzw. "Ruhestand" sowie Bildung (in Volkshochschulen und Universitäten).

Neben den Folgen massiver quantitativer Veränderungen werden auch die Auswirkungen qualitativen Wandels auf die ältere Generation sichtbar. Die *Frauenemanzipation*, eine der wichtigen Entwicklungen unserer Epoche, hat nicht nur zu einem Rückgang an Geburten geführt, sondern eben auch zu einem neuen Typus älterer Frauen, nämlich solchen, die eine bessere Ausbildung genossen haben und deshalb in qualifizierteren Berufen tätig waren und so auch eigene Renten- oder Pensionsansprüche erwerben konnten, Frauen, die deutlich selbständiger und aktiver sind und deshalb auch Probleme des Alterns und des Witwendaseins eher meistern. Andererseits bewirkt die weiter verbreitete Berufstätigkeit der Frauen auch, daß weniger Frauen zur Pflege älterer Angehöriger zur Verfügung stehen. Nun sind der Übernahme dieser Aufgabe ohnehin dadurch Grenzen gesetzt, daß eine Familie häufig aus vier Generationen besteht - ein Phäno-

Einleitung: Gerontologie - Objektbereich und Trends 25

men, das als *"Bohnenstangenfamilie"* (s. Beitrag von HÖRL u. ROSENMAYR in diesem Band) bezeichnet wird. Die Pflege der Urgroßmutter wird eventuell dann notwendig, wenn die Großmutter selbst schon "in Rente" und nicht mehr kräftig genug ist, um diese Aufgabe übernehmen zu können; die Mutter ist ebenfalls überfordert, weil sie noch ein kleines Kind und einen Ehemann zu versorgen hat und vielleicht zudem berufstätig ist.

ULRICH BECK hat die These von der "Individualisierung" unserer Gesellschaft (s. "Risikogesellschaft", 1986) aufgestellt, gegen deren generelle Gültigkeit einige Einwände angebracht sind. Es trifft das Phänomen wohl besser, wenn man diese Tendenz mit *"Singularisierung"* bezeichnet (wie TEWS z.B. in dem Beitrag in diesem Band), ein Lebensstil der auch ältere Menschen (besonders der jüngeren Kohorte von 60-65 Jahren) erfaßt hat. Die Aufnahme des "Single-Daseins" war nicht immer freiwillig, sondern gerade bei den Älteren durch Scheidung und Verwitwung veranlaßt, aber man findet sich damit eher ab, zieht den Gewinn an Freiheit der späten Vereinigung der Generationen "unter einem Dach" nach dem früher beobachteten Muster der "Trennung auf Widerruf" (H. u. L. ROSENMAYR 1978) vor (s. ÄLTERE MENSCHEN IN SCHLESWIG-HOLSTEIN, 1991). Andererseits ist noch nicht erforscht, wie sich die partielle Singularisierung der jüngeren und mittleren Erwachsenengenerationen auf die Bereitschaft zur Altenpflege in der eigenen Familie auswirkt. Es ist nicht abzusehen, wieviele Lebensgemeinschaften von "Singles" auch im Alter Bestand haben werden. Jedenfalls ist fraglich, ob der kinderlose "radikale" Single Hilfe von Verwandten oder Freunden im Alter erwarten kann; wahrscheinlicher ist, daß er auf öffentliche Hilfseinrichtungen angewiesen ist, so daß der Bedarf an solchen nicht nur aus demographischen Gründen weiter steigen wird.

Die Modernisierung hat auch zu einer weitgehenden Auflösung von Ständen, Klassen und Schichten sowie des ihnen entsprechenden kollektiven Verhaltens geführt. An ihre Stelle ist eine *Differenzierung* in vielerlei *Lebensstile* getreten, die nach entsprechenden gerontosoziologischen Untersuchungen auch bei der älteren Generation festzustellen sind. Nach einer Befragung von 55-70jährigen in der alten Bundesrepublik durch *Infratest Sozialforschung* et al. 1990 zählen sie zu

- 31% zu den pflichtbewußt-häuslichen Älteren,
- 25% zu den aktiven "neuen Alten",
- 29% zu den sicherheits- und gemeinschaftsorientierten Älteren, und zu
- 15% zu den resignierten Älteren.

Besonderes Interesse haben die "neuen Alten" (s. auch FRED u. TOKARSKI 1989, GfK 1992 u. TEWS in diesem Band) gefunden: "Selbstverwirklichung, Kreativität, Persönlichkeitswachstum, Aufgeschlossenheit für das Neue stehen im Zentrum ihrer Lebensansprüche. Lebensgenuß (auch durch Konsum), Mobilität (man reist gerne), vielfältige Kommunikation, soziale Kontakte, das Wahrnehmen kultureller Angebote kennzeichnen diesen Lebensstil." (*Infratest Sozialforschung* et al. 1991, S. 86).

Hinter diesen "Lebensstilen" stehen dann aber doch wieder "*soziale Lagen*", allerdings auch für das Alter entscheidende "*Lebenssituationen*" wie "eigener Hausstand oder Heim, Lebenspartner, soziale Kontakte" (ebenda, S. 81):

- die "*neuen Alten*" finden sich vor allem bei Akademikern in der Großstadt mit überdurchschnittlichem Einkommen und Vermögen,

- die "*Pflichtbewußt-Häuslichen*" sind insbesondere familienorientierte Witwen in kleinen Landgemeinden aus mittlerem bis kleinbürgerlichem Milieu,

- die "*Sicherheits- und Gemeinschaftsorientierten*" stammen aus dem traditionellen Arbeitermilieu oder Kleinbürgermilieu; sie genießen den Ruhestand in bescheidenen, traditionsgebundenen Verhältnissen, und

- die "*Resignierten*" sind vor allem alte Frauen, für die die "*kumulative Benachteiligung*" gilt: niedriges Bildungsniveau, Kleinstrente, Verwitwung, Gesundheitsprobleme, Einsamkeit (ebenda, S. 82-92).

Einleitung: Gerontologie - Objektbereich und Trends

Man erwartet, daß - gleichbleibende wirtschaftliche Lage vorausgesetzt - der Anteil der *"neuen Alten"* in Zukunft zunehmen wird. Es ist deshalb nicht verwunderlich, daß sie zur *Zielgruppe der Werbung* wurden (s. auch *GfK* 1992).

Der freizügige, hedonistische Lebensstil der "neuen Alten", der so typisch ist für die "Wohlsituierten" aller Altersklassen in unserer postindustriellen Gesellschaft, ist sicher nicht gemeint, wenn Politiker angesichts der politischen und vor allem sozialpolitischen Probleme "Partizipation und Produktivität - Handlungspotentiale von Älteren" (*"Forum"*, Heft 3, Febr. 1993) entdecken. Die *"Zukunft des Alterns* und (die) *gesellschaftliche Entwicklung"* (hrsg. von BALTES u. MITTELSTRASS 1992) bedingen sich eben gegenseitig.

Literatur

Ältere Menschen in Schleswig-Holstein, hrg. v. Minister für Soziales, Gesundheit und Energie des Landes Schleswig-Holstein. März 1991.
Bäcker, G., G. Naegele: Geht die Entberuflichung des Alters zu Ende? - Perspektiven einer Neuorganisation der Alterserwerbsarbeit. In: *Naegele, G., H.P. Tews* 1992, S. 135ff.
Baltes, P.B., J. Mittelstraß (Hrsg.): Zukunft des Alterns und gesellschaftliche Entwicklung. Berlin und New York 1992.
Beck, U.: Risikogesellschaft - Auf dem Weg in eine andere Moderne. Frankfurt a.M. 1986.
Behrend, Ch.: Berichtsmodell sozial-gerontologische Forschung - Eine kritische Bestandsaufnahme. Deutsches Zentrum für Altersfragen e.V., Berlin 1985.
Borchert, M. et al. (Hrsg.): Un-Ruhestand. Bewußt Älterwerden - Aktiv im Alter. Reinbek b. Hamburg 1980.
Braun, W.: Grundfragen der Gerontologie. aktuelle Gerontologie 10 (1980), S. 271-278.
Elwert, G., M. Kohli, H.K. Müller (Hrsg.): Im Lauf der Zeit. Saarbrücken u. Fort Lauderdale 1990.
Fred, K., W. Tokarski (Hrsg.): Die "neuen" Alten. Beiträge der XVII. Jahrestagung der Deutschen Gesellschaft für Gerontologie, Kassel, 22.-24. 9. 1988. Kassel, Gesamthochschulbibliothek 1989.

GfK (Gesellschaft für Konsum-, Markt- und Absatzforschung e.V.):
Schlagwort der Medien oder marketingrelevante Zielgruppe? GfK-Tagung
1992, Nürnberg 1992.
Gronemeyer, R., H.-E. Bahr et al.: Niemand ist zu alt - Selbsthilfe und
Alteninitiativen. Frankfurt a.M. 1979.
Infratest Sozialforschung, Sinus u. H. Becker: Die Älteren - Zur Lebenssituation der 55- bis 70jährigen. Bonn 1991.
Klose, H.-U. (Hrsg.): Altern der Gesellschaft. Antworten auf den demogra phischen Wandel. Köln 1993.
Krupp, H.-J.: Mindestsicherung im Alter - im gesellschaftlichen Wandel erst recht notwendig. In: *Klose, H.-U. (Hrsg.)* 1993, S. 172-186.
Lehr, U.: Psychologie des Alterns. 7. Aufl., Heidelberg 1991.
Naegele, G., H.P. Tews (Hrsg.): Lebenslagen im Strukturwandel des Alters. Alternde Gesellschaft - Folgen für die Politik. Opladen 1992.
Niederfranke, A., et al. (Hrsg.): Altern in unserer Zeit. Beiträge der IV. und V. Gerontologischen Woche, Heidelberg 1989 und 1991. Heidelberg und Wiesbaden 1992.
Nittel, D.: Report: Alternsforschung. Pädagogische Arbeitsstelle, Deutscher Volkshochschulverband. Bonn 1989.
Pallenberg, C.: Dokumentation der universitären gerontologischen Lehrangebote (WS 1981/82 - SS 1982). Deutsches Zentrum für Altersfragen e.V., Berlin 1983.
Riedmüller, B.: Umbau des Sozialstaats. - Die Krise als Chance nutzen. In: *Klose, H.-U. (Hrsg.)* 1993, S. 151-171.
Rosenmayr, L.: Schwerpunkte der Soziologie des Alters (Gerosoziologie). In: *König, R. (Hrsg.)*: Handbuch der empirischen Sozialforschung, Band 7, Familie, Alter. 2. Aufl., Stuttgart 1976, S. 218-406.
Rosenmayr, L.: Die menschlichen Lebensalter - Kontinuität und Krisen. München und Zürich 1978 (a).
Rosenmayr, L.: Grundlagen eines soziologischen Studiums des Alterns. In: *Rosenmayr, L., H. Rosenmayr* 1978 (b), S. 21-45.
Rosenmayr, L., G. Majce: Die soziale Benachteiligung. In *Rosenmayr, L., H. Rosenmayr* 1978, S. 231-260.
Rosenmayr, L., H. Rosenmayr: Der alte Mensch in der Gesellschaft. Reinbek b. Hamburg 1978.
Schäuble, G.: Die schönsten Jahre des Lebens? - Lebenslagen und Alltagsrhythmen von jungen Alten. Stuttgart 1989.
Schubert, R. (Hrsg.): Aktuelle Probleme der Geriatrie, Geropsychologie, Gerosoziologie und Altenfürsorge, Bd. 3. Veröffentlichungen der Deutschen Gesellschaft für Gerontologie. Darmstadt 1970.
Statistisches Bundesamt (Hrsg.): Im Blickpunkt: Ältere Menschen. Stuttgart u. Wiesbaden 1991.

Statistisches Bundesamt (Hrsg.): Statistisches Jahrbuch 1992 für die Bundesrepublik Deutschland. Wiesbaden 1992.
Wagner, G.: Gesellschaftliche Veränderungen und Rentenversicherung - Ein Plädoyer für eine eigenständige Alterssicherung. In *Naegele, G., H.P. Tews (Hrsg.)* 1992, S. 188ff.

Alter und Altern in unserer Gesellschaft

Hans Peter Tews

Denken wir ans Alter, fallen uns häufiger seine negativen Seiten ein: Krankheit, Hilfs- und Pflegebedürftigkeit, Wohnen in Alten- und Pflegeheimen, Vereinsamung und Formen der Abhängigkeit. Alter ist nach diesen Wahrnehmungen individuelle, aber auch gesellschaftliche Belastung. In Repräsentativbefragungen älterer Menschen selbst werden diese Belastungen in der Regel dann nur von Minderheiten oder von diesen nur für bestimmte Zeiten angegeben, so z. B. Krankheit und Pflegebedürftigkeit in der letzten Phase des Lebens. Die übergewichtige negative Alterssicht ist dennoch naheliegend: Wir fürchten die negativen Seiten des Alters, nicht seine positiven. Das problembehaftete Alter steht sozialpolitisch im Vordergrund, nicht das problemlose. Krankheit, Hilfs- und Pflegebedürftigkeit sind für uns als Betroffene, Ehepartner, Angehörige schwer zu bewältigen, nicht das selbständige, unabhängige, das "kompetente" Alter. Die negative Sicht des Alters ist - so gesehen - berechtigt.

1 Entwicklung des Alters als Altersentwicklung

Alter hat negative und positive Seiten. Ob die negativen Seiten überwiegen, kann man aus individueller, aber auch aus gesellschaftlicher Sicht bewerten. Betrachten wir Alter historisch, hat Alter sich entwickelt. Alter ist heute am markantesten durch gesellschaftlich-strukturellen Wandel geprägt. Das belegt unser deutsch-deutsches Alter überdeutlich: nach der Wiedervereinigung gibt es bei uns "zwei deutsche Alter". Welches Land sonst hat eine getrennt verlaufende und nun vereinte Altersentwicklung von über 40 Jahren und in dieser Form zu bieten?

Individuelle Alternsprozesse sind von gesellschaftlichen zu unterscheiden. Wir leben in einer schnell weiter alternden Gesellschaft. Alter hat sich bei uns aus individueller und gesellschaftlicher Sicht entwickelt. Dann ist diese Entwicklung ganz sicher auch noch nicht abgeschlossen. Unter Gerontologen wird zunehmend häufiger die Ansicht vertreten, die Entwicklungsmöglichkeiten des Alters seien weder individuell noch gesellschaftlich ausgeschöpft, zunehmend häufiger wird in diesem Zusammenhang auch von den Potentialen des

Alters gesprochen. Ist unsere Gesellschaft eine alternde Gesellschaft, wird man die These vertreten können, daß Alter künftig gesellschaftliche Entwicklung und Wandel stärker mitbestimmen wird als heute. Naheliegendes Ziel ist dann, die Aufwertung des Alters und seine positiven Seiten zu verstärken.

1.1 Gesellschaftliche Strukturen prägen die Altersentwicklung

Einige Züge historischen Alters sind zunächst zu umreißen. Auch früher gab es "Alter" als eigenständige Lebensphase - allerdings verglichen zu heute mit beträchtlichen Unterschieden. Korrekturen gängiger Altersmythen sind erforderlich. Ausführlicher wurden z. B. historische Veränderungen der *Lebenserwartung* und ihrer Folgen untersucht. Ganz wesentlich wurde die Erhöhung der Lebenserwartung durch die Abnahme der Kindersterblichkeit verursacht. Durchgängig waren *Niveauverbesserungen in den Lebensverhältnissen* mit der Erhöhung der Lebenserwartung verbunden. Die Entwicklung des Alters führte "von der unsicheren zur sicheren Lebenszeit" (IMHOF 1988). Ohne seine *materielle Absicherung* ist Alter primär gefährdet. Deutlich war in vielen Gesellschaften die materielle Situation der Alten von ihren Möglichkeiten mitbestimmt, diese selbst beeinflussen zu können, so durch Sicherung des Anspruchs der Alten auf bestimmte Nahrungsmittel in archaischen Gesellschaften, durch Kontrolle der Übergabepraxis der Höfe in agrarischen Verhältnissen u. a. Die häufigere Abhängigkeit des Alters von familiärer Unterstützung wurde durch *kollektive Sicherungssysteme* und staatliche Sozialpolitik abgelöst. Ende des 19. Jahrhunderts wurde durch die Sozial- und Rentenversicherung die ökonomische Absicherung des Alters bei uns eingeleitet. Daß dies weltweit nicht gleichermaßen zu erwarten ist, zeigt die Entwicklung von Staaten in der Dritten Welt, z. B. in Afrika, wo vergleichbare Alterssicherungssysteme aus ökonomischen Gründen gar nicht erst aufgebaut werden können. Gleichzeitig steigt aber auch dort der Anteil der Alten deutlich, die damit verbundenen Altersprobleme sind absehbar.

Traditionell sind also *familiäre Verhältnisse* eine wesentliche Basis der Alterssicherung gewesen. Die Generationenbeziehungen waren in Europa vielfältig, die Großfamilie als Haushaltsform zwar in Ost- und Südosteuropa im 18. und 19. Jahrhundert verbreitet, aber im vorindustriellen England z. B. herrschten Kernfamilienhaushalte vor. Weder waren Großfamilien, noch die sichere familiäre Einbindung in den historischen Gesellschaften die Regel. Und Alleinleben und Witwenschaft sind auch historisch beachtliche, nur in ihrer Häufigkeit und ihren Merkmalen moderne Themen.

Allen historischen Untersuchungen ist die Bedeutung *sozialer Unterschiede* zu entnehmen, nach Klassen, Ständen, Schichten, Besitz, Nichtbesitz und Bildung. Ansehen und Lebensverhältnisse waren hiervon abhängig. Alter allein war kaum Verdienst, es sei denn, es verband sich mit Macht, Besitz, Kenntnissen - so in schriftlosen Kulturen -, verband sich mit Ämtern und Funktionen, die auch im Alter noch aufrechterhalten werden konnten, und wo die Alten als Übermittler von Kenntnissen, Traditionen und Riten gebraucht wurden.

Überall waren Unterschiede nach *Geschlecht* feststellbar. Frauen hatten in der Regel geringeres Ansehen, Macht usw., wurden auch negativer gekenn- und bezeichnet. Wenn sie Witwen wurden und nicht wieder heiraten konnten, gerieten sie oft in Not und Isolation. Sie wurden früher als "alt" eingeschätzt, häufiger schlechter behandelt und z. B. als Hexen verfolgt.

Von der Allgegenwart des *Todes* war in historischen Gesellschaften mit hoher Kindersterblichkeit auszugehen. Er hat sich bei uns statistisch ins hohe Alter zurückgezogen, wie nie in der Geschichte vorher. Alter und Tod müßten heute eigentlich viel deutlicher auch mit unseren Altersvorstellungen verbunden sein. Der häufige Tod war in historischen Gesellschaften der von Kindern. Das führte zur geringeren Bewertung des Kindes als Individuum. Kinder waren zahlreich und viele starben früh.

Krankheiten im Alter haben sich ebenfalls verändert. Kurze Krankheit, schneller Tod - dies entspricht nicht mehr durchschnittlicher heutiger Realität. Krankheit und Hilflosigkeit haben in historischen Gesellschaften offenbar in der Regel überdeutlich zur Abwertung des Alters geführt. Formen des Verlassens, der Aussetzung der Alten und der Altentötung gab es in der Geschichte häufiger. Zurück bleiben heute in verlassenen Dörfern in Afrika die Alten und Hilflosen ...

Die Geschichte des Alters belegt seine *Variabilität*, dies in starker Abhängigkeit von den sozialen Verhältnissen. Und die Sozialgeschichte des Alters hat zu *Entmythologisierungen* geführt: es gab fürs Alter kein "goldenes Zeitalter", in dem dies mit hohem Ansehen, Achtung, Macht und mit einem in der Regel umsorgten Leben in der Großfamilie verbunden war. Die historischen Veränderungen des Alters lassen sich noch facettenreicher darstellen, auch die vielfältigen Aspekte des Altersstrukturwandels. Für mich sind die folgenden sozialstrukturellen Veränderungen die markantesten (s. ausführlich NAEGELE, TEWS 1993):

Quantitäten und Proportionen

Die Zahl der Alten hat sich kräftig erhöht - bei den über 60jährigen von den 1-3% in historischen Gesellschaften auf etwa 21% bei uns. Ihr Anteil wird nach dem Jahr 2000 allmählich auf über ein Drittel und mehr wachsen. Unsere Gesellschaft altert nicht nur, weil es mehr alte Menschen gibt, sondern auch durch die verringerten Geburtenraten der nachwachsenden Generationen. Die Bevölkerungspyramide hat sich zur "Alterstanne" gewandelt und wird in Zukunft zum "Alterspilz". Hieraus können sich dramatische Generationenkonflikte ergeben.

Ausweitung der Altersphase - Differenzierung des Alters

Durch durchschnittlich frühere Berufsaufgabe und frühere Beendigung der Kindererziehungsphase bei durchschnittlich weniger Kindern einerseits und durch die Zunahme der Lebenserwartung andererseits kam es zu einer Ausweitung der Altersphase. Sie führt - neben anderen Einflußfaktoren - zur stärkeren Differenzierung des Alters. Es gibt heute ein "junges" und ein "altes Alter", selbst wenn es schwierig ist, zu bestimmen, wann das eine endet und das andere anfängt.

Verjüngung und frühe Entberuflichung des Alters

Eine Verjüngung des Alters fand auf verschiedenen Ebenen statt. Das betrifft negative Verjüngungseffekte, wenn über 45jährige ältere Arbeitnehmer sind, als Arbeitslose über 50jährige nur noch geringe Chancen haben, wiederbeschäftigt zu werden. In Ostdeutschland wurden innerhalb von zwei Jahren (1990-1992) rd. 800.000 ältere Arbeitnehmer "verrentet". In Westdeutschland wie auch in den anderen westlichen Industriestaaten war die Entberuflichung ein säkularer, über Jahrzehnte hinweg verlaufender Prozeß, verbunden mit wesentlich größeren Anpassungschancen. In Ostdeutschland wird dieser Bruch angesichts anderer Traditionen der Berufstätigkeit und der Bindung an den Betrieb von der Mehrheit der Betroffenen deshalb auch anders empfunden. Schon frühes Alter ist bei uns heute entberuflicht, bei einem durchschnittlichen Berufsaufgabealter von unter 60 Jahren. Zu den neutralen Verjüngungseffekten gehört z. B. die frühe Auseinandersetzung mit einer verlängerten Altersphase wegen der geringeren Kinderzahl und erhöhter Lebenserwartung von Frauen. Und positive Verjüngungseffekte schlagen sich z. B. in der späteren Selbsteinschätzung als "alt" nieder.

Feminisierung

Noch nie in der Geschichte war die Geschlechter-Proportion im Alter bei uns so unausgeglichen wie heute, bedingt im wesentlichen durch die höhere Lebenserwartung der Frauen, in Deutschland noch verstärkt durch die Folgen des Zweiten Weltkrieges. Unsere Altersgesellschaft ist zu 2/3 eine "Frauengesellschaft", im höheren Alter sogar zu 3/4. Trotz absehbarer Abschwächungen bleibt das Geschlechterverhältnis auch in Zukunft unausgeglichen. Dies betrifft zwar zunächst nur die quantitativen Relationen - aber sie schließen eine Reihe qualitativer Folgen ein.

Singularisierung und die Veränderung der Familienstrukturen

Auch familiäre Strukturen haben sich gravierend verändert. Es ist zu einer vertikalen Ausdehnung bei häufiger mehreren Altengenerationen gekommen. Zum anderen läßt sich eine horizontale Verengung feststellen, weil die Zahl der Kinder bei den nachwachsenden Generationen geringer ist. Die familiäre Situation der nachwachsenden Altersgenerationen wird diffuser, auch z. B. durch noch häufiger werdende Scheidungen und Trennungen. Der Anteil Alleinlebender wird sich in Zukunft weiter erhöhen. Alleinwohnen und Alleinleben als Lebensstil - als Singularisierung bezeichnet - sie werden noch verbreiteter sein. Das traditionelle Bild der Alten, umringt von Kinder- und Enkelschar, trifft immer seltener die Realität. Es wird in Zukunft noch häufiger durch das "alleinstehende Alter" abgelöst.

Hochaltrigkeit

Die beachtliche Steigerung der Hochaltrigkeit - 1970 waren 2,4%, 1987 4,8% der westdeutschen Bevölkerung über 80jährige - ist ein historisch neues Phänomen. Hochaltrigkeit ist statistisch auch mit mehr Altersproblemen behaftet: Krankheit, Hilfs- und Pflegebedürftigkeit, Wohnen in Heimen. Aber wir müssen uns dennoch hüten, Hochaltrigkeit mit dem negativen Alter *gleichzusetzen*.

Soweit einige Merkmale des *Strukturwandels des Alters*. Betrachten wir "das" Alter *kollektiv*, so unterscheiden sich die *Lebenslagen* älterer Menschen im Verhältnis zu früher. Dies betrifft z. B. ganz wesentlich die materielle Seite. Verändert haben sich Lebenslagen und Lebensniveaus. Hierzu sind materielle und immaterielle Niveaus, aber auch infrastrukturelle Versorgungsniveaus zu rechnen, so ganz wesentlich die der Altenhilfe. Von Hilfe- und Pflegebedürftigkeit und Abhängigkeit von Institutionen der Altenhilfe (von ambulanter Versorgung bis zum Übergang in Heime) ist die Lebenslage nicht der Mehrheit, sondern nur die von Minderheiten - diese ebenfalls auch nur zeitweise - bestimmt. Für die Entwicklung des Alters in Westdeutschland bis heute ist dessen *kollektive Teilnahme an der allgemeinen Wohlstandsentwicklung* kennzeichnend. Dies ist auch ganz wesentlich Ergebnis der Politik bzw. Sozialpolitik - so der Rentengesetzgebung von 1957. Die "Dynamisierung" der Rentenanpassung, ihre Bindung an die allgemeine wirtschaftliche Entwicklung, führte zur heutigen Alterssicherung auf vergleichsweise hohem Niveau. Trotzdem gibt es in Westdeutschland einen harten Armutskern von ca. 10-15% der älteren Bevölkerung. Als *Niveauthese* bezeichne ich die Tatsache, daß bis heute die jeweils nachfolgenden Altersgenerationen statistisch durch ein "mehr von" gekennzeichnet sind. Das betrifft materielle und immaterielle Lebensniveaus. Indikatoren dafür sind Haus-, Grundstücks-, Wohneigentum, Besitz an langlebigen Konsumgütern, Auto- und Führerscheinbesitz, aber auch verbesserte Niveaus der Schul- und Berufsausbildung. Die jeweils nachfolgenden Altersdekaden (50-60, 40-50jährige usw.) haben hier im Durchschnitt jeweils einige Prozentpunkte mehr aufzuweisen. Trotz notwendiger

Differenzierung werden die Alten in Ostdeutschland, soweit nicht durch Arbeitslosigkeit nachhaltig betroffen, durch Einbeziehung in die westdeutsche Rentenversicherung zu den Gewinnern der deutschen Vereinigung gerechnet. Dies dürfte (für 1992) die Ausgangssituation darstellen.

Nach vorsichtiger Einschätzung zeichnen sich gesamtdeutsche *"Wendepunkte"* ab, Tendenzen zu stärkeren *Polarisierungen* und wahrscheinlich auch zu *Niveaureduktionen* (in den Versorgungsniveaus):

- Zwar haben wir die reichsten Alten in der menschlichen Geschichte überhaupt in Westdeutschland, wenn man die Ansammlung von Vermögenswerten betrachtet. Aber langfristige Arbeitslosigkeit und (bei den Frauen) zunehmende Scheidungen, die berufliche Ausgliederung einer ganzen Generation in Ostdeutschland, der über 50-, ja schon z. T. der über 45jährigen, führen zu größeren Anteilen in der älteren Bevölkerung, *für die in Zukunft Verschlechterungen ihrer materiellen Lebensbedingungen absehbar sind.*

- Kollektive Belastungen werden größer und sind offenbar zunehmend weniger begrenz- und steuerbar: die Kosten der deutschen Einheit und der von der Bundesrepublik zu tragende Nachlaß der DDR, der Zuwanderungsdruck und seine finanziellen Folgen, die Folgen krisenhafter internationaler Entwicklungen, so des ehemaligen Ostblocks - sie werden Konsequenzen in der weiteren deutschen Entwicklung haben. Hinzu kommt z. B. die Entwicklung der Kosten des Gesundheitswesens und deren offenbar zu geringe politische Steuerbarkeit. Diesen Einflußfaktoren lassen sich weitere hinzufügen.

Gemessen an der bisher recht kontinuierlichen, positiven materiellen Altersentwicklung ist in absehbarer Zukunft eher mit "Niveauminderungen" statt mit weiteren Niveauerhöhungen zu rechnen. Verschlechterungen werden auf den verschiedensten Ebenen stattfinden, so wahrscheinlich auch in der westdeutschen Altenhilfe. Politik wird dabei vermutlich den Weg des geringsten Widerstandes gehen, den der Steuererhöhungen und Kürzungen in den Sozialleistungen bei jenen, die sich am wenigsten wehren oder wehren können und bei denen diese sich dann am deutlichsten auch auswirken werden. *Brüche und Niveauminderungen bei der weiteren Entwicklung des Alters er-*

scheinen somit wahrscheinlicher als die weitere Kontinuität des "mehr von" im Sinne der Niveauthese (s. dazu ausführlich NAEGELE, TEWS 1993). Die deutsche Vereinigung dürfte hierbei auch einen wesentlichen Grund für Niveaureduktionen in Westdeutschland darstellen. Es ist die schwer zu bewältigende *Kumulation von Problemen und Kostensteigerungen*, die den wahrscheinlicheren "Trend zurück" herbeiführen wird.

1.2 Potentiale des Alters und Altersentwicklung

Die Hinwendung zu den Potentialen, die ältere Menschen haben, nutzen oder auch nicht nutzen, und die Feststellung zunehmender *Optionen* - von Wahlmöglichkeiten also - auch noch im Alter, dies kann man als weiteren Alterswandel interpretieren. Bei diesem Wandel der Orientierungen hat die psychologische Gerontologie eine wichtige Rolle gespielt. Ihr Kampf gegen die einseitige Defizitsicht des Alters erhielt seine Substanz nicht nur aus der *psychologischen Intelligenzforschung*, sondern speiste sich auch aus anderen psychologischen Ergebnissen: der Feststellung der *Plastizität* individueller Entwicklung, der Möglichkeiten der Aufrechterhaltung von *Kompetenz*, der Feststellung *individueller Entwicklung* bis ins hohe Alter und der *Potentiale* des Alters, die möglicherweise in zu geringem Maße genutzt werden.

Psychologische Orientierungen sind durch soziologische zu ergänzen. In den 60er Jahren war die "Rollenlosigkeit" des Alters als Kennzeichnung für die soziologische Alterssicht charakteristisch, die Berufsaufgabe wurde als wesentlicher Einschnitt und Ursache hierfür angesehen. Heute versuchen wir die gesellschaftliche "Produktivität des Alters" neu zu bestimmen, möglicherweise sogar zu entwickeln. Dies ist die soziologisch gewendete Variante der Potentiale-Argumentation. Die psychologische und auch die soziologische Argumentation der nicht genutzten, nicht ausgeschöpften "Potentiale" sind zwar unterschiedlicher Herkunft, sie haben aber *gleichgerichtete Ziele in der individuellen und kollektiven Altersentwicklung*.

Alter als Entwicklung bedeutet auch die *Zunahme von Optionen* in den Handlungs-, Aktivitäts-, Entscheidungsmöglichkeiten. Die zunehmende "Individualisierung" betrifft - zwar zeitlich verzögert - auch alte Menschen. Einige Beispiele für die sich bietenden Optionen sollen genannt werden:

- Formen des Zusammenlebens werden flexibler, auch im Alter.

- Die Wiederaufnahme/Aufgabe der Berufstätigkeit enthält längerfristig auch häufigere Wahlmöglichkeiten, trotz der Entwicklungen in Ostdeutschland und wiederum auch feststellbarer neuer Einschränkungen.

- Die in der Niveauthese verdichtete Wohlstandsteilnahme enthält Chancen zur Verhaltenskontinuität und zur Nutzung von z. T. neuen Verhaltenspotentialen für einen beträchtlichen Teil der heutigen Altengenerationen.

- Die Verbesserung der Infrastruktur für ältere Menschen bietet Nutzungschancen; die *Angebote* für ältere Menschen wurden ausgeweitet und die Anteile, die diese Chancen nutzen, können ebenfalls als soziale Indikatoren für die Entwicklung des Alters angesehen werden.

Der Stellenwert dieser Beispiele ist damit noch nicht bestimmt und in der Zunahme von Optionen können durchaus auch (neue) "Zwänge" stecken. Die "Emanzipation des Alters" und seine "späte Freiheit" (ROSENMAYR 1983) kennzeichnen Entwicklungsrichtungen. Dazu gehören aber auch - häufig behauptet - gestiegene *Ansprüche der Alten selbst*.

Die Entwicklung des Alters ist somit wesentlich gesellschaftlich bedingt. Alter ist in starkem Maße von Politik, speziell dann Sozialpolitik beeinflußt; unterschiedliche Formen der Versorgung sind "politische Problemlösungen", Formen der Intervention reichen bis zu Programmen des Gedächtnistrainings.

Welchem Bereich von Beeinflussung der Altersentwicklung Priorität zuzuweisen ist, ist nicht zuletzt eine Frage der Kosten-Nutzen-Relation. Beispielsweise entnehmen wir aus den bekannten Zusammenhängen zwischen höherem Einkommen und positiven Niveaueffekten, daß mit Einkommenserhöhungen vermutlich sehr viel wirksamer

Alter und Altern in unserer Gesellschaft 39

interveniert werden kann als durch psychologische Trainingsprogramme, zumindest mit Blick auf die erzielbare Breitenwirkung. Die gezielte Anhebung zu niedriger Alterseinkommen ist aber schwerer durchsetzbar als z. B. Gedächtnisförderung. Dennoch müssen wir nach übergeordneten Kriterien der Bewertung für Altersentwicklungen suchen, wenn die Entwicklung des Alters bewertet und beeinflußt werden soll.

Beziehen wir die *historische* Perspektive ein, so lassen sich bezogen auf die gesellschaftliche Entwicklung des Alters drei Unterscheidungen treffen:

- Alter ist zunächst Resultat gesellschaftlicher Entwicklung: hohe Lebenserwartung, materielle Absicherung des Alters, Entberuflichung, Ausweitung der Verhaltensmöglichkeiten auch im Alter - dies sind *Ergebnisse* gesellschaftlicher und politischer Entwicklungen.

- Die Entwicklung des Alters in der Gegenwart ist durch die Lebenssituation der Alten heute, ihr Verhalten, die Nutzung der Verhaltensmöglichkeiten u. a. geprägt. Schwer zu beurteilen ist, ob Alter aktuell stärker durch die *Mehrheit* der Alten oder durch *Minoritäten* gesellschaftlich entwickelt wird, *Minoritäten* - die z. B. neues, anderes Altersverhalten aufweisen, Bildungsangebote annehmen, sich für soziale Aufgaben engagieren, ja möglicherweise sogar eine neue "Kultur des Alters" entwickeln.

- Eine dritte Perspektive zielt auf die Zukunft. Quantitativ wird Alter, bezogen auf die gesellschaftliche Entwicklung insgesamt, eine noch größere Rolle spielen. Die "Alterslast"-Argumentation in ihren vielfältigen Varianten legt die These nahe: Alter wird selbst zur stärkeren *Determinante* gesellschaftlicher Entwicklung.

1.3 Auf- und Abwertungen des Alters

Alter steht zwischen Auf- und Abwertungen auf *individueller* und *gesellschaftlicher* Ebene. Zur *individuellen* Seite:

- Durch steigende Lebenserwartung, kollektive Absicherung des Alters und Teilnahme an der Wohlstandsentwicklung des größeren Teils der Alten in Westdeutschland (wenn die Einschätzungen 1992 nicht trügen aber auch für den größeren Teil in Ostdeutschland) wird die individuelle Altersphase ausgeweitet und *aufgewertet*. Dies trifft bei Aufrechterhaltung der dafür wesentlichen Rahmenbedingungen umso stärker auch in Zukunft zu, je deutlicher sich die Phase "normalen", unabhängigen, selbständigen Alters kollektiv herausbildet.

- Dagegen stehen *Abwertungen*, wenn mit zunehmender Lebenserwartung und zunehmender Hochaltrigkeit bei gleichzeitig abnehmendem familiären Rückhalt die Anteile der z. B. durch Krankheit, Hilfs- und Pflegebedürftigkeit und sonstige Formen der Abhängigkeit beeinflußten Lebenslagen zunehmen.

- *Auf- und Abwertungen* gibt es durch wahrscheinlich erwartbare Niveaueffekte - wenn Einkommensniveaus nicht aufrechterhalten werden können, wenn trotz der Ziele der Rentenreform '92 die Lebensarbeitszeit nicht angehoben werden kann, weil die betrieblichen Voraussetzungen der längeren Beschäftigung Älterer - sie müßten ja tatsächlich betrieblich benötigt werden - nicht geschaffen werden können. Durchgängig wird erwartet, daß "brüchige Lebensläufe" in Zukunft zunehmen: durch Zunahme der Scheidungen, durch Zeiten der Arbeitslosigkeit und durch wachsende Anteile der Risikopopulationen. Dann wird es wachsende Anteile älterer Menschen mit problematischer materieller Lebensbasis geben. Auf der anderen Seite gibt es "kumulative Vorteile", so z. B. Doppelrentenanwartschaften bei kinderlosen Ehepaaren. Die sozialen Unterschiede dürften dann generell und auch im Alter (wieder) eher größer werden. Der regionale Ost-West-Unterschied wird ebenfalls Ungleichheit erhöhen. "Kumulative Vorteile" und "kumulative Nachteile" werden die Lebenslagen im Alter in Zukunft durch *polarisierende Tendenzen* eher stärker prägen.

Alter und Altern in unserer Gesellschaft 41

Auf der *gesellschaftlichen Ebene* lassen sich folgende *Auf- und Abwertungen* ausmachen:

- Läßt sich eine stärkere gesellschaftliche Differenzierung des Alters, seine größere Variabilität und Entwicklung in Lebenslagen, Lebensläufen und Lebensstilen feststellen, wird das Alter gesellschaftlich aufgewertet. Dazu gehören die Nutzung von Verhaltensspielräumen und die größere Variabilität des Altersverhaltens, die "Emanzipation des Alters", die "späte Freiheit", das "aktive Alter". Wenn diese Entwicklungen auch von den Medien in der Regel übertrieben dargestellt werden, so sind dies durchaus positive, das Alter *aufwertende Trends*.

- In der alternden Gesellschaft werden die Alten als häufigere Arbeit"geber" aufgewertet: als Konsumenten, als Nachfrager nach Dienstleistungen, als Patienten, als Klienten der Altenhilfe. Der durch alte Menschen bestimmte oder mitbestimmte Markt und Anteil des Sozialprodukts werden größer. Die Entdeckung der "neuen Alten" hatte auch sehr deutlich mit der Zunahme ihrer wirtschaftlichen Bedeutung zu tun. Als Wähler werden sie wichtiger: man muß um so stärker um sie werben, je flexibler und je weniger festgelegt sie in ihren Wahlentscheidungen sind. Skepsis ist allerdings angebracht, ob sie potentiellen politischen Einfluß auch tatsächlich als Wähler und in Formen politischer Organisation umsetzen oder ob es bei einer eher "latenten Altenmacht" bleiben wird.

- Die gesellschaftliche *Abwertung* des Alters dürfte sich auch stärker mit den "Alterslast"-Argumenten verbinden. Der Versorgungsbedarf wird sich in der Rentenversicherung, der Gesundheitsversorgung, der Altenhilfe in Städten und Gemeinden erhöhen. Umschichtungen öffentlicher Mittel sind schon heute absehbar. Und die Folgen dieser steigenden "Alterslasten" werden voraussichtlich politisch zunehmend schwerer zu bewältigen sein.

Wie also sieht die Bilanz dieser Entwicklung in Zukunft aus? Alter - es steht zwischen Auf- und Abwertungen.

2 Strukturwandel des Alters - Was wandelt sich im Altersstrukturwandel?

Eine Reihe weiterer Altersveränderungen sollen im folgenden grob umrissen werden. Dabei geht es um typische Lebensbereiche, in denen diese Entwicklungen stattfinden: familiäre Veränderungen, Berufsaufgabe, Aktivitäten/Tätigkeiten im Alter, Krankheiten bis hin zum Tod.

2.1 *"Dreifaches Altern" - die weitere demographische Entwicklung*

Demographisch altert unsere Gesellschaft dreifach:

- Es wird insgesamt *absolut* mehr ältere Menschen in Zukunft geben. Nach der Bevölkerungsvorausberechnung für Deutschland (*Wirtschaft und Statistik* 1992) entwickelt sich die absolute Zahl über 60jähriger

    von im Jahr 1990 16,3 Mio
    auf im Jahr 2030 24,4 Mio

In Prozent der Gesamtbevölkerung ausgedrückt heißt das von 20,4% im Jahr 1990 auf 34,9% im Jahr 2030. Von der absoluten Zahl hängt die Zahl der Bezieher von Renten ab, mit der absoluten Zunahme der Alten wird es auch absolut mehr kranke alte Menschen geben.

- Noch wichtiger ist der 2. Aspekt: die *relative* Zunahme älterer Menschen im Vergleich zur Entwicklung der jüngeren Generationen. Es werden sowohl die unter 20jährigen als auch die 20-60jährigen abnehmen. Im allgemeinen werden die 20- bis 60jährigen als die "produktive" Bevölkerung bezeichnet. In Zahlen:

	unter 20jährige	20-60jährige
1990	21,7%	58,0%
2030	17,7%	48,0%

Üblicherweise wird vom "Altenquotienten" gesprochen, wenn man die Entwicklung der über 60jährigen auf die 20-60jährigen bezieht. Danach gäbe es folgende Entwicklung: Auf 100 20-60jährige kommen

Alter und Altern in unserer Gesellschaft 43

1990   35,2 über 60jährige
2000   42,8
2010   46,6
2020   55,1 und
2030   schließlich 72,7 über 60jährige.

Weil dann "ein Erwerbstätiger einen Rentner miternähren" müsse, stelle das den Generationenvertrag in Frage, dies würde die Rentenversicherung zusammenbrechen lassen - so wird argumentiert. Sind diese Zahlen schon hinreichend politisch brisant, wird demographisches Altern noch durch einen dritten Aspekt verschärft:

- Die Entwicklung der *Hochaltrigkeit* - hier erregen die Steigerungsraten der Hochaltrigen immer wieder Erstaunen. Es erhöhten sich in der alten Bundesrepublik von 1950-1985 die 60-65jährigen um 45%, die 65-70jährigen nur um 16%, dagegen aber die

    75- bis 80jährigen um 154%
    80- bis 85jährigen um 250%
    85- bis 90jährigen um 405%
    90- bis 95jährigen um 720% und die
    95jährigen und Älteren sogar um 2140%.

Ist zunehmende Hochaltrigkeit mit proportional oder eher überproportional steigendem Hilfebedarf verbunden, dann ist die Entwicklung der absoluten Zahlen z. B. regional für die stationäre Altenhilfe von großer Bedeutung. Zum Vergleich: 1986 gab es rd. 190.000 über 90jährige in Westdeutschland, und es kamen auf 100.000 Personen 300 sehr alte Menschen. Vor etwa 100 Jahren (1885) waren es noch 17. Betrachtet man die über 70jährigen, wird es nach heutigen Prognosen im Jahr 2020 16,5% von ihnen geben (rd. 8,8 Mill. der Gesamtbevölkerung). Und einen überproportionalen Anstieg gibt es auch bei den über 80jährigen.

Mit einer weiteren Erhöhung der Lebenserwartung ist zu rechnen. Sie ist in anderen Ländern - z. B. den nordischen und in Japan - höher als bei uns. Die Mortalität wird sich weiter verringern und die *Überlebenswahrscheinlichkeit in den höchsten Altersstufen erhöhen*. Die deutsche Wiedervereinigung kann die Bevölkerungsentwicklung kaum beeinflussen, da sie im großen und ganzen zu einer Addition in den einzelnen Altersgruppen geführt hat, die Einschnitte somit in der Alterszusammensetzung nicht verändert wurden.

Häufiges Zieljahr für Bevölkerungsvorausschätzungen bei uns ist das Jahr 2030. Die im Jahr 2030 über 80jährigen sind die heute schon lebenden über 40jährigen. Es hängt auch von der weiteren Entwicklung der Lebenserwartung ab, wie stark - von allen sonstigen globalen Risiken abgesehen - mit ihnen im Jahr 2030 zu rechnen ist.

Längerfristige, über 10 bis 15 Jahre hinausgehende, an bestimmte Annahmen gebundene Vorausberechnungen werden als *Modellrechnungen*, kürzerfristige als *Vorausschätzungen* bezeichnet. Immer ist die Bevölkerungsentwicklung von der *Fertilität*, der *Mortalität* und von den *Wanderungen* abhängig. Während die Entwicklung der Fertilität bedingt durch generatives Verhalten geringfügigeren Variationen jenseits genereller Trends unterliegt, wird sich die wahrscheinliche weitere Abnahme der Mortalität im mittleren und höheren Alter stärker auswirken. Größter Unsicherheitsfaktor sind die *Wanderungen* und ihre Steuerbarkeit - die Asyldiskussion ist hierfür Ausdruck. Dennoch läßt sich bestimmen, wie die Wanderungsbilanz aussehen müßte, *um die absehbaren Folgen des Geburtenrückgangs auszugleichen*.

Nach der Vorausberechnung des Statistischen Bundesamtes aus dem Jahr 1992 haben wir mit folgenden Entwicklungen zu rechnen: Die *durchschnittliche Lebenserwartung* bei Geburt lag 1989 für Jungen bei 72,6 Jahren, für Mädchen bei 79 Jahren. In der ehemaligen DDR lag die Lebenserwartung für Jungen bei 70,1 Jahren, für Mädchen bei 76,4 Jahren. Angenommen wird, daß sich die Lebenserwartung in den alten Bundesländern bis zum Jahr 2000 um weitere zwei Jahre erhöht, in den neuen bis 2010 eine Angleichung an die Verhältnisse der alten Bundesrepublik um 1989 stattfindet.

Entsprechend der Entwicklung in den 70er Jahren wird eine Konstanz der *Fertilität* um 1989 angenommen - ein Durchschnitt von 1,4 Kindern je Frau als zusammengefaßte Geburtenziffer unterstellt. Das entspricht einer Nettoreproduktionsrate von 0,67. 1990 hatten durch die Wiedervereinigung die Geburtenziffern in Ostdeutschland abgenommen. Die Nettoreproduktionsrate lag 1989 dort noch bei 0,75. Angenommen wird weiter, daß eine Angleichung an die Verhältnisse des alten Bundesgebiets bis 1995 erfolgen wird, somit die Geburtenziffern in der ehemaligen DDR nicht wieder erreicht werden.

Angesichts der deutschen Entwicklung zum Einwanderungsland ist die Abschätzung der *Wanderungen* mit den größten Unsicherheiten behaftet. Zu unterscheiden ist zudem die Binnen- von der Außenwanderung. Angenommen wird, daß etwa Mitte der 90er Jahre die Binnenwanderung in Deutschland ausgeglichen sein wird, ebenso viele Menschen von West nach Ost ziehen werden wie umgekehrt. Der Zuzug von Aussiedlern soll weiterhin bis zum Jahr 2000 abgeebbt, der Saldo von Zu- und Fortzügen danach etwa ausgeglichen sein. Beim Zuzug der Ausländer wird bis 2030 ein Überschuß erwartet, der sich allerdings stark abschwächen soll. Bis 2030 wird von einem Wanderungsüberschuß von 4,75 Mio ausgegangen, zwei Drittel davon sollen Ausländer sein. Nach dem Jahr 2000 soll mit jährlich 50- bis 60.000 Ausländern gerechnet werden, die in Deutschland hinzukommen - vorausgesetzt, es kommt nicht zu größeren Zuwanderungen aus Osteuropa oder der Dritten Welt und der Zuzug von Ausländern ist in Deutschland bzw. den Europäischen Gemeinschaften politisch steuerbar.

Bei diesen Entwicklungen unter den gegebenen Annahmen ist das *Geburtendefizit* in Deutschland aber immer noch der wesentlichere Einflußfaktor, nun noch verstärkt durch den Geburtenrückgang in den neuen Bundesländern. Im früheren Bundesgebiet gab es einen weitgehenden Ausgleich bei der Zahl der Geburten gegenüber der Zahl der Sterbefälle. *Ab dem Jahr 2011 sollen in Deutschland im Durchschnitt jährlich aber 500.000 Kinder weniger geboren werden, als Menschen sterben.*

Treffen diese Vorausschätzungen bzw. Modellrechnungen zu, soll 1995 die 81-Millionen-Grenze überschritten sein, die Wanderungsüberschüsse sollen überwiegen. Im Jahr 2030 soll Deutschland dann 69,9 Mio Einwohner haben - 11,6% weniger als im Jahr 1989. Die Zukunft wird zeigen, was von diesen Vorausschätzungen zu halten ist oder war.

2.2 Lebenslagen, Lebensläufe, Lebensstile

Historisch haben Stand, Klasse, Schicht, die soziale Zugehörigkeit - "objektive" Bestimmungsfaktoren und der sozioökonomische Status - die Lebenssituation auch im Alter wesentlich bestimmt. "Neue Ungleichheiten" kamen inzwischen hinzu - bestimmt durch Merkmale wie Geschlecht und Nationalität (durch die Ausländerzuwanderung). Aber auch durch "Alter" wird die "Ungleichheit" der Menschen beeinflußt. Hinzu kommen nun bei uns neue regionale Ungleichheiten durch die deutsche Vereinigung.

Sozialpolitisch stehen die problematischen Lebenslagen im Zentrum: Armut im Alter, die Situation von Alleinlebenden, Ausländern, Heimbewohnern, Pflegebedürftigen. Dies sind häufiger untersuchte Lebenslagen im Alter. Grundfrage ist immer, welche Lebenslagenmerkmale die Lebenssituationen im Alter am nachhaltigsten bestimmen, ob und wie diese Bestimmungsfaktoren sich wandeln.

Im Strukturwandel des Alters haben sich Lebenslagen und Lebensläufe *statistisch* unterscheidbar verändert: es kommt zu einer Verlängerung der Phase "normalen" Alterns, der Phase selbständigen, unabhängigen, noch verhältnismäßig gesunden Lebens. Lebensläufe beeinflussende Ereignisse wie Berufsaufgabe, Verwitwung usw. bis hin zum Tod verändern sich in ihrem Auftreten und in den charakteristischen Merkmalen.

In Stichworten einige typische Lebenslaufveränderungen im heutigen Zusammenhang des Alterns:

- *Berufsaufgabe* als Ereignis trifft Männer *und* Frauen zunehmend häufiger. Frauen werden in Zukunft noch häufiger eine *nachberufliche* Lebensphase haben. Dies bedeutet z. B. für sie auch eine häufigere und *eigenständige* Alterssicherung. Ob das Durchschnittsalter der Berufsaufgabe wesentlich nach oben verschoben werden kann, ist eher unwahrscheinlich. Damit erhöht sich bei noch steigender Lebenserwartung die *berufsfreie* Zeit bei Männern und bei Frauen gleichermaßen weiter. Von der Entwicklung der ehelichen Lebenssituation hängt dann die Lebenslage der Partner noch stärker ab, wenn z. B. beide ihre Berufstätigkeit aufgeben, bei getrennten

Rentenanwartschaften. Bei den Frauen gibt es nach wie vor mehr arbeitsbezogene, aber auch mehr brüchige Arbeitsbiographien mit eher polarisierenden Folgen.

- *Zusammenleben, Zusammenwohnen, Kinder - Nähe und Distanz* - und die damit verbundenen z.T. kritischen Ereignisse wandeln sich mit der Entwicklung der Lebensformen. Das betrifft die Anteile der Verheirateten, die eher abnehmen werden, die Zunahme der Alleinlebenden, dann nicht mehr zu 3/4 bedingt durch das Ereignis Verwitwung, heute so häufig, weil die Heiratsquote nach 1900 kräftig stieg. Nimmt der Anteil Geschiedener und nicht wieder Heiratender zu, kommt es zu häufigeren dauerhaften Formen des Alleinlebens oder des Zusammenlebens in wahrscheinlich flexibleren und weniger dauerhaften Verhältnissen. Wie nun sieht z. B. das Verhältnis von heute noch sehr häufigen "Normal-/Ehe-Verhältnissen" zu flexibleren, brüchigeren Formen des Zusammenlebens im Alter z. B. im Jahr 2010 aus?

- Auch *Krankheiten* und ihre Folgen haben sich verändert und werden sich weiter verändern, auch später auftreten oder erst später in ihren Auswirkungen nachhaltiger sein, wahrscheinlich mit der Folge, daß wir "kränker länger leben". Hinzu kommt ihre große Verhaltens- und *Lebenslage*-Abhängigkeit: Von den verbesserten medizinischen Möglichkeiten und ihrer Zugänglichkeit auch für die Alten hängen dann Krankheitsereignisse und ihre Bewältigung um so stärker ab, je erfolgreicher die Medizin ist.

- *Tod* und *Sterben* verbinden sich in zunehmendem Maße mit Hochaltrigkeit, treten immer später im Lebenslauf auf, finden häufiger in Institutionen statt. Werden Kinder und Verwandte seltener, ist man bei Tod und Sterben häufiger allein oder ohne Unterstützung durch Verwandte. Bleiben Hochaltrigkeit und Demenz so miteinander verbunden wie heute - sind Sterben und Tod in Demenz dann leichter, ist Tod in Demenz der bessere Tod?

An den Charakteristika dieser Lebenslaufereignisse ist gesellschaftliche *Altersentwicklung* abzulesen. *Lebenslagen* und *Lebensläufe* hängen zusammen - so beispielsweise bei "kumulativen Benachteiligungen" und auch bei den sich kumulierenden Vorteilen, den Größenordnungen der Anteile älterer Menschen, die hiervon betroffen sind. Ergänzen sich Polarisierungs- und Niveauthese, müßten sich in Zukunft sowohl höhere Anteile kumulativ Benachteiligter als auch höhere Anteile bei den Personen mit kumulativen Vorteilen zeigen.

Bei veränderten *Lebensstilen* im Alter wird am ehesten an die sogenannten *"neuen Alten"* gedacht. Die "neuen Alten" sind nach Verständnis von und Verbreitung durch die Medien die neue Alters-Spezies, die, dem Beruf früh entronnen, mit besserem Einkommen und höherer Schulbildung ein aktives, individualisiertes, bildungsorientiertes, reisefreudiges, weitgehend entpflichtetes, auf alle Fälle befreites, ja durchaus auch teilweise schon egoistisches Alter lebt - dies zum Teil in Kontinuität zum bisherigen, stärker aber noch in Abhebung vom bisher gelebten Leben. Es geht dabei also um *veränderte Lebensstile* im Alter. Die Entdeckung der "neuen Alten" hatte publizistisch durchaus mit der Gesetzgebung zu tun - dem Vorruhestandsgesetz ab 1984, mit dem bereits mit 59 Jahren die Berufsaufgabe ermöglicht wurde (1988 wieder aufgehoben). Das wurde vornehmlich kritisch gesehen: man wurde als "abgeschoben" und gesellschaftlich alt gemacht wahrgenommen. Im Hintergrund standen alte Floskeln vom "Pensionierungsbankrott" - gar "Pensionierungstod", deren Vorkommen statistisch nie gesichert werden konnte. Durch frühe Berufsaufgabe standen neue Problemgruppen im Vordergrund. Später dann - 1985/87 - wurden die aktiven, die hedonistischen "neuen Alten" von den Medien bei uns entdeckt und häufiger beschrieben. 1988 veranstaltete die Deutsche Gesellschaft für Gerontologie einen Kongreß zum Thema der "neuen Alten" und Anfang der 90er Jahre wird das öffentliche Interesse an den neuen Alten eher abgelöst durch eine teilweise altkritische Diskussion. Von "gierigen Grufties" war 1988 die Rede, von der Zunahme ihres politischen Einflusses, zunehmenden Kosten im Sinne der "Altenlast" und von künftiger Unbezahlbarkeit der Renten bei zudem steigenden Gesundheitskosten durch immer mehr Alte.

Altersentwicklung müßte sich auch in *veränderten Lebensstilen* bei alten Menschen nachweisen lassen. Können Minoritäten - heute so z.B. die sogenannten "neuen Alten" - zu Majoritäten morgen werden? Eine neuere Untersuchung bei 55- bis 70jährigen (*Infratest Sozialforschung* u.a. 1991) versuchte die Anteile "neuer Alter" in Westdeutschland zu umreißen. Dabei wurden vier zentrale Lebensstile nach Lebensorientierungen und Einstellungen zum Alter statistisch bestimmt:

- pflichtbewußt-häusliche Ältere - 31% der 55-70jährigen (2,9 Mio)

- aktive "Neue Alte" - 25% (2,4 Mio)

- sicherheits und gemeinschaftsorientierte Ältere - 29% (2,4 Mio) und

- die resignierten Älteren mit 15% (1,4 Mio).

Die "neuen Alten" als "Lebensstil-neue Alte" sind danach keinesfalls die Jüngsten. "Lebensgenuß (auch durch Konsum), Mobilität (man reist sehr gerne), vielfältige Kommunikation, soziale Kontakte, das Wahrnehmen kultureller Angebote kennzeichnen diesen Lebensstil. Entsprechend ausgeprägt sind die damit verknüpften Wertorientierungen ... Weiterbildungsangebote, zum Beispiel der Volkshochschulen werden überdurchschnittlich häufig genutzt, am politischen und gesellschaftlichen Leben nimmt man regen Anteil" (*Infratest Sozialforschung* u.a. 1991, S. 86). Hier dürften sich aber in nicht unbeträchtlichem Maße auch die alten Schicht- und Bildungsunterschiede reproduzieren.

Veränderte *Lebensstile* gibt es auch für Frauen, wenn die Feminisierung des Alters qualitativ bedeutet, daß es eigenständige, feminine Alterns- und Lebensstile gibt, die zwar mit objektiven Lebenslagen verbunden sind, aber durch diese nur zum Teil bestimmt werden. Gibt es in zunehmendem Maße erkennbar andere Lebensstile, wäre das eine positive Entwicklungsperspektive. In ähnlicher Form könnte dies auch für *Alleinlebende* gelten, die - zum größten Teil durch Verwitwung zunächst erzwungen - dann einen *singularisierten* Lebensstil leben und vielleicht sogar entwickeln, durchaus auch verbunden mit positiven Seiten. Die Veränderung von Lebensstilen im Alter führt zu weiterer lebensstilbezogener Differenzierung und Entwicklung des Alters.

2.3 Altersgrenzen und Alterseinschätzungen

War früher von "der Altersgrenze" die Rede, ging es häufig oder in der Regel um die Altersgrenze zur Berufsaufgabe. Hier gibt es inzwischen schon *sehr unterschiedliche Altersgrenzen*, die mit "Alter" auch zunehmend weniger zu tun haben. Altersgrenzen - von ausdrücklichen bis zu weniger deutlich feststellbaren, spürbaren und sehr fließenden - gibt es auf verschiedenen Ebenen. Ihre Flexibilisierung, die veränderten Beziehungen zwischen den unterschiedlichen Altersgrenzen verweisen auf Strukturwandelaspekte des Alters. Zwar wäre eine systematischere Behandlung der wechselseitigen Entwicklung der Altersgrenzen wünschenswert, ich muß mich hier jedoch auf wenige Beispiele beschränken. Immer mehr Menschen erreichen die als biologisch möglich angesehenen Altersgrenzen durch die Entwicklung zur Hochaltrigkeit, und es wird häufig behauptet, die z.B. 70jährigen wären heute biologisch wesentlich jünger als vor 50 und 100 Jahren. Als ältere Arbeitnehmer und bei früher Berufsaufgabe wird man gesellschaftlich "älter" oder alt gemacht, obwohl man sich subjektiv noch nicht alt fühlt. Kommen die nachfolgenden Alten gesünder ins Alter, werden sie sich auch erst später als "alt" einschätzen, weil beides miteinander verbunden ist. Erhöht sich individuell und sozial die Rolle der Unabhängigkeit und Selbständigkeit, ist man häufiger erst dann "alt", wenn man sie einbüßt und von anderen abhängig wird.

Altern ist *biologisch, psychologisch, sozial* bzw. *soziologisch* beeinflußt und entsprechend zu unterscheiden. Die Veränderungen der damit verbundenen Altersgrenzen können wir als Indikatoren gesellschaftlichen Alterswandels ansehen. Altersgrenzen lassen sich auch sozialwissenschaftlich häufig schwer bestimmen - so wenn wir von den *jungen* und *alten Alten* sprechen und wir nur von groben chronologischen Altersgrenzen ausgehen können, z.B. die 60- bis 75jährigen den über 75jährigen gegenüberstellen. Folgen wir z.B. Aussagen psychologischer Gerontologie, so stellte diese immer wieder die große Variabilität der Alternsprozesse heraus, häufig in die Feststellung mündend, *daß es die Alten nicht gäbe*, weil Alternsprozesse sehr individuell abliefen und die Unterschiede zwischen den Individuen mit zunehmendem Alter eher größer würden, statt abzunehmen. Soziologisch gibt es *die Alten* allerdings als Kollektiv oder als bestimmbare

Alter und Altern in unserer Gesellschaft 51

Teilkollektive. Machen wir Aussagen über sie, dann häufig aufgrund von repräsentativen Querschnittsbefragungen, häufig wiederum nur bis zu den 75jährigen, weil die Anteile kranker, hilfs- und pflegebedürftiger und alter Menschen mit psychiatrischen Einschränkungen etwa von diesen chronologischen Grenzen an kräftig zunehmen. Etwa ab dem 70. bis 75. Lebensjahr gibt es deutliche statistische Unterschiede von ca. 10 - 15% bei Querschnittsvergleichen bei den Punkten, die "Verschlechterungen" auf unterschiedlichen Ebenen anzeigen.

Beschreiben wir "das Alter" aufgrund solcher Repräsentativ-Befragungen, erhalten wir im Durchschnitt das bessere "Altersbild" der jungen Alten. Sich auf diese Alten bei der Beschreibung des Alters stärker zu berufen, macht allerdings auch statistisch Sinn, wenn wir uns die Verteilung der Altersbevölkerung ansehen. Rechnen wir für 1990 (*Statistisches Bundesamt*: Statistisches Jahrbuch 1992, S. 64) die über 60jährigen zusammen und unterscheiden nach West- und Ostdeutschland die "jungen" von den "alten Alten", ergibt sich folgende Verteilung:

	West %	Ost %
60 - 75jährige	76,6	65,6
über 75jährige	23,4	34,4
oder über 80jährige	21,9	18,1

Aussagen über die jungen Alten umfassen mit 3/4 bzw. 2/3 die deutliche Mehrheit der Alten insgesamt.

Altersgrenzen schlagen sich auch in *Alterswahrnehmungen* nieder, im *Aussehen* und *Erscheinungsbild*, in den *Selbsteinschätzungen* - wann und wodurch bedingt man sich "alt" fühlt - und in den *Fremdeinschätzungen* - wann und wodurch beeinflußt wird jemand von anderen als "alt" eingeschätzt und mit welchen Attributen ist diese Einschätzung verbunden (s. zu diesen Themen systematischer TEWS 1991a). *Altersgrenzen* sind allerdings häufiger als *Übergangsphasen* mit mehr oder minder großen Zeitspannen denn als deutlich markierte Grenzen zu sehen. In schon älteren deutschen Untersuchungen war festgestellt worden, daß bei den Wahrnehmungen des eigenen Alters/Alterns nicht körperliche Symptome und Veränderungen an erster Stelle standen, auch nicht Alternserlebnisse, die der Persönlichkeit zugeschrieben werden konnten: die meisten Ereignisse waren dem *sozialen Bereich* zuzuordnen (Vergleiche mit Jüngeren, das Altern der eigenen Kinder u.a.). Hier mag die Frage naheliegen, ob sich im Strukturwandel des Alters auch die "sozialen Situationen" und ihre Häufigkeiten verändert haben, die Auseinandersetzungen mit dem Altern anders und möglicherweise im Lebenslauf früher vermitteln: die Umwelt läßt uns in konkreten Situationen dann fühlen, daß *wir bereits älter sind als wir denken.* Die runden (50, 60 usw.) Geburtstage dürften für die Alterswahrnehmung eine besondere Bedeutung haben, zumal die Umwelt in der Regel auch erwartet, daß man sie möglichst auffällig begeht. Je älter man wird, desto deutlicher wird subjektiv das erreichte Alter offenbar auch als individuelles Verdienst wahrgenommen: je älter und gleichzeitig noch rüstig man ist, um so häufiger erwähnen die Alten ihr Alter! Mit zunehmendem Alter schließt man mit ihm Kompromisse: die Zahl der sich als unglücklich Bezeichnenden nimmt nur langsam zu, die Älteren sehen - soweit nicht überdeckt durch deutliche Verschlechterungen - auch in den späten Lebensphasen im Durchschnitt eher die positiven Seiten. Die Ergebnisse sind in der Tendenz immer die gleichen: eher als "alt" schätzt man sich bei Verschlechterungen des Gesundheitszustands, bei niedrigem Einkommen, bei einer als negativ empfundenen Lebenssituation insgesamt ein. Aber offenbar hat sich die Selbsteinschätzung als "alt" nach oben verschoben, erfolgt im Durchschnitt später als früher - mit übrigens überraschenden Unterschieden zwischen Ost- und Westdeutschen in allen höheren Alterskategorien. Nur eine Minderheit von maximal einem Drittel der bis 75jährigen schätzt sich als "alt" ein (s. dazu TEWS 1993a). Dies ist ein wesentlicher Aspekt des von mir als *Verjüngung des Alters* bezeichneten Merkmals des Strukturwandels des Alters in unserer Gesellschaft. Wenn nach wie vor stimmt, woran nicht zu zweifeln ist, *daß man so jung ist, wie man sich fühlt, dann sind die Älteren im Durchschnitt heute jünger als früher.*

Gibt man in Befragungen repräsentativer Bevölkerungsquerschnitte z.B. einzuschätzende Sätze wie "Die meisten alten Menschen sind... arm, isoliert, krank" usw. vor, stimmt ihnen in der Regel die Mehrheit zu. Fragen wir die Alten selbst, akzeptieren das jeweils nur Minderheiten für sich selbst. Diese Unterschiede zwischen *Fremdeinschätzungen* und *Selbsteinschätzungen* sind durchgängig zu finden. Festzustellen ist nun, daß die Differenzierung des Alters und die durchschnittliche Verbesserung der Alterssituation (in Westdeutschland) in den letzten ca. 15 Jahren offenbar auch zu abnehmender *Stereotypisierung* geführt hat: das einseitig negative Altersstereotyp hat in seiner Verbreitung abgenommen, wird positiver, neutraler, situativer, differenzierter. Ich nehme an, daß verbesserte Selbst- und Fremdbilder sich wechselseitig beeinflussen bzw. beinflußt haben. Damit hätte "alt sein" sich in der *westdeutschen* Gesellschaft auch in dieser Hinsicht gewandelt, über Ausmaß und Bedeutung dieses Wandels mag man streiten. Nicht nur die Lebenssituation der Alten hat sich verändert, sondern auch ihre Darstellung z.B. im Fernsehen, der Presse, der Kinder- und Jugendbuchliteratur, der Werbung (s. ausführlicher TEWS 1991a). Dennoch bleibt das Fremdbild der Alten generell bei Jungen *und bei Alten* nach wie vor dominant negativ. Aber: *die Alten - das sind immer die anderen*, man schreibt sich selbst in wesentlich geringerem Ausmaß negative Altersmerkmale zu. Repräsentativ befragt sind *die Alten* in der Mehrheit dann die über 70jährigen, die "Senioren" die eher Jüngeren zwischen 60 und 70 Jahren. Zwischen Altersfremd- und der Selbsteinschätzung als "alt" gibt es recht eindeutige Ergebnisse: je älter man ist, desto später wird man alt, schätzt man sich als alt ein.

Verdeutlicht sollte hier werden, daß Fremd- und Selbsteinschätzungen sich im Alterswandel verändert haben und auch beeinflußt werden können. Dies legt die Frage nahe, wie positiv Sicht und Bewertung des Alters eigentlich werden könnten angesichts nicht zu leugnender und bleibender Negativa dieser Lebensphase.

2.4 Berufsaufgabe und die Entberuflichung des Alters

Die Erwerbsquoten haben sich in der Bundesrepublik bei den Älteren drastisch verringert. Waren 1960 nach Ergebnissen des Mikrozensus noch 67,4% der 60-64jährigen Männer und 18,6% der Frauen erwerbstätig, so 1985 bei den gleichaltrigen Männern nur noch 33%, bei den Frauen 10,9% (in Westdeutschland). Ein gleichartiger Trend läßt sich in allen entwickelten Industrieländern feststellen. Bei den über 65jährigen sind heute nur noch sehr wenige berufstätig, traditionell häufiger die Selbständigen. Dagegen war die Situation in der ehemaligen DDR durch hohe Berufstätigkeitsquoten sowohl bei Männern als auch bei Frauen geprägt. Der Anteil der noch über das 65. Lebensjahr hinaus berufstätigen Männer war ebenfalls wesentlich höher, obwohl auch deren Anteil in den letzten Jahrzehnten stetig abnahm. Zu den Verlierern der "Wende" werden die berufstätigen Frauen, die am ehesten arbeitslos werden und bleiben, und die Generation des "späten Mittelalters" gerechnet, die zur Zeit der Wende etwa zwischen 45 und 55 Jahren alt waren. Schon "junges Alter" ist somit heute bei uns "entberuflicht".

Die Entberuflichung des Alters - betrifft zwei Aspekte:

- die *Entberuflichung des Alters insgesamt*, als Folge davon die Verlängerung der Altersphase ohne Berufstätigkeit: Ergebnis früherer Berufsaufgabe und erhöhter durchschnittlicher Lebenserwartung; dies betrifft einen immer größer werdenden Teil der Bevölkerung;

- *den Prozeß der Berufsaufgabe selbst* - die individuelle Einstellung dazu, die Flexibilisierung der Altersgrenzen und ihre Konsequenzen - welche Anlässe unmittelbar dann zur Berufsaufgabe führen, die Zwänge und auch Wahlmöglichkeiten, vielfältiger gewordene Formen der Berufsaufgabe, wie die Anpassung an die nachberufliche Lebensphase erfolgt.

Die sich darin niederschlagenden Veränderungen enthalten *strukturell neue Entwicklungen*: Der *Druck zur Entscheidung*, zur *Auseinandersetzung mit früher Berufsaufgabe* hat sich bei den über 50jährigen erhöht. Zugleich ist die häufige, allerdings z. T. nur scheinbare *Wahlfreiheit* gewachsen, wann man aufhört. Das schlägt sich in gesetzlichen und tarifvertraglichen Regelungen zum Vorruhestand (bis 1988 in Westdeutschland) und in der Flexibilisierung der Altersgrenzen nieder. Es gibt geschlechtsspezifische Unterschiede: einen *größeren Zwang zur Aufrechterhaltung* und *Wiederaufnahme* der Berufstätigkeit bei den Frauen, die sich eine eigene Alterssicherung schaffen wollen oder müssen oder die einfach wieder berufstätig werden wollen. Neu dürfte auch die Häufigkeit der *Synchronisierung von Berufstätigkeit und Berufsaufgabe zwischen den (Ehe-)Partnern* sein. Neu ist in gewisser Weise auch die Erfahrung so hoher Anteile dieser Jahrgangsgruppen in der Berufstätigkeit als älterer Arbeitnehmer zwischen Druck und Zug zur Berufsaufgabe und mit den *Erfahrungen der Veränderungen in der Arbeitswelt*. Das alles hat bisher eher den Wunsch nach früher Berufsaufgabe in Westdeutschland verstärkt.

In einer Reihe von Untersuchungen wurde belegt, daß der Mehrheit in Westdeutschland die Berufsaufgabe bisher eher leicht fiel. Schwer fiel sie, wenn sie z. B. zu früh und mit zu hohen Einkommensverlusten verbunden war, häufig also z. B. bei Berufs- und Erwerbsunfähigkeit. So sah (1992 repräsentativ befragt) die Mehrheit (62%) der westdeutschen Befragten die Veränderungen durch die Berufsaufgabe dann auch überwiegend oder ausschließlich (28%) positiv. Man hat mehr Zeit für die Familie (80%), kann endlich tun, was man schon immer wollte (43%), ist froh darüber, nicht mehr arbeiten zu müssen (37%), und bei 27% hat sich nach ihren Angaben der Gesundheitszustand verbessert, ähnlich bisher vorliegenden Ergebnissen.

Bezogen auf die negativen Seiten der Berufsaufgabe sagten 48% in Westdeutschland, es gibt keine. Andere Angaben zu einer vorgegebenen Liste sind vergleichsweise gering - fehlender Kontakt und fehlendes Einkommen wurden am häufigsten genannt. *Aber die Arbeit selbst fehlt in Westdeutschland nur 10%*. Hat der Wert der Arbeit aus der Altersperspektive abgenommen? Es sieht so aus. Dies wäre dann der *qualitative Kern struktureller Veränderungen im Hinblick auf Arbeit und Beruf im Leben älterer Menschen im Westen*, die Abwendung der Älteren von der industriellen Gesellschaft als *Arbeitsgesellschaft!* In Ostdeutschland gab es eine andere Ausgangssituation. "Beruf und Arbeit" werden häufiger als "sehr wichtig" eingeschätzt: dies geben 64% der Ost-, aber nur 38% der Westdeutschen an (1991). Vergleicht man West- und Ostdeutsche im Hinblick auf die von ihnen empfundenen positiven und negativen Seiten der Berufsaufgabe im Jahr 1992, läßt sich feststellen: Die positiven Seiten der Berufsaufgabe sind in ihren Häufigkeiten weitgehend gleich. Aber große Unterschiede gibt es bei den arbeits- und betriebsbezogenen Seiten. Zwei Beispiele:

- Es vermissen im Osten 50% den Kontakt zu Kollegen - bei uns sind es nicht einmal halb so viele.

- Im Osten geben 24% an, daß ihnen die Arbeit fehlt - bei uns sind es nur 10%.

Diese Beispiele belegen, was Arbeit - d. h. *Betrieb* - im Osten bedeutete: einen wesentlich umfassenderen Lebensbereich als in West deutschland; Arbeit hatte bei höherer Arbeitszeit und niedrigerer Produktivität dort einen anderen Stellenwert. Anpassung und Angleichung aus unserer Alterssicht bedeutet, daß sich auch die Einschätzungen anpassen werden. Mit welchen Gewinnen und Verlusten? *Entberuflichung des Alters - historischer Prozeß und Ausdruck strukturellen Wandels*, die Herausbildung neuer "Altersgrenzen" und auf individueller Ebene die veränderte Prägung des Lebenslaufs, das ist *eine Ebene* beschreibbaren Wandels. Auf einer *zweiten Ebene, der betrieblichen bzw. der Arbeitsplatz-Perspektive der älteren Beschäftigten* konkretisiert sich ein beträchtlicher Teil dieses Wandels und dort wird er mit verursacht. Im Beschäftigungssystem liegen die zukünftigen Chancen oder auch Grenzen der Erwerbstätigkeit älterer Arbeitnehmer. Die politische Zeichensetzung durch Beendigung der Vorruhestandsregelung 1988 in Westdeutschland und die beabsichtigte Verlängerung der Lebensarbeitszeit durch die Rentenreform werden zeigen - wenn auch nicht sofort, sondern mit zeitlichen Spielräumen bis über das Jahr 2000 hinausreichend -, ob dieser säkulare Wandel sich umkehren läßt. Heutige Einschätzungen laufen eher darauf hinaus, daß andere Wege der Berufsaufgabe eher häufiger werden, so Arbeitslosigkeit und Erwerbsunfähigkeit vor Übergang in die Rente. Dies aber ist als gesellschaftlicher Rückschritt aus der Altersperspektive zu bewerten. Das demographische Altern der Erwerbspersonen in den 90er Jahren wird betriebliche und Arbeitslosigkeitsprobleme Älterer eher verstärken. Zunehmende Berufstätigkeit von älteren Frauen erhöht deren Betroffenheit. Strukturelle Zwänge werden die Auseinandersetzung mit dieser Thematik erhöhen. Die "Eigenständigkeit der Alterslebensphase" wird sich dennoch weiter ausdifferenzieren. Weiterhin zu erwartende frühe Berufsaufgabe in den 90er Jahren bei verlängerter Altersphase insgesamt wird die Dynamik des "jungen Alters" auch auf individueller Ebene erhöhen. Vielleicht kann man sogar so weit gehen, frühe Berufsaufgabe für einen Teil der älteren Erwerbstätigen als eine Voraussetzung zur besseren Bewältigung dieser "eigenständigeren" Lebensphase anzusehen.

Sprechen diese Ergebnisse auch gegen *unsere* Arbeitsverhältnisse, weil sie offenbar eher *leicht* verlassen werden? Oder spricht das nur für die inzwischen als eigenständiger empfundene Altersphase nach dem überall zu hörenden Motto *"Ich will noch was vom Leben haben"*?

Alter und Altern in unserer Gesellschaft 57

2.5 Aktivitäten, Tätigkeiten: die Strukturierung von freier Zeit

Altersabhängig nehmen Verpflichtungen und Fremdbestimmung zunächst ab: Man muß sich in zunehmendem Maße nur um sich selbst kümmern, sich selbst versorgen. Die Notwendigkeit, Zeit selbst zu strukturieren, erhöht sich. Von den Bedürfnissen und Fähigkeiten zur Selbststrukturierung hängt die Verteilung von Zeit auf Aktivitäten und Beschäftigungen ab. Dies verändert sich, wenn gesundheitliche oder sonstige Einschränkungen einflußreicher werden und sich daraus neue Strukturierungen und z. T. auch Abhängigkeiten von anderen ergeben, so bei Hilfs- und Pflegebedürftigkeit.

Strukturierung von Zeit ist eine "Altersaufgabe": das bedeutet Schaffung von Tages- und Wochenstrukturen. Mit zunehmendem Alter nehmen die außerhäuslichen Aktivitäten ab, die zu Hause verbrachte Zeit nimmt zu. Nimmt die Chance zur Selbststrukturierung ab, dann sind strukturierende Angebote notwendiger, die von "außen", z. T. auch von Institutionen kommen. Dies schließt keineswegs aus, daß ein beträchtlicher Teil der Alten noch bis ins hohe Alter, sogar bis an ihr Lebensende weitgehend autonom und selbstbestimmt leben. Formen der Fremdstrukturierung kommt aber eine zunehmende Bedeutung zu, zudem angesichts der Entwicklung zur Hochaltrigkeit.

Eine weitere Ebene ist die *Kontinuität von Verhalten und Aktivitäten*. In der Regel lebt man weiter wie bisher im Sinne von "nicht viel Neues nach 60". Einflüsse ergeben sich durch Einschnitte wie die *Berufsaufgabe*: beruflich verpflichtete Zeit entfällt und wird in der Regel nicht in gleichem Maße durch andere Tätigkeiten, vor allem nicht von solchen mit gleichartig verpflichtendem Charakter ersetzt. *Verwitwung* und sich hieraus ergebende *Singularisierung* (Alleinleben, Abnahme von Verpflichtungen, Abnahme von Kontakten) trifft statistisch häufiger die Frauen und führt zu Aktivitäts- und Verhaltenseinbußen. Durch Krankheit z. B. des Ehepartners, Hilfs- und Pflegebedürftigkeit kann es zu Formen der Diskontinuität und zu neuen Verpflichtungen auch in sehr umfassender Form kommen, wiederum nur für Minderheiten der Alten und zeitweise. *Kontinuitäten* als beibehaltener Verhaltensstil und *Diskontinuität* (Brüche im Lebensstil, zeitweise oder dauerhaft) beeinflussen Verhalten.

In Repräsentativ-Befragungen werden typischerweise mehr oder weniger detailliert *Aktivitäten* abgefragt. Die Ergebnisse in den Häufigkeitsverteilungen gleichen sich sehr stark: Einzelne Aktivitäten (Fernsehen, Zeitunglesen) werden von der größten Zahl der Alten ausgiebig und zeitintensiv betrieben, andere nur von Minderheiten (Bildungsaktivitäten, Sport). Die Frage ist wichtig, ob bestimmte Aktivitäten häufiger geworden sind (z. B. die Teilnahme an Bildungsangeboten). Dies sind Indikatoren für die Entwicklung des Alters. Ein weiteres Ergebnis war bisher das der *Aktivitätshäufung*: die Aktiven waren und bleiben auf verschiedenen Aktivitätsebenen die Aktiveren, und Individuen sind typischerweise nach Aktivitätsniveaus zu unterscheiden.

Aber auch ältere Menschen haben nicht nur Freizeit, obwohl sie von den üblicherweise unterschiedenen und untersuchten Bevölkerungskategorien die meiste Freizeit haben. Das ist in Stunden/Minuten täglich und als Durchschnittswert angebbar. Andererseits haben auch sie Verpflichtungszeiten, die sie nicht als Freizeit ansehen. Freizeit ist verfügbare Zeit. Es lassen sich einige allgemeine Aussagen und Ergebnisse zusammenfassen (BÄCKER u.a. 1989, S. 225 ff.):

- Freizeitverhalten weist nach den bisherigen Ergebnissen eine hohe Kontinuität vom mittleren zum höheren Lebensalter auf.

- Es kommen nur wenige Freizeitaktivitäten im Alter hinzu, in aller Regel gibt es kein höheres "Freizeitengagement" erst im Alter.

- Ist Freizeitverhalten oder sind Freizeitstile nicht schon vor der Altersphase bzw. vor der Berufsaufgabe entwickelt, so findet sich auch im Alter kaum ein variableres oder gar neues Freizeitverhalten.

- Es gibt eine Reihe von Ergebnissen der Bindung von Aktivitäten an soziodemographische (z. B. Alter, Geschlecht) und sozioökonomische Merkmale (z. B. Einkommen, Schulbildung). Aber das Ausmaß der Bestimmung des Verhaltens hierdurch ist umstritten.

- Wiederholt festgestellt wurden Schichtabhängigkeiten: ein deutlich passiveres Freizeitverhalten bei der Arbeiterschicht, eine stärkere

Konzentration auf häusliche Aktivitäten, ein häufigeres außerhäusliches Verhalten bei der Angestelltenschicht und bei höheren sozialen Schichten.

Mit zunehmendem Alter hat man häufiger viel freie Zeit - über die Hälfte der älteren Befragten geben dies an (wiederum Ergebnisse bei 60-75jährigen in Schleswig-Holstein; SCHÜTZ, TEWS 1991). Dennoch hält sich die überwiegende Zahl der Befragten für recht aktiv oder sogar sehr aktiv. Rund 40% sagen, sie seien immer oder überwiegend zu Hause, rd. 30% sehr mobil und "oft unterwegs". Eine Minorität von 4% behauptet von sich, fast immer unterwegs zu sein. Stadt-Land-Unterschiede sind deutlich und die *städtische Umgebung bietet günstigere Rahmenbedingungen, aus dem Hause zu kommen.*

In unserer Bevölkerung ist das *Fernsehen* inzwischen zu einem wesentlichen Strukturierungsfaktor für die Verteilung von freier Zeit geworden, für die Alten noch stärker als für den Bevölkerungsdurchschnitt. Sie sehen am häufigsten fern, mit durchschnittlich über 2 Stunden täglich. Nur 15% der Befragten hatten am Vortage nicht ferngesehen. Die Älteren sehen noch etwas häufiger bzw. länger fern. Wenn nur 15% sagen, sie hätten *kein Hobby*, ist das zunächst ein erstaunlich niedriger Wert. An erster Stelle steht dann mit 31% der Nennungen die Gartenarbeit, bei Frauen mit 20% die Handarbeit. Alle anderen Nennungen liegen bei 10% und darunter. Ein gewisser Verpflichtungscharakter kann sich durch den Besitz von *Haustieren* ergeben: 29% besitzen ein Haustier, zu 42% davon ist es ein Hund.

Wiederholt war Repräsentativ-Untersuchungen zu entnehmen, daß *Vereinsmitgliedschaften* und *Funktionen in Vereinen* auch bei Älteren sehr häufig sind und sich hierdurch ein mehr oder minder großer Verpflichtungscharakter ergibt. In einem oder mehreren Vereinen waren fast die Hälfte unserer Befragten. Vereinsmitglied ist man häufiger auf dem Lande als in der Großstadt. Altersverbundene Abnahmen lassen sich sowohl bei Mitgliedschaften als auch bei der Übernahme von Funktionen feststellen. Bezieht man die übernommenen Funktionen auf alle Befragten, so haben 8% solche Funktionen inne (am häufigsten Schatzmeister-/Kassenwart- und Vorstandsfunktionen). Somit bieten für einen doch insgesamt nicht geringen Teil der Älteren Funktionen in Vereinen sinnvolle und wahrscheinlich auch weiterentwickelbare Betätigungsmöglichkeiten.

Nach einer nach wie vor gültigen These kommen im Alter relativ selten neue Aktivitäten/Hobbies hinzu, die alten werden eher intensiver oder wieder betrieben. Anzunehmen aber ist, daß neue oder vermehrte Angebote auch neue Zielgruppen finden. *Bildungsaktivitäten, sportliche Aktivitäten, ehrenamtliche Tätigkeiten, angebotsbedingte und altersspezifische Aktivitäten* sind entwicklungsträchtig. Selbst wenn jeweils nur geringe, aber größer werdende Anteile von Älteren durch solche Angebote erreicht werden, prägen inzwischen auch diese Angebote unser Bild vom Alter mit, verändern die Struktur des Alters in unserer Gesellschaft ebenfalls.

Der *Bildungsbereich* ist ein expansiver Bereich. Angebote wurden ausgeweitet, hat sich auch die Nutzung solcher Angebote spürbar erhöht? *Zwar nehmen drei Viertel der Befragten nicht an Bildungsveranstaltungen teil, 6% nach ihren Angaben aber regelmäßig.* 20% der gelegentlichen bis regelmäßigen Teilnehmer nehmen etwa einmal pro Woche teil. Die Volkshochschulen stehen an der Spitze der genannten Veranstalter. *Fast zwei Drittel der "Bildungsteilnehmer" hatten schon früher an solchen Angeboten teilgenommen. Auf die Gesamtheit der Befragten umgerechnet waren es 8%, die angaben, im Alter zusätzlich oder neu an solchen Aktivitäten teilgenommen zu haben.*

Der Anteil *sportliche Aktivitäten* betreibender älterer Menschen ist, obwohl gestiegen, noch gering. Früher war sportliche Betätigung im Alter eine Rarität, heute ist sie zwar noch nicht "normal", wie die Normalität des Reisens auch für Ältere. Aber zumindest ist Sport häufiger geworden. Alter und sportliche Betätigung schließen sich vor allem nicht mehr gegenseitig aus. Zeitvergleichenden Repräsentativ-Untersuchungen (1972 - 1984) war zu entnehmen, daß mehr gewandert, Sport betrieben, geschwommen wurde; Bewegungsspiele wie Kegeln usw. werden häufiger genannt. Die Anteile jener hatten abgenommen, die "nie" angaben. *Etwa 60% betrieben keinen Sport*, häufiger die Älteren. Häufiger wird auch auf dem Lande noch kein Sport betrieben, was nicht allein an den fehlenden Angeboten liegen dürfte. *34% unserer Befragten gaben an, täglich (16%) oder mindestens einmal pro Woche Sport zu betreiben. Häufiger sind es die 60 - 65jährigen Frauen mit 42%.* Bei den Älteren finden sich wiederum Abnahmen bei beiden Geschlechtern. Wie zu erwarten, dominieren Schwimmen, Gymnastik, Radfahren. Alle anderen Nennungen liegen

Alter und Altern in unserer Gesellschaft 61

dann schon unter 10% der Nennungen insgesamt. Die Angebotsvielfalt hat sich in Westdeutschland deutlich erhöht. Und es sind nicht typischerweise die Sportvereine, die Angebote machen. Wieder zeigt sich Kontinuität, wenn *Sporttreibende im Alter auch häufiger früher schon Sport betrieben.* Rechnet man wiederum auf die Gesamtheit der Befragten um, *dann sind es unter 10%, die im Alter neu mit sportlichen Aktivitäten begonnen hatten.*

Reisen und Urlaub gehören heute schon eher zur Normalität, vor allem des jungen Alters. An den häufigen Reisen der Alten oder nur der jungen oder "neuen" Alten machen sich viele Äußerungen über als charakteristisch angesehene Altersveränderungen in unserer Gesellschaft fest. So hatte sich - nach anderen Repräsentativ-Untersuchungen - der Anteil derjenigen, die wenigstens eine Urlaubsreise (von mindestens 5 Tagen) gemacht hatten, 1980 bis 1986 von 44% auf 52% erhöht. Bei den Älteren, den über 70jährigen, war die Steigerung geringer. Es sind häufiger die jungen Alten, die diese Reisen machten. Und unserem Bild von den reisenden Älteren entsprechend sind es dann vor allem die 60 - 65jährigen Frauen, die mit 70% einmal oder mehrmals verreisten!

2.6 Problembelastungen im Alter

Fragen wir nach den Größenordnungen, in denen Alter als "Belastung" empfunden wird, so läßt sich zunächst verallgemeinernd feststellen, daß mit zunehmendem Alter die Anteile sich belastet fühlender alter Menschen zunehmen, wobei kräftigere Anteilserhöhungen sich nach dem 70. bis 75. Lebensjahr ergeben. Weiterhin läßt sich feststellen, daß diese unterschiedlichen Belastungen jeweils von unterschiedlichen Minderheiten angegeben werden und hiervon wieder nur zeitweise eine Mehrheit betroffen ist.

"Alter als Belastung" umfaßt drei unterschiedliche Perspektiven: die *individuelle* Seite, die wir in Repräsentativbefragungen der Älteren selbst bestimmen können, die Belastung des *Umfeldes* älterer Menschen, zumeist der Angehörigen, des Ehepartners z.B. bei Hilfs- und Pflegebedürftigkeit, aber auch in Institutionen wie Heimen, Krankenhäusern u.a.; eine dritte Perspektive umfaßt dann die Formen *gesellschaftlicher* Belastungen, so z. B. die finanziellen Belastungen durch

Alter und ältere Menschen. Nur auf die ersten beiden Formen soll im weiteren etwas eingegangen werden. Naheliegend ist bei der Umfeld-Perspektive die Bewältigung von Hilfs- und Pflegebedürftigkeit, dem insgesamt belastendsten Versorgungsproblem. Es gibt inzwischen auch Daten zur Entwicklung von *Problemlagen* aus repräsentativen Bevölkerungsumfragen (Wohlfahrtssurveys 1978 - 1988), die 10-Jahres-Vergleiche ermöglichen und im Sinne der *Niveauthese* zu interpretieren sind. Vergleichbar im Hinblick auf einzelne Punkte *objektiver* und *subjektiver Problemlagen* sind über 65jährige und Ältere der *Arbeiterschicht* und der *Mittelschicht* (*Statistisches Bundesamt* 1990). Sie belegen im großen und ganzen *Verbesserungen der Lebenssituation* der über 65jährigen. Durchgängig haben die über 65jährigen der Mittelschicht bessere Werte als die über 65jährigen der Arbeiterschicht. Bei den Vergleichszahlen sind aber auch Verbesserungen im 10-Jahresvergleich im Hinblick auf eine Reihe von Merkmalen feststellbar - bei der Arbeiter- wie bei der Mittelschicht.

Erfaßt man in Repräsentativbefragungen unterschiedliche Problemaspekte wie die negativen Seiten der Berufsaufgabe, schlechte finanzielle Situation, Vereinsamung, fehlende Kontakte, Selbsteinschätzung als wenig aktiv, schlechtes Verhältnis zu den Kindern, Belastung durch Hilfe, Pflege, Haushaltsführung, schlechter Gesundheitszustand usw., dann läßt sich feststellen (60 - 75jährige in Schleswig-Holstein; SCHÜTZ, TEWS 1991):

- Von den 22 erhobenen Problemen hatten 29% keins, 39% ein bis zwei, 12% drei und 20% vier und mehr Probleme, die allerdings recht breit gefaßt waren und deshalb auch leicht genannt werden konnten. Die höchsten Anteile von vier und mehr genannten Problemen haben mit 28% die 70- bis 75jährigen Frauen, gefolgt von 23% bei den gleichaltrigen Männern. Insgesamt betrachtet sind es jeweils nur zwischen 2 und 20% aller Befragten, die sich von den abgefragten Problemen in diesen Altersgruppen belastet fühlen.

Greifen wir *einige Probleme* heraus:

Etwa 20% der Männer ist die *Berufsaufgabe schwergefallen*, aber nur bei etwa der Hälfte (9%) der 60- bis 65jährigen Männer überwiegen die negativen Seiten der Berufsaufgabe. Die Gründe sind immer die gleichen, z.b. Berufs- und Erwerbsunfähigkeit, zu geringe Einkommen, als zu früh empfundene Berufsaufgabe. Aber an den Gründen ist abzulesen, daß den Einflußmöglichkeiten im Hinblick auf Aufrechterhaltung der Berufstätigkeit und Berufsaufgabealter enge Grenzen gesetzt sind.

Im Wohlfahrtssurvey wurden 1988 von der über 65jährigen Arbeiterschicht 7% als "relativ arm" eingestuft. 12% der 60- bis 65jährigen Männer in unserer Befragung bezeichneten ihre *finanzielle Situation* als "schlecht" oder "sehr schlecht", was wiederum in Verbindung mit der frühen Berufsaufgabe zu sehen ist. Unter 10% bezeichnen sonst in den verglichenen Altersgruppen ihre finanzielle Situation als "schlecht" oder "sehr schlecht". Die Größenordnungen sind wiederum vergleichbar.

Ein weiterer Problembereich: *Vereinsamung und Kontakte*. Einer Reihe von Untersuchungen ist zu entnehmen, daß Alter und Vereinsamung nicht zwangsläufig miteinander verbunden sind und die Vereinsamung im Alter quantitativ im allgemeinen überschätzt wird. Oft einsam sind nach unterschiedlichen Untersuchungen bis etwa 10% oder wenig darüber. Es sind eher die Frauen, eher die Älteren - und dies ist häufiger auch mit Verwitwung und Alleinleben verbunden. Auch das Bedürfnis nach mehr Kontakten wird von diesen Personengruppen häufiger geäußert - vor allem wieder bei den älteren Frauen (bis etwa 15%). Häufiger gibt die höhere Altersgruppe an, unter dem "Alleinsein" zu leiden. Aber es sind dennoch kaum mehr als 5%.

Gesundheitszustand und gesundheitliche Beeinträchtigungen sind für ältere Menschen von erstrangiger Bedeutung. Unterschieden wird im allgemeinen zwischen *subjektivem* (empfundenem, berichtetem) und *objektivem* Gesundheitszustand (bestimmt durch medizinische Diagnostik). Zwischen beiden besteht nur teilweise eine Beziehung; der subjektive Gesundheitszustand ist im allgemeinen für das Verhalten der Individuen von größerer Wichtigkeit. Alterstypisch sind die Zunahme von Krankheiten, ihre Chronifizierung bzw. die Zunahme chronischer Krankheiten und die Multimorbidität (s. auch Beitrag von ERICH LANG in diesem Sammelband). Der subjektive Gesundheitszustand der Frauen, insbesondere der älteren, wird von ihnen als schlechter eingeschätzt. Mehr als drei gesundheitliche Beeinträchtigungen wurden von 20% der älteren Frauen angegeben. Wiederum ist auch die Behandlungsbedürftigkeit der Älteren und der älteren Frauen größer.

Im Hinblick auf *Belastung durch Hilfe, Pflege, Haushaltsführung* geben bis zu 5% der Befragten an, daß der Partner "sehr stark" oder "stark" von Hilfe abhängig ist. Bis etwa 10% erbringen Hilfe/Pflege für Eltern/Schwiegereltern - ältere Angehörige also. Die Gefährdung - in einer Notsituation nur auf sich selbst angewiesen zu sein - ist bei den Frauen deutlich höher und abhängig vom häufigeren Alleinleben. Ein Viertel dieser Frauen geben dies an.

Die wahrscheinlich nachhaltigsten Problembelastungen ergeben sich durch die *Hilfs- und Pflegebedürftigkeit*, in ihren Auswirkungen zudem ganz wesentlich beeinflußt durch den Strukturwandel des Alters. Durch zunehmende Singularisierung und Verkleinerung familiärer Netze wird es in Zukunft schwieriger, Hilfs- und Pflegebedürftigkeit innerfamiliär zu bewältigen. In der Bundesrepublik wird seit über 20 Jahren bisher weitgehend erfolglos versucht, das Risiko der Hilfs- und Pflegebedürftigkeit trotz doch weitgehenden Konsens über die Notwendigkeit der Lösung dieses Problems gesetzlich besser zu bewältigen.

Zunächst ist festzustellen, daß der Begriff der Hilfs- und Pflegebedürftigkeit rechtlich unterschiedlich bestimmt ist (im wesentlichen durch das Bundessozialhilfegesetz - BSHG - und das Sozialgesetzbuch - SGB V). Zudem gibt es institutionelle Abhängigkeiten der Bestimmungen von Hilfs- und Pflegebedürftigkeit, wenn z. B. Krankenhausentlassung dadurch bestimmt ist, daß jemand nicht mehr der Krankenhausbehandlung bedarf, weil er ein "Pflegefall" ist. Hilfs- und Pflegebedürftigkeit ist die Folge von Krankheiten und Behinderungen, dennoch ist unser System der Krankenversicherung bisher nur in engen Grenzen für diese Folgen auch zuständig. Hilfs- und Pflegebedürftigkeit können zeitweise, eng begrenzt oder ständig gegeben sein, Besserungsfähigkeit ist häufig gegeben - insofern auch Rehabilitationsbedarf.

Nachdem bei uns seit 14 Jahren keine Repräsentativ-Untersuchung zur Entwicklung der Hilfs- und Pflegebedürftigkeit durchgeführt wurde trotz unterschiedlicher vorgelegter Gesetzentwürfe zur Absicherung des Risikos der Pflegebedürftigkeit, liegen nun neue Daten aus Gesamtdeutschland vor (*Bundesministerium für Familie und Senioren* 1992). Einige sollen im Abriß aufgeführt werden. Erhoben wird Hilfs- und Pflegebedürftigkeit sinnvollerweise in den Haushalten, deren Zahl zudem recht groß sein muß, um eine hinreichend große Zahl von Hilfs- und Pflegebedürftigen dort auch tatsächlich anzutreffen. Ein weiteres Problem ist die Bestimmung von Hilfs- und Pflegebedürftigkeit - mit unterschiedlichen Konzepten ihrer Erfassung kann es zu größeren Unterschieden in den Ergebnissen kommen (s. dazu ausführlicher *Bundesministerium für Familie und Senioren* o.J., S. 61 ff.). Die neuere vorliegende Untersuchung ging stärker von der Bestimmung der Hilfs- und Pflegebedürftigkeit nach gesetzlichen (BSHG-)Vorgaben aus - unterschied *regelmäßigen* Pflegebedarf (ständig, täglich, mehrfach wöchentlich) von *unregelmäßigem* Pflegebedarf bei körperbezogenen Aktivitäten/Tätigkeiten wie Essen, Trinken, über Inkontinenz bis zur Bettlägerigkeit. Unterschieden wurde *Hilfebedarf in einem weiteren Sinne* vom *Pflegebedarf im engeren Sinne*, erhoben in rd. 25.000 Haushalten, die insgesamt rd. 61.000 Personen umfaßten.

Einige allgemeine Aussagen zum *regelmäßigen Pflegebedarf* im Alter in Gesamtdeutschland:

- Zunächst ergibt sich wieder eine deutliche Altersabhängigkeit: regelmäßiger Pflegebedarf findet sich bei

    65-69jährigen zu 1,2 %
    70-74jährigen zu 3,2 %
    75-79jährigen zu 6,2 %
    80-84jährigen zu 10,7 % und bei
    85jährigen und älteren zu 26,3 %

Stärkere Steigerungen ergeben sich somit erst bei den über 75jährigen, überproportionale Steigerungen bei den Hochaltrigen.

- Die Untersuchung bezog alle Altersklassen ein, aber der regelmäßige Pflegebedarf ist ein Altersproblem, denn 71 % der Hilfs- und Pflegebedürftigen entfielen auf die über 65jährigen, 43 % insgesamt auf die über 80jährigen. Die Frauen im hohen Alter hatten einen etwas höheren regelmäßigen Pflegebedarf.

- Die Rolle der Haushaltsgröße und die durch zunehmende Singularisierung absehbaren Probleme lassen sich abschätzen, wenn jeder dritte regelmäßig Pflegebedürftige sich in einem 2-Personen-Haushalt befindet, jeder fünfte Pflegebedürftige im 1-Personen-Haushalt. Die Hauptpflegepersonen sind in fast allen Fällen verwandte Personen, zu 83 % Frauen, zumeist die Ehefrau oder Tochter/ Schwiegertochter. Pflege ist Ehefrauen- oder Töchterpflege. Nachbarn, Freunde usw. spielen im "harten Bereich" der Hilfe/ Pflege kaum eine Rolle. Und entsprechend hoch werden von den Hauptpflegepersonen die damit verbundenen Belastungen eingeschätzt.

- Vor allem die chronischen Mehrfacherkrankungen verursachen den hohen Pflegebedarf, es ist "nicht ein bestimmter Krankheitstyp, der den Grad des jeweiligen Pflegebedarfs bestimmt, sondern eher das Zusammenspiel verschiedener chronischer Erkrankungen" (*Bundesministerium für Familie und Senioren* o.J., S. 35). Und zu 55 % sind bei ständigem Pflegebedarf die Krankheiten mit Inkontinenz verbunden, dem sozial, neben den Demenzerkrankungen, wohl am schwierigsten zu bewältigenden Problem.

- Im letzten Jahrzehnt hat der Ausbau der ambulanten pflegerischen Versorgung zwar stattgefunden, aber die Untersuchung schließt aus der Inanspruchnahme der Dienste, daß diese eher Lücken schließen. Von 25 - 30 % der potentiellen Nutzer wurden sie, obwohl vorhanden, nicht in Anspruch genommen.

2.7 Sterben und Tod

Sehen wir uns die Altersstruktur der 1990 in Westdeutschland Gestorbenen an (*Statistisches Bundesamt* 1992, S. 82), so waren von den männlichen Verstorbenen rd. 22 % unter 60 Jahre alt, aber nur 9 %

Alter und Altern in unserer Gesellschaft 67

weibliche Personen. Noch deutlicher sind die lebenserwartungs- und lebensalterbezogenen Unterschiede bei den über 75jährigen Personen: von allen männlichen Gestorbenen waren 49% über 75 Jahre alt, von den weiblichen 72%. Bei den Frauen sind somit fast zu 3/4 die Gestorbenen hochaltrige Frauen. Bei beiden Geschlechtern zusammen sind es noch 61% aller Gestorbenen. Tod ist somit heute in der Mehrheit Alterstod.

Auch der Tod als Alterstod hat sich "entwickelt" und zeigt andere charakteristische Merkmale als früher. Diese sind stichwortartig umrissen:

- Kurze Krankheit - schneller Tod, war das früher typisch, so hat sich Sterben als Prozeß im Durchschnitt verlängert, bedingt durch verlängerte Krankheitsprozesse, den Morbiditätswandel, der sich deutlich im Tod nach Krebserkrankungen niederschlägt: zu 72% ist Tod Folge von Krankheiten des Herz-Kreislaufsystems und von Tumoren (SCHMITZ-SCHERZER 1992, S. 545).

- Sterben und Tod wurden "institutionalisierter", d.h. stärker von Institutionen abhängig. Die Mehrheit von uns stirbt nicht mehr zu Hause, sondern in Krankenhäusern und Pflegeeinrichtungen. Tod wurde auch abhängiger von *institutionellen Entscheidungen*: wann man Menschen sterben läßt, wird angesichts medizinischer Fortschritte der Lebenserhaltung und Apparatemedizin häufiger entscheidungsabhängig. Dieses Problem gab es bisher in der menschlichen Geschichte noch nie in diesem Ausmaß.

- Sterbeorte, Sterbezeiten, Sterbezeitpunkte - sie verweisen auf charakteristische Veränderungen in den Institutionalisierungen des Sterbens und Todes. Tod wird für jüngere Menschen in ihrem Umfeld nur selten erfahren. Tod erst im Alter wird in der Regel als individueller und unabwendbarer, als normaler Abschluß des Lebens betrachtet. Ist Tod, da er vornehmlich Alterstod ist, normaler, aber als Prozeß bzw. in seinen Begleitmerkmalen "unnormaler" geworden?

- Sterben und Tod wurden institutionalisiert, auch "professionalisiert", weil sie zunehmend in Krankenhäusern und Pflegeeinrichtungen stattfinden. Er wird unsichtbarer, seltener überhaupt direkt und auch anders erfahren. Aber es erscheint fraglich, ob man ihn deshalb als "verdrängt" ansehen kann. Zudem besteht eine eigenartige Diskrepanz zwischen dem täglich vermittelten Tod in den Medien, ob kriegs-, katastrophen- oder hungerbedingt, real oder serienmäßig fiktiv, aber zugleich zunehmend brutaler - zwischen dem so vermittelten Tod und unserer unmittelbaren Betroffenheit. Der Medien-Tod ist dauerhaft präsent, keineswegs "verdrängt", bleibt aber Tod auf Distanz. Dies ist der andere "normale" Tod heute.

- Der Umgang mit Tod und Sterben ist seltener und schwieriger geworden, weil er - sind wir betroffen - stärker *individualisiert* wurde: verbindliche Normen, Rituale, Umgangsformen mit Sterben und Tod werden zunehmend aufgelöst - Sterben, Umgang mit dem Tod und Trauer den Individuen weitgehend allein zur Bewältigung überantwortet. Die Hilflosigkeit der Angehörigen, mit Tod und Sterben umzugehen, ist hier Indikator für die damit verbundene schwierigere Bewältigung. Folgen sind die Suche nach und Vermittlung von neuen, institutionalisierten Formen und Hilfen zur Bewältigung von Sterben, Tod, Trauer und die Bewältigung von Verlusten. Eine soziologische Erklärung für diese Individualisierung wird in der Verringerung der direkten Konfrontation mit Tod gesehen - aber ist das als Erklärung schon ausreichend?

Diesen charakteristischen Merkmalen des Todes in unserer Gesellschaft ist eine weitere Besonderheit des Alters hinzuzufügen - der Alterssuizid als Todesursache. 13.000 - 14.000 Tode (von über 700.000 Gestorbenen 1990) sind Suizide in Westdeutschland. Eine Zunahme der Suizide wird nicht festgestellt, eher sogar eine Abnahme, z. T. bedingt auch durch Veränderungen in der statistischen Bestimmung der Todesursachen. Die Alten haben ein wesentlich höheres Suizidrisiko, überproportional zudem mit zunehmendem Alter die Männer, die auch häufiger härtere und erfolgreichere Methoden (Erhängen, Erschießen) anwenden. Eine schlüssige Suizidtheorie gibt es nicht.

Alter und Altern in unserer Gesellschaft 69

Man löst das Problem, indem man den Suizid als multifaktoriell bedingt betrachtet und die Einflußfaktoren individuell als sehr unterschiedlich angesehen werden. Dennoch wird man vorsichtig schließen dürfen, daß mehr ältere Männer mit dem hohen Alter und seinen Begleiterscheinungen größere Probleme haben dürften als die Frauen.

Auch auf die stärker psychologischen Perspektiven von Tod und Sterben, z. B. die oft in Variationen konstruierten Phasen der Auseinandersetzung mit Sterben und Tod, kann hier nicht eingegangen, einige Hinweise sollen aber ergänzend angefügt werden. So haben offenbar eher Frauen Ängste vor dem Tod, die Alten aber insgesamt keine negativeren und konfliktreicheren Einstellungen zu Sterben und Tod. Alte Menschen denken häufiger an den Tod - aber stärkere Religiosität hat offenbar auch keine Effekte auf dadurch bedingte Todesängste (SCHMITZ-SCHERZER 1992).

Die *alternde Gesellschaft* wird die aufgeführten Trends insgesamt eher verstärken. Dann wird Tod in Zukunft noch häufiger Alterstod, Tod von Alleinstehenden, zudem in Institutionen sein; der dem tatsächlichen vorausgehende "soziale Tod" wird häufiger werden. Die einsamen Tode und Begräbnisse alleinstehender und isolierter alter Menschen werden noch charakteristischer für die weiter gealterte Gesellschaft sein.

3 Alterswandel - Alterntwicklung

Die bisherigen Beschreibungen unserer Alterssituation und die aufgezeigten Entwicklungen bezogen sich in starkem Maße auf Individuen und Teilkollektive, z. B. Problemgruppen. Dies betrifft die eine Perspektive der Alterentwicklung. Die andere zielt auf *Versorgungsaspekte*: die Alterssicherung generell, die Gesundheitsversorgung und das Sozialwesen - von der ambulanten bis zur stationären Versorgung in den Heimen. Diese Aspekte wurden bisher weitgehend vernachlässigt. Der Strukturwandel des Alters schlägt sich aber nicht nur in Lebensläufen, Lebenslagen und auch Lebensstilen nieder, sondern auch in den *Versorgungsstrukturen* für das Alter: Alterentwicklung hängt somit auch von der Entwicklung der Versorgungsstrukturen ab, ist auch zum Teil auf die Entwicklung der Versorgungsstrukturen zu beziehen.

3.1 Altersentwicklung in den Lebensläufen, Lebenslagen, Lebensstilen

Wesentliche Veränderungen aus individueller und kollektiver Perspektive sollen hier noch einmal pointiert umrissen werden. Die *Lebensläufe* alternder Menschen heute sind, wesentlich bedingt durch die durchschnittliche Erhöhung der Lebenserwartung, durch eine Ausweitung der Altersphase geprägt. Sie wird noch zunehmen. Typische Einschnitte in den Lebensläufen wie Berufsaufgabe, Beendigung der Erziehungsphase, in Zukunft überhaupt häufiger fehlender Bezug von Lebensläufen auf Kinder, Verwitwung, Krankheitsauftritte und Krankheitsverläufe bis hin zum Tode - überall lassen sich im Durchschnitt veränderte zeitliche Verläufe feststellen. Sie sind noch zu ergänzen durch *qualitative* Veränderungen. Zu vermuten ist, daß diese Veränderungen dann für die Individuen auch andere Bedeutungen haben, zu anderen Konsequenzen führen. Vermutlich hat die Phase "normalen", unabhängigen, selbständigen, nicht kranken oder zumindest gesundheitlich wenig beeinträchtigten Alters in Westdeutschland kontinuierlich, wenn vielleicht auch nicht spektakulär, zugenommen.

Die *Lebenslagen* der Alten haben sich bedingt durch Teilnahme an der allgemeinen Wohlstandsentwicklung in Westdeutschland im Durchschnitt kontinuierlich verbessert. Das betrifft auch die Rentnerhaushalte mit geringen Einkommen und wahrscheinlich auch den größeren Teil der Alten in Ostdeutschland. Es sind kollektive Verbesserungen im Sinne der "Niveauthese" gewesen. Die zukünftige Entwicklung kann - so die Tendenzen - durch stärkere Diskrepanzen zwischen materiellen und immateriellen Niveaus, durch kollektive, materielle Niveauabsenkungen und durch stärkere Polarisierungen gekennzeichnet sein: die Zunahme wohlhabender Alter und die der armen Alten, bedingt durch "Brüche" im Lebenslauf (Arbeitslosigkeit, Scheidungen als Beispiele).

An den veränderten *Lebensstilen* im Alter wird am ehesten Altersentwicklung abgelesen, dem Musterbeispiel der "neuen Alten" - ob nun in diesem Stellenwert berechtigt, mag durchaus strittig bleiben. Dennoch sind Lebensstiländerungen erkennbar, wahrscheinlich nicht nur den verbesserten materiellen Lebenslagen zuzuschreiben, sondern

Alter und Altern in unserer Gesellschaft 71

auch anderen Faktoren wie der Entwicklung immaterieller Niveaus (Stichwort Schulbildungserhöhung), den vermehrten Angeboten (z.B. Bildungsangeboten) - oder in starkem Maße den Verhaltenskontinuitäten nachfolgender Alterskohorten (so im Hinblick auf Reisen - die "alten Reisen der neuen Alten"). Altersentwicklung ist in Zukunft aus der Perspektive der Lebensstile davon abhängig, daß Kontinuität im Verhalten durch die materiellen Niveaus auch aufrechterhalten werden kann und sich die Relationen von Minoritäten und Majoritäten verändern, selbst wenn nicht zu erwarten ist, daß z.B. im Hinblick auf eine Reihe von Aktivitäten (z.B. Bildung, Sport) Minoritäten zu Majoritäten werden.

3.2 Entwicklung der Versorgung

Versorgungsaspekte im Alter lassen sich zwei Dimensionen zuordnen: der kollektiven Altersversorgung und der Versorgung in unterschiedlichen Bedarfslagen - von der Gesundheits- bis hin zur Heimversorgung.

Es hat ein Jahrhundert gebraucht, unsere heutigen Alterssicherungssysteme als *kollektive Alterssicherung* aufzubauen. Diese reicht positiv vom Ausbau der *Rentenversicherung* bis negativ zur bisher nicht befriedigenden Absicherung des Risikos der Pflegebedürftigkeit. War bei Inkrafttreten der Rentenversicherung Ende des letzten Jahrhunderts das Erreichen des damaligen Rentenalters von 70 Jahren die Ausnahme, dann ist dies heute die Regel: Konstituierung des Alters als eigenständiger Lebensphase durch kollektive Sicherungssysteme. Durch Produktivitätsfortschritte und die Erhöhung der Quote der Frauenerwerbstätigkeit, durch eine eigenständige Alterssicherung aller Frauen und Männer wird von Experten die zunehmende "Altenlast" dennoch als bewältigungsfähig angesehen. Ob und wie heutige Versorgungsniveaus gehalten werden können, ist schwieriger zu beurteilen.

Die Zunahme der Kosten des Gesundheitswesens und ihrer begrenzten Steuerbarkeit wird zur Erhöhung der Kosten der *Krankenversicherung* führen. Daß heute fast alle alten Menschen auch krankenversichert sind, ist der zweite zentrale Aspekt kollektiver Alterssicherung! Absehbare Kostenerhöhungen werden zur höheren Beteiligung der älteren Menschen an den Krankheitskosten führen - mit entsprechenden Niveaueffekten. Hinzu kommen Erhöhungen der Ansprüche an die Gesundheitsversorgung und die grundsätzliche Unmöglichkeit, ältere Menschen von Behandlungsfortschritten auszuschließen. Kosten-, Beitrags- und Selbstbeteiligungs-Erhöhungen sind absehbar.

Die Ausfallbürge *Sozialhilfe* ist bei stärkerer Hilfs- und Pflegebedürftigkeit und bei Übergang in Heime/Pflegeeinrichtungen zum Normalfall geworden. Auch die absehbaren gesetzlichen Regelungen bei Pflegebedürftigkeit werden hierbei wiederum nur begrenzt zu Änderungen führen, weil nur ein Teil der Sozialhilfe-Empfänger bei Pflegebedürftigkeit dann nicht mehr der Sozialhilfe bedarf. Hier bleibt das Versorgungssystem aus Altersicht, zumal bei weiter zunehmender Hochaltrigkeit, unterentwickelt.

Die *Versorgung bei unterschiedlichen Bedarfslagen* kann hier nur gestreift werden. Altenhilfe und Gesundheitsversorgung stehen angesichts der Bedarfsentwicklung vor drei grundsätzlichen Problemen:

- Bedingt durch die *quantitative* Entwicklung des Alters im Sinne des "dreifachen Alterns" ergibt sich ein Mehrbedarf an Altenhilfe, Behandlung, bis Rehabilitation, Versorgung. Der Bedarf entwickelt sich im großen und ganzen proportional zur Entwicklung des dreifachen Alterns und die Entwicklung ist quantitativ an der Bedarfsdeckung ablesbar.

- Hinzu kommen *quantitativ-qualitative* Entwicklungen. Dazu gehören z. B. familiär-strukturelle - zudem verstärkt durch Einstellungswandel wie die unterstellte abnehmende Solidarität zwischen den Generationen, aber z. B. noch zunehmende negative Einstellungen gegenüber Heimen - mit der Konsequenz immer späteren und dann auch folgereicheren Übergangs in Pflegeeinrichtungen - mit negativen Konsequenzen für die Einrichtungen selbst ("letzte Stationen").

- Der dritte Aspekt betrifft den *Wandel* an *Konzepten*, von denen angenommen wird, daß diese zeitgemäßere, zukunftsorientierte, bessere Konzepte der Versorgung im Alter darstellen. Sie werden häufig an veränderte Maximen gebunden wie "ambulant vor stationär" oder "Rehabilitation vor Pflege", das Ziel der "Vernetzung von Diensten und Leistungen" - Indikator wiederum für ein inzwischen entwickelteres, aber zugleich zu wenig koordiniertes Versorgungssystem, das "wohnortnah" oder "stadtteilorientiert" ausgerichtet sein soll, das "selbständiges Wohnen trotz Hilfs- und Pflegebedürftigkeit" in beibehaltener Wohnung oder in "betreuten Wohnformen" oder "Wohnen trotz Pflegebedürftigkeit" auch in Pflegeeinrichtungen ermöglichen soll. Angesichts der "Geriatrisierung des Gesundheitswesens" betrifft dies weiterhin den Ausbau einer spezialisierteren geriatrischen Versorgung, was heute zum gesundheitspolitischen Programm einer größeren Zahl unserer Bundesländer gehört. Altersentwicklung ist somit in nicht unbeträchtlichem Maße auch Entwicklung der Versorgung im Alter. Im großen und ganzen besteht auch Konsens darüber, woran bessere zukunftsorientierte Versorgung aus heutiger Sicht ablesbar ist.

Literatur

Bäcker, G., M. Dieck, G. Naegele, H.P. Tews: Ältere Menschen in Nordrhein-Westfalen. Düsseldorf 1989.
Baltes, P.B., J. Mittelstraß (Hrsg.):Zukunft des Alterns und gesellschaftliche Entwicklung. Berlin u. New York 1992.
Bundesministerium für Familie und Senioren: 1. Teilbericht der Sachverständigenkommission zur Erstellung des 1. Altenberichts der Bundesregierung. Bonn o. J. (1991).
Bundesministerium für Familie und Senioren: Hilfe und Pflegebedarf in Deutschland 1991. Schnellbericht zur Repräsentativerhebung....München 1992.
Bruder, J., Ch. Lucke, A. Schramm, H.P. Tews, H. Werner: Was ist Geriatrie? Rügheim 1991 (Expertenkommission der Deutschen Gesellschaft für Geriatrie und Deutschen Gesellschaft für Gerontologie zur Definition des Faches Geriatrie). Auch erschienen in: Geriatrie Praxis 4 (1992), Heft 4/5, S. 35-46, S. 35-42.
Imhof, A.E.: Von der unsicheren zur sicheren Lebenszeit. Darmstadt 1988.
Infratest Sozialforschung u.a.: Die Älteren - Zur Lebenssituation der 55-70jährigen. Bonn 1991.

Krämer, W.: Altern und Gesundheitswesen: Probleme und Lösungen aus der Sicht der Gesundheitsökonomie. In: *Baltes, P.B., J. Mittelstraß* (Hrsg.): Zukunft des Alterns und gesellschaftliche Entwicklung. Berlin u. New York 1992, S. 563-580.
Naegele, G., H.P. Tews (Hrsg.): Lebenslagen im Strukturwandel des Alters. Alternde Gesellschaft - Folgen für die Politik. Opladen 1993.
Rosenmayr, L.: Die späte Freiheit. Berlin 1983.
Schmitz-Scherzer, R.: Sterben und Tod im Alter. In: *Baltes, P.B., J. Mittelstraß* (Hrsg.): Zukunft des Alterns und gesellschaftliche Entwicklung. Berlin u. New York 1992, S. 544-562.
Schütz, R.-M., A. Kuhlmey, H.P. Tews (Hrsg.): Altern in Deutschland. 1. Kongreß der Deutschen Gesellschaft für Gerontologie und Geriatrie. Kongreßband. Berlin 1992.
Schütz, R.-M., H.P. Tews: Ältere Menschen in Schleswig-Holstein - Ergebnisse einer Befragung. Eutin 1991 (hrsg. vom *Ministerium für Soziales, Gesundheit und Energie des Landes Schleswig-Holstein*).
Statistisches Bundesamt (Hrsg.): Datenreport 4. Bonn 1990.
Statistisches Bundesamt (Hrsg.): Datenreport 5. Bonn 1992.
Statistisches Bundesamt (Hrsg.): Im Blickpunkt: Ältere Menschen. Stuttgart 1991.
Statistisches Bundesamt (Hrsg.): Statistisches Jahrbuch für die Bundesrepublik Deutschland. Stuttgart 1992.
Tews, H.P.: ALTERSBILDER - Über Wandel und Beeinflussung von Vorstellungen von und Einstellungen zum Alter. Köln 1991 (erschienen in der Schriftenreihe FORUM Bd. 16 des *Kuratoriums Deutsche Altershilfe*, An der Pauluskirche 3, 50677 Köln) (a).
Tews, H.P.: Sozialer Alterswandel - Konsequenzen für Prävention, Rehabilitation und Irreversibilität. In: *Schütz, R.-M., R. Schmidt, H.P. Tews* (Hrsg.): Altern zwischen Hoffnung und Verzicht - Prävention, Rehabilitation, Irreversibilität. Lübeck 1991, S. 83-99 (b).
Tews, H.P.: Altern Ost - Altern West: Ergebnisse zum deutsch-deutschen Vergleich. In: *G. Naegele, H.P. Tews* (Hrsg.): Lebenslagen im Strukturwandel des Alters. Opladen 1993, S. 314-325 (a).
Tews, H.P.: Soziologie des Alterns. 4. Aufl., vollständige Neubearbeitung. Heidelberg - Wiesbaden 1993 (b).
Wirtschaft und Statistik: Entwicklung der Bevölkerung bis 2030. Ergebnis der siebten koordinierten Bevölkerungsvorausberechnung. Wirtschaft und Statistik 4/1992, S. 217-230.
Wissenschaftlicher Arbeitskreis: Einrichtung eines Zentrums für Alternsforschung. Abschlußbericht, hrsg. vom *Ministerium für Wissenschaft und Kunst Baden-Württemberg*. Stuttgart 1990.

Gesellschaft, Familie, Alternsprozeß

Josef Hörl und Leopold Rosenmayr

Die Frage der Erhaltung und Betreuung altgewordener Menschen in den Industrieländern ist nicht nur ein Problem der wirtschaftlichen Vorsorge und der Sozialgesetzgebung, sondern auch eines der zwischenmenschlichen Beziehungen.

Das Aufhören der geregelten Arbeitstätigkeit, das Ausscheiden aus einem sozialen System betrieblicher Arbeit durch die Pensionierung trifft viele unvorbereitet; mit der Einbuße der Rolle und der sozialen Position in der Arbeitswelt tritt neben der Minderung des Einkommens ein bedeutender Prestigeverlust, insbesondere bei Männern, ein. Krankheiten treten in gehäuftem Maße auf und beanspruchen zusätzlich die Organe, von denen viele schon auf Grund ihrer normalen physiologischen Entwicklung im Prozeß des Alterns belastet und geschädigt werden. Die rasche Anpassungsfähigkeit an neue Situationen, die sich in unserer Welt so schnell entwickeln, nimmt ab (ROSENMAYR 1983).

Der Verlust nahestehender Personen, vor allem des Ehepartners, aber auch anderer Kontaktpersonen, läßt viele alte Menschen in einen Zustand der sozialen Isolierung geraten, der von ihnen selbst als eine der schlimmsten Geißeln des Alters angesehen wird. Zumindest sind neue Bemühungen nötig, um das Leben allein zu bewältigen. Auch zu lernen, Hilfen zu akzeptieren, bereitet vielen große Schwierigkeiten.

1 Alter als Phase im Lebenslauf und im Familien-Lebenszyklus

Der Prozeß des Älterwerdens vermag durch das Wegsterben der Altersgenossen sowie den Rückgang der eigenen Aktivität und die Minderung der Teilnahme an gesellschaftlich konstruktiven Prozessen eine objektive und subjektive Isolation mit sich zu bringen. Wer nicht rechtzeitig gelernt hat, allein oder nur mit wenigen Menschen glücklich zu sein oder stets neue Kontakte anzuknüpfen, wird diesen Zustand im höheren Alter nicht ohne das Gefühl der Verlassenheit ertragen.

Wohl sind solche Vereinsamungsgefühle im höheren Alter fast immer aus Einstellung und Lebensbedingungen oder neurotischen Komponenten zu erklären, die schon in früheren Lebensabschnitten auftraten, und nicht bloß als eine Funktion des "Altgewordenseins"; allerdings kommen sie in physischen und psychischen Situationen, wie sie das Alter mit sich bringt, gehäuft vor.

Die Massenmedien haben in sehr unterschiedlicher Qualität versucht, die Allgemeinheit über die Art der Probleme im höheren Alter aufzuklären, obwohl bezweifelt werden muß, daß dieser Problembereich oder die extremen Härtefälle auf hinreichende und ernste Aufmerksamkeit des Publikums stoßen.

Aber auch aus eigener Anschauung haben viele Menschen Gelegenheit, in ihren Familien das Altwerden von ihnen nahestehenden Personen zu beobachten. In früheren Jahrhunderten verloren die Menschen im Alter von durchschnittlich 30-35 Jahren ihre Eltern: In der Gegenwart hat sich die Situation infolge der verlängerten Lebenserwartung grundlegend verändert: Für die USA wurde nachgewiesen, daß innerhalb eines Zeitraums von 40 Jahren die Zahl der 50jährigen Frauen mit lebenden Müttern von 35% auf 67% gestiegen ist, und deutsche Berechnungen zeigen, daß heute noch 70% aller 50jährigen Frauen lebende Mütter haben gegenüber 23% vor 100 Jahren.

Es entsteht die sogenannte "Bohnenstangen-Familie", d.h. die Anzahl der gleichzeitig lebenden Generationen steigt (auf 4, manchmal sogar 5 Generationen), während die Zahl der Mitglieder pro Generation (wegen Geburtenrückgangs) schrumpft. In vorindustriellen Zeiten gab es fast nur 2- bzw. nur relativ kurzfristige 3-Generationen-Familien, ganz einfach deswegen, weil die meisten Menschen nicht alt genug wurden, um die Geburt und das Aufwachsen eines Enkels oder gar Urenkels zu erleben. Dagegen sind heute in Österreich ein Drittel aller Frauen über 75 Urgroßmütter. Zum ersten Mal in der Geschichte der Menschheit haben Ehepaare im Durchschnitt mehr lebende Elternteile als Kinder. In vielen Familien trifft man jetzt mehr Großeltern an als Enkelkinder.

Altern ist ein in und durch Gesellschaft geformter Prozeß innerhalb bestimmter Sozialstrukturen. So unterscheidet sich Altern nach Bil-

Gesellschaft, Familie, Alternsprozeß

dungs- und Einkommensgruppen. Alternsprozesse spielen sich anders ab in der kleinen Stadt als in der großstädtischen Agglomeration oder in den kleinen Landgemeinden, anders in traditionell in Familienverbänden durchgeformten Gemeinwesen als dort, wo Menschen in sozialer Distanz voneinander leben.

Man darf sich auch nicht darauf verlassen, daß sich von Jahrzehnt zu Jahrzehnt das Altwerden in gleicher Weise vollziehen wird. Auch für die Gruppe der jeweils Älteren und Altwerdenden gilt jene *Generationsgesetzmäßigkeit*, die für die Jugend in die Augen springt und die aus gemeinsamen Erlebnissen, aus gemeinsamer zeitgeschichtlicher Beeinflussung und gemeinsamen Versuchen, das Leben zu bewältigen, sich ergibt. Wenn heute die Gruppen von Menschen, die noch im Zweiten Weltkrieg und in der unmittelbaren Nachkriegszeit in ihren jungen und mittleren Erwachsenenjahren mitgelitten haben und mitgeformt wurden, den überwiegenden Anteil der Großgruppe älterer Menschen bilden, so ist deren Art der Lebensbewältigung, sich oft mit den Gegebenheiten abfindend, wohl eine andere als jene, die man von den heute jungen Menschen zu erwarten haben wird. Sie, die in vier bis fünf Jahrzehnten zu den Hochbetagten zählen werden, sind an andere Konsumformen, an andere gesellschaftliche Ansprüche, an Kritik und Auflehnung gewöhnt und von Jugendjahren an in ein solches Denken hineingeführt worden.

Allerdings muß der Generationsbegriff für die Älteren vorsichtig angewendet werden. Dabei scheint es uns von Übel zu sein, einer Stereotypbildung zu folgen, die nicht die Subtilität des Älterwerdens berücksichtigt. Denn *von allen Phasen des Lebenszyklus besteht für das höhere Alter am wenigsten Anlaß zu einer verallgemeinernden, altersspezifischen Stilisierung*. Auch die Individualisierung im Verlauf vieler Lebensjahre und die in der Ausreifung der Persönlichkeit gelegenen Chancen zur Vollendung sollten sich in einer differenzierten Auffassung über Alter und Altern niederschlagen. Eine Stereotypisierung mag noch für die Jugend eine gewisse entlastende Funktion für ihre Selbsterkenntnis haben. Den Älteren kann eine drastisch unterstreichende Image-Prägung kaum als Hilfe zu ihrer Selbstdarstellung dienen. Der alternde Mensch hat unter anderem auch die Aussicht, immer intensiver für sich selbst einen besonderen Weg zu finden, indem er auf sein *eigenes* Leben zurückblickt.

Es ist nicht müßig, einmal versuchsweise die Frage andersherum zu stellen und zu fragen, was denn überhaupt "soziales Alter" sei. Es könnte viel richtiger sein, statt vom Begriff "Alter", vom *Vorgang des Alterns* auszugehen und eine Lebensablaufbetrachtung einzuführen und Stereotype wie "Jugend", "Erwachsene", "alte Menschen" in Frage zu stellen. Der Begriff des "Erwachsenen" z.B. hängt mit einer bestimmten, als stabil aufgefaßten Gesellschaft zusammen, und es stellt sich die Frage, ob und wie wir unbedingt an ihm festhalten müssen. Es liegt sehr nahe, auf Grund des ständigen Sich-Befragens über seine Ziele, über sein Handeln, *Krisen* und *Reifungsprozesse auch in den mittleren Jahren anzunehmen;* im Ablauf unseres Lebens gelangen wir immer wieder an Erlebnispunkte, wo die *Jugend* immer noch sehr präsent ist oder wird *und im Rückblick auf das eigene Jugenderleben die Frage gestellt wird, wie man seine spätesten Jahre, auf die man zugeht, vorbereiten und dann erleben soll.*

Soziologisch gesehen muß die Problematik des Alterns von einer Lebensablaufbetrachtung und vom Modell eines Familien-Lebenszyklus her aufgefaßt werden. Als Beispiel sei jene Zäsur im Familienlebenszyklus genannt, welche die Amerikaner das "empty nest" nennen: Das letzte Kind einer Familie ist aus dem elterlichen Haushalt ausgezogen, der nun wieder auf die Ehegatten reduziert ist. In Deutschland lebt heute mit 55 Jahren nur mehr rund die Hälfte der Väter und Mütter mit Kindern zusammen, in den Vereinigten Staaten tritt die "empty-nest"-Phase noch früher ein. Diese Lebensperiode des "leeren Nestes" - die heute an die 20 Jahre dauert - ist ein Phänomen des 20. Jahrhunderts, da in früheren Zeiten häufig auch noch relativ spät im Lebensablauf Kinder geboren wurden und außerdem die Lebenserwartung niedriger war.

Die nachelterliche Gefährtenschaft der Ehepartner beginnt früher und dauert um vieles länger als in der ersten Hälfte des Jahrhunderts. Psychologische Probleme entstehen durch die veränderten (durch die Medizin und deren soziale Zugänglichkeit geschaffenen) Verhältnisse. Kalendarisch nicht mehr junge, aber körperlich rüstige und sich selber nicht alt fühlende Menschen zwischen fünfzig und sechzig müssen sich dann plötzlich den von Familienaufbau und Berufskarriere in den Hintergrund gedrängten Partnerproblemen zuwenden, besonders denen, die sie zwischen zwanzig und vierzig nicht gelöst hatten.

Gesellschaft, Familie, Alternsprozeß 79

2 Das soziale Alter ist geschichtlich wandelbar

Die Alterssoziologie hat sich an ihrem Beginn zunächst nur mit dem Phänomen befaßt, daß es überhaupt *eine große Gruppe* von älteren Menschen in der Bevölkerung gibt, anders als um die Jahrhundertwende, als dieser Bevölkerungsteil ein Viertel oder ein Drittel seiner heutigen Größe betrug. Das Bewußtsein, in einer Gesellschaft mit *vielen* alten Menschen zu leben, ist natürlich nicht nur auf deren gestiegene Anzahl zurückzuführen; es wird auch durch deren *gehobenes Anspruchsniveau* bestimmt. Es sind nun schon Menschen in das höhere Alter vorgerückt, die in ihren jüngeren und mitteleren Jahren nicht nur an der Nachkriegskonjunktur teilnehmen konnten, sondern auch das subjektive Bewußtsein aktiver wie passiver Leistung - etwa des Durchstehens eines Krieges und des nachfolgenden Wiederaufbaus - für sich buchen können. Auch der Einfluß der popularisierten Human- und Sozialwissenschaften, die häufig rege Teilnahme alter Menschen an der Massenkommunikation, besonders an Radio und Fernsehen, erzeugten eine gewisse Bewußtheit menschlicher Chancen und Ansprüche, so daß sich nun Menschen in höheren Altersgruppen - um die auch von den politischen Parteien geworben wird - mit einem *Selbstbild* sehen, das *Teilnahme am Wohlstand und an einer entwikkelten Konsumwelt* einschließt.

Die Altersgruppe, die 1990 zwischen 50 und 80 Jahre zählte, ist nicht identisch mit der entsprechenden Gruppe gleichen Alters, wie sie sich 1930 darstellte oder wie sie im Jahr 2020 sein wird. Die Gruppe der älteren Menschen ist also nicht fixiert, hier gibt es bedeutende Unterschiede. Die Soziologie stellt deshalb dem statischen Vorstellungsmodell der Altersgruppen den Begriff der *Alterskohorte* gegenüber, der den Gedanken dynamischer Entwicklungsprozesse von Gruppen im Ablauf der Zeit mit berücksichtigt (BENGTSON u. ACHENBAUM 1993). Kohorten sind Gruppen von Individuen, die gemeinsam bestimmte Zeitspannen durchlaufen und währenddessen bestimmten historischen Ereignissen und Einflüssen ausgesetzt sind. Als Kohorten können auch Gruppen bezeichnet werden, die gemeinsam zu gleicher Zeit in ein bestimmtes gesellschaftliches Subsystem eingetreten sind (z.B. in eine Schule, in einen Orden, in ein Spital) und darin gemeinsam mit bestimmten Ereignissen von wie immer verschiedenen Wirkungen konfrontiert werden.

Für unsere Zwecke sind vor allem Geburts- und Jahrgangskohorten wichtig. Das Wesentliche bei der Verwendung dieses Begriffs besteht darin, zu berücksichtigen, daß eine Kohorte von annähernd zur gleichen Zeit Geborenen auch zusammen altert, und in diesem Prozeß am historisch-sozialen Profil der Jahre, die sie gemeinsam durchlaufen, in wenn auch verschiedener Weise teilgenommen haben.

Vergleiche zwischen so verstandenen Kohorten ermöglichen erst die Erklärung von wechselseitigen Einschätzungen von verschiedenen Altersgruppen, denn die Mitglieder einer Kohorte vergegenwärtigen sich ihr Alter und ihre Verschiedenheit von anderen Altersgruppen nicht nur an ihren eigenen körperlichen und geistigen Gegebenheiten und Veränderungen, sondern auch immer auf dem Hintergrund ihres langfristigen Erlebens bestimmter historischer Zeitläufe und der darin enthaltenen für sie wichtigen Probleme. In den Begriff "Alter" gehen also unterschiedliche Effekte ein: erstens derjenige, daß man ein bestimmtes *Lebensalter* erreicht hat, und zweitens die Tatsache, daß man in einer bestimmten *historischen Zeit aufgewachsen* ist, gelebt und seine Lebensbezüge hergestellt hat. Es ist damit zu rechnen, daß trotz aller im Alter neu hinzutretenden Einflüsse gewisse Aspekte der Moral, der Lebensstile und Haltungen für die verschiedenen Kohorten weitgehend festgelegt sind.

Vorausschauend müssen wir also mit verschiedenen Kohorten von alten Menschen rechnen, die in jeweils verschieden akzentuierten Produktions- und Konsumtionsprozessen leben, die jeweils von bestimmten Ideen, von politischen Richtungen und Auseinandersetzungen geprägt sind, welche sich in längeren oder kürzeren Zeitabläufen wesentlich verändern. Das Bedenken dieser geschichtlichen Wandelbarkeit der Gruppe der älteren Menchen ist nicht bloße Spekulation, es hat eine eminent praktische Bedeutung, wenn an Planung für die nächsten 30 Jahre gedacht wird.

Ein Vorausdenken kann nur fruchtbar sein, wenn man die Möglichkeit der Wandelbarkeit miteinbezieht.

Gesellschaft, Familie, Alternsprozeß 81

3 Meßbare Tatsachen in den Veränderungen des Bevölkerungsaufbaus

Da die quantitativen Gesichtspunkte betreffend die Anzahl der Älteren und die Differenzierung nach Merkmalen innerhalb dieser Altersgruppe beträchtliche Aufmerksamkeit erfordern, ist es instruktiv, sich die Zahlen des Bevölkerungsaufbaus und ihre Veränderung seit dem vorigen Jahrhundert sowie einige Daten zur Situation der älteren Menschen vor Augen zu führen. Als Gruppe der "Älteren" nehmen wir die Menschen an, die 60 Jahre oder älter sind. Diese Abgrenzung folgt dem faktischen Ruhestandsalter in vielen Ländern. Überzeugend begründbar ist diese Übung jedoch nicht. Angesichts der weitverzweigten Probleme alter Menchen ist nicht einsichtig, weshalb das Ausscheiden aus dem Beruf für die Festlegung des "Altersbeginns" maßgeblich sein sollte. Nicht zuletzt wegen der Gliederung des verfügbaren Datenmaterials folgen wir dennoch dieser konventionellen Abgrenzung der Altenpopulation.

1) Im Verlauf der letzten 150 Jahre hat sich die *mittlere Lebenserwartung* des Menschen in den Industrieländern von rund 30 auf über 75 Jahre erhöht. Dies bedeutet eine entscheidende Änderung in den Grundlagen des humanen Lebens. Wir sind weitaus leistungsfähiger geworden, entstandenes menschliches Leben zu erhalten.

In einem Jahrhundert, das wie bisher kein anderes eine Krise des individualisierten Unsterblichkeitsbewußtseins erfahren hat, ist die objektive Lebensversicherung durch organisierte Anwendung medizinischer Erkenntnisse radikal vorangetrieben worden. Während einerseits der prophetisch optimistische Marxismus, andererseits der pessimistisch heroische Existentialismus das subjektive Unsterblichkeitsbewußtsein der menschlichen Seele in Frage gestellt haben und während der *Tod* als Visierpunkt aller Entscheidungen, während Bewußtwerden überhaupt als "Vorlaufen zum Tode" (HEIDEGGER) in die Philosophie Westeuropas eingetreten sind, hat sich die *Lebenserwartung* entscheidend erhöht und der Bodengewinn des Lebens sich vor unseren Augen abgespielt.

Die Erhöhung der mittleren Lebenserwartung bei der Geburt darf aber nicht zu dem Schluß verleiten, daß der Mensch heute, im allgemeinen, wenn er ein bestimmtes Alter erreicht hat, um Jahrzehnte älter werde als zu Beginn unseres Jahrhunderts. Die dramatische *Veränderung der mittleren Lebenserwartung* ist vor allem auf die *Lebenssicherung in den frühesten menschlichen Jahren* zurückzuführen, d.h. auf die Erfolge bei der Bekämpfung der Säuglings- und Kindersterblichkeit.

Beim Aufblättern der Statistiken Österreichs vor 150 Jahren sehen wir, daß nur die Hälfte aller Geborenen überhaupt das 21. Lebensjahr erreicht hat - wie dies in einigen Entwicklungsländern bis heute der Fall ist.

In den Industriestaaten überleben heute über 90% aller Frauen und über 80% aller Männer bis zum 60. Lebensjahr.

Altern ist damit ein Massenphänomen, doch ist die Verlängerung der *verbleibenden* Lebenszeit älterer Menschen weniger dramatisch: ein 60jähriger Mann um 1990 kann in Österreich oder Deutschland mit fünf, eine gleichaltrige Frau mit neun *zusätzlichen* Lebensjahren rechnen, wenn man diesen Vergleich auf die Verhältnisse um die Jahrhundertwende bezieht.

Im Schnitt hat heute ein 60jähriger Mann noch 18, eine gleichaltrige Frau noch 22 Jahre vor sich. Wesentliche Gewinne an Lebenserwartung sind für die nähere Zukunft nicht in Sicht, in Einzelfällen mußte in manchen Ländern Osteuropas sogar eine Einbuße an Lebenszeit registriert werden.

2) Der *Anteil von Personen über 60* hat sich gegenüber der vorindustriellen Periode mehr als verdreifacht. Der Geburtenrückgang hat an der Umstrukturierung des Bevölkerungsaufbaus den entscheidenden Anteil. Um 1800 dürfte in Deutschland etwa jeder 15. Einwohner älter als 60 gewesen sein, 1880 war es jeder zwölfte Einwohner, 1950 aber bereits jeder siebente und 1990 waren in Deutschland, Österreich und einigen anderen europäischen Staaten über 20% (also jeder fünfte) 60 Jahre alt oder älter. Unter den besonderen historischen Bedingungen einiger Großstädte, wie etwa

von Berlin oder Wien, hat jeder vierte Bewohner das 60. Lebensjahr überschritten, allerdings ist die Tendenz nunmehr leicht rückläufig.

3) Auch innerhalb der Gruppe der Älteren verschob sich das Schwergewicht zugunsten der *Hochbetagten:* am Beispiel Österreichs gezeigt, betrugen die Anteile der über 75jährigen an den über 60jährigen:

1910	16 Prozent von	626 100 Personen über 60,
1951	20 Prozent von	1 083 300 Personen über 60,
1991	34 Prozent von	1 587 700 Personen über 60.

4) Das *"Altersproblem"* ist vorwiegend ein Problem der *betagten alleinstehenden Frauen.* Durch die höhere Lebenserwartung der Frauen verschiebt sich das Geschlechterverhältnis mit zunehmendem Alter. Unter den über 75jährigen gibt es doppelt so viele Frauen als Männer. Bei den Menschen im Alter über 90 beträgt das Verhältnis sogar beinahe vier zu eins, während es in den Altersgruppen bis 50 noch einen Männerüberschuß gibt. Im Gegensatz zur früheren Entwicklung nimmt derzeit die weibliche Lebenserwartung nicht mehr stärker zu als die männliche, ohne daß man für diesen neuen Trend bisher eine einleuchtende Erklärung finden konnte. Der Frauenüberschuß bei den Höchstaltrigen ist dennoch enorm: 1991 kamen in Österreich bei den 60-64jährigen auf 1000 Frauen 870 Männer, bei den über 85jährigen aber nur 345 Männer. Da die männliche Lebenserwartung geringer ist als die weibliche und da die männlichen Ehepartner im Durchschnitt um drei Jahre älter sind als die weiblichen, stirbt in der überwiegenden Zahl der Ehen der Gatte zuerst. Auch liegt die Wiederverheiratungsquote nach Verwitwung bei den Männern weitaus höher.

Diesen drei Umständen entsprechend, betrug 1991 in Österreich der Anteil der Verwitweten unter den Frauen im Alter von 80 Jahren und darüber drei Viertel, bei den gleichaltrigen Männern dagegen nur ein Drittel.

5) Ein zentrales Problem ist das der *Haushaltsgemeinschaft* älterer Menschen. Von den Verheirateten über 60 wohnten 1987 in der BRD 81% nur mit dem Ehepartner; 19% leben in Haushaltsgemeinschaft mit der Nachkommenschaftsfamilie (also Kindern, Schwiegerkindern oder Enkeln). In Österreich wohnen 43% der über 60jährigen, die Kinder haben, im gleichen Haus mit zumindest einem erwachsenen Kind. Die Anzahl der alleinstehenden Frauen (Ledige, Verwitwete oder Geschiedene, ob sie nun mit anderen in gemeinsamem Haushalt leben oder nicht) ist in der BRD bei den 60-70jährigen etwas geringer als die der verheirateten Frauen. Unter den 75- und mehrjährigen Frauen machen die Alleinstehenden jedoch bereits 84% aus. Zum Vergleich: die *Männer* dieser Altersgruppe sind noch fast zu zwei Drittel verheiratet.

In der BRD leben zwei Drittel aller Alleinstehenden (d.h. der nicht oder nicht mehr Verheirateten) über 60 auch allein in einem Haushalt. In der Altersgruppe der 50-55jährigen leben hingegen auch von den verwitweten Männern nur ein gutes Drittel, von den verwitweten Frauen zwei Fünftel und von den Geschiedenen fast zwei Drittel der Männer und etwas mehr als die Hälfte der Frauen allein. Insgesamt ist die Zahl der Einpersonenhaushalte zwischen 1974 und 1988 um 49% gestiegen, bei den über 65jährigen um 29%.

Innerhalb der Gruppe der älteren Alleinstehenden ist jedoch der Anteil der Alleinwohnenden verschieden hoch: Während von den ledigen Männern nur etwa drei Fünftel allein wohnen, steigt der Anteil der Alleinwohnenden bei den verwitweten Männern und den ledigen Frauen auf mehr als zwei Drittel, bei den geschiedenen Männern und verwitweten Frauen auf drei Viertel, um bei den geschiedenen Frauen den höchsten Wert zu erreichen: Von ihnen wohnen mehr als vier Fünftel allein.

Man kann aus diesen Daten gewissermaßen eine "Rangordnung der Isolation" in bezug auf die Haushaltsstruktur aufstellen: Demnach gelingt es - einmal abgesehen von den Verheirateten - ledigen und (mit Abstand) verwitweten Männern am besten, mit "anderen" einen Haushalt zu bilden. Dies mag teilweise eine Folge der mangelnden hauswirtschaftlichen Kenntnisse vieler Männer sein, die den Wunsch nach Zusammenleben erklärlich machen; der Frauenüberschuß erleichtert den Männern auch das Finden einer Partnerin. Die Geschiedenen stellen hingegen bei beiden Geschlechtern die am stärksten isolierte Gruppe dar; für jene Geschiedenen, die sich bis zum 60. Lebensjahr nicht wieder verheiratet haben oder die erst im höheren Alter geschieden wurden, scheint nach der Nichtbewältigung der Ehe dann im höheren Alter auch das Aufnehmen von Haushaltsgemeinschaften schwierig zu sein, sei es auf Grund von konflikthaften Persönlichkeitszügen der Geschiedenen selber, sei es auf Grund von Vorurteilen gegenüber Geschiedenen. Zu bedenken ist auch, daß Geschiedene durchschnittlich weniger Kinder haben als Verwitwete.

Jenes Drittel der Alleinstehenden, das nicht allein wohnt, bildet zum überwiegenden Teil mit einem Kind, nur zu einem kleineren Teil mit anderen Angehörigen oder nichtverwandten Partnern die Haushaltsgemeinschaft.

6) Europäische, amerikanische und auch japanische Studien aus den letzten 30 Jahren lassen in großer Übereinstimmung erkennen, daß wohl eine erhebliche Reduktion der Mehrgenerationen*haushalte* vorliegt, daß diese aber *nicht schlechthin eine Auflösung der Mehrgenerationenfamilie* bedeutet. Gesicherte Ergebnisse aus vielen Ländern besagen, daß die Familienmitglieder, auch wenn sie in getrennten Haushalten wohnen, zumeist in relativ geringer Entfernung verbleiben, so daß *Besuch und Aushilfen in der Mehrgenerationen- (meist Dreigenerationen-)familie viel eher zu den allgemeinen Mustern des Verhaltens* gehören als das Allein- und Verlassenbleiben der älteren Generation.

Regionale Unterschiede zwischen Nord- und Südeuropa, aber auch innerhalb West- und Mitteleuropas spielen eine bedeutende Rolle, derart, daß das intergenerationelle Zusammenleben z.B. im europäischen Süden viel stärker verbreitet ist als im Norden, und daß in den kleinen ländlichen Gemeinden, sofern sie nicht verarmt und isoliert sind, besonders bei bäuerlichen Minoritäten intergenerationelle Haushaltsbildung häufiger ist als sonstwo.

Fraglos gibt es wegen der Größenordnung des Anteils an alten Menschen Tausende, ja Zehntausende von betagten Personen, die einsam, verlassen und hilfsbedürftig sind. Man darf aber nicht annehmen, daß die Mehrgenerationenfamilie gar nicht mehr funktioniere und daß erwachsene Kinder zu ihren älter gewordenen Eltern grundsätzlich und allgemein wenig Kontakte und Beziehungen hätten. Durch eine große Zahl von Forschungen in Dänemark, England, den Vereinigten Staaten, Österreich, der Schweiz, Ungarn, Israel, Polen, Deutschland usw., die zum Teil auch auf mehreren voneinander unabhängigen Replikationsstudien in denselben Ländern beruhen, ist das Ergebnis gut gesichert, daß zumeist Wohnnähe und hohe Kontaktfrequenz bestehen. Selbst in den USA leben nur etwa 15% der alten Eltern von dem zunächst wohnenden Kind durch eine Entfernung von mehr als einer Tagesreise getrennt. Die Besuchshäufigkeit ist dementsprechend groß, zwei Drittel bis drei Viertel aller alten Eltern sind mehrmals monatlich mit ihren erwachsenen Kindern beisammen.

Bei diesen Ergebnissen darf nicht unbedacht bleiben, daß es sich um Berichte aus der *gegenwärtigen* Gesellschaft handelt. Eine Übertragung auf das Verhältnis der Generationen in der Familie für die kommenden 30 oder 50 Jahre kann nur unter bestimmten Annahmen erfolgen. Wandlungen in Sozialisation, Berufsfindung beider Partner, Sexualmoral und Partnerbindung werden auch Wandlungen interpersonaler Verhältnisse in den Familiensystemen zur Folge haben. Wir haben in den letzten 30 Jahren, seitdem es eine Alterssoziologie gibt, von der "Familie" gesprochen, als wäre diese unverrückbar in "die Gesellschaft" einzementiert. Demgegenüber muß mit Einstellungsveränderungen der Familienmitglieder zueinander gerechnet werden, und zwar sowohl in Richtung auf noch mehr Individualisierung oder auf eine "aufgeklärte Solidarität" hin (ROSENMAYR 1983).

Gesellschaft, Familie, Alternsprozeß

4 Gesichertes und Fragliches in den Familienbeziehungen der Bejahrten

Welche *Qualität* und welche *Inhalte* die Familienbeziehungen haben, welche Konflikte, Reibungen, Verstimmungen, offene oder versteckte Streitigkeiten es gibt - darüber wissen wir zu wenig.

Ergebnisse bisheriger Arbeiten über intergenerative Austausch- und Hilfsbeziehungen erlauben es, von einem im großen und ganzen integrations- und hilfefähigen Familiennetzwerk auszugehen, das von den jetzt im mittleren Alter stehenden Kohorten gestützt wird.

Alte Menschen, die Familienangehörige haben, werden, wenn es um Probleme der Versorgung mit Gütern des täglichen Bedarfs oder um Hilfe im Haushalt geht, zumeist nicht im Stich gelassen. Die Familienmitglieder wohnen dabei selten zusammen, aber häufig in relativer Nähe.

Eine Wohngemeinschaft zwischen alten Menschen und ihren erwachsenen Kindern wird eventuell akzeptiert, wenn die Umstände es erfordern. Daß sie aber tatsächlich relativ selten besteht, liegt nicht nur an der *Unwilligkeit der jungen Generation, bei den Eltern zu leben,* auch nicht allein an äußeren Faktoren, wie Kleinheit der Wohnung usw. Man kann feststellen, daß die alten Menschen selbst nur zu einem erstaunlich geringen Anteil gemeinsam mit ihren Kindern zu wohnen *wünschen.* Es hat sich herausgestellt, daß gerade *in einer etwas distanzierten Beziehung eine für viele alte Menschen recht typische Art der Sozialkontakte* zu sehen ist: Alte Menschen schätzen solche Formen, die es ihnen ermöglichen, ihre Umwelt zu beobachten, ohne aber selbst miteinbezogen und zu aktiver Teilnahme gezwungen zu werden. Wir haben seinerzeit für eine intergenerativ entsprechende Lebensform die Formel geprägt: "Intimität - aber auf Abstand". Zumindest für unsere post-moderne, hochorganisierte Gesellschaft dürfte damit die charakteristische Form des Zusammenlebens und der Zusammenlebenswünsche ausgedrückt sein.

Auch in der japanischen Familie hat sich, nach der ersten "demographischen Revolution" des spektakulären Rückgangs der Fruchtbarkeit nach dem Zweiten Weltkrieg eine zweite solche "Revolution", wenn auch weniger leicht sichtbar, herausgebildet. Es handelt sich dabei um die Aufsprengung sowohl von Autoritätsmustern in der Familie wie auch der früher fast allgemein verlangten und praktizierten Form intergenerationellen Zusammenlebens der Alten mit der Familie des jeweils ältesten Sohnes.

Ob der Wunsch der Betagten, sich abzusetzen, durch gegenwärtige Gesellschaftsform und Kultur bedingt ist oder aber tiefer im Menschen gründet, muß noch genauer erforscht werden, und erst die Zukunft wird es zeigen können.

Die Problematik der Gestaltung von Beziehungen zu alten Menschen und ihrer Betreuung scheint indessen bei bestehendem Funktionieren der Familienkontakte in der Qualität der erwarteten und der möglichen Beziehungen zu liegen. Dabei ist der Frage nachzugehen, ob neben dem *instrumentellen* Bereich auch *expressiv-emotionalen* Bedürfnissen befriedigend entsprochen wird. Diese insgesamt viel schwieriger zu erhebenden Bedürfnisse stehen zwar in Wechselwirkung mit der instrumentellen Seite, doch kann nicht einfach ein selbstverständlicher Zusammenhang erwartet werden. Nur die *personorientierte Solidarität* erlaubt ein befriedigendes Verbinden beider Bereiche, die mehr traditionalistische, institutionsorientierte Integration der Familie ist wesentlich starrer. Es gibt tiefenpsychologische Befunde, wonach gerade Schuldgefühle seitens der Kinder zu einer medizinisch stigmatisierenden Betreuung der alten Eltern führen, die sehr leicht in "over-protection" mündet. In starken Fehlentwicklungen, darunter auch übermäßig intensiven Bindungen an die Eltern, die zu den verschiedensten Formen von Abhängigkeiten der Jungen führen, sehen wir auch wichtige Ursachen für ein in den letzten Jahren stärker aufgedecktes und bewußtgemachtes Phänomen: der "Gewalt gegen Alte" in der Familie (DIECK 1987).

Auf Grund von Wiener Detailstudien läßt sich feststellen, daß der Einsatz von sozialen Dienstleistungen erwartungsgemäß eine beträchtliche Entlastung der Situation von helfenden Angehörigen mit sich bringt. Die Entlastung wird jedoch nicht bloß im Sinne einer nunmehr möglichen Reduktion von instrumentellen Betreuungsaufgaben aufgefaßt, sondern vor allem auch im Sinne eines *vermehrten Sicherheitsgefühls,* das durch den regelmäßigen und verläßlichen Besuch der

Helferin vermittelt wird. Zu einem völligen Rückzug der Angehörigen aus der Betreuungsposition kommt es nur in Ausnahmefällen, wohl aber zu einer Reduktion von Kontaktfrequenz. Entlastung führt nicht an sich schon zu einer vermehrten Zuwendung im Gespräch durch die Familienmitglieder.

In Zukunft wird man sich stärker mit dem Konfliktcharakter von Aushilfebeziehungen zwischen den Generationen in der Familie beschäftigen müssen und der Art von vorwiegend psychischen Belastungen, die sie hervorrufen. Gewisse Anzeichen sprechen dafür, daß die Erwartungen älterer und alter Menschen hinsichtlich ihrer Beziehungen zu ihren Kindern mit dem bestehenden Beziehungspotential von Kindern zu ihren Eltern nur mit erheblichen Schwierigkeiten zur Deckung zu bringen sind. Das liegt daran, daß sich für die erwachsenen Kinder neue Beziehungsfelder gebildet haben, diejenigen der Eltern eher stagnieren bzw. abnehmen. Es mag die Bereitschaft von erwachsenen Kindern, in der Situation von *Pflegeerfordernissen* bestehende unbefriedigende Beziehungen zu den Eltern aufzuarbeiten, beträchtlichen Belastungen ausgesetzt sein. Die Ambivalenzsituation betreuender Kinder besteht zwischen Zuneigung und Loyalität gegenüber den Eltern einerseits und einem "Ausstoßungswunsch" andererseits. Einstellungen und Haltungen, die letzterem nachgeben, bestehen latent sehr allgemein und sie werden bei bestehenden Möglichkeiten hierzu ("Abschieben" in ein Altersheim) gelegentlich auch manifest. Haltungen der Loyalität erfordern neben dem *Zeitaufwand* für die Betreuung und Pflege auch *psychisch aufwendige* Prozesse der Klärung von Beziehungen zwischen Kindern und Eltern.

Dieser Problemkreis wirft ein neues Licht auf den Umfang, in dem Familienbeziehungen tragfähig und belastbar sein können. Welche Betreuungsaufgaben übersteigen unter welchen Bedingungen das als "erträglich" empfundene Maß an Intensität und/oder Zeitaufwand? Wie kann im instrumentellen und emotionellen Bereich noch Zuwendung zu den Alten erfolgen, ohne den "restlichen" instrumentellen Bereich der Familie (z.B. Haushaltsführung) oder den expressiv-emotionalen Bereich anderer Familienmitglieder zu beeinträchtigen und hiermit zusätzliche Spannungen hervorzurufen? Konflikte haben mannigfache familienbiographische Wurzeln; *ein* wesentlicher Punkt ist die Belastung der Frauengeneration mittleren Alters durch die angesonnenen Hilfs- und Pflegeaufgaben bei gleichzeitiger Verantwortung für die eigene Nachkommenschaftsfamilie. Zusätzlich kollidiert vielfach die Erwerbstätigkeit der Frau und das damit verbundene, von Aspirationen auf "Selbstverwirklichung" geprägte Lebenskonzept dann noch mit Hilfs- und Pflegeaufgaben für die Alten: Die Freiheitsgrade der Zuwendung der Frauen zu sich selber und *ihren* Aufgaben müssen sich gegen verschiedene Fronten durchsetzen.

Eine der Antworten auf die in diesem Zusammenhang oft gestellte Frage nach dem Funktions*verlust* der Familie, speziell hinsichtlich der Altenbetreuung, und der dazu komplementären Funktionsübernahme durch "öffentliche" Institutionen setzt zunächst die Überprüfung sozialhistorischer, historisch-soziologischer Belege voraus. Diese geben Aufschluß über frühere Familienformen und -funktionen und erlauben Schlüsse über deren Ursachen, Bedingungen und Folgen im gesellschaftlichen Kontext. Es wird klar, daß die Familie nicht nur als eigenständige Einheit, sondern auch als eine selber von umfassenden sozialen, politischen, ökonomischen und kulturellen Systemen abhängige Struktur zu analysieren ist. Eine solche Sichtweise auf ihre konkrete gesellschaftlich-historische Einbettung erleichtert eine Bewertung der Eignung der Familie, welchen Typs auch immer, bestimmte Formen der Stützung und Hilfe (für Alte) auf sich zu nehmen.

Von einer Zerstörung des verwandtschaftlichen Netzwerks kann zwar nicht die Rede sein, wohl aber lassen die durch sozialen Wandel differenzierten Familientypen und die Zunahme organisierter Hilfen erhebliche Modifikationen der wechselseitigen Abhängigkeit und der Austauschbeziehungen zwischen den Generationen erwarten.

Der Verzicht auf die retrospektive Illusion einer "intakten Großfamilie", in der alle, besonders die Alten, wohlbehütet waren, fällt heute vielen schwer; man flüchtet gerne, wenigstens "nostalgisch", in eine bessere Welt.

Schon die weit geringere Lebenserwartung der Erwachsenen hatte es in den Jahrhunderten vor der Industrialisierung und der Entstehung des Wohlfahrtstaates verhindert, daß die Familie mit gar mehreren Alten zum Regelfall wurde. Es gab hingegen, wenn der Haushalt größer war, eine große Zahl von Helfern oder Gesinde im Handwerk und im Bauerntum. Die wohnmäßige Generationentrennung war keine Seltenheit. Spannungen mit den Alten, wo sie überlebten, gab es viele, wie uns die neueste sozialhistorische Forschung zeigt (ALDERSON u. SANDERSON 1991). Die Spannungen waren verschiedener Art, je nachdem ob und wie stark die Alten durch Besitz (im Adel und im gehobenen Bürgertum) oder durch Wissen (im Handwerk und im Handel) Kontrolle ausübten. Die Verstoßung des kräftemäßig geschwächten, depossedierten Alten, des "Ausnehmers" im kleinen und mittleren Bauerntum, oder dessen Zurücksetzung wird jedenfalls auch aus rechtsgeschichtlichen Dokumenten sichtbar (MITTERAUER 1990).

5 Möglichkeiten und Grenzen der Belastbarkeit der Familie heute

Besuchshäufigkeit und Kontaktfrequenz zwischen alten Eltern und ihren erwachsenen Kindern sind in vielen Studien in west- und z.T. auch in osteuropäischen Ländern untersucht worden und weisen eine erhebliche Dichte auf, die in Art und Intensität jeweils deutlich vom Grad der örtlichen Entfernung abhängig erscheint. Natürlich ist dabei die Entfernung auch ein Maß für die Kräfte, die Menschen zur Nähe veranlassen.

Auch Hilfeleistungen zwischen den beiden älteren Generationen einer Familie sind häufig, sie fließen in *beiden* Richtungen, von alten Eltern, solange sie noch dazu imstande sind, zu ihren erwachsenen Kindern und, zumeist später, in umgekehrter Richtung. Tatsächlich werden nach verschiedenen Schätzungen 80-90% der alten Eltern, die Hilfe und Pflege - auch intensiver Art - benötigen, von ihren Kindern versorgt! Was dies für die *Beziehungen* innerhalb der Generationen bedeutet, ist noch wenig bearbeitet worden. Sicher ist, daß betroffene Familien, die alte Angehörige zu pflegen haben, die Belastung sehr deutlich spüren, sei es, weil die Erwartung der alten Menschen hinsichtlich Pflege und Betreuung höher und die Zeitspanne, in der Betreuung zu geben ist, länger geworden ist. Beides ist eine Folge neurer Entwicklungen. Die allgemeine Empfindsamkeit für Familienkonflikte hat zugenommen. Die Konfliktwahrnehmung dürfte gestiegen, die "Frustrationsbereitschaft" gewachsen sein und die Toleranzgrenze für die Verarbeitung von Beziehungshärten ist vermutlich seit 60 Jahren stark gesunken, so daß Menschen mittleren Alters Belastungen gegenüber überhaupt eine andere Haltung einnehmen (STRAWBRIDGE u. WALLHAGEN 1991).

Die Frauen im mittleren Alter sind hiervon in besonderer Weise betroffen. Nicht nur erwarten alt gewordene Mütter in besonderer Weise Zuwendung und Hilfe von ihren Töchtern und reagieren mit Kränkung, wenn sie diese nicht in erwartetem Umfang erhalten (von Söhnen wird meist weit weniger erwartet und die Zuwendung mit größerer Anerkennung honoriert) - auch tatsächlich liegen Versorgung und Betreuung der Älteren zumeist auf den Schultern der Frauen, die zu dem Zeitpunkt, in dem Hilfe für die Eltern nötig wird, meist selbst im mittleren Alter stehen oder dieses überschritten haben. Einige neuere Studien deuten hier gewisse Wandlungen in Richtung der Steigerung der männlichen Hilfeleistungen an (ROSENMAYR 1992).

Eine 1993 durch die Verfasser durchgeführte Studie ergab, daß es in der Stadt Wien rund 6.000 durch Altenpflege zeitmäßig (d.h. einer vollen Berufstätigkeit vergleichbar) schwerbelastete Familienmitglieder gibt, die großteils keine Unterstützung durch ambulante Dienste haben. Würden - rein hypothetisch gesprochen - nur diese hochbelasteten Angehörigen diese ihre Hilfe plötzlich einmütig einstellen, müßte der soziale Notstand ausgerufen werden. Die Sozialdienste verfügten über keine freien Ressourcen, um diese Fälle aufzufangen. Damit wird klar, daß die familialen Ressourcen in der Altenhilfe unverzichtbar sind und derzeit - und wohl auch nicht in Zukunft - durch professionelle Dienste, seien sie ambulant oder stationär organisiert, ersetzt werden können.

Es gibt verschiedene Lösungsansätze zumindest für die finanzielle Seite des Problems, etwa jenen der Bezahlung von pflegenden Angehörigen bzw. die Möglichkeit für Angehörige, einen gesetzlichen Karenzurlaub in Anspruch nehmen zu können, um alte Familienmitglieder zu betreuen. Letztlich ist auch die Diskussion um die "Pflegeversicherung" nichts anderes als eine gesellschaftliche Reaktion auf ein als für den einzelnen untragbar empfundenes Absicherungsrisiko. Es mag diskutabel sein, ob es eine wünschenswerte Entwicklung ist, daß nun auch die bisher eindeutig innerfamiliär geprägte Hilfe sozusagen unter die Fittiche des Wohlfahrtsstaates genommen wird; aber um *eine* Einsicht kommen wir nicht herum: die frühere Selbstverständlichkeit, mit der solche Probleme gelöst wurden, ist nicht mehr gegeben.

Die Kapazität der Frauen wird oft bis auf äußerste beansprucht, besonders dort, wo sie berufstätig sind und Mann und Kinder zu versorgen haben und ihnen dann noch wie selbstverständlich die Pflege und Betreuung alter Eltern oder Schwiegereltern angesonnen wird. Es ist illusorisch zu glauben, daß dadurch keine Beeinträchtigung der beruflichen, familiären oder ehelichen Rollensegmente der Frau eintritt. Auch die psychische Belastbarkeit im Generationenkonflikt oder im Konflikt der Loyalitäten und emotionalen Zuwendungen der Frau ihrem eigenen Mann oder den Kindern gegenüber wird durch die entweder tatsächlichen oder dringlich angemeldeten Bedürfnisse der Älteren stark strapaziert. Gesundheit, Kraft und Liebesfähigkeit von Frauen, die in ihrem eigenen Familienlebenszyklus oft noch zusätzlich durch die wie immer erfolgende Ablösung ihrer eigenen Kinder beansprucht sind, werden außerordentlich belastet, *ohne daß eine spezielle Form der Anerkennung für ihre Leistungen sozial gegeben wäre.* Wir wissen z.B. aus Berichten von Beratungsstellen für pflegende Angehörige, daß das Dilemma für eine Tochter, entweder ihren Beruf aufgeben oder zumindest entscheidend einschränken zu müssen oder aber die pflegebedürftige Mutter oder den Vater nicht adäquat betreuen zu können, zu einem erstrangigen Krisenfall führen kann. Dieses Dilemma stellt sich für Männer in der Regel nicht. Die Familie, insbesondere die Frauen, nehmen also hinsichtlich der Betreuung pflegebedürftiger alter Menschen Aufgaben wahr, für die sie nicht vorbereitet sind, und erhalten wenig oder gar keine Hilfe - meist nicht einmal Verständnis - für die Verarbeitung der psychischen Probleme, in die sie geraten. Um so mehr empfehlen sich Einrichtungen der Beratung, Stützung und Entlastung der helfenden Angehörigen von pflegebedürftigen alten Patienten, da die Helfenden durch eigene psychische und sonstige Behinderungen (z.B. bei Alzheimer-Patienten) stark belastet werden (BRUDER 1988).

Inhalt und Qualitäten von Familienbeziehungen sind im Lichte tiefenpsychologischer Erkenntnisse (als eine Art Sekundäreffekt dieser) im allgemeinen Bewußtsein immer mehr in den Geruch eines Systems von Unterdrückung, Fehlerwartungen, Kommunikationsmängeln und Angst geraten. In jedem Verhältnis gibt es Ambivalenzen, und umso ausgeprägter dort, wo die Emotionen stark und Gefühle der Verpflichtung und Nähe vorherrschend sind wie in der Familie. Es gibt keine Liebe ganz ohne Widerspruch und ohne eine mitten in ihr auftretende Ablehnung. Besonders im Verhältnis zwischen den Generationen in einer Familie, das ja auch immer durch *irgendeine Form von Abhängigkeit* gekennzeichnet ist, tritt Ambivalenz auf, mischen sich Liebe, Ablehnung und Angst, unterschwellig sogar auch Haß; dieser tritt besonders dort auf, wo die Jüngeren in ihrem Verhältnis zu den (eingeschränkten) Alten nur wenig "filial maturity" (BLENKNER 1965), also innere Selbständigkeit durch Ablösung und Bereitschaft zu Selbstabgrenzung, erlangen konnten. Es kommt für das Fruchtbarwerden eines bis in die letzte Konsequenz der Hilfeleistung durchlebten Verhältnisses darauf an, wie dieser *Widerspruch ertragen und versöhnt* wird.

In bestimmten Phasen der Lebensbahn des Menschen ist die innere Abwehr in den Generationenbeziehungen stärker, weil sie notwendig ist - so im Jugendprozeß des Sichfreimachens von den Eltern; in dieser Phase sind Konflikte oft besonders heftig. Es besteht jedoch nach der Ablösung die Notwendigkeit der Entwicklung der "filialen Reife", des weiterentwickelten Verhältnisses der Kinder zu ihren Eltern, das den Ablösungskonflikt überwunden hat. Die Erreichung dieser filialen Reife hat eine *innere Arbeit* an der eigenen Person und ihren Gefühlen den Eltern gegenüber auch *nach der jugendlichen Ablösung* zur Voraussetzung. Sie ist eine notwendige Nachreifung des Erwachsenen und kann zumeist erst - sofern überhaupt - in der Lebensmitte erreicht werden. Sie vollzieht sich in der anteilnehmenden (und unter Umständen aktiven) Begleitung des weiteren Lebensablaufes der Eltern und ist als ein zentrales Element der Vorbereitung auf die Entwicklung des eigenen Alters anzusehen. Es handelt sich um die Heranbildung eines *Reziprozitätsbewußtseins*. Dies erfordert nicht einen Rückzug von den Eltern, sondern eine neue Art der Auseinandersetzung mit ihnen und dem Verhältnis, das zu ihnen vorher bestanden hat und lebensgeschichtlich besteht. Einsicht in frühe Identifizierungen und Ablehnungen und in die damit verbundenen Ängste sollen einen gewissen Freiheitsraum schaffen.

Gesellschaft, Familie, Alternsprozeß 95

Eine Haltung sollte erreicht werden, die den Menschen im mittleren Alter, durch alle mid-life-Krisen hindurch, veranlaßt, mit seinen betagten bzw. hochbetagten und bedürftigen Eltern in ein neues "Liebesverhältnis" einzutreten. Es sollte sich nach dem stürmischen Hin und Her des Aufbaus einer Persönlichkeit, eines eigenen Lebens und einer eigenen Familie eine Phase einstellen können, in der der Mensch, sofern nicht alles zu sehr verhärtet oder ohnehin schon zerbrochen ist, sich von den Eltern entlassen, freigegeben *fühlt* und als solcher sich ihnen in Liebe zuwenden kann. Wenn Vater und Mutter dieser Entlassung innerlich zugestimmt haben, bietet sich dem Menschen im mittleren Alter um so eher die Chance, sich noch einmal mit den Eltern zu beschäftigen. Das gibt gleichzeitig die Möglichkeit, das Verhältnis zu den eigenen, nun selbst schon erwachsenen Kindern zu überdenken - an Hand einer vielfältigen Spiegelung und damit Bewußtwerdung der eigenen Verhaltensweisen. Dabei können die Reaktionen der eigenen Eltern einerseits und der Kinder andererseits einen "doppelten Spiegel" bieten.

Wir erkennen heute immer deutlicher, daß man die Familie in einem sehr langen Zusammenhang über mehrere Generationen hinweg sehen muß - trotz des enormen sozialen und kulturellen Wandels. Wir erleben auf der einen Seite rasche Änderungen in Lebensstilen, im Umfang von Bedürfnis- und Wunschbefriedigung, auch einen Wertewandel, der kulturelle und normative Unsicherheit hervorruft und unverarbeitete Auswirkungen von Erkenntnissen beinhaltet. Auf der anderen Seite bestehen über Generationen hinweg in die bäuerlichen, bürgerlichen oder wie immer gearteten "Kinderstuben" zurückreichende Gefühle, Gesten und Ängste, die gleichen Drohhaltungen, Ohrfeigen, das Einjagen spezifischer Ängste. Erziehungspraktiken gehen erstaunlich von einer Generation auf die andere über, wenn nicht an ihrer Überwindung gearbeitet wird.

Es ist außerordentlich schwer, solche Systeme über die Zeit zu verändern. Aber wenn wir überhaupt die Familie weiterentwickeln, erneut gestaltungsfähig als gesellschaftliche Kraft und als Ort der Erfüllung notwendiger Funktionen anerkennen und stützen wollen, ist es notwendig, die Störungen, die sie bereithält, zu überwinden oder abzubauen. Wir müssen uns mit Überidentifizierungen, z.B. Besitzenwollen der Kinder, Festhalten an den für die Kinder entworfenen

Lebensplänen konträr zu ihren realen Möglichkeiten, auseinandersetzen und unser Selbst revisionsfähig erhalten. Ohne Selbstrevision ist keine Veränderung "signifikanter Beziehungen" möglich. Der gesamte Komplex identifikationsbestimmender, also *selbst*bezogener Beziehungen (das Verhältnis zu Eltern, Kindern, Geschwistern) ist innerlich verknüpft. Revisionsprozesse nach der einen Richtung haben Konsequenzen für die andere. Wenn nicht z.b. durch *verhärtete* Konflikte und ausgeblockte Beziehungen eine Leerstelle im Beziehungssystem geschaffen wurde, die bei einer Revision umgangen wird oder werden muß, werden immer *alle* Richtungen des selbstbezogenen Beziehungssystems betroffen. Bewußtsein ist insofern unteilbar. Notwendig ist, rehabilitative und therapeutische Werte vorausgesetzt, was wir die "Bearbeitung des Generationenverhältnisses", die intergenerationelle *Befreiungsarbeit* (BALINT), nennen möchten. Eine solche Befreiung bedeutet nicht, daß man nun Aufmerksamkeit und Zuwendung abzieht, sei es von den Kindern, sei es von den Eltern, sondern daß eine *Verminderung von den Zwängen* eintritt, die zu einer bestimmten Veränderung des Verhaltens hinleitet. Befreiung heißt auch Gewinnung einer Fähigkeit, sich solidarisch, liebend und offen und damit wandlungsfähig gegenüber Kindern und Eltern einstellen zu können. Die "Vermenschlichung" der Eltern, die Entzerrung ihres oft lebenslang aus Abhängigkeiten heraus fixierten Bildes durch eine neue (diesmal eine im reiferen Leben erarbeitete, nicht selbstzerstörerische!) Zuwendung ist äußerst wichtig. Was nicht zu Lebzeiten der Eltern geleistet werden kann, müßte den verstorbenen Eltern und sich selbst gegenüber als Aufgabe verfolgt werden.

Viele Elemente traditioneller Familienmodelle sind unbrauchbar geworden. Stellung und Aufgaben der Frau sind neu zu erarbeiten, die elterliche Autorität den Kindern gegenüber muß sich neu legitimieren, neue Strategien gegenüber der Adoleszenzkrise sind vonnöten. Die Kooperation, die innere Gemeinsamkeit mit den Alten, ist auf neue Möglichkeiten hin zu versuchen. Einsichtsvolle Mitmenschlichkeit, Mut zu Kommunikation und zu Konfliktaustragung, zu Solidarität, Spontaneität, Durchhaltevermögen und Belastbarkeit können vermutlich mehr erwirken als der Rekurs auf traditionelle Familiennormen.

Wechselseitige Hilfe und solidarische Sympathie- und Liebesbeziehungen realisieren sich im Handeln, erweisen sich in *gelebten* Bewäl-

Gesellschaft, Familie, Alternsprozeß 97

tigungsversuchen. Bei aller letztlich nie ganz überwindbaren Ambivalenz vermögen gerade solcherart Beziehungen Schutz, Sicherheit und Abbau von Angst, Hilfe bei der Daseinsbewältigung zu geben.

Man darf die Familie daher nicht nur als gesellschaftlich vordefiniertes oder intern eingespieltes und so verbleibendes Rollensystem sehen. Man muß sie vielmehr als eine Gruppierung von Individuen verstehen, die schon wegen der einschneidenden Altersdifferenzierung verschiedene Interessen verfolgen. Nur durch wechselseitiges, stets sich erneuerndes Verständnis der Personen in ihren generationsmäßig und individuell verschiedenen Erlebniswelten vermögen sich diese in einer gewissen Gemeinsamkeit gegenseitig zu stützen und in ihrer Entwicklung zu fördern.

So gesehen ist das Problem der Alten auch das Problem der Selbstdefinition und des Selbstverständnisses der Jüngeren. Die Frage nach der Qualität der Beziehungen zwischen den Generationen ist eine eminent praktische, betreuungs- und versorgungspolitische Frage, sind doch ausgereifte Beziehungen eher geeignet, die wahren Bedürfnisse der Betroffenen aufzuspüren und ihnen zu entsprechen. Auch ein Stützungssystem von außen, durch private oder öffentliche Organisationen, wird von dieser Grundlage aus besser integriert werden können.

6 Die Familie als Vermittlungspunkt medizinischer und sozialer Dienste

Die Behandlung des Themas der Menschen im höheren Alter und ihrer Familien, der "Familienbeziehungen der Bejahrten", hat in der allerletzten Zeit eine, wir wir glauben, sehr wichtige theoretische Bereicherung erfahren. Man erkennt zunehmend, daß die Familien in eine Gesellschaft eingebettet sind, die für ihre älteren Mitglieder bereits eine Reihe von Hilfseinrichtungen - so unkoordiniert diese sein mögen, so mangelhaft sie auch funktionieren - vorgesehen hat. Die Aushilfeproblematik stellt sich in Form eines dreipoligen Systems; dieses setzt sich zusammen aus: 1. Der Familie, 2. den älteren Mitgliedern der Familie und 3. den "Bürokratien", d.h. der Sozialversicherung, den sozialen Hilfeeinrichtungen, den Gesundheitsdiensten wie Spitälern oder Heimen usw.

Der in den letzten Jahren verstärkt betriebene Ausbau der sozialen Dienstleistungen bietet die Grundlage zur Erleichterung bei manchen zunächst von der Familie wahrgenommenen Aufgaben. Werden Grenzen der Belastbarkeit als erreicht empfunden, kann die Familie ihre Probleme autark nicht mehr lösen, liegt die Vorstellung nahe, die Alternden in Heime, Altensiedlungen, Pflegeheime zu schicken. Ein Zustand der Notwendigkeit intensiverer Betreuung wird von vielen, vor allem den Alten selbst, als Ausweglosigkeit gefürchtet. Über die Alternative des Entweder-Oder, Pflege der Alten unter zu großer Beanspruchung der Familie oder unnötiges Abwandern in ein Altenheim, sollten und könnten wir hinauskommen. Wir müssen prüfen, ob wir nicht zu leichtfertig, zu rasch darauf verzichten, viele Probleme zu lösen, daß wir die Sozialarbeit, die Sozialhilfe, auch verschiedene medizinische Dienste ganz anders strukturieren, und zwar in der Form, daß sie *ins Haus kommen, statt daß der älter gewordene Mensch aus dem Haus "hinausgeht" und selber in ein Altersheim kommt.*

Hierin liegen große Möglichkeiten: eine Entlastung der Familie durch Zusammenarbeit mit sozialen Diensten könnte sich als *Entwicklungschance für das bisher noch "unausgeschöpfte Potential der Gegenwartsfamilie"* erweisen. Die Familie würde ihren Aufgabenbereich erleichtert, aber nicht verkleinert sehen und ihn auch verstärkt auf die nötigen *Vermittlungsfunktionen* ("linkages") beziehen: Die Familie könnte diese notwendige Funktion der Brückenschläge bei der Entdeckung von ökonomischen, gesundheitlichen, psychologischen und kulturellen Bedürfnissen ihrer Mitglieder erfüllen und zugleich die Vermittlung der Bedürfnisbefriedigung leisten, wenn diese Befriedigung oft auch nur auf dem Wege durch andere Institutionen erfolgen kann. So wird sie, der Neuverteilung der Funktionen an verschiedene Institutionen Rechnung tragend, für sich selbst neue Funktionen gewinnen, nämlich jene der Festigung der Individuen äußeren Institutionen gegenüber und, im besten Fall, der Vertiefung persönlicher emotionaler Zuwendung zu ihren Mitgliedern.

Eine Absicherung für den Fall der Pflegebedürftigkeit versprechen sich die älteren Menschen in einem wesentlich höheren Maß von einem *Ausbau der öffentlichen Sozialdienste* als von einer *finanziellen Unterstützung privater Helfer* einschließlich der Angehörigen,

Gesellschaft, Familie, Alternsprozeß

und zwar nach den Wiener Studien im Verhältnis von etwa drei zu zwei.

Auch bei den in Familien integrierten alten Menschen muß - durchaus *entgegen* einem naiven Alltags-Vorverständnis, wonach man sich zuerst an die unmittelbaren Angehörigen wendet - der generelle Befund aufrechterhalten werden, daß den öffentlichen Diensten der Vorrang gegenüber den privaten Helfern gegeben wird: die *privaten Helfer* werden von jenen älteren Menschen, die Kinder haben, nur geringfügig häufiger bevorzugt als von den Kinderlosen. Vor allem ist aber der Umstand zu vermerken, *daß auch von den Kinderhabenden und von den Verheirateten die öffentlichen Dienste deutlich öfter genannt werden als die privaten Helfer.*

Es kommt darauf an zu erkennen, daß Organisationen und Familien *nur in einer koordinierten Anstrengung* bestimmte gemeinsame Ziele (Bedürfniserfüllung für alte Menschen) erreichen können. Nach traditioneller Annahme der soziologischen Theorie weisen Primärgruppen - wie die Familie - und Bürokratien, die beim Einsatz von Sozialdiensten unvermeidbar sind, gegensätzliche, wenn nicht konfligierende Merkmale auf: Bürokratien arbeiten demnach auf instrumenteller Basis, halten sich eher an Grundsätze der Unpersönlichkeit, betonen die Erfüllung spezifischer Zwecke, wenden feststehende Regeln und standardisierte Lösungsmuster an, verfügen aber über Experten für den Einsatz in sonst unbewältigbaren Situationen. Primärgruppen hingegen sind durch langwährende Kontakte der Vertrautheit mit der gesamten Lebenserfahrung der Betroffenen gekennzeichnet und gehen von persönlichen Beziehungsmustern aus (LITWAK 1985).

Selbst wenn Bürokratien "vermenschlicht" werden, bleiben für das psychosoziale Wohlergehen des alten Menschen wesentliche Unterschiede zwischen der Betreuung, die von der Familie, und derjenigen, die von organisierten Diensten geleistet wird. Bei der Altenhilfe ist es meist unvermeidlich, daß wechselnde Betreuer dem Klienten gegenüberstehen. Mit diesen können zwar positive Gefühle aufgebaut werden, bei Wechsel gibt es aber große Enttäuschungen. Es kann nicht auf die ständige Verfügbarkeit vertrauter Hilfegebender gebaut werden, wie dies in der Familie der Fall ist. Auch gelten die gesellschaftlich organisierten Dienstleistungen als schlecht geeignet, individuellen Problemsituationen gerecht zu werden, hingegen wird ihre Fähigkeit, professionell hochqualifizierte Dienste einer großen Zahl von Menschen anzubieten, hervorgehoben. Die Stärke der Primärgruppe Familie liegt (oder läge) in der unmittelbaren Reaktionsfähigkeit auf individuelle Bedürfnisse und in der höheren Flexibilitätsbereitschaft bei der Auseinandersetzung mit Problemsituationen, während es ihr jedoch an professioneller Qualifikation in Situationen mangelt, die fundierte Entscheidungen oder intensive Pflege verlangen. Eine Zusammenarbeit zwischen Familie und sozialen Diensten sollte die *Vorzüge beider Systeme* ausnützen, statt sie auf Grund von Vorurteilen, politischen oder Gruppeninteressen usw. gegeneinander auszuspielen.

Die konventionelle Absicherung der hergebrachten familialen Binnenmoral scheint allerdings nicht mehr stark genug, um Solidaritätsleistungen *immer und überall* zu gewährleisten. Die moderne Familie kann sich nicht mehr langfristig praktisch-solidarisch zu ihren alten Mitgliedern verhalten, ohne ihren Status in der modernen Berufs-, Freizeit- und Bildungswelt zu verlieren; dieser Umstand legt die Externalisierung von zeitaufwendigen, wie auch unvorhersehbar auftretenden und daher nicht kalkulierbaren Hilfeleistungen nahe. Die Solidaritätsleistung besteht dann vielmehr darin, Vermittlungsaktivitäten zu familienexternen Organisationen in Gang zu setzen. Die Familie fungiert als intermediäre Instanz. Sie übernimmt Bindeglied-Funktionen, d.h. sie informiert, vermittelt und berät, ohne letztlich die eigentlichen Leistungen selbst voll zu erbringen. Der Zugang zur sozialen Dienstleistung über den Weg der familialen Lebenswelt ist relativ noch am wenigsten streßgeladen (HÖRL 1992).

In ähnlicher Weise könnten die entlastenden Möglichkeiten ambulanter Hilfen in der schwierigen Situation nach einer Spitalsentlassung im möglichst reibungslosen Übergang wirksam werden. Die alte Mutter oder der alte Vater könnte sozialarbeiterisch gestützt (z.B. durch Probekochen in der eigenen Wohnung) langsam in die vertraute Häuslichkeit zurückgeführt werden. Die Kinder könnten bei dieser Gelegenheit beraten und in verschiedene Pflegetätigkeiten eingeschult werden. In dieser Phase sind die *kontinuierliche Anteilnahme und ein Beistand der Familie* besonders wichtig. Dieser muß sich wieder anders darstellen, wenn ein ständiger Heimaufenthalt - wie das in manchen Fällen eben eintritt - notwendig und unvermeidbar wird. Auch eine gemischte Form "offener" und "geschlossener" Altenhilfe ist denkbar, und auch hier hätte die Familie wichtige Funktionen:

Bewegungsbehinderte z.B. werden mit einem bestimmten Abholdienst etwa zweimal in der Woche zu einer Bewegungstherapie in eine Ambulanz befördert; wenn sie bestimmte Fähigkeiten erworben haben, könnte, um den Rollstuhl zu vermeiden, ein Helfer von der Ambulanz auch nach Hause kommen, um dort mit ihnen zu üben, wie die konkreten Bewegungsprobleme in der Wohnung zu bewältigen sind. An diesem Punkt müßte die Hilfe der Familie verstärkt einsetzen, dann werden die Schwiegertocher oder der Sohn, die Tochter oder der Schwiegersohn oder Enkel benötigt, die anwesend sein sollten, wenn vom Helfer erklärt wird, wie sich die Mutter oder der Vater zu Hause bewegen soll, die zusprechen und ermutigen, die auch emotionale Hilfe geben müssen, wenn die Mutter weint, weil sie zunächst glaubt, vieles nicht tun zu können, was ihr geraten wurde, oder weil sie Schmerzen hat, usw.

Für eine subjektiv geglückte Bewältigung der Betreuungssituation durch die Kinder hat sich Vorbereitung und vorausgehende Einstellung auf die Pflegephase als trennscharfe Variable herausgestellt. Das heißt, Vorbereitung und Einstellung helfen, folgende Belastungen leichter zu ertragen. Wenn die Betreuungsnotwendigkeit hingegen überraschend eintritt, man darauf nicht vorbereitet war, dann werden nicht nur die folgenden Belastungen vergleichsweise weitaus stärker empfunden, sondern es tritt auch häufiger das Bedürfnis nach Beratung auf.

Die *Überbrückungs- und Ermutigungshilfe von seiten der Familie, zusammen mit notwendigen gestuften ärztlichen Diensten,* kann für alle Betroffenen befriedigendere Ergebnisse erbringen als das Akzeptieren der Alternative: entweder der Familie alle Pflegeaufgaben zuzumuten und die betroffene Person im Rollstuhl oder im Bett zu versorgen, oder sie, als andere Lösung, in ein Pflegeheim oder Altersspital zu übersiedeln.

Es scheint viel zukunftsweisender zu sein, die sozialen Diensteinrichtungen für alte Menschen so weit als möglich unter *Beibehaltung der Aktivität der Bejahrten* anzubieten: das Verbleiben in dem gelebten Leben und all seinen Symbolen, all seinen psychischen Rückwirkungen, soll die *Beziehung zu sich selbst* weiter entwickeln. Die Form der Sozialarbeit auszubauen, die möglichst im gewohnten Milieu angeboten wird, wäre eine bessere Entscheidung als jene für "noch ein Heim", "noch eine Altensiedlung", wobei natürlich ein verbesserter Heimbau für bestimmte genau ausgewählte Fälle und Personengruppen, die keine Anverwandten haben, oder z.B. bewegungsunfähig sind, eine bedeutende Aufgabe bleibt.

Diese über den direkten Beistand hinausgehende Funktion der Familie schließt die Forderung ein, daß die Familie in den Stand gesetzt wird, die *Wahlmöglichkeiten der Älteren zu erweitern,* besonders in der abgelegenen ländlichen Region. Gemeint ist, daß z.b. der Bruder oder der Schwager, der eine Stellung als Amtsrat in einer Kreisverwaltung innehat oder hatte, der Schwester oder Schwägerin, die eine Landwirtin war oder ein kleines Milchgeschäft hatte, dabei behilflich sein könnte, "ihren" Hilflosenzuschuß zu bekommen, um damit ihre ökonomische Position entscheidend zu verbessern. Auch vom Pflegegeld ist zu hoffen, daß es die Person, die es erhält, auch psychisch in Richtung auf Erhöhung ihrer Souveränität stützt.

Erweiterung der Wahlmöglichkeiten bedeutet zweierlei: zunächst einmal *Information* über finanzielle oder auch kulturelle Möglichkeiten, etwa eine Ferienaktion, eine Weiterbildungs-, eine Clubaktivität usw. zu beschaffen.

Die zweite Aufgabe der Familie wäre, über die Information hinaus auch *Ermutigung* zu geben. Oft sind gerade bei Anschaffungen, bei Erholungs- und Kuraufenthalten tiefeingewurzelte und nicht immer sinnvolle Spargewohnheiten bei älteren Menschen zu überwinden, und die Aufgabe der Familie wäre es, hier *Ermutigungshilfe für Erleichterungen* zu geben, die sich ältere Menschen ohne diese Stützung und Stimulation sonst nicht zugestehen würden.

Dieser Vorgang kann mit einem soziologischen Ausdruck als "retroaktive Sozialisation", als in der Generationenfolge rückwirkende

Sozialisation bezeichnet werden. Ein Beispiel dafür ist etwa die Erziehung zum Modebewußtsein von Müttern im mittleren Alter durch ihre halbwüchsigen Töchter. Diese retroaktive, von den Jüngeren auf die Älteren wirkende Sozialisation, kann aber auch bei dem Menschen im höheren Alter zum Einsatz kommen. Gerade von der Familie her kann man ihm helfen, sein Verhältnis zu der veränderten Welt bzw. zum veränderten eigenen Körper neu zu sehen und sich entsprechend zu verhalten. Sicherlich gibt es hier Grenzen, und auch gibt es rigide Persönlichkeiten. Aber wenn und wo eine Nacherziehung im höheren Alter möglich ist, hat die Familie eine Schlüsselfunktion.

Wir haben weiter vorne darauf hingewiesen, daß viele Familien oder einzelne Familienmitglieder in ihnen durch die Pflege und Betreuung hilfsbedürftiger alter Angehöriger sehr leicht in ein Dilemma gegenüber ihren übrigen Aufgaben geraten können. Die Funktion der Familie im Hinblick auf die Pflege der Älteren, ihre Belastbarkeit dürfen nicht überschätzt werden.

Gegenüber einem bloßen Sozialversicherungsdenken, das sich auf bloßes Austeilen hin orientiert, ist der Vorrang solchen Organisationsformen für ältere Menschen zu geben, die sich an *tatsächlichen Bedürfnisfeldern* und ihren Strukturen orientieren und Eigeninitiative berücksichtigen. Dies bedeutet, daß finanzielle Mittel und Organisationsformen viel flexibler zu handhaben sind, daß ein viel *differenzierteres System der Hilfe* notwendig ist.

Aufbau und Planung einer in diesem Sinne wirksameren Altenbetreuung müssen sich auf eine Reihe von Institutionen stützen können, und die Familien sind nicht nur die wichtigsten Träger der Fürsorgefunktionen, sondern sollen auch eine Verbindungs- und Vermittlerrolle für die öffentliche Sozialarbeit, die medizinischen Dienste usw. spielen, wo dies nötig ist.

Dieser unser Ansatz geht davon aus, daß alles andere als ein Versagen der Familie vorliegen muß, wenn sie Hilfe von Organisationen der Altenarbeit in Anspruch nimmt, daß es aber sehr wohl Formen der Koordination bedarf.

7 Altern als Lernprozeß und Chance zur Lebenserfüllung

Will man die gesellschaftliche Position der Alten verbessern, darf die Stellung des Menschen in der Gesellschaft nicht nur nach dem Nutzen bestimmt werden, den er nach üblichen Berechnungsgesichtspunkten für sie hat. Nur durch die Überwindung einer solchen Betrachtung des Menschen können wir auch dem älteren Mitbürger mehr Selbstwert und mehr Chancen der Erfüllung seines eigenen menschenwürdigen Lebens zubilligen.

Unserer Gesellschaft fehlt weithin das Langfristdenken für die individuelle Lebensentwicklung. Die Einsicht in die Endlichkeit der persönlichen Kräfte ist wenig entwickelt. Wir haben zwar begonnen zu erkennen, daß Energiematerialien in unserer gesamten Umweltplanung, daß Luft, Wasser, Wald usw. verwüstbar sind, aber unter dem Druck einer Gesinnung der Ausnutzung des Menschen erkennen wir unserer eigenen Lebenszeit zu wenig Selbstwert zu. Wir haben das Schlagwort von der Umwelt entdeckt, aber noch nicht die *Innenwelt* samt den für sie nötigen Entwicklungsfristen: den langen Zeitraum der Erziehung, der Sensibilisierung des Menschen als Mitmenschen, als ästhetisch kreativer und rezeptiver Person. In Anbetracht der beim Menschen begrenzten Kräfte im Alternsprozeß bedeutet es nicht Mystizismus, wenn wir neben der als schützenswert erkannten Umwelt auch die Notwendigkeit der Formung und langfristigen Gestaltung der Innenwelt verlangen.

Wir müssen lernen, *Werte zu verändern* und andere, neue Werte zu setzen, weil *menschliches Altern nicht nur als Abstieg* gesehen werden darf, sondern auch als Aufstieg und Erfüllung betrachtet werden kann und soll. *Einstellungen* müssen vorgebildet werden, die auf *Veränderungen in den äußeren und inneren Bedingungen des eigenen Lebens gefaßt* sind, die den Menschen instand setzen, *auf diese Veränderungen auch im späteren Leben mit einer gewissen Beweglichkeit zu reagieren.*

Altern muß nicht nur vorbedacht, sondern das Vorbedenken und die Auseinandersetzung mit Veränderungen des eigenen Körpers müssen auch *gelernt* werden. Die Gesellschaft muß den Individuen von früh an Prozesse des Alterns verständlich machen - bis hinein in die Lehrpläne der Schulen, so daß nicht nur das Grundkonzept der Sexualität, sondern auch biologische, psychische und soziale Alternsprozesse frühzeitig erkannt und dargestellt werden. Schon Kinder müßten lernen, daß auch bei starkem körperlichem Verfall, den sie an alten Menschen wahrnehmen, nicht grundsätzlich die Möglichkeit ausgeschlossen wird, daß auch ein Bewegungsbehinderter ein voller Mensch sein kann, und daß er es zumeist um so mehr sein wird, als man es von ihm erwartet.

Eine solche Erziehung müßte einerseits jedermann für sein eigenes Älterwerden vorbereiten, andererseits die Noch-Nicht-Alten zu einer besseren Beurteilung der Probleme der Älteren führen. Das Altersproblem darf nicht durch Ausgrenzung aus der Problematik der umfassenden Gesellschaftsentwicklung herausgelöst werden: Das wurde schon am Beispiel der Familie gezeigt, wo die Frau in den mittleren Lebensjahren eine Fülle von Rollen ihren Kindern, ihrem Mann gegenüber, in ihrem Beruf usw. auszuführen hat und noch zusätzlich mit Problemen der Hilfeleistung den Eltern gegenüber konfrontiert wird.

Daher muß auch die Gesellschaftspolitik dem Alter gegenüber eine Langfristpolitik für den gesamten Lebensablauf beinhalten.

Die Position, der Lebensraum, die Anerkennung, die älteren Menschen zugebilligt werden, die emotionale Zuwendung, die sie erfahren, sind nicht "natürlich" vorgegeben. Sie sind vielmehr das Ergebnis einer Vielzahl kulturell bedingter Haltungen einerseits und überlegter gesellschaftspolitischer Maßnahmen andererseits. Die dahinterstehenden Gesellschaftsstrukturen beziehen ihre Triebkräfte sowohl aus ökonomischen Faktoren und von durch die Wissenschaft angebotenen Lösungsmustern, als auch aus Wertgesichtspunkten und religiösen und ideologischen Einstellungen.

Wenn Altern oder Alter leer bleibt oder höchstens als ein "*Noch*" in Erscheinung tritt, ist dies wohl darauf zurückzuführen, daß in den durch den Fortschritt der Medizin ermöglichten Jahren die individuelle und kulturelle Erfüllung sich nicht entwickeln konnte. Der Ruf nach positiven Alterskonzepten darf und muß nicht bloße Utopie bleiben. Anerzogene und vermittelte Lebenswerte der Gesellschaft müssen es möglich machen, auch Einbußen und möglichen sektoriellen Schwächungen, wie sie das höhere Alter mit sich bringen mag, standzuhalten. Dies mag aber zu einer Änderung unserer Vorstellung vom Leben hinführen, weg von bloßer Nützlichkeit und von narzißtischer Beschränkung und hin zu einem erweiterten Lebenshorizont nicht nur für das Alter, sondern für alle Wegstrecken unseres Lebens, und zu einem die Phasen des Lebens im ganzen überblickenden Denken.

Literatur

Alderson, A.S., S.K. Sanderson: Historic European household structures and the capitalist world economy. Journal of Family History 16 (1991), S. 419-430.
Bengtson, V.L., W.A. Achenbaum (Hrsg.): The changing contract across generations. New York 1993.
Blenkner, M.: Social work and the family relationships in later life with some thoughts on filial maturity. In: *Shanas, E., G.F. Streib* (Hrsg.): Social structure and the family. Generational relations. Englewood Cliffs, NJ, 1965.
Brody, E.M.: Parent care as a normative family stress. The Gerontologist 25 (1985), S. 19-29.
Bruder, J.: Besondere Belastung pflegender Familienangehöriger bei desorientierten alten Menschen und Möglichkeiten der Beratung und Unterstützung. In: *Dörner, K.* (Hrsg.): Die unwürdigen Alten - zwischen Familienidyll und geschlossener Gesellschaft. Gütersloh 1988, S. 48-60.
Cantor, M.H.: Family and community: Changing roles in an aging society. The Gerontologist 31 (1991), S. 337-346.
Christen, Ch.: Wenn alte Eltern pflegebedürftig werden. Bern 1989.
Cicirelli, V.C.: Family caregiving. Newbury Park, CA 1992.
Dieck, M.: Gewalt gegen ältere Menschen im familialen Kontext - Ein Thema der Forschung, der Praxis und der öffentlichen Information. Zeitschrift für Gerontologie 20 (1987), S. 305-313.
Ehmer, J.: Sozialgeschichte des Alters. Frankfurt 1990.
Hagestad, G.O.: Familien in einer alternden Gesellschaft: Veränderte Strukturen und Beziehungen. In: *Baltes, M.M., M. Kohli, K. Sames* (Hrsg.): Erfolgreiches Altern. Bedingungen und Variationen. Bern 1989, S. 42-46.

Hörl, J.: Betreuungserfahrungen und Sozialbeziehungen älterer Menschen. Zeitschrift für Gerontologie 19 (1986), S. 348-354.
Hörl, J.: Zum Konnex zwischen Familie und sozialen Dienstleistungen in der Altenhilfe. In: *Zeman, P.* (Hrsg.): Hilfebedürftigkeit und Autonomie - Zur Flankierung von Altersproblemen durch kooperationsorientierte Hilfen. Berlin 1988, S. 87-99.
Hörl, J.: Lebensführung im Alter. Zwischen Familie und sozialen Dienstleistungen. Wiesbaden 1992.
Infratest Sozialforschung, Sinus, Horst Becker: Die Älteren. Zur Lebenssituation der 55- bis 70jährigen. Bonn 1991.
Kohli, M.: Die Institutionalisierung des Lebenslaufs. Historische Befunde und theoretische Argumente. Kölner Zeitschrift für Soziologie und Sozialpsychologie 37 (1985), S. 1-29.
Laslett, P.: A fresh map of life. The emergence of the third age. London 1989.
Lehr, U.: Auf dem Weg zur Fünf-Generationen-Gesellschaft. In: *Muth, R., H. Halhuber, L. Auinger* (Hrsg.): Das Alter aus der Sicht der Wissenschaft. Innsbruck 1985, S. 31-64.
Litwak, E.: Helping the elderly: The complementary roles of informal networks and formal systems. New York 1985.
Lüschen, G.: Verwandtschaft, Freundschaft, Nachbarschaft. In: *Nave-Herz, R., M. Markefka* (Hrsg.): Handbuch der Familien- und Jugendforschung, Bd. 1. Neuwied 1989, S. 435-452.
Mikrozensus (1987) des Österr. Statistischen Zentralamts: Ältere Menschen. Wien 1989.
Mitterauer, M.: Historisch-anthropologische Familienforschung. Wien 1990.
Moroney, R.M.: Shared responsibility. Families and social policy. New York 1986.
Naegele, G., H.P. Tews (Hrsg.): Lebenslagen im Strukturwandel des Alters. Opladen 1993.
Rosenmayr, L.: Die späte Freiheit: das Alter - ein Stück bewußt gelebten Lebens. Berlin 1983.
Rosenmayr, L.: Über Familie in den Strukturumbrüchen heute. Archiv für Wissenschaft und Praxis der sozialen Arbeit 2-4 (1986), S. 48-81.
Rosenmayr, L.: Älterwerden als Erlebnis: Herausforderung und Erfüllung. Wien 1988.
Rosenmayr, L.: Die Kräfte des Alters. Wien 1990.
Rosenmayr, L.: Sexualität, Partnerschaft und Familie älterer Menschen. In: *Baltes, P.B., J. Mittelstraß* (Hrsg.): Zukunft des Alterns und gesellschaftliche Entwicklung. Berlin 1992, S. 461-491.
Rosenmayr, L.: Die Schnüre vom Himmel. Wien 1992.
Rosenmayr, L.: Der Streit der Generationen. Wien 1993.

Rosenmayr, L., E. Köckeis: Umwelt und Familie alter Menschen. Neuwied 1965.
Schwarz, K.: Veränderung der Lebensverhältnisse im Alter. Zeitschrift für Bevölkerungswissenschaft 15 (1989), S. 235-246.
Strawbridge, W.J., M.I. Wallhagen: Impact of family conflict on adult child caregivers. The Gerontologist 31 (1991), S. 770-777.
Tews, H.P.: Sozialer Alterswandel - Konsequenzen für Prävention, Rehabilitation und Irreversibilität: Soziologische Aspekte. In: *Schütz, R.-M., R. Schmidt, H.P. Tews* (Hrsg.): Altern zwischen Hoffnung und Verzicht. Lübeck 1991, S. 83-99.
Treas, J., V.L. Bengtson: The family in later years. In: *Sussman, M.B., S.K. Steinmetz* (Hrsg.): Handbook of marriage and the family. New York 1988, S. 625-648.
Vierter Familienbericht: Die Situation der älteren Menschen in der Familie. Bonn 1986.
Weakland, J.H., J.J. Herr: Beratung älterer Menschen und ihrer Familien. Die Praxis der angewandten Gerontologie. Bern 1984.

Interaktion und Kommunikation im Alter

Horst Reimann

1 Rollenzuweisungen im Lebenszyklus

In jeder menschlichen Gesellschaft wird der einzelne aufgrund seines Alters in ganz bestimmte Sozialbeziehungen eingebunden, die für seine sozialen Kontakte und für seine kommunikativen Möglichkeiten entscheidend sind. So werden z.b. die Stellung des Kindes in der Familie, dessen Rechte und Pflichten gegenüber Eltern, Geschwistern, Verwandten, die Stellung der Jugendlichen in der Berufsausbildung, die der Angehörigen der älteren Generation gegenüber der Gemeinde, der Gesellschaft festgelegt; der einzelne wird im Zuge seines Vergesellschaftungsprozesses (*Sozialisation*) mit diesen Lebensaltersrollen vertraut gemacht.

Die *Verhaltensregeln für die einzelnen Lebensalter* bieten zwar eine Reihe von *Handlungsalternativen*, stets aber nur im Rahmen einer gewissen Toleranz. Diese Verhaltensregeln, die die Lebensaltersrollen umreißen und den einzelnen, der sich gerade in jener Altersstufe befindet, in seinem Lebensspielraum eingrenzen, seine Kontakte und Kommunikationsweisen beeinflussen, sind vor allem auf den biologischen Prozeß des Heranwachsens, Reifens, Alterns und Absterbens der einzelnen Gesellschaftsmitglieder bezogen. Diese Tatsache des "Stirb und Werde" macht es nämlich für jede Gesellschaft unumgänglich, durch relativ verbindliche Definitionen der einzelnen Lebensaltersstufen dafür zu sorgen, daß die Bedürfnisse der Gesellschaftsmitglieder kontinuierlich erfüllt werden können, daß also z.B. durch Erziehung und Ausbildung der Jungen, Arbeit und Wertschöpfung der Erwachsenen sowie den Rückzug der Alten aus beanspruchenden, verantwortlichen Positionen die Weiterexistenz der Gesamtgesellschaft gesichert ist. Gesellschaften, die jene Abfolge dem Zufall überließen, gingen zumindest ein hohes Existenzrisiko ein. So entspricht dem individuellen biologischen Prozeß die *Rollensequenz* Säugling-Kind-Jugendliche(r)-Erwachsene(r)-Senior(in)-Hochbetagte(r).

Durch die das Dasein des einzelnen Gesellschaftsmitglieds prinzipiell überdauernden Rollendefinitionen der Lebensaltersstufen ergibt sich die gesellschaftlich notwendige Koordination der verschiedenen Generationen. Etwas akzentuiert formuliert: Das einzelne Gesellschaftsmitglied betritt die gesellschaftliche Bühne, schlüpft in die verschiedenen, vorgefundenen Lebensaltersrollen und tritt wieder ab. Das Individuum stirbt, die Rollen und die Gesellschaft bestehen weiter: Durch weitgehende Rollenentsprechungen garantieren die Individuen den Bestand der Gesellschaft, durch Rollendefinitionen garantiert die Gesellschaft deren und ihre eigene Existenz. Daraus können allerdings erhebliche Konflikte für die einzelnen Individuen, für soziale Gruppen und ganze Generationen entstehen, wenn diese andere Auffassungen über bestehende Regelungen vertreten. Diese Rollenvorstellungen wandeln sich unter dem Einfluß innerer (gesellschaftsinterner) und äußerer (von außen kommender Anstöße) Verhältnisse. Dazu zählen u.a. zunehmende Abweichungen von den traditionellen Normen, deren In-Frage-Stellung durch "strategisch" wichtige gesellschaftliche Gruppierungen sowie der Zweifel an der Verbindlichkeit des sog. "Generationenvertrages", des weiteren Veränderungen in den Arbeitsbedingungen sowie der Freizeitgewohnheiten und wachsende Ansprüche und Möglichkeiten im Hinblick auf Zeiten der Berufstätigkeit, der Lebensarbeitszeit und der Verlängerung (und Verbesserung) der Ausbildung. Wichtig sind auch demographische Verschiebungen größeren Ausmaßes z.B. durch "Überalterung", Senkung der Geburtenrate, medizinischen Fortschritt, durch die sich die Bevölkerungspyramide in modernen Gesellschaften in einen "Bevölkerungspilz" verwandelt.

Die Rollendefinitionen der einzelnen Lebensaltersstufen variieren von Gesellschaft zu Gesellschaft und von Epoche zu Epoche; sie sind zeit- und kulturgebunden, dienen aber schließlich demselben Zweck. Diese kulturellen Definitionen der einzelnen Lebensaltersphasen (EISENSTADT 1966, S. 13 f.) bewirken, daß nicht der einzelne darüber bestimmen kann, ob er sich beispielsweise (noch) als Jugendlicher fühlt oder (schon) als Senior, sondern darüber befindet die jeweilige Gesellschaft im Rahmen allgemeiner Richtlinien. So wird in verschiedenen Kulturen der Übergang in den Erwachsenenstatus, der wegen seiner gesellschaftstragenden Qualität meist mit besonderen Rechten und Pflichten verbunden ist, durch spezielle sogenannte Initiationsriten vorbereitet.

In Industriegesellschaften, die vorzugsweise am *Leistungsprinzip* orientiert sind, wird im allgemeinen der Rückzug der älteren Gesellschaftsmitglieder aus der stark von der Privatwelt abgesonderten

Berufswelt zu einem Zeitpunkt festgelegt, der weder an der individuellen Leistungsfähigkeit noch an den Bedürfnissen der Betagten, sondern an der statistischen Wahrscheinlichkeit einer zunehmenden Leistungsminderung und an den Bedürfnissen der im Arbeitsprozeß stehenden Jüngeren (etwa nach sozialem Aufstieg) ausgerichtet ist (REIMANN 1973, S. 115-119). Damit ist eine *Verdrängung aus wesentlichen Bereichen der sozialen Wirklichkeit verbunden, ohne daß die Gesellschaft dafür bereits entsprechende konsistente Verhaltensmuster zur Verfügung stellen kann* (KÖNIG 1973, S. 146; REIMANN 1993, S. 494), da dieses Problem in den Industriegesellschaften vor allem dank medizinischen Fortschritts erst in den letzten Jahrzehnten besonders akut geworden ist.

Die Herausbildung neuer gesellschaftlicher Normen ist ein langwieriger Prozeß, der von der Gewahrwerdung der Probleme über Lösungsversuche, deren Bewertung und Bewährung bis zur allmählichen Verbreitung und allgemeinen Geltung führt. Die Institutionalisierung des geordneten allmählichen Rückzugs im höheren Lebensalter aus wesentlichen gesellschaftlichen Teilbereichen (Arbeitswelt, bestimmten Freizeitaktivitäten usw.), die Normierung also von gesellschaftlich gebilligten Verhaltensweisen zur Bewältigung der letzten Lebensphase bedarf eben gesellschaftlicher (und damit individueller) Lernprozesse. Im Grunde handelt es sich bei dieser Spätsozialisation ebenso um eine individuelle Anpassungsleistung an gesellschaftliche Erfordernisse (Verdrängung, Rückzug) wie bei vorhergehenden Phasen der Sozialisation, nur unter erschwerten Lernbedingungen. Daher müßte die Einübung in Altersrollen bereits in früheren Lebensphasen beginnen; das widerspräche aber den gesellschaftlichen (und individuellen) Bedürfnissen, die in diesen Phasen auf erwachsenen-spezifische Aufgaben und Verhaltensweisen ausgerichtet sind. Dieses Dilemma ist jedoch keineswegs ein Charakteristikum der industriellen Gesellschaft. Von dem kriegerischen Prärieindianerstamm der Komantschen (Comanche) ist bekannt, daß der Übergang von der Erwachsenenrolle, die für das männliche Geschlecht am Ideal des Kriegers orientiert war, zur pazifistischen Greisenrolle praktisch einen vollständigen Gesinnungswandel beinhaltete, der eine vorzeitige "Einübung" ausschloß. Die meisten Indianer vertrauten darauf, vorher als Krieger zu sterben; die Überlebenden fügten sich nur widerwillig in die sanftmütige Rolle von Stammesweisen (LUNDBERG et al. 1968, S. 152 f.).

Was in dem einen Fall die Aufgabe der Berufsrolle wegen des Leistungsanspruchs in der Berufswelt bedeutet, dem nur die voll einsatzfähigen Erwachsenen genügen können wegen der fehlenden Institution von angepaßteren Beschäftigungen für Senioren, wofür die verschiedensten Gründe (Arbeitsrecht, Rentenversicherung etc.) vorgetragen werden, ist im anderen Fall die Aussonderung aus der Kriegergruppe, die hier aus biologischen Gründen unvermeidlich scheint. In beiden Fällen ist der *Austritt aus der aktiven Gesellschaft mit Statusverlusten verbunden und zwar sowohl was Einfluß, Prestige, Entlohnung anbetrifft*, wenn auch das Ansehen der zahlenmäßig relativ kleinen Gruppe von betagten Stammesweisen höher gewesen sein mag als etwa desjenige von durchschnittlichen Pensionisten in der Industriegesellschaft. In der ehemaligen DDR sank wegen der (marxistisch orientierten) Hochschätzung gesellschaftlicher Arbeit das Ansehen von "gewöhnlichen" Rentnern erheblich, während Parteiveteranen, Veteranen der Arbeit und nach ihrer Berentung (für Zusatzlohn) weiter arbeitende Rentner ein weit höheres Prestige hatten, andererseits genossen alle Rentner den Vorteil der Reisefreiheit. Dies bedeutete freilich "eine staatliche Abwertung der Alten"; auf letztere mochte und konnte man wohl gern verzichten, falls sie sich entschlossen, nicht wieder zurückzukehren (TEWS 1991, S. 62f.).

2 Einengung der Kommunikation im höheren Lebensalter

Neben Statusverlust (Macht, Ansehen, Einkommen), Minderung der Teilhabe an knappen sozialen Werten bzw. der Verfügungsgewalt über knappe Güter und Dienste, treten durch den altersbedingten Rückzug aus der aktiven Erwachsenengesellschaft in vielen Kulturen - so auch der Industriegesellschaft - mit zunehmendem Lebensalter im allgemeinen eine *Reduktion der sozialen Beziehungen, eine Einengung der Kommunikation, der sozialen Kontakte*, und damit der wechselseitigen Interaktion. Für viele Senioren und vor allem Hochbetagte stellt das eine objektive Beschreibung ihrer Situation dar, die subjektiv als Abdrängung, Abschiebung erlebt werden kann. Für die meisten gehört dieses Faktum zu den "kulturellen Selbstverständlichkeiten", obwohl keineswegs selbstverständlich ist, daß dieser Rückzug ziemlich übergangslos vor sich gehen muß, wie es gemeinhin der Fall ist. Erst dadurch entsteht eine Diskontinuität der Verhaltensmuster, die bei der

Institutionalisierung von Anpassungsschleusen, wie sie aus anderen sozialen Bereichen bekannt sind (GANS 1967, S. 4), nicht notwendig wäre. Übergangseinrichtungen wie etwa eine *"gleitende (partielle) Pensionierung"*, ein allmählicher Rückzug aus dem Arbeitsprozeß wären von einer Gesellschaft, die die Konfrontation mit dem Problem einer verlängerten letzten Lebensphase unter Bezug auf ihre eigene Werthierarchie bewußt verarbeitet, ohne weiteres zu leisten. Ansätze zu einer solchen Problemlösung gibt es inzwischen aus verschiedenen Gründen, nicht zuletzt wegen der verlängerten Lebens- und verkürzten Lebensarbeitszeit.

Ideal erschiene unabhängig von der jeweiligen Lage am Arbeitsmarkt eine Regelung, die es jedem Arbeitnehmer im Rahmen vorhandener Möglichkeiten gestattet, Zeitpunkt und Umfang seines Rückzugs aus der Arbeitswelt selbst zu bestimmen, wobei selbstverständlich bestimmte Voraussetzungen (Arbeitsfähigkeit, teilbarer Arbeitsplatz etc.) gegeben sein müßten. Das Entscheidende wäre die Chance zum *freiwilligen Disengagement* (TALLMER und KUTNER 1970; vgl. auch die Untersuchungen von HAVIGHURST und ALBRECHT 1953).

Nun ist eine altersbedingte vorzeitige Einengung der Kommunikation und Interaktionsbeschränkung auf Primärgruppenbeziehungen (Familie, Freunde, Nachbarn) in der Privatwelt keineswegs das Schicksal aller Senioren, da diese keine homogene Gruppe bilden, bei der etwa aufgrund des einen sozialen Merkmals "hohes Lebensalter" andere soziale Merkmale ganz in den Hintergrund treten. So werden am wenigsten Hausfrauen von der Reduktion der sozialen Beziehungen in der Weise, wie sie berufstätigen Männern nach der Berentung begegnet, betroffen. Für die Hausfrauen haben die Primärgruppenbeziehungen im Verwandtschaftssystem immer besondere Bedeutung gehabt; wo durch Auszug der erwachsenen Kinder eine Begrenzung erfolgt, wird diese meist vor Eintritt in die letzte Lebensphase erfahren, und auch dann selten übergangslos. Diese Gruppe wird vielmehr häufig indirekt, durch die Pensionierung des Ehemannes bzw. Lebenspartners, betroffen, insbesondere dann, wenn letztere mit einem Umzug in eine neue Nachbarschaft verbunden ist.

Die vorzeitige Einengung der Kommunikation und Begrenzung des Interaktionsfeldes gilt auch nicht für jene Berufsgruppen, die aufgrund langer Karrierewege (z.b. Hochschulausbildung, langjährige berufliche Erfahrungen, weitläufigste Kontakte und soziale Beziehungen) zu gesellschaftlichen Schlüsselpositionen mit Rekrutierungsengpässen aufgestiegen sind, ihren Rückzug aus der aktiven Berufsarbeit verzögern müssen oder können bzw. selbst bestimmen. Dazu gehören vor allem die Angehörigen freier Berufe, Anwälte, Ärzte, Wissenschaftler, Künstler, Wirtschaftler, aber auch Politiker. Hier ist in manchen Industriegesellschaften von einer Abdrängung der Alten nur wenig zu spüren, im Gegenteil weisen sie in dieser Hinsicht ausgesprochen gerontokratische Züge auf. Infolge der bestehenden Machtstrukturen versagen in diesen Fällen oft sogar die für die Kontinuität notwendigen gesellschaftlichen Ablösungsmechanismen. Eine weitere Gruppe, für die aufgrund eines bestimmten Kriteriums, nämlich dem der Selbständigkeit (Unternehmer, Eigentümer), der Abbruch der sozialen Beziehungen in der Arbeitswelt nicht der sozialen Fremdbestimmung unterliegt, entzieht sich der Versetzung aufs Altenteil oft bis ins hohe Alter, häufiger aber wird von der Möglichkeit der "partiellen Pensionierung" Gebrauch gemacht. Obwohl nur 11% der erwerbstätigen Männer zur Gruppe der Selbständigen gehören, sind davon 63% noch im Alter von 65 bis 69 berufstätig (STATISTISCHES BUNDESAMT 1991, S. 90).

Ohne Zweifel besteht ein *direkter Zusammenhang zwischen dem Zeitpunkt der Pensionierung und dem Interaktionsgrad.* So haben Frühinvaliden wegen des vorzeitigen Ausscheidens aus dem Berufsleben einen deutlich niedrigeren Interaktionsgrad (Anzahl der Sozialkontakte) als Ruheständler, die seit weniger als fünf Jahren pensioniert sind (PILLARDY 1973, S. 112). Dabei zeigt sich auch, daß die Kontakte zu ehemaligen Berufskollegen bei den letzteren wesentlich häufiger und intensiver (viele sind mit ehemaligen Arbeitskollegen enger befreundet) sind (PILLARDY 1973, S. 110). Die Göttinger Befragung von PILLARDY erbrachte zudem, daß nicht nur mit zunehmender Pensionsdauer die Interaktionshäufigkeit (vor allem im außerfamiliären Bereich) nachläßt, sondern daß ein *unmittelbarer Zusammenhang besteht zwischen guter Einkommenssituation* (wegen des damit zusammenhängenden größeren Verkehrsradius) und *Interaktionsfrequenz*, während der Gesundheitszustand nicht in gleicher

Weise ausschlaggebend ist. Hinsichtlich der postpensionären *Aktivität* zeigt sich, daß Personen mit höherer Schulbildung und höherem beruflichen Status zwar eine größere Aktivität zeigen, aber einen geringeren Interaktionsumfang haben können als Pensionisten mit geringerer Schulbildung und niedrigerem sozialen Status (PILLARDY 1973, S. 113).

Wenn man davon ausgeht, daß zu einer befriedigenden *Vitalsituation* (RÜSTOW 1951) im Alter nicht nur die ökonomischen Voraussetzungen für eine angemessene Wohnsituation, ein ausreichendes Angebot an häuslichen und medizinischen Dienstleistungen und für die Befriedigung von Grundbedürfnissen (Nahrung, Kleidung) gehören, sondern auch ein Optimum an sozialer Integration - als ein Indikator für "Lebensqualität" -, so wird deutlich, daß gesellschaftliche Normen, die eine Reduktion der sozialen Beziehungen im letzten Lebensabschnitt vorsehen, thematisiert werden müssen. TOBIN und NEUGARTEN (1968) konnten nicht nur feststellen, "daß das Ausmaß der sozialen Interaktion und dasjenige der Zufriedenheit innerhalb aller Altersgruppen parallel geht", sondern daß dieser Zusammenhang mit höherem Alter sogar eher zu- als abnimmt. WEEBER und Mitarbeiter (1972) fanden in der Wohnsiedlung in Mannheim-Vogelstang heraus, daß alte Leute (ab 60 Jahre) mit sehr viel Kontakt sich "aktiver, nützlicher, aufgeschlossener, akzeptierter, zufriedener und glücklicher" als die anderen Gruppen fühlen, während die "Kontaktarmen" sich u.a. "abgelehnt von Erwachsenen und Jugendlichen, unzufriedener, pessimistischer und (wichtig!) auch unglücklicher" meinen, wobei freilich hinzugefügt werden muß, daß in diesem Fall die Kontaktarmut nicht Ursache, sondern auch Folge bestimmter Beschwernisse sein kann. Dennoch wird an der Tatsache, daß Quantität *und* Qualität der Interaktionen die Vitalsituation alter Menschen wesentlich bestimmen, kaum gezweifelt werden können.

3 Zunehmende Bedeutung der Familienbeziehungen

Zu den Konsequenzen des Abbruchs der sozialen Beziehungen im Arbeitsbereich gehört für Pensionisten die *stärkere Hinwendung zur Privatsphäre*, was sich schon von der nunmehr verfügbaren freien Zeit, also vom Tageszeitbudget, her ergibt, insofern der private

Bereich die Voraussetzungen für eine solche stärkere Aktivitätsbindung erfüllen kann. Hier haben die verwandtschaftlichen Primärgruppenbeziehungen eine große Bedeutung, die auch einen gewissen Ausgleich für den Verlust instrumenteller (beruflicher) Rollen und den damit verbundenen Statusverlust geben können, das allerdings nur unter den Bedingungen einer relativ stabilen familialen Organisation. Wo diese aber nicht mehr oder nur ganz unzulänglich existiert, erleiden die alten Menschen einen doppelten Statusverlust: im Beruf *und* in der Familie (STOSSBERG 1971, S. 131 ff.). Der familiale Mehrgenerationenzusammenhang ist aber in der Regel nicht aufgehoben, sondern gewissermaßen auseinandergezogen - Erhaltung also der sozialen Nähe (im Sinne emotionaler Bindungen, affektiv-expressiver Rollen) bei räumlicher Distanz: "Innere Nähe durch äußere Distanz - die neue Harmonie zwischen Alter und Familie" (TARTLER 1961, S. 79ff. und 1968), "Intimität auf Abstand" (ROSENMAYR, KÖKKEIS 1965), "'Unabhängigkeit' und familiäre 'Integration' als Normen" (TEWS/SCHWÄGLER 1973). Das familiale Interaktionssystem bleibt also auch bei räumlicher Trennung intakt; freilich werden dabei zwangsläufig die instrumentellen Beziehungen (Pflege, Arbeit) abgebaut, die emotionalen Bindungen bleiben dagegen erhalten.

Diese bereits seit den 60er Jahren beobachtete Neustrukturierung der erweiterten Familie scheint durchaus den Wünschen der älteren Generation zu entsprechen. Die meisten Untersuchungen bestätigen, daß diese nicht bei ihren Kindern, aber in deren Nähe wohnen möchte. Bei einer SIN-Sonderbefragung älterer Bürger aus dem Jahre 1969 gaben sogar 72% der Alten mit Kindern an, auf keinen Fall mit diesen zusammenwohnen zu wollen (Scheu vor Abhängigkeit), nur 5% wollten bei ihren Kindern wohnen, während es 23% von den Umständen abhängig machten (DITTRICH 1972, S. 237). In den alten Bundesländern lebten 1989 tatsächlich nur noch 7% der 75jährigen und älteren mit ihren Kindern zusammen. Je geringer die Anzahl der Kinder, um so eher leben Eltern allein - ein Trend, der sich angesichts geringerer Kinderzahl, höherer Lebenserwartung und frühzeitiger einsetzender Ablöseprozesse kontinuierlich fortsetzen dürfte (STATISTISCHES BUNDESAMT 1991, S. 40). Andererseits äußerten bei der SIN-Befragung 37,5%, daß sie im Falle einer schwierigen Lage in erster Linie bei ihren Kindern um Rat fragen würden (14,8% bei anderen Verwandten, 16,2% bei Freunden oder Bekannten, 8,6% bei

Nachbarn) (DITTRICH 1972, S. 226; BECK-GERNSHEIM 1993, S. 260). Dagegen scheint bei der Landbevölkerung der Wunsch nach räumlicher Distanz weniger ausgeprägt zu sein, was wohl auch auf die Schwierigkeiten zurückzuführen sein dürfte, in unmittelbarer Nähe der Kinder eine eigene Wohnung zu finden (KARSTEN u. BAUER 1968; MUNNICHS 1971, S. 167 ff.). Allgemein wird auf möglichst häufige und intensive Kontakte zu den Familienmitgliedern Wert gelegt, woraus auch der Wunsch resultiert, die eigene Wohnung im näheren Umkreis der eigenen Kinder (resp. der Verwandten, bei Kinderlosen, Ledigen) zu haben.

Diese Standortfrage ist von besonderer Bedeutung; eine gewisse räumliche Distanz soll zwar gewahrt sein, um die innere Nähe nicht durch äußere Nähe (z.b. bei zu engen Wohnungen) zu gefährden; andererseits ist die räumliche Nähe (etwa zehn Minuten Laufdistanz) Voraussetzung für ungestörte Interaktion und direkte Kommunikation. Wo diese Möglichkeiten fehlen, tritt in Industriegesellschaften zunehmend indirekte Kommunikation über Medien an die Stelle der (bevorzugten) direkten Kommunikation (vor allem Telefonate, Briefe, Pakete) (LÜSCHEN 1970; SCHABEDOTH 1989, S. 103), neuerdings sogar schon durch die Nutzung von Telefax oder Btx. Während freilich die *räumliche Distanz* innerhalb der erweiterten Familie sowohl von *Alten wie Jungen geschätzt* wird, zeigt sich offensichtlich bei den *affektiv-expressiven Beziehungen* bereits ein *asymmetrisches Verhältnis*: nicht nur, daß die Alten meist intensivere und häufigere Kontakte mit den Kindern wünschen und zu initiieren versuchen (Familienfeste, Zusammenkünfte zu Weihnachten usw.), sondern deren Bedeutung auch höher einschätzen, da diese in der Tat für sie von größerer Wichtigkeit im Rahmen des ihnen verbliebenen Interaktionsraumes sind. Bei den Kindern steht in affektiver Hinsicht die eigene Kernfamilie (Zeugungsfamilie) im Vordergrund, während die Beziehungen zu den Eltern (Orientierungsfamilie) eher von sekundärer Bedeutung sind.

Besonders deutlich wird diese *Asymmetrie der Beziehungen* bei Alleinstehenden (Witwen oder Witwern) gegenüber ihren Kindern (KÖCKEIS 1970): Während auf der einen Seite "begrenztes Engagement" (TEWS/SCHWÄGLER 1973, S. 285 f.) bevorzugt wird, ist die ältere Generation zu größerem Engagement bereit. Das gilt insbesondere bei der Dreigenerationenfamilie auch für die Beziehungen der Großeltern zu den Enkelkindern. Jene sind nur allzu gern willens, Sozialisationsfunktionen gegenüber ihren Enkeln zu übernehmen, die aber von vielen Eltern vorzugsweise nur instrumentell (Babysitting, Schulaufgabenbetreuung u.a.) gewünscht werden. Häufig erscheint *trotz emotionaler Bindungen* auch die *Kommunikation* innerhalb der erweiterten Familie *aufgrund der Generationsunterschiede* mit unterschiedlichen Kommunikationsniveaus (heterogene Ausbildung, Lebenserfahrung, verschiedener Sprachschatz, voneinander abweichende Vorstellungen über Alltag, Gesellschaft, Politik, Konsum, Freizeitgewohnheiten) *erheblich behindert.* Hier ist sogar die Frage zu stellen, ob die starke Inanspruchnahme der Familie seitens der Senioren, zumindest aber die Erwartungen, die sie ihr gegenüber hegen, nicht auf einen Mangel an adäquaten Kommunikationsmöglichkeiten zurückzuführen sind. Demnach würde die sich zwangsläufig ergebende familiale intergenerationelle Kommunikation nur eine Ersatzlösung für die Senioren darstellen, die von Familienideologen als eine Perpetuierung alter Familienstrukturen (Großfamilie) in modifizierter, an die moderne Industriegesellschaft angepaßter Form interpretiert und von der offiziellen Familienpolitik entsprechend gefördert wird - für letztere gewissermaßen ein willkommenes Alibi für fehlende Alternativen. Könnte also der räumlichen Distanzierung, die teilweise durch zunehmende Verstädterung und kleinere Wohnungen herbeigeführt wurde, aber auch dank zunehmender Wohnmöglichkeiten und ökonomischer Verbesserungen (Renten) als Autonomieinstrument begriffen wurde, eine soziale Distanzierung folgen? Kommt nach der Emanzipation der Jungen von den Senioren (aus wirtschaftlicher und sozialer Abhängigkeit) eine Emanzipation der Alten von den Jungen, parallel mit einer Kritik der traditionellen Altenrollen, der Gewinnung einer neuen Identität ("Old Power", "Grauer Panther")? Solche Wandlungen scheinen nicht unwahrscheinlich, wenn man bedenkt, daß viele der Altenstudien mehrere Jahre alt sind, sich in der jüngsten Zeit große Wandlungsprozesse im sozialisatorischen Bereich (Erziehung, Ausbildung, Partnerbeziehungen) vollzogen haben, die nicht ohne Auswirkungen auf den Familienzusammenhang bleiben können, und daß der allmähliche Auf- und Ausbau von modernen Senioreninstitutionen eine Änderung der kommunikativen Beziehungen mit sich bringt. Das gilt auch in instrumenteller Hinsicht (Hilfe, Pflege). Die Diskussion um die Pflegeversicherung hat freilich wieder einmal mehr deutlich gemacht, daß die kommunalen Einrichtungen und karitativen Dienste bei dieser gewaltigen Aufgabe noch voll auf die familiale Unterstützung angewiesen sind (REIMANN 1992, S. 5ff.).

Allerdings scheint sich neuerlich auch eine gewisse Tendenz in Richtung Individualisierung und Pluralität der Lebensform abzuzeichnen (Singles, alleinerziehende Mütter und Väter, nicht-eheliche Lebensgefährtenschaft, lose Partnerbeziehungen, kinderlose Ehen), die das traditionelle Familienmodell der dauerhaften Bindungen, zumindest für eine Minderheit, außer Geltung setzt (BECK-GERNSHEIM 1993, S. 262ff.), woran sich allerdings schnell die Frage knüpfen läßt, wie Betroffene ihr Alleinsein in Krisenzeiten oder im Alter meistern und auf welcher Vertrauensbasis lose Verbindungen hinsichtlich wechselseitiger Hilfeleistung tatsächlich beruhen.

Gegenwärtig ist freilich ohne Zweifel die erweiterte Familie immer noch das Kommunikations- und Interaktionszentrum par excellence. Vergleichende Studien in Großbritannien, Dänemark und den USA haben erbracht, daß in jedem dieser Länder zwei Drittel der alten Leute, die Kinder haben, mit diesen täglich oder fast täglich beisammen sind. Ähnliche Resultate liegen aus Budapest und der Schweiz vor (ROSENMAYR, H. u. L. 1972, S. 374). Andererseits zeigen die Ergebnisse anderer Untersuchungen, daß die Kontakte der Angehörigen der älteren Generation sehr von ihrer sozialen Lage abhängig sind. VRAIN/WIBAUX (1970, S. 132) berichteten z.B. aus Nordfrankreich, daß dort nur 16% der Alten regelmäßig Außenkontakte, 54% manchmal, 29% nie hatten; nur 9% pflegten regelmäßig Kontakte mit Nachbarn, 64% niemals, 26% manchmal. Kontaktbegünstigt sind im allgemeinen Verheiratete, die in der Stadt wohnen; am wenigsten Besuch erhalten alleinstehende Männer auf dem Land; je niedriger das Einkommen, um so geringer sind auch die Kontakte, weil hier vor allem die Möglichkeit begrenzt ist, selbst die Initiative zu ergreifen. Die Erforschung von *Verkehrskreis, Kontaktdauer und Kontaktfrequenz* in Mannheim-Vogelstang (WEEBER u. Mitarbeiter 1972, S. 54 f.) ergab, daß 17% der Befragten gar keinen bis wenig, 26% wenig bis mittleren, 35% mittleren bis viel und 17% sehr viel Kontakt hatten. 36% der Senioren hatten im Monat mit mehr als zehn Personen, 18% mit drei bis fünf Personen, 17% mit sechs bis zehn Personen, 15% mit ein bis zwei Personen und 4% mit niemandem

Kontakt. Die Kontaktdauer zeigte ebenfalls größere Variation: 42% der Betagten (über 60 Jahre) hatten täglich weniger als eine halbe Stunde Kontakt mit nicht zu ihrem Haushalt gehörenden Personen; 27% 30-60 Minuten, 14% über drei Stunden, 12% etwa ein bis zwei Stunden, 5% zwei bis drei Stunden.

Neuere Erhebungen, wenn auch auf numerisch kleiner Basis, bestätigen diese älteren Ergebnisse: das durchschnittliche soziale Netzwerk vieler alter Menschen ist tatsächlich sehr begrenzt, die meisten von ihnen haben 5 - 8 Kontaktpersonen, mit denen sie Beziehungen unterhalten. Alte Menschen mit weniger als 5 Kontaktpersonen erscheinen in der Regel quantitativ wie qualitativ isoliert (ERKERT 1993, S. 44f.). Sowohl was Besuchs- bzw. Kontaktfrequenz wie die Beziehungsgüte anbetrifft, stehen Familie und Verwandtschaft an erster Stelle (ERKERT 1993, S. 45). So wird auch immer wieder auf die hohe Kontaktdichte zu Kindern hingewiesen, die bei den 60-65jährigen am häufigsten, bei Männern dieser Altersgruppe sogar außerordentlich häufig (78% haben täglich bis wöchentlich Kontakt mit ihren Kindern), sind (DER MINISTER FÜR SOZIALES 1991, S. 34), was bei einer relativ umfassenden standardisierten Repräsentativbefragung 1989 in Schleswig-Holstein festgestellt werden konnte. Dennoch heißt älter werden für die meisten 55-70jährigen zugleich zunehmende Einsamkeit (INFRATEST 1991, S. 73ff.): während in der Gruppe der 55-60jährigen nur 7% ihre Freizeit vor allem allein verbringen, sind es bei der Gruppe der 61-65jährigen schon 13%, bei den 66-70jährigen sogar 21%, zugleich nehmen die Kontakte zur Familie bei allen drei Altersgruppen von 54% auf 36% ab (Infratest-Befragung 1990 bei 1483 älteren Menschen zwichen 55 und 70 Jahren; INFRATEST 1991, S. 93).

Die bereits mehrfach konstatierte Reduktion sozialer Beziehungen im höheren Lebensalter infolge der Ausgliederung aus dem Erwerbsleben, der allgemeinen Einschränkung des Verkehrs- und Aktivitätsradius aus vor allem wirtschaftlichen, gesundheitlichen und residentiellen Gründen beinhaltet schließlich zugleich auch einen Abbau und gegebenenfalls Verlust von habituellen Funktionen und Rollen. Damit sind für den einzelnen *Prozesse der Ausgruppierung und Ausgrenzung* verbunden. Er verliert die Mitgliedschaft in zahlreichen Gruppen, denen er z.B. vor der Pensionierung angehört hatte (Vereine, Statusgruppen, Verkehrskreise etc.). Hierdurch wird das Netzwerk, in das er verflochten ist, ausgedünnt, weil die Verluste an herkömmlichen Beziehungen nur geringfügig oder gar nicht durch das Hinzukommen neuer Aufgaben, Pflichten, Erwartungen ausgeglichen werden (ROSOW 1974, S. 124 ff.). *Rollen-Satz und Bezugspersonen schrumpfen* in der Regel ebenso wie die Zahl der *täglichen Begegnungen* mit Freunden, Bekannten, vertrauten Menschen. Diese Einengung der direkten Kommunikation und die Verminderung der potentiellen kommunikativen Kanäle bedeuten freilich eine *Verarmung der gesellschaftlichen und kulturell vermittelten Lernprozesse* (Sozialisation und Enkulturation), obwohl diese prinzipiell lebenslang wirksam und notwendig sind, um die Anpassung an eine sich ständig wandelnde sozial-kulturelle Umwelt zu gewährleisten - eben auch trotz der Entbindung und Entlastung vom Leistungsdruck der Arbeitswelt. Bei häufigen Kontakten mit jüngeren Bezugspersonen (Kindern, Enkelkindern, deren Freunden) erfolgen solche Anpassungen an neue Wertwelten und veränderte Lebensweisen durch "retroaktive" Sozialisation; die Senioren lernen unter dem Einfluß der Jugend Neues und um.

Als besonders wichtig sind daher alle Rollenzuweisungen im höheren Lebensalter zu charakterisieren, die *neu* sind, neue Erwartungen implizieren und neue Anpassungsleistungen abfordern. Im Rahmen des familialen Systems können dies Großeltern-Rollen sein (HAVIGHURST 1954, S. 310; SMITH 1965, S. 156 f.; STREIB u. THOMPSON 1960, S. 461), auch wenn diese aufgrund der zunehmenden Auflösung der Mehr-Generationen-Familie in den Industriegesellschaften im Hinblick auf den Wohnsitz (neolokale Residenz) instrumentell begrenzt sind (WOLL-SCHUMACHER 1980, S, 46 f.). Immerhin überlassen fast 50% der berufstätigen Mütter (ohne Beamtinnen) ihre noch nicht schulpflichtigen Kinder einem Großelternteil, in den meisten Fällen also wohl der Großmutter (WOLL-SCHUMACHER 1980, S. 48). Die sich daraus ergebenden wechselseitigen Verpflichtungen und Bindungen einschließlich aktiver und passiver Sozialisation können zu Recht als Austauschverhältnis im Rahmen eines intergenerationellen Solidaritätsvertrages beschrieben werden (ROSENMAYR, L. u. H., 1978, S. 51 f. und S. 213 f.) und bestätigen einmal mehr die Wichtigkeit familiärer Interaktion für Betagte.

4 Nachbarschaftskontakte und "Insulation"

Die wichtigste kommunikative Alternative zu Verwandtschaftsbeziehungen sind die Freundes- und Nachbarschaftskontakte. Diese sind nicht nur von den besonderen Wohnbedingungen (Wohnheim, Siedlung etc.), sondern auch von der Beweglichkeit (Gehfähigkeit) wie von der individuellen Kontaktfähigkeit und -willigkeit abhängig. Länge der Wohndauer und Homogenität der Nachbarschaft erhöhen die Kommunikationschance: wer abrupt in eine neue Umwelt versetzt wird (Umzug, Übertritt in ein Altenheim), ist dagegen häufig für eine längere Zeit oder sogar für immer von früheren Freunden und Nachbarn isoliert. Daher sollte die *neue Wohnumgebung* nach Möglichkeit von der alten *nicht weit entfernt* liegen; die alten Nachbarschaftsbeziehungen und Dauerfreundschaften lassen sich nur schwer ersetzen (ROSENMAYR u. KÖCKEIS 1965, S. 134): *Je größer die Entfernung zwischen der neuen Altersheimstätte und der früheren Wohnung, um so geringer ist die Kontakthäufigkeit.*

Im allgemeinen kann man aus den vorliegenden Untersuchungen entnehmen, daß zwar ein Teil der Senioren ausgesprochen guten Kontakt zu einzelnen Nachbarn (regelmäßiger Besuch und gegenseitige Hilfeleistungen) hat (DITTRICH 1972, S. 230), im großen und ganzen aber die Norm Geltung hat: Freundlichkeit auf Distanz. Oft werden nur wenige Worte mit den unmittelbaren Nachbarn gewechselt, so daß im Normalfall nicht gerade von einer hohen Qualität der Nachbarschaftsbeziehungen gesprochen werden kann, auch wenn das von Kommunikationsspezialisten immer wieder als ein Ideal angesehen wird. Die geringe Bedeutung von Nachbar-Kontakten bestätigen auch Kommunigramme über direkte und indirekte Konakte mit Kommunikationspartnern (ERKERT 1991, S. 51ff.). Mehr als 10% der alten Menschen, mit zunehmendem Alter mehr, wünschten sich mehr Besuch (SCHMELZER u. TEBERT 1969, S. 40 f.), Frauen stärker als Männer, Angehörige unterer Schichten mehr als Oberschichtsangehörige. Grundsätzlich gilt jedoch immer noch, daß Familienkontakten, insbesondere mit Kindern, größeres Gewicht beigemessen wird als solchen zu Nachbarn oder Altersgenossen. Ausgesprochene Dauer-Freundschaften besitzen Seltenheitswert. Das familiäre Interaktionsnetz ist nur ausnahmsweise substituierbar. Die Gefahr einer Altersisolierung besteht vor allem bei fehlenden Familienbeziehungen. Wenn auch nicht bereits der objektive Tatbestand von Isolation (definiert durch ein Minimum an sozialen Kontakten) zum subjektiven Erlebnis der Vereinsamung (HUGHES u. GOVE 1981, S. 69) führen muß, so ist er doch in jedem Fall mit einem Mangel an sozialer Kontrolle verbunden, was in extremer Belastung sogar zum Suizid führen kann (OESTERREICH 1971).

Wenn auch andere Möglichkeiten zur direkten Kommunikation nur subsidiäre Funktion haben können, ist eine Förderung von Altentagesstätten, Altenzentren, Altenclubs, Vereinigungen zur Pflege von Kontakten, Altengruppen sowie von Freizeitveranstaltungen, Besuchsfahrten usw. sicher auch trotz der Tatsache angezeigt, daß solche Einrichtungen meistens gerade von denjenigen besonders frequentiert werden, die ohnehin nicht Kontaktarmut beklagen (BLUME 1962, S. 37; BLUME 1968, S. 114). 72% der Senioren beiderlei Geschlechts zwischen 60 und 75 der Repräsentativ-Erhebung im Land Schleswig-Holstein im Jahre 1989 verneinten die Frage nach dem Besuch geselliger Veranstaltungen für Ältere wie "bunte Nachmittage, bunte Abende, Musik- und Tanzveranstaltungen", nur 3% nahmen einmal wöchentlich, 7% einmal im Monat derartige Angebote wahr (DER MINISTER FÜR SOZIALES 1991, S. 73). Als Gründe für die Ablehnung wurden vor allem das Alter, die Gleichaltrigkeit der Besucher und das Programm angeführt. Dagegen besuchten 12% Seniorentreffs häufig, 34% gelegentlich (DER MINISTER FÜR SOZIALES 1991, S. 63). Aus dem Sozioökonomischen Panel (WEICK 1993, S. 9-13) geht allerdings hervor, daß u.a. der Besuch von Freunden zu den bevorzugten Freizeitaktivitäten der Bevölkerung ab 16 Jahren in der Bundesrepublik gehört; so nehmen auch bei den Senioren die gegenseitigen Besuche von Bekannten (und Verwandten) in der Rangfolge der Freizeitaktivitäten einen hohen Platz ein: 60% bzw. 67% besuchen selbst bzw. lassen sich häufig besuchen (DER MINISTER FÜR SOZIALES 1991, S. 63).

In diesem Zusammenhang sind die Ergebnisse einer Untersuchung interessant, die PIEPER (1976, S. 297 f.) im Herbst 1972 bei einer repräsentativen Auswahl von über 65jährigen Einwohnern der Bundesrepublik vorgenommen hat. Auf die direkte Frage "Leiden Sie unter Alleinsein und Langeweile?" antworteten 81% mit einem glatten "Nein" (7% mit "Ja", 12% glaubten gelegentlich oder selten darunter zu leiden). Es zeigte sich allerdings, daß mit zunehmendem Alter, insbesondere bei Alleinstehenden, meist älteren Frauen, dieses Problem gravierender wird. Dabei gibt es wiederum auch eine schichtspezifische Komponente: Angehörige der oberen Mittelschicht bzw. Akademiker verneinten die o.a. Frage nämlich zu 90%. Hier scheint aufgrund ausgeprägter, nicht an die Berufswelt gebundener Interessen das Problem der Isolierung und Langeweile praktisch nicht zu existieren. Daraus wird nochmals deutlich, wie differenziert (und heterogen) die ältere Generation gerade im Hinblick auf Interaktions- und Kommunikationsverhalten ist. Man kann wohl auch gewisse Unterschiede im Kommunikaionshabitus zwischen den Geschlechtern beobachten. Frauen scheinen - auch aufgrund der im allgemeinen (noch) üblichen unterschiedlichen Erziehung im Kindes- und Jugendalter - ein größeres Interesse (und Geschick) im Hinblick auf ein gut und verläßlich funktionierendes familiales Kontaktnetz wie auch eine möglichst reibungslose Interaktion in der Arbeitswelt zu besitzen (WALD/STÖCKLER 1991, S. 26f.); das Freundschaftsverhalten und -verhältnis älterer Frauen und Männer unterscheidet sich dagegen nicht wesentlich, sicher dürfte allerdings sein, daß sich beide Geschlechter im Alter emotional wie sozial einsamer ohne Freundschaft(en) fühlen (SCHÜTZE/LANG 1993, S. 219).

Um mit anderen Menschen kommunizieren zu können, bedarf es *nicht nur entsprechender kommunikativer Milieus* mit ansprechbaren Kommunikationspartnern eines ähnlichen Kommunikationsniveaus, damit keine Verständigungsprobleme aufkommen - etwa durch differente Interessenlagen, Sprachcodes, sozioökonomische Situation, Berufsschicksal -, *sondern auch bestimmter technischer Voraussetzungen*, um überhaupt in direkten Kontakt mit anderen treten zu können. Diese sind für ältere Personen, die nicht in einem Altenwohnheim leben, nicht immer in befriedigendem Maße gegeben. Befragungen haben ergeben, daß hier das Telefon als (akustisches) "Verkehrsmittel" an erster Stelle steht (ATKINSON 1973, S. 256 f.; SCHABEDOTH u.a. 1989), gefolgt von öffentlichen Verkehrsmitteln (Bus, Straßenbahn) und Privatwagen (bei Personen über 65 Jahren). Die Verfügung über einen eigenen Telefonanschluß (auch im Altenheim) und die Nähe einer Bus- bzw. Straßenbahnhaltestelle (in Laufdistanz) zur eigenen Wohnung sind für die Qualität und Quantität der Sozialbeziehungen und Freizeitaktivitäten älterer Menschen daher von besonderer

Bedeutung. Der Ausbau des Telefonnetzes ist in der Bundesrepublik, inzwischen zunehmend auch in den neuen Bundesländern, so fortgeschritten, daß auch die ältere Generation daran zu einem sehr hohen Prozentsatz partizipiert. Die Überwindung räumlicher Distanzen mittels Telefon ist nahezu zu einer Selbstverständlichkeit geworden, die von vielen zu regelmäßigen (oft täglichen) Kontaktaufnahmen mit Familienangehörigen, Verwandten und Freunden genutzt wird. Hierbei ist zu berücksichtigen, daß unter den wichtigsten *Freizeitbeschäftigungen älterer Menschen* nach dem Fernsehen und Zeitungs- /Zeitschriftenlektüre Familien- und Verwandtenkontakte sowie in geringerem Umfang Nachbarschaftskontakte und die Beziehungen zu Freunden an hervorragender Stelle rangieren (SCHMITZ-SCHERZER 1975, S. 28; DER MINISTER FÜR SOZIALES 1991, S. 63; HORN/ ECKHARDT 1986, S. 97; ECKHARDT/HORN 1988, S. 60; KÜBLER/BURKHARDT 1992, S. 343). Das Telefon wird hier zum Kommunikationsmedium erster Güte und vermag sogar desintegrative Prozesse der Isolation älterer und behinderter Menschen hervorragend zu kompensieren, und dies als *interaktives* Medium eben stärker noch als Ton- und Bildfunk (REIMANN 1990a, S. 175). 83% der 55-70jährigen nutzen auf diese Weise das Telefon mindestens mehrmals wöchentlich (INFRATEST 1991, S. 74), Alleinlebende doppelt so oft wie in Hausgemeinschaft mit anderen Lebende (WALD/STÖCKLER 1991, S. 29). Telefonkommunikation eröffnet für ältere Menschen Freiräume und Kontaktmöglichkeiten auf Distanz, die manchmal sogar der direkten Kommunikation wegen der damit verbundenen größeren körperlichen Anstrengungen und Intensität vorgezogen werden. Daher ist es auch kaum verwunderlich, daß technische Neuerungen auf dem Gebiet der Fernmeldetechnik zunehmend zur Verbesserung der Lebenssituation alter Menschen eingesetzt werden (DER BUNDESMINISTER FÜR FORSCHUNG 1989, S. 24; BLOSSER-REISEN 1990, S. 7). Voraussetzung für die Akzeptanz ist allerdings eine entsprechend altengerechte Technikgestaltung (MINNEMANN 1989, S. 186; FABIAN u.a. 1990, S. 15f.), die häufig noch zu wünschen übrig läßt, weil zu stark auf jüngere Nutzer bezogen. Freilich sind hierbei auch die wirtschaftlichen Zwänge und Engpässe zu berücksichtigen. In den letzten Jahren hat sich das Angebot an telekommunikativen Einrichtungen für ältere Menschen wesentlich erweitert und verbessert. Dazu gehören die Installation und Finanzierung von Fernsprechanlagen oder Spezialnotrufeinrichtungen wie z.B. das vor

15 Jahren von einer Selbsthilfegruppe (mit inzwischen 339 festen Mitgliedern) in Augsburg eingeführte telefongesteuerte Notrufsystem HTS 831 der AEG-Telefunken für alleinstehende Senioren mittels drahtlosem "Funkfinger" in Verbindung mit einer Notrufzentrale. Auch "Telefon-Ketten" (ebenfalls unter den Bezeichnungen "Telekette", "Telerunde", "Telering", bekannt; vgl. hierzu WALD u. STÖCKLER 1991, S. 39ff.) im Sinne einer regelmäßigen gegenseitigen Überwachung durch andere ältere Fernsprechteilnehmer mit Meldemöglichkeit an einen Notdienst im Falle von Schwierigkeiten können überaus hilfreich sein und dem erhöhten Sicherheitsbedürfnis gerecht werden. Eine modifizierte Form der Telefonkette ist eine (etwas aufwendigere) Konferenzschaltung für mehrere Teilnehmer, die in einem geschlossenen Kommunikationsnetz sich miteinander austauschen können. Dieses "Telelink" wird in Australien bereits von verschiedenen Sozialdiensten angeboten. Trotz anfänglicher Probleme bieten diese Telefonkonferenzen besonders behinderten älteren Menschen die Möglichkeit, sich mit Gleichgesinnten und -gestimmten zu unterhalten; oft erwachsen daraus auch weitere Kontakte (WALD u. STÖCKLER 1991, S. 42). Eine erweiterte Telekonferenzschaltung mit neun Sprechmöglichkeiten wurde als "Telefontreff" in Köln 1987 erfolgreich eingeführt (WALD u. STÖCKLER 1991, S. 42f.).

In Frankfurt am Main-Westhausen wird neuerdings in einem Modellversuch ein "Haus-TeleDienst" erprobt, der die Integration von sechs Einzeldiensten für Hilfe- und Pflegeleistungen (Informationsdienst, aktiver Betreuungsdienst, Krankenfernbetreuungsdienst, Sprechstundendienst, Therapiedienst, Notrufdienst) vorsieht und durch Videokommunikation über eine Dienstleistungszentrale in enger Zusammenarbeit mit bestehenden ambulanten und teilstationären sozialen Diensten im Stadtgebiet diese an die angeschlossenen Teilnehmer vermittelt. Als Betreiber wurde der Frankfurter Verband für Alten- und Behindertenhilfe gewonnen, der schon über einschlägige Erfahrungen mit einem telefongestützten Haus-Notruf-Dienst mit 1000 angeschlossenen Teilnehmern verfügt. Die relativ aufwendige Ausstattung (Breitbandkabelfernsehnetz für bidirektionale Übertragung sowie für die einzelnen Teilnehmer modifizierte für Zweiwegekommunikation eingerichtete, interaktive Fernsehgeräte mit Videofon--Fernbedienung) gestattet eine kontinuierliche Betreuung älterer und hilfsbedürftiger Personen. Abgesehen von einigen technischen Problemen verlief der Versuch - mit Ausnahme des Therapiedienstes - erfolgreich, wie aus dem Bericht der Begleitforschung (ERKERT u.a. 1993) zu ersehen ist. Auffällig war dabei das starke Kontakt- und Kommunikationsbedürfnis der befragten Teilnehmer, von denen nahezu alle als "regelmäßige" Anrufer (mindestens ein Anruf bei der Zentrale innerhalb von 48 Stunden) eingestuft wurden (ERKERT u.a. 1993, S. 81). Über die Dienstleistungszentrale wurden schließlich nicht nur die verschiedenen Dienste für die Betreuung auf Abruf zur Verfügung gehalten, sondern es wurde zugleich ein Kommunikationsnetz strukturiert, das zuvor nicht vorhanden war und damit eine Einbindung der isolierten Teilnehmer in ein interaktives System gewährleistet, das deren Vitalsituation wesentlich verbessern half.

Ganz anders verhält es sich mit der kommunikativen Struktur aufgrund der räumlichen Nähe bei Heiminsassen. Hier erscheint eine frühere vergleichende Untersuchung (KEMPE u. CLOSS 1979) der *Sozialkontakte von Altenheim-Bewohnerinnen* in Hamburg aufschlußreich und durchaus charakteristisch für entsprechende Institutionen. Es handelt sich dabei um drei moderne, mehrgliedrige Alteneinrichtungen in der Hansestadt, die ein unterschiedliches Versorgungsniveau aufweisen, das bei der damals noch relativ neuen Wohnanlage A (Durchschnittsalter: 76,3 Jahre) am niedrigsten, dem Heim B (Durchschnittsalter: 78,5 Jahre) mit gebrechlichen Bewohnerinnen begrenzt und im Heim C (Durchschnittsalter: 83,5 Jahre) am höchsten war (hier überwiegen die Heimhilfen). Während im Heim A noch die externen Beziehungen im Rahmen alter Privatkontakte vorherrschten (Außen-Orientierung aufgrund des kurzfristigen Bezugs), zeigten die beiden anderen Heime (B mehr als C) vorzugsweise Binnenorientierung. Die Untersuchung erbrachte, daß die Bewohnerinnen des Heimes C, hochbetagt, aber mit höherem sozioökonomischen Status, sich als die kontaktfreudigsten erwiesen: ihre gesamten Privatkontakte betrugen täglich durchschnittlich 298 Minuten, wovon 132 mit Nachbar-Bewohnern und mit Freunden aus dem Heim, dagegen 85 mit Angehörigen, Freunden und Nachbarn von außerhalb verbracht wurden, 28 Minuten wurde an organisierten Gruppenangeboten innerhalb und 9 außerhalb des Heimes teilgenommen. Insgesamt überwog hier die Binnenorientierung, die über 2/3 der privaten Kontakte ausmachte; das war noch stärker im Heim B der Fall, in dem die Bewohner mit 244 Minuten privater Kontakte an einem Tag 154 mit Freunden und

Nachbarn aus dem Heim, dagegen nur 52 mit solchen von außerhalb und Angehörigen zusammen waren. In dem Heim A, das damals erst kurzfristig bestand, war die Relation interner/externer Kontakte anders: über die Hälfte aller privaten Kontakte (199 Minuten täglich) war *außerhalb* des Heims zu lokalisieren (106), davon 76 mit Angehörigen, Freunden und Nachbarn, während die internen Beziehungen zu Freunden und Nachbarn nur 52 Minuten in Anspruch nahmen. Hier war die Integration der Heimbewohner noch nicht so weit fortgeschritten wie in den Heimen B und C. Aus der Untersuchung ist ersichtlich, daß sich entgegen dem üblichen negativen Heimstereotyp auch innerhalb von Altenheimen unter günstigen Bedingungen *unorganisierte* private Geselligkeit in größerem Ausmaß entfalten kann. Gerade diese Binnenorientierung dient der Überwindung von Isolation (GUILLEMARD 1973) der einzelnen Heimbewohner, indem sie sich mit Gleichaltrigen zusammenschließen können. Vor allem durch solche *intensiveren unorganisierten, aber auch organisierten Sozialkontakte* wird die Lebenszufriedenheit *der Betagten positiv beeinflußt* (KEMPE u. CLOSS 1979, S. 70).

Freilich werden derartige Formen der *"Insulation"* (SCHULZ 1979, S. 9 f.), des Zusammenschlusses von Betagten in homogenen Gruppen (nicht nur gleichen Alters, sondern wohl auch gleicher Lage und ähnlichen Schicksals), unter der Bedingung unmittelbarer räumlicher Nähe, wie sie in einem Altenwohnheim gegeben ist, leichter zusammenwachsen als das außerhalb solcher Einrichtungen möglich ist. Dennoch vertreten manche Gerontologen (ROSOW 1974 u.a.) die Ansicht, daß das *Insulationskonzept* eine der besten Möglichkeiten darstellt, alten Menschen das Bewußtsein der *Gruppen-Identität* (wieder) zu geben. Die Bildung von *Wohn-, Haus- und Nachbarschaftsgemeinschaften* älterer Menschen, begünstigt durch geringe räumliche Distanz und soziokulturelle und sozioökonomische Homogenität, könnte *wesentlich zur Integration von alten Menschen beitragen*. Diese "Insulation" im Sinne von "Alten-Gemeinschaften" auf freiwilliger Grundlage - je mehr gemeinsame soziale Merkmale und investierte Erfahrungen in einer solchen Gruppe vorhanden sind, um so kohärenter und hilfreicher für das einzelne Mitglied kann sie sein - vermag nicht nur ein Ausgleich für fehlende, verlorengegangene oder problematische Familien- und Verwandtschaftsbeziehungen (SCHULZ 1979, S. 11) und für die nicht immer freiwillig erfolgte Verabschiedung aus dem Arbeitsleben und dessen ("endoponen", aus der Berufsarbeit erwachsenen) Beziehungen zu sein, sondern sie kann durchaus für den Betagten wesentlich mehr darstellen: einen neuen Bezugspunkt in seinem Leben, das Angebot neuer Rollen und Aufgaben und vor allem adäquate Ansprache im Rahmen eines mit anderen Alten gemeinsamen Verständigungs- und Orientierungshorizontes - allein schon vor dem Hintergrund generationsspezifischer Biographien. Gerade diese *Einbeziehung und Einbindung in bestimmte sozialkulturelle Kontexte* kann meistens *durch Familienbeziehungen nicht gewährleistet* werden. In diesem Zusammenhang sind auch altersspezifische Regulationsmodelle der Privatheit (SMITH et al. 1981) zu berücksichtigen (z.B. Bevorzugung von Konversationsnähe durch ältere Menschen etc.). Andererseits könnte - unter gesamtgesellschaftlichem Aspekt - gerade durch nicht-segregierte "Alten-Insulationen" mit starkem Selbstbewußtsein die Re-Integration der Alten in die "Rest-Gesellschaft" der NichtAlten erfolgen.

5 Massenkommunikationsmittel

Einen nicht zu unterschätzenden Ausgleich für die mit zunehmendem Alter sich ergebende Einschränkung der direkten Kommunikation (weniger Besucher; Verlust von Partner/in, Freunden, Verwandten; Krankheit, Pflegebedürftigkeit, hohes Alter u.a.) bieten die Massenkommunikationsmittel, die durch indirekte (Sekundär-) Kommunikation (REIMANN 1974, S. 131ff., 165ff.) sekundäre Realität vermitteln (BOSCH 1981, S. 465; RUBIN/RUBIN 1982, S. 239; HUBER 1982, S. 183) als ein Fenster zur Außenwelt, zum lebendigen Alltagsgeschehen, an dem unmittelbar teilzuhaben vielen alten Menschen nur noch fragmentarisch möglich ist. So betonen nicht nur Medienfachleute aufgrund der Ergebnisse kontinuierlicher Erhebungen über ihr Seniorenpublikum, sondern auch die meisten Gerontologen die Bedeutung der Medien, insbesondere des Fernsehens, für die ältere Generation (ROSENMAYR/KÖCKEIS 1965, S. 157; INFRATEST 1991, S. 75f.; NIEDERFRANKE u.a. 1992, S. 174). SCHADE (1983, S. 125) nennt drei Funktionen, die das Fernsehen für ältere und alte Menschen insonderheit hat: Information, Unterhaltung, Ablenkung. Bei ihrer Erhebung konnte sie noch vier weitere Motive eruieren, die in ihrer Gewichtung von der sozialen Situation der

Befragten abhingen: Aktivierung, Ersatz für Aktivitäten, Ersatz für Sozialkontakte und Hilfe bei der Lösung von persönlichen Problemen. Dabei waren die Surrogatfunktionen hinsichtlich mangelnder Aktivitäten und Sozialkontakte für die Bewohner von Alten- und Pflegeheimen am wichtigsten, während die Nichtinstitutionalisierten immerhin noch zu etwa einem Drittel die Aktivierungsfunktion hervorhoben. FABIAN (1990, S. 68ff.) kam aufgrund seiner Interviews mit alten Leuten zur Identifikation folgender Funktionen des Fernsehens: *Ersatz für primäre Kommunikation* (direkte Kontakte) im Sinne einer parasozialen Interaktion mit "Fernsehfreunden" (Moderatoren u.a.), das Fernsehen wird zum ganzen Lebeninhalt; *"Fenster zum Nahbereich"* im Sinne einer Vermittlungsinstanz zur lokalen Umwelt (Lokalfunk); *neue Zeitstrukturierung* und *Aufrechterhaltung von Alltagsrhythmus* insbesondere für an ein genaues Tagesprogramm gewohnte ehemals Berufstätige im Sinne eines festen Orientierungsrahmens für das persönliche Tageszeitbudget; *Nacherleben eigener Vergangenheit* im Sinne einer Konfrontation mit zurückliegenden Ereignissen der eigenen Biographie durch zeitgeschichtliche Sendungen und alte Filme, zugleich zur Bestätigung der eigenen Existenz, auch im Hinblick auf die meist nicht mehr vorhandene Gelegenheit mit Schicksalsgenossen der eigenen Kohorte darüber zu kommunizieren; *Unterhaltung und Entspannung* im Sinne der wohlverdienten Freizeit im Ruhestand und dem damit verbundenen "Recht auf Müßiggang", aber eben auch als Ausgleich für nicht mehr zu realisierende Alternativ-Erlebnisse.

Das Schaubild "Senioren-Interaktiogramm" verdeutlicht die Bedeutung der medialen Kommunikation (Fernsehen, Video, Radio, Schallplatte, CD) im Alltagsablauf alter Menschen. Medienerhebungen (HORN/-ECKHARDT 1986, S. 106) bestätigen die allseits bekannte Tatsache eines extensiven Fernsehkonsums auch bei Senioren: so betrug die durchschnittliche Sehdauer pro Tag (Montag bis Sonntag) 1985 189 Minuten bei 55-74jährigen (Erwachsene insgesamt 147 Minuten); die Rezeptionsdauer steigt bei schlechtem Gesundheitszustand und sozialer Isolation (ECKARDT 1988, S. 574). Ein knappes Drittel der älteren Menschen befindet sich sogar bereits am Mittag vor dem Bildschirm (KÜBLER/BURKHARDT 1992, S. 349); 6% der 60-75jährigen sehen mehr als fünf Stunden täglich fern (DER MINISTER FÜR SOZIALES 1991, S. 59). Bei der Beliebtheit von Sendungsgattungen stehen beim Radio bei allen älteren Hörergruppen die Nachrichten an oberster

Stelle (88%), gefolgt von Regionalen Berichten (75%), Wortbeiträgen über aktuelle Ereignisse (55%), Ratgebersendungen (58%), beim Fernsehen Nachrichten (92%), Naturfilme und -berichte (88%), Familienserien und Volksstücke (je 75%), Unterhaltungsshows, Quiz (77%), Regionale Berichte (80%), Spielfilme und Fernsehfilme (79%) und Ratgebersendungen (72%), wobei hier die Rangfolge nach den Mittelwerten (auf der Skala 1-4 sehr gern bis ungern) angegeben ist (ECKHARDT/HORN 1988, S. 83 und 90). Anders als beim Rundfunk orientiert sich die Programmwahl der 55-74jährigen im Fernsehen an den einzelnen Sendungen, zuvor erfolgt eine Information anhand des Programms (ECKHARDT/HORN 1988, S. 89). Durch das inzwischen umfangreiche Angebot an Sendungen, vor allem auch durch das Kabel- und Satellitenfernsehen, wird die selektive Rezeption von bevorzugten Sendungen (im Sinne des Nutzenansatzes der Wirkungsforschung) ermöglicht; die Senioren machen davon offensichtlich ausgiebig Gebrauch, so daß sicher nicht von einer völlig passiven Rezipientenhaltung gesprochen werden kann.

Die neuen Medien bieten nun vielfältige Möglichkeiten für die Produzenten, ihr Publikum zu aktivieren (REIMANN 1990b, S. 47ff.), die Rezipienten zur Partizipation an den Programmen aufzurufen, womit zumindest in Modellversuchen "aktivierender Medienarbeit mit älteren Menschen" (WILL 1990, S. 115ff.) experimentiert wird. Hierdurch ergibt sich auch die Chance über Medien zu einer stärkeren Integration älterer Menschen in die Alltagswelt und zu einer besseren Begegnung zwischen den Generationen zu gelangen.

SENIOREN-INTERAKTIOGRAMM

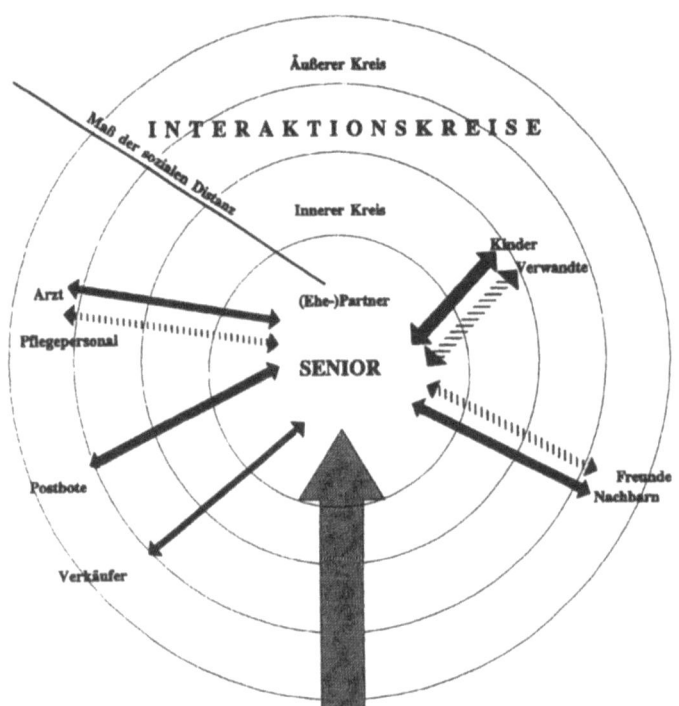

LEGENDE:

⟷ Direkte Interaktion

⟵∙∙∙∙∙∙∙∙∙∙∙∙∙∙∙∙∙∙∙∙∙∙∙⟶ Indirekte Kommunikation (Telefon, Brief, Telefax u.a.)

⟵ Mediale Kommunikation (Fernsehen, Radio, Video, CD u.a.)

Die konzentrischen Kreise zeigen die Distanz, die Stärke der Pfeile die Interaktionshäufigkeit (Frequenz) an

6 Zusammenfassung

Faßt man die vorliegenden Ergebnisse über die kommunikativen Verhaltensweisen und deren Voraussetzungen im Alter zusammen, so kann folgendes festgehalten werden:

1. *Einengung der direkten Kommunikation:* Reduktion von sozialen Beziehungen; Einschränkung des Interaktionsbereichs; Aufgabe von Funktionen; Verlust von sozialen Rollen; Statusverlust

a) in erster Linie in der Arbeitswelt durch noch meist unfreiwillige Beendigung des Berufsverhältnisses zu einem generell fixierten Zeitpunkt; mögliche Neutralisierung dieses Faktors einer abrupten professionellen "Exkommunikation": partielle Pensionierung durch freiwillige individuelle Festlegung von Zeitpunkt und Umfang der Reduktion der beruflichen Bindungen;

b) in zweiter Linie im privaten Bereich durch Umzug und damit Abbruch der gewohnten sozialen Beziehungen in der bisherigen Wohnumwelt; durch räumliche und soziale Distanzierung vom Familien- bzw. Verwandtschaftsverband, vor allem wegen Verschlechterung der ökonomischen Lage; mögliche Abhilfen: im Falle notwendiger räumlicher Veränderung gemeinschaftlicher Umzug (mit Freunden, Nachbarn, z.B. in ein Wohnheim), Zuzug in die Nähe von Verwandten, Freunden, Umzug nur innerhalb des alten Wohngebietes;

c) durch die natürliche Absterbeordnung Verlust von nächsten Angehörigen, nahen Verwandten, Freunden, Nachbarn der gleichen Generation mit zunehmender Isolierung; empfehlenswerte Vorsorge: erweiterte Verwandtschaftsbeziehungen, größerer Freundeskreis, Nachbarschaftshilfe auf Gegenseitigkeit, frühzeitige Gewöhnung an "intrapersonale Kommunikation" und nicht sozialgebundene, individuelle Beschäftigung, kontinuierliche Übernahme sozialer (auch nicht professioneller) Verpflichtungen und Betätigungen mit Primärkontakten ausserhalb des Freundes- und Verwandtschaftskreises.

2. *Stabilisierung der indirekten Kommunikation*: Ausweitung bzw. Beibehaltung von indirekten sozialen Beziehungen, Erweiterung sekundärer Interaktion

a) Verstärkung der indirekten von der aktuellen physischen Befindlichkeit und der räumlichen Situation weniger abhängigen Kontakte zu Verwandten, Freunden, auch Fernerstehenden über brieflichen Austausch, Telefonate; Unterstützung möglich durch wirtschaftliche Hilfen (Einrichtung von Fernsprechanschlüssen durch öffentliche bzw. private Träger), Telefonketten, Kontaktpersonen;

b) stärkere Medienrezeption im Rahmen der gegebenen Möglichkeiten; Förderung denkbar durch rechtzeitige und ständige Erweiterung der kommunikativen Kompetenz in den sozialisierenden Institutionen (Familie, Schule, Ausbildung, Beruf, Medien) mit schichtunabhängigen umfassenden kommunikativen Angeboten (Erlernung selbständiger und kritischer Verfügbarkeit über Massenmedien einschließlich Bücher, Theater, Musik), durch Spezialprogramme, Medienforen und Medienrückkoppelungsmechanismen (Teilnehmergespräche, Leser-, Hörer-Partizipation).

3. *Mangel an gesellschaftlichen Normen:* Verunsicherung nicht nur bei den Angehörigen der älteren Generation als den unmittelbar Betroffenen; Unsicherheit auch bei der mittleren (über Familienerfahrungen und Zukunftsvorstellungen) mittelbar betroffenen Generation gegenüber Alten und Alter, Tod; Mangel an allgemeingültigen Verhaltensweisen zur Vorbereitung und Bewältigung der letzten Lebensphasen; weitgehende Ignoranz der Problematik bei der jüngeren Generation; fehlende Institutionalisierung der "Rückzugsphase", einer problemadäquaten Spätsozialisation, vorbereitender Lernprozesse, von Übergangsmechanismen und intergenerationeller Interaktion.

Notwendige Überlegungen und Handlungen: Vorrangige Thematisierung des Altenproblems nicht nur in der Wissenschaft, sondern auch in der Öffentlichkeit, Entideologisierung der Diskussion (insbesondere im Hinblick auf Familien- und Fortschrittsideologien), bevorzugte Einbeziehung der Auseinandersetzung mit den Lebensphasen in steuerbare Sozialisationsprozesse (Schulen, Erwachsenenbildung,

Hochschulen etc.), Schaffung organisatorischer und institutioneller Voraussetzungen zur Kontrolle einer anomischen Entwicklung in quantitativer (Erstellung von Wohnanlagen, Pflegeanstalten etc.) und qualitativer (Integration bzw. Re-Integration der Alten in die Gesellschaft, Institutionalisierung intergenerationeller Kommunikation, Alternativlösungen für Primärgruppenbindungen) Hinsicht.

Literatur

Atkinson, M.: Patterns of face to face communication of the elderly. Zeitschrift für Gerontologie 6 (1973), S. 251-264.
Baltes, P.B., J. Mittelstraß (Hrsg.): Zukunft des Alterns und gesellschaftliche Entwicklung. Berlin-New York 1992.
Beck-Gernsheim, E.: Apparate pflegen nicht. Zur Zukunft des Alters. In: H.-U. Klose (Hrsg.): Altern der Gesellschaft. Köln 1993, S. 258-279.
Binstock, R.H., E. Shanas (eds.): Handbook of aging and the social sciences. New York 1985, 2. ed.
Blosser-Reisen, L.: Selbständige Lebens- und Haushaltsführung bei Behinderungen im Alter mit Hilfe neuer Technologien. Zeitschrift für Gerontologie 23 (1990), S. 3-11.
Blume, O.: Alte Menschen in einer Großstadt. Göttingen 1962.
Blume, O.: Möglichkeiten und Grenzen der Altenhilfe. Tübingen 1968.
Bosch, E.M.: Ältere Menschen vor dem und im Fernsehen. Lebenssituation und Mediennutzung. Media Perspektiven 6 (1981), S. 461-470.
Der Bundesminister für Forschung und Technologie: Forschung und Entwicklung für ein aktives Alter. Bonn 1989.
Der Minister für Soziales, Gesundheit und Energie des Landes Schleswig-Holstein: Ältere Menschen in Schleswig-Holstein. O.O. 1991.
Dittrich, G.G. (Hrsg.): Wohnen alter Menschen. Stuttgart 1972 (SIN-Städtebauinstitut-Forschungsgesellschaft Nürnberg).
Eckhardt, J: Fallstudien zum Fernsehnutzungsverhalten älterer Menschen. Media Perspektiven 9/1988, S. 569-589.
Eckhardt, J., I. Horn: Ältere Menschen und Medien. Frankfurt a.M. 1988.
Eisenstadt, S.N.: Von Generation zu Generation. München 1966.
Erkert, Th., Th. de Graat, S. Robinson: Der Haus-Tele-Dienst in Frankfurt am Main - Westhausen. Projektbericht der Gesellschaft zur Kommunikations- und Technologieforschung mbH (EMPIRICA), Bonn 1993.

Fabian, Th.: Fernsehnutzung und Alltagsbewältigung älterer Menschen. In: *G.A. Straka u.a. (Hrsg.):* Aktive Mediennutzung im Alter. Heidelberg 1990, S. 65-75.

Fabian, Th. u.a.: Technisierung des Alltags und sozialverträgliche Technikgestaltung. In: *G.A. Straka u.a.* (Hrsg.): Aktive Mediennutzung im Alter. Heidelberg 1990, S. 13-18.

Gans, H.J.: The urban villagers. New York-London 1967.

GfK-Nürnberg e.V.: Die neuen Alten - Schlagwort der Medien oder marketingrelevante Zielgruppe? GfK-Tagung 92. Nürnberg 1992.

Guillemard, A.M.: Vieillesse et isolement, Zeitschrift für Gerontologie 6 (1973), S. 265-271.

Häberle, P.: Altern und Alter des Menschen als Verfassungsproblem. In: *Badura, P., R. Scholz* (Hrsg.): Wege und Verfahren des Verfassungslebens. München 1993, S. 189-211.

Havighurst, R.J., R. Albrecht: Older people. New York-London-Toronto 1953.

Havighurst, R.J.: Flexibility and the social roles of the retired. American Journal of Sociology 59 (1954), S. 309-311.

Horn, I., J. Eckhardt: Ältere Menschen und Medien in der Bundesrepublik Deutschland. Media Perspektiven 2/1986, S. 90-111.

Huber, J.: Ältere Menschen und Verkehrsaufklärung. Köln 1982.

Hughes, M., W.R. Gove: Living alone, social integration and mental health. American Journal of Sociology 87 (1981), S. 48-74.

Infratest, Sinus, H. Becker: Die Älteren. Zur Lebenssituation der 55- bis 70jährigen. Bonn 1991.

Karl, F., W. Tokarski (Hrsg.): Die "neuen" Alten. Kassel 1989.

Karsten, A., A. Bauer: Einstellungen älterer Landbewohner der Bundesrepublik Deutschland zum Zusammenwohnen und Zusammenleben mit ihren Kindern. In: *Thomae, H., U. Lehr* (Hrsg.): Altern, Probleme und Tatsachen. Frankfurt/M. 1968, S. 434-438.

Kempe, P., Ch. Closs: Alteneinrichtungen sind besser als ihr Ruf. Ein detaillierter Einblick in das soziale Leben ihrer Bewohner. Umschau in Wissenschaft und Technik 79 (1979), S. 706-710.

Klose, H.-U. (Hrsg.): Altern der Gesellschaft. Köln 1993.

Köckeis, E.: Familienbeziehungen alter Menschen. Kölner Zeitschrift für Soziologie und Sozialpsychologie 22 (1970), Sonderheft 14, S. 508-527.

König, R.: Die strukturelle Bedeutung des Alters in den fortgeschrittenen Industriegesellschaften. In: *König, R.* (Hrsg.): Soziologische Orientierungen. Köln 1973, S. 134-146.

Kübler, H.-D., W. Burkhardt: Ältere Menschen: Im Abseits der neuen Medien? Communications 17 (1992), S. 331-363.

Lampert, H.: Lehrbuch der Sozialpolitik. Berlin-Heidelberg-New York 2. Aufl. 1991.
Lang, E., K. Arnold: Vorbereitung auf das aktive Alter. Stuttgart 1986.
Lüschen, G.: Familie und Verwandtschaft; Interaktion und die Funktion von Ritualen. Kölner Zeitschrift für Soziologie und Sozialpsychologie 22 (1970) Sonderheft 14, S. 270-284.
Lundberg, G.A., C.C. Schrag, O.N. Larsen, W.R. Catton: Sociology. 4. Aufl. New York 1968, S. 152f.
Minnemann, E.: "Die neue Unendlichkeit" - Neue Techniken im Erleben älterer Menschen. In: *Mittelstraß, J.* (Hrsg.): Wohin geht die Sprache?. Wirklichkeit - Kommunikation - Kompetenz. Veröffentlichungen der Hanns-Martin-Schleyer-Stiftung, Band 28, Essen 1989, S. 180 - 187.
Munnichs, J.M.A.: Die Familie im Alter. actuelle gerontologie (1971).
Niederfranke, A., U. Lehr, F. Oswald, G. Maier (Hrsg.): Altern in unserer Zeit. Wiesbaden 1992.
Oesterreich, K.: Aspekte der sozialen Anpassung alter Menschen. Ärzteblatt Baden-Württemberg 11 (1971).
Pieper, K.J.: Die Situation älterer Menschen in der BRD. Versuch einer soziologischen Problemskizze. Kölner Zeitschrift für Soziologie und Sozialpsychologie 28 (1976), S. 289-308.
Pillardy, E.: Arbeit und Alter. Eine soziologische Untersuchung über die Bedeutung der Arbeit nach der Pensionierung. Stuttgart 1973.
Reimann, Horst: Pro und Contra zum Leistungsprinzip. Fortschrittliche Betriebsführung 22 (1973), S. 115-119.
Reimann, Horst: Kommunikationssysteme. Umrisse einer Soziologie der Vermittlungs- und Mitteilungsprozesse. 2. Aufl., Tübingen 1974.
Reimann, Horst: Lebensqualität im Alter durch "Selbstorganisation". Evangelische Impulse 9 (1978), S. 7-10.
Reimann, Horst: Private Telefonnutzung im internationalen Vergleich. In: *Forschungsgruppe Telefonkommunikation* (Hrsg.): Telefon und Gesellschaft, Band 2, Berlin 1990a, S. 172-175.
Reimann, Horst: Bedeutung von Medien und neuen Medien im Alter. In: *G.A. Straka u.a.* (Hrsg.): Aktive Mediennutzung im Alter. Heidelberg 1990b, S. 35-54.
Reimann, Horst: Kommunikationsprobleme in der Altenhilfe? Evangelische Impulse 14 (1992), S. 5ff.
Reimann, Horst: Vorbereitung auf Ruhestand und Rente. In: *Rosenstiel, L.v., E. Regnet, M. Domsch* (Hrsg.): Führung von Mitarbeitern. 2.Aufl. Stuttgart 1993, S. 493-500.
Rosenmayr, H., L. Rosenmayr: Altern und Alter. Die moderne Gesellschaft, Freiburg-Basel-Wien 1972, S. 363-380.

Rosenmayr, L., H. Rosenmayr: Der alte Mensch in der Gesellschaft. Reinbek bei Hamburg 1978.
Rosenmayr, L., E. Köckeis: Umwelt und Familie alter Menschen. Neuwied 1965.
Rosenstiel, L. v., E. Regnet, M. Domsch (Hrsg.): Führung von Mitarbeitern. Handbuch für erfolgreiches Personalmanagement. Stuttgart 1993, 2.Aufl.
Rosow, I.: Socialization to old age. Berkeley-Los Angeles-London 1974.
Rubin, A.M., R.B. Rubin: Contextual age and television use. Human Communication Research 8 (1982), S. 228-244.
Rüstow, A.: Sozialpolitik oder Vitalpolitik, Sonderdruck aus den Mitteilungen der Industrie- und Handelskammer zu Dortmund, 15.11.1951.
Saup, W.: Ökologische Gerontologie - eine Standortbestimmung. Augsburger Berichte zur Entwicklungspsychologie und Pädagogische Psychologie. Augsburg 1992.
Schabedoth, E., D. Storll, K. Beck, U. Lange: "Der kleine Unterschied". Erste Ergebnisse einer repräsentativen Befragung von Berliner Haushalten zur Nutzung des Telefons im privaten Alltag. In: *Forschungsgruppe Telefonkommunikation* (Hrsg.): Telefon und Gesellschaft. Berlin 1989, S. 101-115.
Schade, I.: Das Massenmedium Fernsehen und seine Funktion in der Gerontologie. Phil.Diss. Frankfurt/M. 1983.
Schmelzer, H., W. Tebert: Alter und Gesellschaft. Bonn 1969.
Schmitz-Scherzer, R.: Alter und Freizeit. Stuttgart-Berlin-Köln-Mainz 1975.
Schütze, Y., F.R. Lang: Freundschaft, Alter und Geschlecht. In: Zeitschrift für Soziologie (22) 1993, S. 209-220.
Schulz, H.: Soziale Beziehungen im Alter. Integration durch "Insulation". Frankfurt-New York 1979.
Smith, H.E.: Family interaction patterns of the aged. A review. In: *Rose, A.M., W.A. Peterson* (eds.): Older people and their social world. The Subculture of the aging. Philadelphia 1965, S. 143-161.
Smith, M.J. et al.: Crowding, task performance and communicative interaction in youth and old age. Human Communication Research 7 (1981), S. 259-272.
Statistisches Bundesamt: Im Blickpunkt: Ältere Menschen. Stuttgart 1991 (erschienen 1992).
Stossberg, M.: Status und Rolle des alten Menschen in der Leistungsgesellschaft. actuelle gerontologie 1 (1971), S. 131-133.
Straka, G.A., Th. Fabian, J. Will (Hrsg.): Aktive Mediennutzung im Alter. Heidelberg 1990.
Streib, G.F., W.E. Thompson: The older person in a family context. In: *Tibbitts, C.* (ed.): Handbook of social gerontology. Chicago 1960, S. 447-488.

Tallmer, M., B. Kutner: Disengagement and morale. The Gerontologist (1970), S. 317-320.
Tartler, R.: Das Alter in der modernen Gesellschaft. Stuttgart 1961.
Tartler, R.: Innere Nähe durch äußere Distanz. In: *Thomae, H., U. Lehr* (Hrsg.): Altern. Probleme und Tatsachen. Frankfurt/M. 1968, S. 410-414.
Tews, H.P.: Altersbilder. Über Wandel und Beeinflussung von Vorstellungen vom und Einstellungen zum Alter. Köln 1991.
Tews, H.P., G. Schwägler: Großeltern - ein vernachlässigtes Problem gerontologischer und familiensoziologischer Forschung. Zeitschrift für Gerontologie 6 (1973), S. 284-295.
Thomae, H., U. Lehr (Hrsg.): Altern. Probleme und Tatsachen. Frankfurt/M. 1968.
Thürkow, K.: Altersbilder in massenmedialen, massenkulturellen und künstlerischen Werken. Eine Literaturübersicht. Berlin 1985.
Tobin, S.S., B.L. Neugarten: Zufriedenheit und soziale Interaktion im Alter. In: *Thomae, H., U. Lehr* (Hrsg.): Altern. Probleme und Tatsachen. Frankfurt/M. 1968, S. 572-578.
Vrain, P., C. Wibaux: Conditions de vie et besoins des citadins âgés de la region du Nord-Est de la France. Nancy 1970.
Wald, R., F. Stöckler: Telekommunikation und ältere Menschen. Bad Honnef 1991.
Weeber, R., R. Theilacker et al.: Alte Menschen, Hausfrauen und Kinder in einem neuen Wohngebiet, eine empirische Untersuchung des Wohngebiets Mannheim-Vogelstang. Stuttgart 1972.
Weick, St.: Familie und Arbeit immer noch wichtiger als Freizeit. Wertorientierungen, Arbeitszeitwünsche und Freizeitaktivitäten. In: *ISI (Informationsdienst Soziale Indikatoren),* 10/1993, S. 9 - 13.
Will, J.: Aktivierende Medienarbeit mit älteren Menschen. In: *Straka, G.A., Th. Fabian, J. Will* (Hrsg.): Aktive Mediennutzung im Alter. Heidelberg 1990, S. 115-124.
Woll-Schumacher, I.: Desozialisation im Alter. Stuttgart 1980.
Zahn, L.: Die akademische Seniorenbildung. Weinheim 1993.

Wohnverhältnisse und Wohnbedürfnisse älterer Menschen

Helga Reimann

Im Alter wird die Wohnung wegen der zunehmenden Einengung des Aktionsraumes durch Berufsaustritt und sonstigen Verlust an sozialen Funktionen, durch Nachlassen der körperlichen Leistungsfähigkeit und der sinnlichen Wahrnehmungskapazität für den Menschen besonders bedeutsam. So fällt z.b. das neu erwachende Interesse berenteter und pensionierter Männer an Wohnung, Haus und Garten auf, auf dessen Bedeutung als Anpassungsleistung URSULA LEHR wiederholt hingewiesen hat (LEHR 1969 u. 1972). Über die Wirkung der Wohnverhältnisse auf das körperliche und psychische Befinden der älteren Bewohner sowie ihr soziales Verhalten liegen nur wenige gesicherte Erkenntnisse vor, obwohl die *ökologische Perspektive* auch in die Gerontologie eingedrungen ist (vgl. z.B. LEHR 1972, TEWS 1977, L. u. H. ROSENMAYR 1978, S. 133-156). Zwar sind einige Annahmen über die Zusammenhänge zwischen Wohnumwelt und dem Verhalten oder Befinden älterer Menschen formuliert worden - wie beispielsweise die *"Docility-Hypothese"* von M.P. LAWTON (1970), nach der Verhaltenskompetenz jedweder Art die Wirkung der Umgebungseinflüsse begrenzt, während letztere um so deutlicher erlebt werden, vielleicht sogar als Zwänge, je stärker diese Verhaltenskompetenz durch Verschlechterung des Gesundheitszustandes, Einschränkung der kognitiven Fähigkeiten, Minderung des Selbstwertgefühls reduziert wird. Es gibt auch einzelne empirische Untersuchungen zu sozialökologischen Relationen, die das Wohnen Älterer betreffen (z.B. ATTIAS-DONFUT 1975), insbesondere - weil dort besser kontrollierbar - das Wohnen in Heimen verschiedener Art (PASTALAN u. CARSON 1970, FISSENI 1974 a u. b), doch wird deren Aussagewert immer wieder geschmälert bzw. ist zumindest differenziert zu sehen, weil auch der alte Mensch nicht im Sinne eines simplifizierten Behaviorismus zwangsläufig eine gleiche Reaktion auf gleiche Umwelten zeigt, sondern diese sehr unterschiedlich bewertet - wobei die Bewertungsunterschiede in fortgeschrittenem Lebensalter noch ausgeprägter als in jüngeren Jahren sein dürften, wegen des starken Einflusses der persönlichen Biographien oder auch der intensiveren, weil länger bestehenden, emotionalen Bindung an den jeweiligen "erlebten Raum" (siehe auch L. u. H. ROSENMAYR

1978). Eine weitere methodologische Schwierigkeit ergibt sich daraus, daß Menschen, auch ältere, je nach ihren Möglichkeiten - jener von M.P. LAWTON (1970) angeführten Verhaltenskompetenz - die Umwelt selbst beeinflussen, gestalten und umgestalten, so daß auch hier die Beziehung Umwelt-Mensch als eine sehr komplexe, wechselseitige angesehen werden muß. Auf individuelle Bedürfnisse wird auch in dem "environmental congruence model" von E. KAHANA (1975) Rücksicht genommen, nach dem sich ältere Menschen in der Umgebung am wohlsten fühlen, die ihren unterschiedlich starken Bedürfnissen nach Privatheit, Autonomie, Möglichkeiten zur Selbstverwirklichung u.ä. entspricht. Man sollte also die Bedeutung der Wohnverhältnisse von älteren Menschen, wie sie im folgenden für die Bundesrepublik dargestellt werden sollen, sehr differenziert sehen - je nach den physischen, psychischen, intellektuellen und sozialen Charakteristika der Betroffenen, ihrem Alter, ihrem Geschlecht, ihrem früheren und heutigen Familienstatus, ihrer regionalen Herkunft, ihrer Schichtzugehörigkeit und, damit zusammenhängend, ihren ökonomischen Möglichkeiten, ihrer früheren oder noch ausgeübten Berufstätigkeit, ihrem Bildungsstand, ihren Lebensgewohnheiten usw.

1 Die "Normalwohnungen" älterer Menschen

Die meisten über 65jährigen Bewohner der alten Bundesrepublik, nämlich circa 96% (HINSCHÜTZER 1988), leben nicht in besonderen Heimen für Alte, sondern in *Normalwohnungen* bzw. *-häusern*, davon im Jahre 1990 zusammen mit anderen, meist verheirateten Kindern 6%, mit dem Ehepartner 38% und allein 56%. Die Zahl der alleinwohnenden Frauen beträgt das sechsfache der Zahl alleinlebender Männer, wobei es sich vor allem um Witwen handelt (*Statistisches Bundesamt* 1992, S. 69).

Der Anteil der Älteren betrug in Deutschland 1990 20% für die über 60jährigen und 15% für die über 65jährigen, wobei dies in etwa auch den Durchschnittsrelationen in der alten Bundesrepublik entspricht, während die Werte für die ehemalige DDR etwas niedriger liegen, nämlich bei 19 bzw. 14%. Die größten Konzentrationen älterer Bürger finden sich *in den Großstädten* wie Hamburg und Bremen mit 23% über 60jährigen und 18% über 65jährigen. Der früher besonders hohe

Anteil Älterer in Berlin ist mit 19 bzw. 14% unter den gesamtdeutschen Durchschnitt gesunken, aufgrund der Wiedervereinigung mit Ostberlin und der massiven Zuwanderung jüngerer Menschen (*Statistisches Bundesamt* 1992, S. 62 u. 63).

Innerhalb der westdeutschen Großstädte wohnten die älteren Menschen bisher vor allem am Rande der Innenstadt, in früher - meist vor dem 2. Weltkrieg - beliebten städtischen Wohngebieten, oder im Zentrum ehemaliger, heute eingemeindeter Vorstädte - meist in Altbauten, die z.T. sanierungsbedürftig waren (s. VASKOVICS u. FRANZ 1982; DITTRICH 1972). Inzwischen "wandern" die hohen Konzentrationen alter Menschen langsam aus der Großstadt ins Umland, zunächst in die während der Nachkriegszeit erbauten Wohnblocks und Reihenhäuser der *Vor- und Trabantenstädte* - dort wohnen heute die über 70jährigen massiert -, dann in die Ein- und Zweifamilienhäuser *in ländlicher Umgebung*, die 1960-1974 von den heute "jungen Alten" (55-70 Jahre) bezogen wurden (s. SCHUBERT 1990). H.P. TEWS schrieb dazu: "das Land 'altert'" (1987, S. 446), allerdings in sehr unterschiedlichem Maße, je nach der rezenten Siedlungsgeschichte der Region. Angesichts dieser Entwicklung ist es sinnvoll, die Wohnverhältnisse Älterer auch auf dem Lande zu betrachten, und zwar möglichst getrennt von denen in den Großstädten.

Erfreulicherweise ist das *Wohnniveau* der älteren Menschen wie das der übrigen Bevölkerung in Westdeutschland im letzten Jahrzehnt erheblich gestiegen. Gleichzeitig hat sich ihre Wohnsituation noch weiter differenziert. In den neueren Studien dazu zeichnet sich ein deutlicher *Kohorteneffekt* ab (s. z.B. ÄLTERE MENSCHEN IN SCHLESWIG-HOLSTEIN 1991, Daten von 1989):

Die *jüngeren Alten* (hier 60-65 Jahre alt) leben meist noch zusammen mit ihrem Ehepartner (zu 77%) recht komfortabel im eigenen Haus (zu 56%) bzw. der eigenen Wohnung (zu 5%). Es sind häufiger kleine Häuser und Wohnungen (zu 57% mit 61-100 qm Wohnfläche) und nur zu 27% geräumige (101-360 qm), aber eben Eigentum und meist mit einem Garten als Aktionsraum. In der Einkommenssituation zeigen sich zwei Häufungen - bei DM 1.500,-- bis 2.000,-- und bei über DM 3.000,--, die wohl auf die frühere Berufstätigkeit hinweisen - als Arbeiter/Arbeiterin einerseits (25%) und in bürgerlichen Berufen andererseits (71%). 14% dieser Altersgruppe sind allerdings auch noch voll berufstätig und die übrigen können ihre Rente durch Teilzeitarbeit und wenige auch durch Einkünfte aus Vermögen aufbessern. Ihr Aktionsraum ist noch nicht auf die Wohnung oder das Haus beschränkt: sie verfügen zu 66% über einen eigenen Garten und immerhin noch zu 72% über ein eigenes Auto.

Schwieriger ist die Lebens- und Wohnsituation bei den *älteren Alten* (hier 70-75 Jahre): In dieser Kohorte gibt es schon wesentlich mehr Verwitwete (44%), in der Regel Frauen. Obwohl von diesen Witwen 44% eine Berufsausbildung hatten und partiell einen Beruf, meist eine Bürotätigkeit, ausgeübt haben, sind sie zum größten Teil auf eine kleine bis kleinste Rente (27% DM 1.000,-- bis DM 1.500,-- und 26% bis DM 1.000,--) angewiesen.

Von dieser *Problemgruppe* wohnen die meisten zur Miete (zu 56%) in 1-2-Zimmer-Wohnungen, die zudem nach den Aussagen der Bewohnerinnen erhebliche Mängel aufweisen: in schlechtem baulichen Zustand sind und nur über unzureichende Sanitäreinrichtungen und Heizung verfügen. Zu allem Übel werden diese Witwen auch besonders durch die steigenden Mieten betroffen, die 1989 zu 70% über 500,-- DM lagen, zu 24% sogar über 800,-- DM, denn diese Wohnungen befinden sich meist innerhalb der Großstädte und zwar in Quartieren mit alter Bausubstanz.

Solche Substandardwohnungen sind auch in anderer Hinsicht *keineswegs "altersgerecht"*, d.h. sie sind nur in den seltensten Fällen über einen Fahrstuhl oder eine behinderten-freundliche Treppe zu erreichen und sie verfügen nicht über minimale Sicherheitseinrichtungen in den Badezimmern und Küchen. Aber auch die größeren und komfortableren Wohnungen und Eigenheime, die von älteren Menschen bewohnt werden, sind selten altersgerecht gebaut und eingerichtet, zumal sie von den heute Alten meist vor Jahrzehnten bezogen worden sind. So ermittelte das Kuratorium Deutsche Altershilfe 1982, daß immerhin 40% der Eigentümerhaushalte von über 60jährigen (d.h. 1,2 Mill. Wohnungen) nicht modernem Standard entsprechend ausgestattet waren, d.h. häufig eine Sammelheizung, seltener Bad oder sogar WC fehlten, wobei noch andere Mängel wie fehlender Haltegriff in der Badewanne, gefährlicher Fußbodenbelag, ungenügende Beleuchtung und fehlendes Treppengeländer hinzukamen, die allerdings leicht zu beheben wären. Der Architekt HOLGER STOLARZ und Mitarbeiter haben auf dieser Erhebungsgrundlage 1986 entsprechende Vorschläge zur "Wohnungsanpassung" gemacht.

Gerade in Küche und Bad wären der Beweglichkeit älterer Menschen angepaßte Höhen von Arbeitsflächen, Schränken, Waschbecken, Badewannen und Toilettensitzen angebracht. Darüber hinaus stellt die moderne Technik noch einige Hilfen für Behinderte, also auch behinderte alte Menschen, zur Verfügung, die Defizite an Beweglichkeit und in den Sinnesfunktionen ausgleichen sowie Bedürfnisse nach Sicherheit und Kommunikation erfüllen helfen (s. BLOSSER-REISEN 1990).

Die genannten Mängel an Bausubstanz und Einrichtung bringen es zusammen mit dem unzureichenden Angebot an Sozialdiensten verschiedener Art mit sich, daß ältere Menschen schon bei kurzfristigen Erkrankungen oder leichteren Behinderungen entgegen ihrer Neigung doch zu Kindern und Schwiegerkindern oder allzu früh in ein Altenwohnheim oder Altenheim ziehen müssen. Das widerspricht aber einer Altenhilfe-Konzeption, die sich in der Bundesrepublik wie in anderen europäischen Ländern - auch aufgrund der stark gestiegenen Bau- und Personalkosten von Altenheimen verschiedener Art - weitgehend durchgesetzt hat, nämlich den älteren Mitbürgern die selbständige Haushaltsführung möglichst lange zu gewährleisten und ihnen ihre sozialen und persönlichen Bindungen an die gewohnte Umgebung zu erhalten.

Dieser Konzeption sollten explizit die im Rahmen öffentlicher Förderungsprogramme, besonders des Sozialen Wohnungsbaus, seit 1957 erstellten "*Altenwohnungen*" entsprechen, preiswerte, altersgerechte Kleinwohnungen, eingestreut in Neubauten oder massiert in Altenwohnanlagen, selten in der Nähe von oder als Teil von Altenheimen bzw. Altenwohnheimen. Der gebremsten Entwicklung des Sozialen Wohnungsbaus gemäß ist bisher der von Experten geschätzte Bedarf keinesfalls gedeckt. Zudem hat DRINGENBERG (1975 b) in einer Untersuchung, die er 1972 bis 1974 in dem in dieser Hinsicht besonders fortschrittlichen Bundesland Nordrhein-Westfalen durchgeführt hat, feststellen müssen, daß die für Altenwohnungen vorgeschriebenen Standards keineswegs immer eingehalten werden, und daß es vor allem an einer ausreichenden Versorgung mit sozialen Diensten mangelt. Die Mietpreise für Altenwohnungen sind wie die der übrigen Sozialwohnungen seit etwa 1970 ohnehin so stark gestiegen, daß es nach Schätzungen von MARGRET DIECK (1979, S. 53 ff.) der bedürftigeren Hälfte der Älteren trotz des zusätzlichen Wohngeldanspruchs finanziell nicht möglich sein dürfte, eine solche Neubauwohnung zu beziehen. Nach Berechnungen von MARGRET DIECK (1979, S. 39) wohnten 1979 weniger als 2% der über 75jährigen in Altenwohnungen.

Nach DRINGENBERG (1975 b, S. 408) gibt es in Nordrhein-Westfalen Städte, die großen Wert darauf legen, relativ zentral und gestreut Altenwohnungen in Vierteln mit gewachsener Sozialstruktur zu errichten, und andere, die auch peripher gelegene Neubauviertel als Standorte für gestreut oder massiert gebaute Altenwohnungen akzeptieren, "in denen die gesamte Infrastruktur erst mit Verzögerung entsteht". Dort vermissen die älteren Menschen ein vielfältiges Angebot an Geschäften und Gaststätten, einen anregenden, wechselnden Ausblick aus der Wohnung, sichere, breite und nicht zu lange Fußwege zu den wichtigsten Geschäften, dem Arzt, der Post, der Bank und vor allem der nächsten Haltestelle eines öffentlichen Verkehrsmittels.

Solche Erfahrungen entsprechen weitgehend den sozialökologischen Einsichten, die auch sonst in der Gerontologie gewonnen wurden, so der Annahme einer "*'mittleren Bedeutung' der Nachbarschaftsbeziehungen* im Gesamtaufbau der Sozialbeziehungen alter Menschen" (L. u. H. ROSENMAYR 1978, S.146) oder dem Ergebnis einer *Mobilitätsanalyse bei 2500 über 65jährigen Bürgern* der Stadt Braunschweig, die auf einen deutlichen Zusammenhang zwischen der Wegedauer und dem Aufsuchen von Einkaufsstätten, Grünflächen und Kleingärten, dagegen einen sehr gering ausgeprägten Zusammenhang zwischen Wegedauer und dem Besuch von Stadtzentren, Ämtern, Kirchen, Theater, Kino und Sportplätzen hinwies (KÜHN et al. 1975). Diese Erkenntnisse können sowohl für die individuelle Orientierung älterer Menschen als auch für Stadt- und Sozialplaner interessant sein, insbesondere dann, wenn man die Planungskonzeption, die eine möglichst lange Erhaltung von Aktivität und Selbständigkeit beinhaltet, wirklich in die Tat umsetzen will. Allerdings gehört dazu als Ergänzung auch ein gut ausgebautes Angebot "*domizilorientierter Altenhilfe*" (siehe auch den Beitrag von AMANN in diesem Band): von Tageszentren und Altenclubs für gehfähige Ältere und vor allem bei Eintreten von Behinderungen oder immobilisierenden bzw. stark schwächenden Krankheiten von mobilen Diensten wie Haushaltshilfe, Krankenpflege und des "Essens auf Rädern" als auch von Telefonketten und telefonischen Beratungsdiensten. Bisher ist jedoch das Angebot an solchen Sozialdiensten, die übrigens vielfach auch für Bürger im jüngeren oder mittleren Alter in Notfällen entlastend sein könnten, in den Städten der Bundesrepublik unzureichend, selbst - wie DRINGENBERG (1975 b) in seiner Untersuchung aufzeigte - für die Bewohner von "Altenwohnungen". DRINGENBERG (1975 b) meinte deshalb, daß hier insbesondere die Grenzen des Konzeptes sog. "eingestreuter Altenwohnungen" unverkennbar wären, weshalb er auch auf Seiten der öffentlichen Bauträger bzw. -förderer einen Trend zur Konzentration von Altenwohnungen in Altenwohnhäusern oder mehr noch zu einer An- oder Einbindung von Altenwohnanlagen an bzw. in Altenheime oder Altenwohnheime sah, der weiterhin besteht.

Auf dem Lande leben alte Menschen noch häufiger als in der Stadt im eigenen Haus oder der eigenen Wohnung und eher in einem Drei- oder Mehrgenerationen-Haushalt, obwohl sich die Beteiligten oft mehr Distanz wünschen. Die Wohnungsausstattung hat sich an das städtische Niveau angeglichen. Und wenn Hilfe oder Pflege des Älteren notwendig wird, wird diese immer noch von Familienangehörigen, vor allem einer Tochter oder Schwiegertochter, oft über Jahre, geleistet - wegen der räumlichen Nähe, traditioneller Vorstellungen, sozialen Drucks aus der Nachbarschaft und entsprechender Vereinbarung im Hofübergabevertrag. "Am ehesten besteht dann ein Bedarf für zeitweise Entlastungen durch soziale Dienste und auch zeitweise stationäre Unterbringung" (TEWS 1987, S. 451). Der Bedarf an Altersheimen war angesichts dieser Verhältnisse bisher nur halb so hoch wie in der Großstadt (s. auch LANGEN u. SCHLICHTING 1992).

2 Die "Altersheime"

In der Sprache der Sozialverwaltung handelt es sich um sog. *"Sonderwohneinrichtungen"* für alte Menschen, die ein gestaffeltes Angebot stützender Dienste bereitstellen:

1.) *die Altenwohnheime*, einer "Zusammenfassung in sich abgeschlossener Ein- oder Zweipersonenwohnungen, die nach Lage, Bemessung und Ausstattung den besonderen Bedürfnissen alter Menschen entsprechen" (*Bayer. Staatsministerium d. Innern* 1973, S. 800) und im Bedarfsfall verschiedene Grade von Versorgung und Betreuung anbieten,

2.) *die Altenheime*, der bei weitem häufigsten Sonderwohnform, einer Agglomeration von Ein- bis Mehrbettzimmern oder auch kleinen Appartements mit Sanitärraum, in denen "alte Menschen, die bei der Aufnahme zur Führung eines eigenen Haushalts nicht mehr imstande, aber nicht pflegebedürftig sind, voll versorgt und betreut werden" (*Deutscher Verein für öffentliche und private Fürsorge* 1970, S. 17 ff.),

3.) *die Pflegeheime*, die ähnlich wie Krankenhäuser, aber in medizinischer Hinsicht weniger intensiv, der umfassenden Betreuung und Versorgung dauernd pflegebedürftiger alter Menschen - meist in Ein- oder Mehrbettzimmern, die allerdings wie Wohnräume eingerichtet sind - dienen sollen,

4.) *die mehrgliedrigen Alteneinrichtungen*, bei denen es sich um eine Kombination verschiedener Sonderwohnformen, meist eines Altenwohn- oder Altenheims plus einer Pflegeabteilung oder eines Pflegeheims handelt, in der vor allem der problematische Milieuwechsel im Krankheits- oder Behinderungsfall vermieden werden soll, und schließlich

5.) *die Seniorenstifte oder Wohnstifte*, "die auf einem gehobenen Anspruchs- und Leistungsniveau Wohnraum, Versorgung und Betreuung für ältere Menschen bieten" (DIECK 1979, S. 40) und denen ein gewisses Finanzierungsrisiko anhaftet, weil sie nicht mit Mitteln der öffentlichen Hand, sondern mit Hilfe von Einliegerdarlehen errichtet worden sind. MAJCE (1978, S. 274) argumentiert zu Recht, daß die Bedeutung solcher Sonderwohnformen, die er unter dem in der Alltagssprache üblichen *Sammelbegriff "Altersheim"* zusammenfaßt (dem wir uns im folgenden wenn notwendig auch anschließen wollen), sich nicht in den knappen 4% der über 65jährigen abbildet, die nach Querschnittsuntersuchungen zu bestimmten Stichtagen in solchen Heimen wohnen, sondern vielmehr an den *etwa 25% älterer Menschen* gemessen werden muß, die eine mehr oder weniger lange *letzte Lebensphase in "Altersheimen"* verbringen werden, wobei die Chance zur Heimübersiedlung *vor allem ab dem 75. Lebensjahr* ansteigt (das Durchschnittsalter bei Heimbewohnern liegt mittlerweile bei etwa 84 Jahren und zeigt noch steigende Tendenz).

Das "Altersheim" als Domizil wird, wie wiederholt in Befragungen festgestellt wurde, generell und häufig mit emotional geladener Heftigkeit abgelehnt (s. z.B. *Ältere Menschen in Schleswig-Holstein* 1991, S. 30 ff.); MAJCE (1978, S. 267) nennt es ein *"negativ besetztes Antimodell unserer Gesellschaft"* mit ihren besonders betonten Werten von Individualismus, Freiheit und Aktivität. Dies spiegelt sich in den häufigsten Argumenten gegen eine Übersiedlung ins "Altersheim", nämlich der *Reglementierung*, die vor allem die Männer befürchten, und dem *Massenbetrieb*, den insbesondere die Frauen ablehnen. Auch ist das historisch belastete, negative Image des "Altersheims" als *"Altenasyl"*, in dem finanziell schwache, zu bemitleidende Wesen "ohne interpersonelle Beziehungen, von geringem Selbstwertgefühl, hilflos und gebrechlich" (LEHR 1970, S. 347) untergebracht sind, keinesfalls ausgelöscht. Ältere Menschen scheinen sich zudem bewußt zu sein, daß die Bevölkerung weithin Altersheimbewohner als "sozial isolierte, einsame alte Leute *ohne Familie*" (MAJCE 1978, S. 266) ansieht oder, sollten sie noch nähere Verwandte haben, ihnen vereinzelt sogar *Konflikte mit der Familie* unterstellt. Als ein weiterer sehr gravierender Grund gegen den Einzug in ein Heim wird von URSULA LEHR (1972, S. 263) der *"erlebte Endgültigkeitscharakter"* dieses Schritts genannt, der "das Altenheim als unwiderruflich letzte Station des Lebens" erscheinen läßt. Es ist allerdings anzumerken, daß sich das negative Image vom "Altersheim" vor allem an dem häufigsten (und traditionellen) Typus des "Altenheims" orientiert, gelegentlich auch am Typus des "Pflegeheims", dagegen kaum an dem moderneren und freizügigeren Typus des "Altenwohnheims" oder gar des gehobenen Ansprüchen genügenden "Seniorenstifts".

Trotz aller Antipathien gegen "Altersheime" sehen sich einige alte, meist hochbetagte Menschen aus verschiedenen Gründen, die häufig auch in einer komplexen Verbindung auftreten, veranlaßt, in eines solcher Heime zu ziehen. An *Einzelgründen für einen Heimeintritt* werden weitaus am häufigsten *"gesundheitliche Probleme"* genannt; in einer Reihe in- und ausländischer Studien hat sich jedoch gezeigt (vgl. auch FISCHER 1976 und die Übersichten bei MAJCE 1978), daß es sich dabei selten um stark behindernde, längerfristige Erkrankungen handelt, sondern meist um eine vorübergehende Schwächung etwa nach einem Krankenhausaufenthalt oder um eine gelegentlich auftretende Erkrankung, bei der aber weder im Kreis der Verwandten oder Freunde noch bei öffentlichen Einrichtungen Hilfe gefunden werden konnte, und schließlich, daß nicht selten auch nur solche Notlagen befürchtet werden. Leichte gesundheitliche Behinderungen können in den wenig altersgerechten Wohnungen, in denen die meisten älteren Menschen leben, schnell zu einem gravierenden Problem werden; unter diesem Aspekt ist auch der an zweiter Stelle auftretende Heimeinzugsgrund *"schlechte Wohnverhältnisse"* zu sehen; allerdings stehen hinter dieser Angabe gelegentlich auch der plötzliche Verlust der gewohnten Wohnumwelt durch Kündigung aus verschiedenen Gründen - u.a. wegen Haus-Sanierung oder gar -Abriß. An der dritten Stelle der Gründeliste findet sich *"der Tod des Ehepartners"*, der nicht nur eine sehr belastende Einsamkeit mit sich bringt, sondern öfters auch *finanzielle Einbußen* und damit eventuell Wohnungsprobleme, und dem Hinterbliebenen eine wesentliche psychische und physische Stütze in Krankheitsfällen nimmt. Und schließlich werden, wenn auch zögernd und manchmal verdeckt, *"familiäre Probleme"* genannt, sei es, daß die Angehörigen nicht mehr gelegentlich aushelfen können oder wollen, sei es, daß es zu einem Konflikt mit Kindern oder häufiger Schwiegerkindern bei Zusammenwohnen unter einem Dach gekommen ist, oder der Ältere aus anderen Gründen (auch aus gesundheitlichen oder finanziellen) zu einer zu großen Belastung für die jüngere Familie geworden ist. Zumindest wird von Altersheimbewohnern nicht selten - in einer Erhebung in Augsburg (PFAFF et al. 1980, Bd. 1, S. 57) beispielsweise von

16,2% - bekannt, daß ihre Verwandten ihnen zu diesem Entschluß geraten hätten.

Die Gründe für die Heimübersiedlung führen zu einer spezifischen *Zusammensetzung der Bewohner von "Altersheimen"*: Es finden sich dort vor allem *Hochbetagte* - zu über 80% in einem Alter von 75 Jahren und mehr - und Frauen, letztere zu einem ihre altersspezifische Quote von etwa 70% noch übersteigenden Anteil, so daß MARTIN PFAFF und Mitarbeiter 1980 für die Augsburger Altersheime feststellen mußten: "Die Häfte der Insassen sind über 79jährige Frauen!" (Bd. 1, S. 52). Es handelt sich zudem dabei meist um *alleinstehende*, vor allem verwitwete Frauen, denn unter den Altersheimbewohnern beiderlei Geschlechts sind die Verwitweten mit etwa zwei Dritteln deutlich überrepräsentiert, ebenso die zahlenmäßig weit kleinere Kategorie der Ledigen mit etwa 22% gegenüber einem Anteil von 7-9% in den "Normalwohnungen" (s. MAJCE 1978, S. 280). Gleichzeitig fällt in den meisten Untersuchungen (vgl. auch FISCHER 1976, S. 50) "ein beträchtliches Kinderdefizit der Heiminsassen" (MAJCE 1978, S. 280) auf oder auch der Umstand, daß ihre "engsten Verwandten" von ihnen durch eine schwer zu überwindende Entfernung getrennt sind. Es ist also eher eine prekäre soziale Situation, nämlich Einsamkeit und die Unfähigkeit, sich für Notfälle Hilfe absichern zu können, als eine aktuelle und andauernde Versorgungsbedürftigkeit, die zur Heimübersiedlung führen.

Der Gesundheitszustand der Bewohner von Heimen ist keineswegs stets schlechter als der der Gleichaltrigen in "Normalwohnungen": Nach einer Erhebung in Köln 1972 (FISCHER 1976, S. 51) war der subjektiv eingeschätzte Gesundheitszustand bei Bewohnern von *"Altenwohnheimen"* sogar erheblich besser als bei der mitbefragten Kontrollgruppe der gleichaltrigen "Normalwohnenden", und bei den Bewohnern von stärker auf Versorgung ausgerichteten *"Altenheimen"* war der Anteil der ihre Gesundheit als schlecht Bezeichnenden etwas größer als in der Kontrollgruppe, dafür aber die Quote der Personen mit mittelmäßigem Befinden geringer und der sich Gutfühlenden umso höher. Zwar hob sich der subjektiv eingeschätzte Gesundheitszustand der Altenheimbewohner in Augsburg, die das INIFES-Team 1979 befragt hat (PFAFF et al. 1980, Bd. I, S.56), etwas ungünstiger von dem der gleichaltrigen Augsburger ab, doch fühlten sich auch dort immerhin 26,6% "gesund" (gegenüber 45,9% in der Vergleichsgruppe), 56,8% "teils-teils" (gegenüber 48%) und nur 16,6% "krank" (gegenüber 6%). Einen hohen Anteil an älteren Kranken, Bettlägrigen wie Gehbehinderten findet man dagegen in den *Pflegeheimen* und *Pflegeabteilungen* von Altenheimen, aber diese beherbergen nur etwa 20% aller "Altersheimbewohner".

Die Verteilung der älteren Heimbewohner auf die verschiedenen Heimtypen richtet sich jedoch keineswegs nur nach dem Grad gesundheitlicher Beeinträchtigung und damit der notwendigen Versorgungsstufe, sondern auch sehr merklich nach der *Schichtzugehörigkeit*, die sich sowohl in der finanziellen Situation als auch im Bildungsniveau ausdrückt: Nach der Kölner Untersuchung von 1972 (FISCHER 1976, S. 52 f.) hatten die meisten Altenheimbewohner nur die Volksschule besucht, während der größte Teil der Bewohner der Altenwohnheime eine Lehre abgeschlossen oder die mittlere Reife erreicht hatte; 65% der Altenheimbewohner meinten mit ihrem Geld "gerade eben" oder "gar nicht" auszukommen, während 60% der Wohnheimbewohner eine "gute" finanzielle Situation angaben. MAJCE (1978, S. 283 ff.) hat darauf aufmerksam gemacht, daß nach Studien in verschiedenen europäischen Staaten, auch der Bundesrepublik, außerdem eine unterschiedliche Rekrutierung von älteren Heimbewohnern je nach ihrer Schichtzugehörigkeit für die Heime verschiedener Trägerorganisationen stattfindet: Angehörige der Unterschichten findet man vor allem in den Heimen öffentlicher, meist städtischer Träger, die gleichzeitig schlechter ausgestattet sind, während die Angehörigen der Mittelschichten überwiegend bis ausschließlich in privaten Heimen mit höherem Wohnkomfort und besserer Betreuung leben.

Angesichts der heimspezifischen *Selektion* und der im Durchschnitt unterschiedlichen Wohnqualität in den Heimen verschiedenen Typs sind die Befragungsergebnisse von FISSENI (1974 c) nicht überraschend, daß es bei ihren Bewohnern in den Dimensionen "Zufriedenheit", "Umwelt-Interesse" und "Aktivität" ein deutliches Gefälle gibt von den Wohnheimen über die Altenheime zu den Pflegeheimen. Nur ist sehr fraglich, welcher Teil dieser Unterschiede der vorgängigen Selektion und welcher den diversen Heimmilieus zuzuschreiben ist, d.h. als spezifischer "*Institutionalisierungseffekt*" zu bezeichnen ist. Mit diesem methodisch schwer lösbaren Problem haben sich - auch in der Bundesrepublik - einige Gerontologen auseinandergesetzt (besonders FISCHER 1976, SCHICK 1978). Ausgangspunkt ihrer Untersuchungen waren die meist kongruenten Befunde zahlreicher in- und ausländischer Studien, die bei den Heimbewohnern im Vergleich zu ihren Altersgenossen in Normalwohnungen eine stark *beeinträchtigte Existenz* erbrachten, die folgende negative Merkmale aufwies:

l) eine verminderte Kontakthäufigkeit, 2) ein verringertes Aktivitätsniveau, 3) eine verminderte Lebenszufriedenheit, die auch mit Einsamkeitsgefühlen und herabgesetztem Selbstwertgefühl verbunden war, 4) eine verkürzte Zeitperspektive, 5) ein verringertes Interessenspektrum, 6) eine verringerte geistige Leistungsfähigkeit und 7) eine erhöhte Mortalität (vgl. FISCHER 1976, S. 6).

Organisationssoziologische Studien über Altersheime wie die von ANTHES (1975 u. 1978), die anhand einer Inhaltsanalyse von Heimordnungen durchgeführt worden ist, haben im allgemeinen ein Bild ergeben, das doch einige Züge jenes Negativmodells "*Totale Institution*" enthält, das ERVING GOFFMAN (1973) für Asyle, Psychiatrische Anstalten, Gefängnisse und ähnliche Einrichtungen gezeichnet hat, die das Leben ihrer "Insassen" total - und nicht nur für die Stunden der Arbeit - bestimmen.

"In totalen Institutionen besteht eine fundamentale Trennung zwischen einer großen, gemanagten Gruppe, treffend "Insassen" genannt, auf der einen Seite, und dem weniger zahlreichen Aufsichtspersonal auf der anderen. Für den Insassen gilt, daß er in der Institution lebt und beschränkten Kontakt mit der Außenwelt hat. Das Personal arbeitet häufig auf der Basis des 8-Stundentages und ist sozial in die Außenwelt integriert." (GOFFMAN 1973, S. 18)

Diese Trennung zwischen den Lebenswelten der "Bewohner" und "Betreuer" gibt es auch in den Altersheimen, selbst dann, wenn das Personal weitgehend von einem religiösen Orden gestellt wird, länger als acht Stunden arbeitet und in einem Teil des Heims lebt, denn dann tritt das Ordensleben an die Stelle eines Privatlebens. In einer Untersuchung über 20 Altersheime in Braunschweig 1975 stellten

SCHMITZ-SCHERZER und seine Mitarbeiter fest, daß 4 Heime nur eine Teilzeit- und ein kleineres lediglich eine ehrenamtliche Heimleitung hatten. Bei der beruflichen Ausbildung der Heimleiter bzw. häufiger Heimleiterinnen waren vor allem Krankenschwestern, Altenpfleger, Kaufleute und Verwaltungsfachleute vertreten. Die knapp bemessenen Stellen und vor allem der relativ *schlechte Ausbildungsstand* fielen SCHMITZ-SCHERZER und seinem Team auch bei dem übrigen Personal auf, das überwiegend aus Kräften für Verwaltung, Hauspflege, Küchendienst und die Alten- wie Krankenpflege bestand. Es waren zu 87% *Frauen*, meist zwischen *40 und 60 Jahre alt*, verheiratet und mit Kindern, die sich in den Heimen in Ganztags- oder Teilzeitarbeit ein bescheidenes Einkommen verdienten. Die meisten waren mit ihrem Arbeitsplatz recht zufrieden, auch mit ihrem Einkommen; lediglich etwa ein Viertel, nämlich die, denen immer wieder viele Überstunden abverlangt wurden, fühlten sich übermäßig körperlich und vor allem seelisch belastet. Die Einstellung des Personals gegenüber alten Menschen hat sich in dieser Braunschweiger Befragung als nicht ganz so negativ erwiesen, wie man es angesichts des sehr niedrigen Ausbildungsniveaus, das häufig nur auf einer Anlernphase basierte, hätte vermuten können, aber es zeigten sich durchaus auch negative *Altersstereotypien* wie z.B. die Meinung von knapp 40% des Personals, daß alte Leute "schwierige Persönlichkeiten" seien (SCHMITZ-SCHERZER et al. 1977, S. 60). Andererseits war bei den Befragten ebenso eine Sensibilität für die Bedürfnisse der Altersheimbewohner, besonders das nach Aussprache und psychische Stütze, unverkennbar, denen sie ihrer Ansicht nach aus Zeitmangel nicht genügend entsprechen können. Neuere Untersuchungen sind gezielter Formen von herabwürdigendem oder sogar *aggressivem Verhalten des Personals* gegenüber den Bewohnern von Alten- und Pflegeheimen nachgegangen. Während Verletzungen der Privatsphäre alter Menschen in Heimen häufig vorkommen (nach systematischen Beobachtungen in Berliner Heimen, SAUP 1984), sind nach einer, wenn auch unzureichenden schriftlichen Befragung in Schweizer Heimen durch SCHNEIDER (1990) Beschimpfungen und Bedrohungen selten und Schläge extrem selten; meist wird solches Verhalten durch ähnliches Benehmen von den Alten selbst ausgelöst, von denen allerdings die Mehrzahl zu den "Verwirrten" zu rechnen ist.

Immer wieder wird auf die sog. "*Sachzwänge*" verwiesen, die als unabänderbar hingenommen werden und als Rationalisierungen dafür dienen, daß Altersheime - wie andere bürokratisch organisierte Dienstleistungsbetriebe auch - eher auf einen möglichst reibungslosen Betrieb bedacht sind und eher auf die Ansprüche des Personals, z.B.in Bezug auf Arbeitszeitregelungen, Arbeitserleichterungen und Vermeidung von Konflikten, eingehen als auf die Bedürfnisse ihrer Klienten, insbesondere, wenn es sich dabei um individuell unterschiedliche handelt. Ausdruck jener "organisatorischen Rationalität" sind die *Hausordnungen*, von denen JOCHEN ANTHES und NORBERT KARSCH (1975) 526 aus Altenheimen in Nordrhein-Westfalen und Bayern einer Inhaltsanalyse unterzogen haben (vgl. auch ANTHES 1975 u. 1978). Der Verhaltensspielraum der Heimbewohner wird durch die Hausordnungen, die "jederzeit" "gebührenden" oder auch "willigen Gehorsam" (ANTHES 1978, S. 208) fordern, vielfach eingeschränkt: durch die *Festlegung bestimmter Zeiten* für das Aufstehen und das Zu-Bett-gehen, das Essen und das Ruhen, das Ausgehen und das Besuchempfangen, und durch die *Verbote bestimmter Tätigkeiten* wie Tee- und Kaffeebereiten, Waschen von kleinen Kleidungsstücken oder Bügeln (vgl. auch SCHMITZ-SCHERZER et al. 1977 u. FISCHER 1976). Solche Reglementierungen bestehen auch dort, wo sie nicht mit der Rücksicht auf die Bedürfnisse von Mitbewohnern - etwa in Mehrbettzimmern - oder dem erhöhten Risiko eines Unfalls zu rechtfertigen wären. Unter diesen Aspekten erscheint die offizielle terminologische Zusammenfassung solcher Heime unter "*geschlossener Altenhilfe*" nicht nur als sprachliches Relikt.

Die oben genannten Merkmale einer beeinträchtigten Existenz von Altersheimbewohnern müssen als das Resultat einer der Heimübersiedlung vorgängigen Selektion plus der durch solche institutionellen Zwänge bestimmten "*Karriere*" eines Heimbewohners gedeutet werden. Schon die *Phase vor Heimeintritt* wird als psychisch und physisch besonders belastend erlebt, da sie von gravierenden Veränderungen im eigenen Gesundheitszustand oder in der sozialen bzw. baulichen Umwelt, jenen oben diskutierten Gründen für den Entschluß zur Heimübersiedlung, und meist der Auflösung des eigenen Hausstands - und damit der Trennung von vielen mit Erinnerungen behafteten Gegenständen - gekennzeichnet ist; diese Belastungen werden potenziert, wenn die Ungewißheit einer längeren Wartezeit auf einen Heimplatz hinzukommt (LEHR 1972, S. 268). Zwar ist in den meisten Wohnheimen und Altenheimen das Mitbringen einiger Einrichtungsstücke erlaubt oder sogar erwünscht, dennoch ziehen die älteren Menschen mit deutlich reduziertem Hab und Gut in die Heime. Als einen weiteren, demütigenden Statusverlust in der *Übertrittsphase* erleben sie die Einordnung als "*Sozialhilfe-Fall*", die angesichts der gestiegenen Unterbringungskosten immer häufiger eintritt - unter den Augsburger Heimbewohnern war 1980 immerhin ein Viertel davon betroffen, von den Pflegefällen sogar die Hälfte (PFAFF et al. 1980, S. 55 f.). Nach Offenlegung ihrer finanziellen Lage und der ihrer nächsten Anverwandten, nach Abtretung ihrer allzu geringen Rente bleibt ihnen nur ein kleines Taschengeld. Besondere Schwierigkeiten in der *Anpassungsphase* treten auf, wenn die Heimübersiedlung erst nach allzu langer Wartezeit oder auch überstürzt, ohne oder mit falscher Vorbereitung erfolgt oder sogar unter Zwang geschieht; in einer Untersuchung von JANSEN (1971, S. 286) heißt es dazu:

"Außer (den) 34% alter Menschen, bei denen die Altenheimeinweisung zur psychosomatischen Dekompensation führt, finden wir 41%, bei denen die fehlmanipulierte und psychologisch ungeschickte Altersheimeinweisung eine Adaptation in der neuen Umgebung erschwert."

Die Anpassung an die neue Umwelt und ihre Normen gelingt am schnellsten den älteren Frauen, deren Lebenssituation vor Heimeintritt besonders problematisch war; sie empfinden schon nach wenigen Wochen die Ordnung und Sicherheit des Heims als entlastend und können manchmal sogar ihre sozialen Kontakte erweitern. Die relativ jüngeren, anspruchsvolleren Frauen und insbesondere die Männer rebellieren eher gegen die Reglementierung und die folgenden Einbußen an Selbstwertgefühl (LEHR 1972, S. 269). Schließich wird meist jene erwartete Unterwürfigkeit erreicht, eine "Pseudodevotion" gegenüber dem Personal, wie es FRANZISKA STENGEL (1958, S. 229) ausgedrückt hat, auch wenn diese nicht selten von Resignation und Apathie begleitet ist. Zu Depersonalisation oder sogar Dekompensation kommt es auch am ehesten, wenn die "Karriere" nicht im Wohnheim oder Altenheim endet, sondern eine *Verlegung auf die "Pflegestation"* oder - problematischer - *in ein entfernteres Pflegeheim* notwendig wird, wo eine weitere Einschränkung des Verhaltensspielraums erfahren wird. Angesichts der Überalterung der Populationen in Wohn- und Altenheimen tritt diese erneute Belastung Hochbetagter, zudem noch bei stark verschlechtertem Gesundheitszustand, immer häufiger auf. Um die Problematik zu mildern, haben einige Wohn- und Altenheime Teile ihrer Gebäude und Pflegestationen umfunktioniert. Eine solche Lösung setzt zusätzliche finanzielle Mittel, eine gewisse bauliche Variabilität und vor allem personelle und organisatorische Flexibilität voraus.

Man kann die an Altersheimbewohnern - im Vergleich zu Gleichaltrigen in Normalwohnungen - beobachteten geringeren Grade an Aktivität, an Kontaktbereitschaft und Lebenszufriedeneit allerdings nicht allein als Produkte dieses Institutionalisierungsprozesses ansehen, sondern muß sie verstehen als Resultate eines *komplizierten Zusammenwirkens spezifischer Selektionsvorgänge*, eventuell auch von Problemen der "Wartezeit", *und eben der Institutionalisierungseffekte*. Aus den Pfadanalysen, mit deren Hilfe INGRID SCHICK (1978) die Komplexität dieser Zusammenhänge zu erfassen suchte, ergab sich:

"Wesentliche Determinanten der Lebenszufriedenheit sind also unserem Modell zufolge der sozioökonomische Status, subjektiver und objektiver Gesundheitszustand, die Situation vor Heimeintritt, alle ökologischen Heimmerkmale, Reglementierungsgrad und Einstellung des Personals zur Mitbestimmung, die ihrerseits auf die Bewohnerkontakte und auf das Erleben der Heimsituation Einfluß haben." (SCHICK 1978, S. 218)

Bei der Analyse des Negativresultats, nämlich von Resignation und sozialem Rückzug wurde das ausschlaggebende Gewicht des *sozioökonomischen Status* noch deutlicher, denn er zeigte sowohl direkten Einfluß auf die Befindlichkeit als auch indirekten über Gesundheit, Heimqualität, Wohnform, die Veränderung der Kontakte seit Heimeintritt und das Erleben der Heimsituation.

Die entscheidende Bedeutung der sozialen und wirtschaftlichen Ausgangslage des in ein Altersheim Eintretenden enthebt Heimträger, Heimleitungen und Heimpersonal nicht der Verantwortung für ihren Beitrag zu seinem Wohl- oder Schlechtergehen. Bauliche und organisatorische Gegebenheiten sowie die Haltung des Personals bestimmen eben den Rahmen, in dem sich das Leben der Heimbewohner entwickeln kann. Eine *großzügige Organisation*, eine *stimulierende Umgebung*, ein *abwechslungsreicher Zeitablauf* wirken nach den verschiedenen Studien (LEHR 1972, S. 271 f.) Unzufriedenheit, Depressivität und Desinteresse erfolgreich entgegen. Und URSULA LEHR (1972, S. 271 f.) fügt hinzu:

"Mit Betreuung und Pflege allein ist es oft nicht getan; Maßnahmen der Rehabilitation und der Reaktivierung körperlicher und seelisch-geistiger Kräfte sollten sorgsam geplant werden, so daß unter dem Begriff der 'Institutionalisierungseffekte' nicht mehr ausschließlich negative Auswirkungen und Abbauerscheinungen zu fassen sind, sondern auch Rehabilitationserfolge aufzuführen sind."

Von *neueren, mehrgliedrigen Alteneinrichtungen* in Hamburg mit sehr erfreulichem Ambiente haben KEMPE und CLOSS 1979 berichtet: die *Sozialkontakte waren erstaunlich rege*, von den Bewohnern der Altenwohnanlage mit einem Durchschnittsalter von 76,3 Jahren eher nach außen - vor allem auf Angehörige - gerichtet, die der Altenheime mit einem Durchschnittsalter von 78,5 bzw. 83,5 Jahren eher intern auf Zimmernachbarn und Freunde bezogen, wobei auch intern die private Geselligkeit organisierte Gruppenaktivitäten meist überwog. In dieser Studie ergab sich wieder eine stark ausgeprägte positive Korrelation zwischen dem Ausmaß an Sozialkontakten und der *Lebenszufriedenheit*.

Ob die Heimbewohner selbst über die ihnen durch das "Heimgesetz" vom August 1974 eingeräumten Mitwirkungsrechte, vor allem über die Wahl eines "*Heimbeirats*" positive Veränderungen erreichen können, bleibt fraglich, zumal den Heimträgern und Heimleitungen ein erheblicher Entscheidungsspielraum zugestanden worden ist, in welchen Bereichen sie die Mitwirkung der Hochbetagten zulassen wollen. Untersuchungen, die die Fragen der Mitwirkungsrechte mit einschlossen, weisen hier auf potentielle Konflikte hin: Während das Heimpersonal als mögliche Mitwirkungsfelder vor allem die Planung von geselligen Veranstaltungen und die Freizeitgestaltung sowie die Schlichtung von Konflikten zwischen den Heimbewohnern ansah und erst in zweiter Linie die Behandung von Beschwerden, die Aufstellung des Speiseplans, Heimordnungsbelange, Ausstattung und Ausgestaltung des Heims (SCHMITZ-SCHERZER et al. 1977. S. 62), bestand nach Erfahrungsberichten (DOROTHEA RICHTER, Dez. 1974, S. 319) die Haupttätigkeit der Beiräte darin, der Verwaltung Klagen und Wünsche - überwiegend Verpflegungs- und Heimausstattungsfragen betreffend - vorzutragen. Doch fehlt es den Heimbeiräten an ausreichenden Sanktionsmöglichkeiten, so daß man der Ansicht von ANTHES (1978, S. 220) wohl zustimmen muß, "(...) daß das Gesetz zur Beseitigung extremer Formen der Bevormundung der Heimbewohner beitragen wird, daß aber andererseits das Problem der Abhängigkeit der Bewohner von der Institution von ihm nur geringfügig tangiert wird."

3 Die Wohnbedürfnisse älterer Menschen

Die Schätzung des quantitativen wie qualitativen Bedarfs an Wohnungen und Wohnräumen für ältere Menschen, die für die sozial- und wohnungspolitische Planung immer wieder benötigt wird, stellt ein sehr schwieriges Unterfangen dar, wie an der Analyse des Bearfs an Altenwohnungen in Nordrhein-Westfalen von RAINER DRINGENBERG (1975 a) exemplarisch deutlich geworden ist. Dabei spielen Unterschiede der Zielvorstellungen, der Einschätzung der gesellschaftlichen Entwicklung, der Wahrnehmung und Bewertung der aktuellen Wohnsituation und die Abschätzung der Realisierungsmöglichkeiten eine Rolle. Angesichts dieser Schwierigkeiten hat man sich meist an den von den älteren Menschen selbst geäußerten Wohnbedürfnissen, wie sie in verschiedenen Befragungen festgehalten wurden, orientiert (z.B. BLUME 1962, DITTRICH 1972, *Ältere Menschen in Schleswig-Holstein* 1991).

Als ihre wichtigsten *Bedürfnisse* nennen ältere Menschen meist das Bedürfnis nach *Sicherheit*, in materieller und medizinischer Hinsicht, und das Bedürfnis nach *Unabhängigkeit und Selbständigkeit*. Da sich diese beiden Hauptbedürfnisse in vielen Aspekten widersprechen, gilt es - auch bei der Planung von Altenwohnungen -, in ihrer Entsprechung eine optimale Balance herzustellen. Ihr dritter Wunsch betrifft "kontaktfördernde Räume", vor allem *Altenclubs, Altentagesstätten und Altenzentren*, die einen Ersatz für die früher am Arbeitsplatz befriedigten Bedürfnisse nach sozialen Kontakten bieten könnten. In den *Beziehungen zu ihren Kindern und Enkelkindern* wünschen sie sich, wie es TARTLER (1960) ausgedrückt hat, "die innere Nähe durch äußere Distanz" oder, wie es ROSENMAYR und KÖCKEIS (1965) formuliert haben, "*Intimität auf Abstand*", d.h. ein Wohnen in Besuchsnähe, aber nicht unter einem Dach.

Das *Bedürfnis nach Sicherheit* läßt sich auch noch weiter auflösen in die Wünsche nach Ruhe, nach einer Sicherheit und Abwechslung bietenden Umgebung, vor allem nach entsprechenden Spazierwegen, nach Nähe zu Arzt, zu Apotheke und Gaststätte, und nach der Möglichkeit, Hilfe bei einem Altenservicezentrum in der Nähe zu finden oder als ambulanten Dienst abrufen zu können bzw. in ein nahes Altenpflegeheim, wenn es notwendig werden sollte, aufgenommen zu werden. Auch die Ärzte sind allgemein der Meinung, daß bei einer solchen Übersiedlung, sei es von der eigenen Wohnung, sei es vom Altenwohnheim oder Altenheim aus, die *Kontinuität der Umgebung* möglichst gewahrt werden solle. Sie fordern darüber hinaus für alle alten Menschen - gerade auch wenn sie noch rüstig sind - die Möglichkeit zu altersgerechter Gymnastik und zu ungestörtem Schwimmen. Das heißt, es müßte in den Großstädten in den verschiedenen Stadtteilen verstreut *Altenpflegeheime* und *Altenservicezentren* geben, ebenso welche in Mittel- und Kleinstädten sowie zentralen Orten auf dem Lande.

Wären in unseren Städten das *System der offenen Altenhilfe*, die Dienste der Haushaltshilfe, des "Essens auf Rädern" und der Krankenpflegedienst besser entwickelt, wären mehr differenzierte und gut eingerichtete Altenclubs, Altentagesstätten und Altenzentren vorhanden, könnten die Hauptbedürfnisse alter Menschen weitgehend außerhalb von Heimen befriedigt werden. Da dies aber in der Bundesrepublik noch keineswegs gewährleistet ist, sehen sich ältere Menschen, sobald sie gebrechlicher werden, die Haushaltsführung nicht mehr alleine bewältigen können oder häufiger der Krankenpflege bedürfen, gezwungen, *zugunsten ihres Sicherheitsbedürfnisses in ein Altenwohnheim oder Altenheim überzusiedeln*, wobei sie meist auf einen Großteil ihrer persönlichen Unabhängigkeit verzichten müssen.

Die *Wohngemeinschaft* - d.h. das Zusammenleben älterer Menschen oder auch von älteren und jüngeren in einer größeren Wohnung -, die in den achtziger Jahren meist auf Initiative von Altenhilfe-Institutionen erprobt wurde, blieb bisher vereinzelter Versuch, wurde nicht zu einer von vielen Senioren akzeptierten alternativen Wohnform. Obwohl die Experimente damit durchaus viele positive Seiten zeigten und nicht alle scheiterten, ist der Wohngemeinschaft, wie auch bei jungen Erwachsenen schon nachgewiesen (CYPRIAN 1978), eine erhebliche Labilität eigen. Sie ist deshalb nicht für die Sicherheit und Beständigkeit suchenden alten Menschen geeignet, sondern eher für soziable und kompromißbereite Senioren, die noch auf "Ein neues Leben" (SCHACHTNER 1989) neugierig und entsprechend rüstig sind. Die hohe Mitgliederfluktuation in Wohngemeinschaften, ob sie nun aus jüngeren oder älteren Menschen bestehen, hängt mit der Einschränkung der Privatheit und dem Anpassungsdruck zusammen, die von vielen auf Dauer nicht hingenommen werden.

Eine lockerere Wohnform, die alten Menschen Sozialkontakte und Hilfe bei alltäglichen Problemen und leichten Erkrankungen bieten kann, sind die *"Hausgemeinschaften Alt und Jung"*, die in den letzten Jahren meist auf Betreiben der *Grauen Panther* und mit Unterstützung öffentlicher Träger vereinzelt zustande gekommen sind. Sie bieten älteren wie jüngeren Menschen kleine, separate Sozialwohnungen in einem Haus mit einem Gemeinschaftsraum im Parterre - unter der Bedingung, daß sie einander beistehen. Diese Wohnform scheint sich bei den meist sozial orientierten jungen Erwachsenen und den Sicherheit und Kontakte suchenden Senioren eher zu bewähren (s. den Erfahrungsbericht der Journalistin JOOSTEN 1993 über ein solches Projekt in Hamburg). Bei längerer Pflegebedürftigkeit stoßen allerdings auch solche Wohn-Pflege-Hausgemeinschaften an die Grenze ihrer Leistungsfähigkeit.

Von einem idealen Altenwohnheim erwarten alte Menschen eine Reihe von Diensten: die Möglichkeit zur *Beratung* in allen Lebensfragen, *Haushaltshilfe*, einen *potentiellen Mittagstisch*, *Pflege* in der Wohnung bei leichter Erkrankung und stationäre Krankenpflege in einer nahen Pflegestation bei längerer, schwererer Krankheit. Der Wunsch nach einem immer weiteren Versorgungsangebot steigt nach SIN mit zunehmendem Alter (DITTRICH 1972, S. 227). Doch will man nicht an seine Gebrechlichkeit zu sehr erinnert werden; nach den Befragungsergebnissen von BLUME (o. J.) sollte deshalb die Pflegestation zwar in der Nähe, aber nicht zu nah, zu sichtbar im Wohnkomplex sein.

Gewünscht wird auch eine *komfortable, moderne Ausstattung* der Wohnheime und Wohneinheiten, Zentralheizung, eine eigene Naßzelle mit Bad und WC und - bei höheren Gebäuden - ein Aufzug, nicht aber eine hypermoderne, pompöse Architektur.

Vielfach, gerade auch von alleinstehenden Älteren wird eine *Zunahme geselliger Kontakte* erhofft. Es hat sich gezeigt, daß sich die alten Menschen in kleinen oder aufgegliederten Baueinheiten am wohlsten fühlen und am schnellsten Freundschaften schließen. Neben kleinen Räumen für das gemeinsame Fernsehen scheinen zusätzlich größere Gemeinschaftsräume, die von den Älteren selbst verwaltet werden, das Entstehen einer Geselligkeit unter den Heimbewohnern zu fördern. Was die Zusammensetzung der Bewohnerschaft solcher Einrichtungen angeht, so zielt die Präferenz der Alten auf die gemischt-geschlechtliche, aber sozial homogene Gruppe.

Die Befürchtungen älterer Menschen, sie könnten bei einer Heimübersiedlung den Gewinn an Sicherheit und Sozialkontakten unter Gleichaltrigen mit einem Verlust an Autonomie, individueller Lebensführung, Aktivität und einem Nachlassen der Kontakte zur übrigen Bevölkerung, insbesondere zu Verwandten und Freunden, bezahlen müssen, können leider - wie die geschilderten Studien zeigen - nicht ausgeräumt werden. Es passiert allzu leicht, insbesondere dann, wenn das Heim groß, ungegliedert und isoliert ist und von zu wenigem und zu gering ausgebildetem Personal geführt bzw. betreut wird, daß die Ziele einer reibungslosen und wirtschaftlichen Organisation über die Bedürfnisse ihrer Bewohner gestellt werden.

Unter diesen Gesichtspunkten sind die Wünsche der Altenheimbewohner nach den unterschiedlichen Bedürfnissen angepaßten, auch verschieden großen und verschieden geschnittenen Kleinwohnungen, in die man möglichst sein eigenes Mobiliar stellen kann, sehr ernst zu nehmen. Neben diesem *Wunsch nach individuellem Wohnen* steht - nicht minder wichtig - der *nach autonomem Wohnen*: nach der eigenen Kochgelegenheit, nach einem eigenen Stückchen Garten - und seien es nur die Blumentröge am eigenen Balkon - und nach dem eigenen Schlüssel zur Wohnung. Hierbei drückt sich gleichzeitig der *Wunsch nach Aktivität* aus: nach der eigenen Haushaltsführung - auch wenn das große Reinemachen abgenommen wird -, nach dem gewohnten Kochen, nach ein bißchen Gartenarbeit, nach etwas Tierbetreuung und - evtl. auch gemeinsam mit anderen - nach Basteln und Werkeln.

Die Bewohner der Altenheime äußern auch häufig den *Wunsch nach genügend Kontakten zu Menschen, die außerhalb der Heime leben*. Im einzelnen wünschen sie sich beispielsweise in der Nähe des Heims ein Hotel, in dem ihre weiter entfernt wohnenden Verwandten und Bekannten unterkommen können. Außerdem begrüßen sie Gemeinschaftsräume und Festsäle, die auch von Menschen außerhalb der Heime aufgesucht werden können - vor allem allerdings, wenn diese Einrichtungen in einem Extragebäude untergebracht sind, damit sie nicht mit ihrem *Wunsch nach Ruhe* kollidieren. Die Ausgewogenheit in der Erfüllung ihrer Bedürfnisse nach Ruhe und nach Außenkontakten drückt sich ebenfalls darin aus, daß sie die Altenheime und Altenwohnheime am liebsten inmitten von städtischen Wohnvierteln gelegen sehen möchten, nahe zu Geschäften und Lokalen, zu einem Briefkasten und vor allem zu den öffentlichen Verkehrsmitteln - aber möglichst so, daß sie nicht von Straßenlärm belästigt werden. Vor ein Entweder-Oder gestellt, würden sie nach SIN eher den Verkehrslärm ertragen (DITTRICH 1972, S. 248 ff.).

Obwohl die subjektiven Bedürfnisse der älteren Mitbürger wertvolle Hinweise bieten, so können sie doch nicht die einzige Richtschnur für wohnungspolitisches Handeln sein, denn die älteren Menschen sind leicht geneigt, sich am Gewohnten, zumindest Bekannten zu orientieren sowie den gesellschaftlichen Erwartungen von "den genügsamen, zufriedenen Alten" zu entsprechen. Will man aber den sog. "*objektiven Bedarf*" für die Gegenwart oder gar die Zukunft ermitteln, bilden zwar demographische Daten, finanzielle Kalkulationen, Bestandserfassung sowie Befragungen der Betroffenen wie der Experten eine unverzichtbare Informationsbasis, zu einem Resultat kommt man jedoch erst durch ihre Konfrontation mit Standards, die sich nach eigenen Werthaltungen oder gängigen politischen Ideologien richten. Die aus solchen Bedarfsanalysen entwickelten kommunalen oder regionalen Altenpläne tragen die besondere Problematik in sich, daß sich sowohl die Datenbasis als auch die Werthaltungen, die sozial- und wohnungspolitischen Ideologien rasch ändern.

Das für die neueren Altenpläne in der Bundesrepublik bestimmende Konzept für die Altenpolitik, in das sowohl gerontologische Erkenntnisse als auch finanzielle Erwägungen eingegangen sind, ist das einer *integrierten, bedürfnisgerechten Altenhilfe*. Danach sollen einmal die stationären Einrichtungen in stärkerem Maße den gestiegenen Pflegebedürfnissen der Hochbetagten Rechnung tragen, d.h. Teile von Altenwohnheimen und Altenheimen zu Pflegeabteilungen umfunktioniert werden, andererseits sollen dem größeren Teil der noch rüstigen alten Menschen vermehrt finanziell tragbare und standortgerechte Altenwohnungen angeboten werden, die ein möglichst langes selbständiges Wohnen ermöglichen sollen. Man hat aber eingesehen, daß dieses Ziel nur zu erreichen ist, wenn man die Angebote der sog. "offenen Altenhilfe" wesentlich vermehrt und verbessert. Von der Realisation dieser Planvorstellungen des sog. "betreuten Wohnens" wird wohl zu einem guten Teil die zukünftige Wohn- und damit auch Lebenszufriedenheit der älteren Generation abhängen.

Literatur

Ältere Menschen in Schleswig-Holstein. Nach einer Studie von *R.-M. Schütz u. H.P. Tews*, hrg. vom Minister für Soziales, Gesundheit u. Energie des Landes Schleswig-Holstein. Eutin 1991.
Anthes, J.: Zur Organisationsstruktur des Altenheims. Ergebnisse einer Inhaltsanalyse der Hausordnungen von Altenheimen in Nordrhein-Westfalen und Bayern. Zeitschrift für Gerontologie 8 (1975), S.433-450.
Anthes, J.: Lebenslageanalyse institutionalisierter älterer Menschen. In: *Dieck, M., G. Naegele* (Hrgs.): Sozialpolitik für ältere Menschen. Heidelberg 1978, S. 198-220.
Anthes, J., N. Karsch: Zur Organisationsstruktur des Altenheims - Eine Inhaltsanalyse der Hausordnungen von Altenheimen in Nordrhein-Westfalen und Bayern. Unveröff. Forschungsbericht, hrsg. vom Kuratorium Deutsche Altershilfe, Köln 1975.
Attias-Donfut, C.: Études et recherches. Étude sur le maintien à domicile des personnes âgées. Enquête exploratoire: Les personnes âgées et leurs aides ménagères. C.N.A.V.T.S., Paris 1975.
Bayerisches Staatsministerium des Innern: Richtlinien zur Durchführung des Landesplanes für Altenhilfe vom 18.09.1973. Ministerialblatt der bayerischen inneren Verwaltung (MAB1), Nr. 39 vom 19.10.1973.

Blosser-Reisen, L.: Selbständige Lebens- und Haushaltsführung bei Behinderungen im Alter mit Hilfe neuer Technologien. Zeitschrift für Gerontologie 23 (1990), S.3-11.
Blume, O.: Alte Menschen in einer Großstadt. Göttingen 1962.
Blume, O.: Die Situation der über 65jährigen in Stuttgart. Köln o.J.
Cyprian, G.: Sozialisation in Wohngemeinschaften. Stuttgart 1978.
Deutscher Verein für öffentliche und private Fürsorge (Hrsg.): Nomenklatur von Einrichtungen der Altenhilfe. Kleine Schriften des Deutschen Vereins, Heft 42, Frankfurt 1970.
Dieck, M.: Wohnen und Wohnumfeld älterer Menschen in der Bundesrepublik. Alternsforschung für die Praxis, Bd. II. Heidelberg 1979.
Dittrich, G.G. (Hrsg.): Wohnen alter Menschen. Städtebauinstitut Nürnberg (SIN), Stuttgart 1972.
Dringenberg, R.: Neuere Aspekte der Wohnforschung - Ansätze und Ergebnisse einer Untersuchung des Wohnbedarfs älterer Menschen. Zeitschrift für Gerontologie 8 (1975), S.383-399(a).
Dringenberg, R.: Altenwohnungen - Konzeptionen, Realitäten und Befragtenmeinungen. Zeitschrift für Gerontologie 6 (1975), S.400-412(b).
Fischer, L.: Die Institutionalisierung alter Menschen. Köln u. Wien 1976.
Fisseni, H.J.: Zur Situation von Frauen in Altersheimen: Ergebnisse einer Tageslaufanalyse. aktuelle gerontologie 4 (1974), S.29-32(a).
Fisseni, H.J.: Anpassung an das Leben im Altersheim. aktuelle gerontologie 4 (1974), S.711-715(b).
Fisseni, H.J.: Untersuchungen zum Leben im Altenheim. Zeitschrift für Gerontologie 7 (1974), S.355-375(c).
Goffman, E.: Asyle - Über die soziale Situation psychiatrischer Patienten und anderer Insassen. Frankfurt a.M.1973.
Hinschützer, U.: Pflegesätze in stationären Einrichtungen der Altenhilfe. Band I: Ergebnisse einer Bestandsaufnahme. Berlin: Deutsches Zentrum für Altersfragen 1988.
Jansen, W.: Die Vorbereitung auf das Altenheim. aktuelle gerontologie 1 (1971), S.285-289.
Joosten, A.: Auch Else bringt sich ein. DIE ZEIT Nr. 13, 26.3.1993, S. 18.
Kahana, E.: A congruence model of person-environment interaction. In: Windley, P.G., T.O. Byerts u. F.G. Ernest (Hrsg.): Theory development in environment and aging. Washington, D.C.: Gerontological Society 1975.
Kempe, P., Ch. Closs: Alteneinrichtungen sind besser als ihr Ruf. - Ein detaillierter Einblick in das soziale Leben ihrer Bewohner. Umschau in Wissenschaft und Technik 79 (1979), S.706-710.
Kühn, D. et al.: Ökologische Determinanten der Mobilität - ein Beitrag zum Problem der Anpassung. aktuelle gerontologie 5 (1975), S.50-57.

Langen, J., R. Schlichting (Hrsg.): Altern und Altenhilfe auf dem Lande. München 1992.
Lawton, M.P.: Ecology and aging. In: *Pastalan, L.A., D.H. Carson* (Hrsg.): Spatial behavior of older people. Ann Arbor, Mich. 1970.
Lehr, U.: Probleme der Anpassung an die Pensionierung unter psychologischem Aspekt - Ein Beitrag zur Frage der Flexibilität der Altersgrenze. Ber. Symposion der Deutschen Gesellschaft für Gerontologie (Nürnberg 1968). Darmstadt 1969, S.53-59.
Lehr, U.: Institutionalisierung älterer Menschen als psychologisches Problem - Ergebnisse der empirischen Forschung. In: *Schubert, R.* (Hrsg.): Aktuelle Probleme der Geriatrie, Geropsychologie, Gerosoziologie und Altenfürsorge. Darmstadt 1970, S.344-352.
Lehr, U.: Psychologie des Alterns. Heidelberg 1972 (hier benutzte 1. Aufl.; inzwischen 7. Aufl. 1991).
Majce, G.: "Geschlossene" Altenhilfe - Probleme der Heimunterbringung. In: *Rosenmayr, L., H. Rosenmayr* (Hrsg.): Der alte Mensch in der Gesellschaft. Reinbek b. Hamburg 1978, S.261-297.
Pastalan, L.A., D.H. Carson (Hrsg.): Spatial behavior of older people. Ann Arbor, Mich. 1970.
Pfaff, M. et al.: Kommunaler Altenplan der Stadt Augsburg - Entwurf - Bd. I u. Bd. II (Materialband). INIFES, Leitershofen 1980.
Richter, D.: Wie funktionieren Heimbeiräte? Blätter der Wohlfahrtspflege 12 (1974), S.316-319.
Rosenmayr, L., E. Köckeis: Umwelt und Familie alter Menschen. Neuwied-Berlin 1965.
Rosenmayr, L., H. Rosenmayr: Der alte Mensch in der Gesellschaft. Reinbek b. Hamburg 1978.
Saup, W.: Übersiedlung ins Altenheim. Weinheim 1984.
Schachtner, Ch.: Ein neues Leben. Alt werden in einer Wohngemeinschaft. Frankfurt a.M. 1989.
Schick, I.: Alte Menschen in Heimen. Kölner Wirtschafts- und Sozialwissenschaftliche Abhandlungen Bd. 30, Köln 1978.
Schmitz-Scherzer, R. et al.: Altenwohnheime, Personal und Bewohner. Eine empirische Studie in der Stadt Braunscheig. Im Auftrag der Stadt Braunschweig u. des Bundesministeriums für Jugend, Familie und Gesundheit, 1975. Braunschweig: Stadtverwaltung 1977.
Schneider, H.-D.: Bewohner und Personal als Quellen und Ziele von Gewalttätigkeit in Altersheimen. Zeitschrift für Gerontologie 23 (1990), S.186-196.
Schubert, H.J.: Wohnsituation und Hilfsnetze im Alter. Zeitschrift für Gerontologie 23 (1990), S.12-22.

Statistisches Bundesamt (Hrsg.): Im Blickpunkt: Ältere Menschen. Stuttgart 1991.
Statistisches Bundesamt (Hrsg.): Statistisches Jahrbuch 1992 für die Bundesrepublik Deutschland. Wiesbaden 1992.
Stengel, F.: Psychologische Probleme im Altersheim. In: *Doberauer, W.* (Hrsg.): Medizinische und soziale Altersprobleme. Wien 1958.
Stolarz, H. u.a.: Wohnungsanpassung - Maßnahmen zur Erhaltung der Selbständigkeit älterer Menschen. Institut für Altenwohnbau, Köln 1986.
Tartler, R.: Arbeit und Tätigkeit am Lebensabend. In: *Muthesius, H.* (Hrsg.): Die individuelle und soziale Bedeutung einer Tätigkeit für alte Menschen. Köln, Berlin 1960.
Tews, H.P.: Sozialökologische Einflußfaktoren auf das Verhalten alter Menschen. Zeitschrift für Gerontologie 10 (1977), S.322-342.
Tews, H.P.: Altern auf dem Lande. Der Landkreis 8-9 (1987), S.446-452.
Vaskovics, L., P. Franz: Die sozialen Folgen der räumlichen Konzentration alter Menschen. Bamberger Universitäts-Zeitung 2 (1982), S.3-8.

Einkommen und Konsum im Alter

Gerhard Naegele

1 Vorbemerkungen

Aussagen zur Einkommens- und Konsumsituation älterer Menschen in der (neuen) Bundesrepublik zu treffen ist schwieriger geworden. Die Zeit der einfachen Antworten, etwa nach dem Muster der "armen" oder der "bescheidenen und genügsamen Alten" ist vorbei. Auch in den Lebenslagebereichen Einkommen und Konsum läßt sich die "Differenzierung des Alters" nachweisen, sind Verteilungsstrukturen und Konsummuster mit komplexen Begründungszusammenhängen erkennbar. Nicht zuletzt erfordert die *Einheit Deutschlands* die explizite Berücksichtigung *politischer Einflußfaktoren* auf die Qualität der materiellen Absicherung und damit auch auf die Konsummöglichkeiten. Aus diesem Grund wird auch im folgenden eine getrennte Abhandlung für Deutschland-Ost und Deutschland-West vorgenommen.

2 Einkommensveränderungen im Zuge von Verrentung und Verwitwung in Deutschland-West

Das gerontologische Interesse an Einkommensfragen richtet sich üblicherweise auf die *finanziellen Veränderungen im Zuge des Alternsprozesses*, auf deren jeweilige Auswirkungen bei den Betroffenen bzw. auf subjektive Verarbeitungsmuster. Hierbei sind zwei *"Standardsituationen"* zu unterscheiden: (1) *Alternsbedingter Austritt aus dem Erwerbsleben* und damit Übergang vom Erwerbs- zum Sozialeinkommen und (2) *Verwitwung* und damit in der Regel Verweis auf abgeleitete Sicherungsformen. Sie bilden jeweils die zweite Gliederungsebene für diesen Beitrag.

2.1 Standardsituation: Alternsbedingter Austritt aus dem Erwerbsleben

Grundsätzlich lassen sich 4 Formen des alternsbedingten Ausscheidens aus dem Erwerbsleben unterscheiden:

(1) (Früh)invalidität, (2) vorzeitige Berufsaufgabe über verschiedene, meist betriebliche und/oder tarifliche bzw. staatliche (z. B. Vorruhestand) Sonderregelungen (NAEGELE 1988; 1992), (3) Sonderregelungen für einzelne Berufsgruppen (z.b. Berufssoldaten) oder Branchen (z.b. Untertagebergbau) sowie (4) Erreichen der verschieden vorgezogenen oder normalen gesetzlichen Altersgrenze. Zur Analyse der damit verbundenen Einkommensveränderungen ist es erforderlich, auf die verschiedenen *Alterssicherungssysteme* einzugehen. Abgesehen von den zahlreichen berufsständischen Versorgungssystemen für Selbständige, freie Berufe, Landwirte, Handwerker etc. lassen sich vier große *öffentliche Alterssicherungssysteme*, deren Leistungen sehr häufig zusammen auftreten ("Kumulation"; s. Pkt. 2.3.1), unterscheiden:

1. Die Gesetzliche Rentenversicherung (GRV) mit ihren drei Zweigen Arbeiter-, Angestellten- und knappschaftliche Rentenversicherung,
2. die Beamtenversorgung (BV),
3. die betriebliche Altersversorgung in der Privatwirtschaft (BAV sowie
4. die Zusatzversorgung im öffentlichen Dienst (ZÖD).

2.1.1 Die Gesetzliche Rentenversicherung (GRV)

Die GRV ist mit einem Versichertenbestand von rd. 21 Mio. und über 15 Mio. gezahlten Renten, davon rd. 10,5 Mio. Versichertenrenten, 4,2 Mio. Witwen(r)renten und rd. 400.000 Waisenrenten (1990) (jeweils alte Bundesländer), das mit Abstand wichtigste Alterssicherungssystem. Nach einer für die Altrepublik repräsentativen Erhebung durch INFRATEST aus dem Jahre 1986/87 beziehen oder erwarten rd. 90 v.H. aller Männer und rd. 2/3 der Frauen ab 55 Jahre eine eigene Versichertenrente aus der GRV (INFRATEST 1990b, S. 12).

In der GRV bestimmen grundsätzlich zwei *personenbezogene Faktoren über die Höhe der Altersrenten und damit über deren Sicherungsqualität*: (1) die *anrechnungsfähigen Versicherungszeiten* und (2) die *Höhe des ehemaligen Erwerbseinkommens* (relative Einkommensposition während des gesamten versicherungspflichtigen Erwerbslebens). Damit ist zugleich die Grundstruktur der seit 1957 gültigen *"Rentenformel"* benannt. Aufgrund von Unterschieden in Dauer und Kontinuität von Versicherungsverläufen einerseits sowie in Erwerbseinkommenschancen und -möglichkeiten andererseits ergeben sich dabei z.T. erhebliche Diskrepanzen in der Höhe der tatsächlich gezahlten Altersrenten, insbesondere zwischen Männern und Frauen und/oder zwischen den Versicherungszweigen. Generell gilt: Hohe Erwerbseinkommen und lange und kontinuierliche Zeiten der Erwerbstätigkeit reproduzieren sich auf der Ebene der Alterssicherungssysteme als hohe Altersrenten und umgekehrt (vgl. Tab. 1-3). Dies wird insbesondere für folgende Gruppen zum Nachteil: (1) Angehörige von traditionell gering entlohnten Berufen, (2) Frühinvaliditätsrentner, (3) häufig und/oder lange Zeit Arbeitslose sowie in einem ganz besonderen Maße (4) Frauen. Bei *Frauen* lassen sich hierfür die folgenden Einflußgrößen erkennen (vgl. BÄCKER, BISPINCK, HOFEMANN, NAEGELE 1990, S. 257 ff.; ALLMENDINGER, BRÜCKNER, BRÜCKNER 1991, S. 133 ff.):

Lohn- und Gehaltsdiskriminierungen während der aktiven Erwerbsphase, vor allem zurückzuführen auf

- niedrigere Berufspositionen infolge geringerer Schul- und Berufsausbildung und geringeren Aufstiegschancen,

- zusätzliche einkommensmäßige Benachteiligungen durch Einstufung in Leichtlohngruppen (bzw. frühere Lohndiskriminierung durch Lohnabschlagsklauseln), kürzere Betriebszugehörigkeitsdauern, kürzere Arbeitszeiten sowie weniger außertarifliche Zulagen,

- häufigere Teilzeitbeschäftigungen;

kürzere Versicherungsverläufe, vor allem zurückzuführen auf

- *Nichtausübung bzw. Unterbrechung einer Erwerbstätigkeit* aufgrund familialer Verpflichtungen (Kindererziehung, Pflege dauerhaft erkrankter Familienmitglieder),

- *Aufgabe der Berufstätigkeit* aufgrund objektiver Überlastung (Doppelbelastung) in Familie und Beruf,

- *Fehlen von (vor allem qualifizierten) Arbeitsplätzen* für Frauen sowie Wiedereingliederungsschwierigkeiten bei unterbrochener Erwerbstätigkeit und Rückkehr in den erlernten Beruf sowie

Beschäftigung in nicht-versicherungspflichtigen Tätigkeiten, z.B. als mithelfendes Familienmitglied in der Landwirtschaft, Tätigkeit in sog. "geringfügigen (d.h. sozialversicherungsfreien) Beschäftigungsverhältnissen";

sonstige *versicherungsrechtliche Benachteiligungen* (wie z.B. vielfach zu niedrige Beitragsentrichtung für Heimarbeiterinnen, Hausangestellte, mithelfende Familienangehörige).

Über das *Ausmaß der tatsächlichen Einkommensveränderungen* bei alternsbedingtem Austritt aus dem Erwerbsleben sagen die in den Tabellen 1 und 3 dargestellten absoluten Rentenzahlbeträge allerdings nichts aus. Diese Informationen liefert das *Zugangsrentenniveau*, das die tatsächlich gezahlten individuellen Renten zum letzten individuellen Nettoeinkommen ins Verhältnis setzt. Es zeigt für die GRV ebenfalls beträchtliche, mit dem Versicherungszweig und dem Geschlecht schwankende *"Versorgungslücken"* von zwischen 1/3 und 2/5 (vgl. Tab. 4). Wenn diese sich auch mit der Länge der Versicherungsdauer verringern, so wird doch insgesamt deutlich, daß in der GRV selbst bei einem "erfüllten Arbeitsleben" die "Lohnersatzfunktion" der Renten nicht erreicht und die letzte Nettoeinkommensposition vor dem Berufsaustritt noch nicht einmal annähernd gesichert wird.

Dies verdeutlicht auch der Blick auf das *Netto-Rentenniveau* für den sog. *"Standardrentner"*, der mit seinem Lebensarbeitseinkommen immer im Durchschnitt aller Versicherten gelegen hat und 40 Versicherungsjahre aufweist. Als *Indikator des intergenerativen Verteilungsausmaßes* sagt es zwar nichts über individuelle Veränderungen beim Austritt aus dem Erwerbsleben und beim Übergang in die Rente aus, wohl aber zur Relation von Renten zu Erwerbseinkommen vergleichbarer Arbeitnehmer und damit zur Leistungsfähigkeit einzelner Alterssicherungssysteme. In der GRV lag das *Netto-Rentenniveau* 1990 bei 60,1. Mit anderen Worten: Der "Standardrentner", der immer durchschnittlich verdient hat, erreichte

Einkommen und Konsum im Alter 171

1990 nach einem ("erfüllten") 40jährigen Arbeitsleben nur rd. 3/5 des verfügbaren Nettoeinkommens vergleichbarer Arbeitnehmer, d.h. seine Rente liegt um rd. 2/5 darunter. Selbst bei 45 Versicherungsjahren erreichte er nur ein Netto-Rentenniveau von 67,6 (BMA 1991b, Pkt. 7.11.).

2.1.2 Die Zusatzversorgungssysteme

Ein Großteil der aus Altersgründen aus dem Erwerbsleben ausscheidenden Arbeitnehmerinnen und Arbeitnehmer kann neben den Renten aus den GRV noch auf Renten aus den zwei bestehenden *Zusatzversorgungssystemen* zurückgreifen. Dies sind Renten entweder aus der *betrieblichen Altersversorgung* (BAV) oder aus der Zusatzversorgung für den *öffentlichen Dienst* (ZÖD). Beide Systeme dienen der *zusätzlichen* Alterssicherung, d.h. ihre Leistungen stocken in der Regel die GRV-Renten auf (*"Aufstockungsrenten"*). Ihr Ziel ist es, die Differenz zwischen letztem Nettoentgelt und der Versichertenrente zu verringern oder im Extremfall sogar völlig auszugleichen.

Zur **BAV**: Mit einem Bestand an Anwartschaften, der gegenwärtig knapp 1/3 aller Betriebe bzw. fast die Hälfte der vollzeitbeschäftigten Arbeitnehmer der Privatwirtschaft erfaßt, ist die BAV die größere der beiden Zusatzversorgungssysteme. 1990 erhielten rd. 2,3 Mio. ehemals in der Privatwirtschaft Beschäftigte (darunter 1,3 Mio. Männer und rd. 450.000 Frauen) bzw. deren Hinterbliebene (rd. 550.000) (jeweils alte Bundesländer) *Betriebsrenten* bzw. *betriebliche Hinterbliebenenrenten*.

Sie sind freiwillige soziale Leistungen, die aufgrund von Betriebsvereinbarungen, Tarifverträgen oder Einzelarbeitsverträgen gezahlt werden. Daraus resultiert ein *erhebliches Gefälle in Verbreitungsgrad und Leistungsniveau*. Es gibt deutliche Branchen- und Betriebsgrößenklassenunterschiede, insbesondere aber solche nach den betrieblichen Statusgruppen und dem Geschlecht. Am besten über die BAV abgesichert sind männliche leitende Angestellte, am schlechtesten Arbeiterinnen.

Nach der bereits erwähnten INFRATEST-Einkommenserhebung von 1986/87 bezogen Frauen mit rd. DM 200,-/Monat eine im Durchschnitt um fast 60 v.H. niedrigere Leistung als die Männer, die ihrerseits im Monatsdurchschnitt auf rd. DM 470,-- kamen. Allerdings gibt es erhebliche Streuungen: So lagen nur 19 v.h. der an Männer gezahlten Betriebsrenten bei unter DM 100,-/Monat (im Gegensatz zu 38 v.h. aller BAV-Frauenrenten), dagegen 13 v.H. bei über DM 1.000,-/Monat (im Gegensatz zu 2 v.h. aller BAV-Frauenrenten) (INFRATEST 1990b, S. 20).

Die *Verteilungsmechanismen der BAV* (u.a. wirtschaftliche Kraft eines Unternehmens, Konzentration auf Großbetriebe, Koppelung der betrieblichen Altersruhegeldzusagen an eine lange Betriebszugehörigkeitsdauer, deutliche Bevorzugung von (sehr häufig leitenden) Angestellten, weitgehender Ausschluß von Kurzfrist- und Teilzeitbeschäftigten) begünstigen vor allem solche Beschäftigten, die ohnehin bereits hohe Ansprüche aus der GRV realisieren können, sie erreichen die Bezieherinnen und Bezieher von niedrigen GRV-Renten jedoch meistens nicht. Benachteiligt sind auch hier wiederum vor allem Frauen. Sie vertiefen somit im Effekt die bereits aus der GRV herrührenden Einkommensunterschiede noch weiter. Die Folge ist nicht etwa eine Korrektur, sondern in der Tendenz eher noch eine zusätzliche Akzentuierung bereits bestehender Einkommensdiskrepanzen. Für Bezieher hoher GRV-Renten bedeutet dies de facto eine noch weitere Erhöhung ihres Nettorentenzugangsniveaus, die bis zur "Vollversorgung" auf ein 100 v.H.-Level reichen kann. Für die Bezieher niedriger GRV-Renten bleibt es dagegen in aller Regel bei den schon per se hohen "Versorgungslücken".

Zur ZÖD: Ganz anders dagegen sind die Verteilungsmechanismen der Leistungen aus den öffentlich-rechtlichen Zusatzversorgungssystemen. Die ZÖD bezieht *alle* Beschäftigten des öffentlichen Dienstes (und ihm angeschlossener Beschäftigungsbereiche) als *Pflicht*mitglieder mit ein, unabhängig von Status, Geschlecht etc. (Ausnahmen: Beamte, Teilzeitbeschäftigte). Der Versichertenbestand beträgt derzeit weit über 3 Mio. Pflichtmitglieder und weitere knapp 2 Mio. beitragsfrei Versicherte. 1990 wurden rd. 820.000 *Versorgungsrenten an Versicherte* (davon 400.000 an Männer und rd. 420.000 an Frauen) sowie rd. 200.000 *Versorgungsrenten an Hinterbliebene* gezahlt (jeweils alte Bundesländer).

Einkommen und Konsum im Alter 173

Die Leistungen der ZÖD orientieren sich am Ziel der *Gesamtversorgung*. Angestrebt wird in der Regel eine Versorgung, die der der Beamten entspricht. Der *maximal mögliche Versorgungsanspruch* beträgt 75 v.H. des *letzten* Bruttoeinkommens. Dies ist wegen des Senioritätsprinzips in der Entlohnung im öffentlichen Dienst (Dienstaltersstufen) meistens zugleich auch das *höchste* erzielbare Einkommen. Er wird - wie in der Beamtenversorgung - bereits nach 35 Jahren erreicht (für zukünftige Fälle ab 1992 nach 40 Jahren; s. Pkt. 2.1.3). Da die GRV-Versichertenrente diesen Maximalanspruch nicht erreichen kann, wird die auftretende Differenz jeweils in Form der Versorgungsrente gedeckt. Im Durchschnitt werden die GRV-Renten dadurch um etwa 1/3 aufgestockt. Heute ausscheidende Begünstigte erreichen damit bereits nach 35 Jahren Angehörigkeit zum öffentlichen Dienst eine maximale *Netto-Gesamtversorgung* von rd. 90 v.H.. Faktisch bedeutet dies die weitgehende Schließung der sonst bei Ausscheiden aus dem Erwerbsleben durch die GRV-Renten bewirkten "Versorgungslücken".

Nach der INFRATEST-Studie belief sich die durchschnittliche Höhe der Versorgungsrente 1986/87 bei den Männern auf rd. DM 630,-- und bei den Frauen auf rd. DM 490,--. Auch war die Streuung nicht ganz so extrem wie in der BAV: Unter DM 200,-- lagen 19 v.H. der Männerrenten und 32 v.H. der Frauenrenten, dagegen über DM 1.000,-- 17 v.H. der Männerrenten und 12 v.H. der Frauenrenten (INFRATEST 1990b, S. 22).

2.1.3 Die Beamtenversorgung

In der Beamtenversorgung sind gegenwärtig rd. 1,85 Mio. aktive öffentlich Bedienstete und dgl. erfaßt. Die Zahl der nicht mehr aktiven *Versorgungsempfänger* belief sich 1990 auf rd. 1,24 Mio. (davon rd. 630.000 Ruhestandbeamte und Richter im Ruhestand, rd. 570.000 Witwen und Witwer sowie rd. 40.000 Waisen) (jeweils alte Bundesländer).

In der Beamtenversorgung richtet sich die *Leistungshöhe für die Ruhegehälter* nach der Anzahl der Dienstjahre und nach den ruhegehaltsfähigen Dienstbezügen. Ruhegehaltsfähig sind das *zuletzt* (und damit zumeist höchste) erzielte Grundgehalt, der Ortszuschlag bis zur

Stufe II und die sonstigen ruhegehaltsfähigen Dienstbezüge nach dem Besoldungsrecht. Die Höhe des Ruhegehalts umfaßt bei einer Dienstzeit bis zu 10 Jahren 35 v.H. der ruhegehaltsfähigen Dienstbezüge. Sie steigert sich bis zum 25. Dienstjahr um jeweils 2 v.H. jährlich und dann um weitere 1 v.H. jährlich bis zum Höchstsatz von 75 v.H., der nach 35 Dienstjahren erreicht wird. Diese Staffelung wird ab 1992 für die dann neu begründeten Beamtenverhältnisse durch eine gleichmäßig ansteigende Skala von 1,875 v.H. je Jahr ersetzt, so daß der maximal mögliche Versorgungsanspruch von 75 v.H. für zukünftige Beamtengenerationen nicht mehr schon nach 35 Jahren, sondern erst nach 40 Jahren erreicht wird (BMA 1991b, S. 249 f.).

Die im Gegensatz zu den GRV-Renten - hier gibt es Freibeträge (sog. Ertragsanteil) - voll zu versteuernden *Bruttopensionen* beliefen sich nach der INFRATEST-Erhebung von 1986/87 (einschließlich einer anteiligen 13. Monatszahlung, die es übrigens in der GRV nicht gibt) im Durchschnitt bei den Männern auf ca. DM 3.000/Monat und bei den Frauen auf ca. DM 3.260/Monat (INFRATEST 1990b, S. 18). Ruhestandsbeamte erreichten damit im Schnitt rd. 73 v.H. der *letzten* ruhegehaltsfähigen Dienstbezüge (*Brutto-Pensionsniveau*). Die *Netto-* Ruhegehälter ergeben sich dann nach Abzug von Steuern und Krankenversicherungsprämien, die derzeit einen Anteil von ca. 20 v.H. ausmachen. Bei einer ruhegehaltsfähigen Dienstzeit von mindestens 35 Jahren ergibt sich daraus ein *Netto-Pensionsniveau* von über 80 v.H. bzw. eine "Versorgungslücke" von weniger als 20 v.H.. Sie ist damit nur etwa halb so groß wie die in der GRV (und dort sogar unter Zugrundelegung von 40 anrechnungsfähigen Versicherungsjahren). Somit ist in der Beamtenpension die "Lohnersatzfunktion" bereits nach einem "erfüllten Arbeitsleben" von nur 35 Dienstjahren nahezu erreicht. Selbst die ab 1992 geplante Ausweitung der ruhegehaltsfähigen Dienstzeit auf 40 Jahre zum Erreichen der maximalen Versorgungshöhe ändert an dieser Absicherungsposition nichts Grundlegendes.

Daß heute Beamtenpensionen unter DM 1.600/Monat (also weitaus mehr als die durchschnittliche Rentenhöhe in der GRV; vgl. Tab. 3) praktisch nicht vorkommen (vgl. Tab. 5), hängt u.a. auch damit zusammen, daß die BV eine *Mindestsicherung* vorsieht ("Mindestalimentation"), auf die bereits nach 5 Dienstjahren ein Anspruch besteht. Sie beträgt 65 v.H. der jeweils ruhegehaltsfähigen Dienstbezüge aus der Endstufe der Besoldungsgruppe A3 (plus Zuschlag) (1991: DM 1.725,13 (ledig), DM 1.839,39 (verheiratet) (brutto)). In den übrigen Alterssicherungssystemen ist eine derartige Mindestsicherung nicht vorgesehen.

2.2 Standardsituation: Verwitwung

Charakteristikum des deutschen Sozialrechtes ist, daß die *abgeleiteten Hinterbliebenenrenten* - also Witwen-, Witwer- und Waisenrenten - stets niedriger als die *originären* Renten sind. Seit der *Neuregelung der Hinterbliebenensicherung* im Jahre 1986, die aufgrund eines Bundesverfassungsgerichtsurteils, das eine Gleichstellung von Männern und Frauen in der Hinterbliebenensicherung gefordert hatte, notwendig geworden war, haben in der Gesetzlichen Rentenversicherung *Witwen und Witwer gleichermaßen* einen unbedingten Anspruch auf eine Hinterbliebenenrente in Höhe von 60 v.H. der Rente des verstorbenen Ehepartners.

Darauf werden allerdings ("aus Gründen der Kostenneutralität"; BMA 1991b, S. 184) eigene GRV-Renten (ebenso weitere vorhandene Erwerbseinkommen und sonstige sog. Erwerbsersatzeinkommen) oberhalb eines bestimmten Freibetrages zu 40 v.H. angerechnet (*"Anrechnungsmodell"*). Der Freibetrag ("Unterhaltsersatzbedarf") beträgt 3,3 v.H. der jeweils gültigen allgemeinen Bemessungsgrundlage (B) in der GRV (1990: DM 1.045,--) bzw. weitere 0,7 v.H. für jedes waisengeldberechtigte Kind (1990: DM 222,--). Da die meisten eigenen Versichertenrenten von Frauen jedoch unterhalb dieser Freibeträge liegen (vgl. Tab. 2), betrifft die Anrechnung bisher überwiegend die Witwer. Insgesamt werden diese aber durch die Neuregelung begünstigt, denn bis 1986 hatten sie nur in den de facto äußerst seltenen Fällen einen Anspruch auf Witwerrente, in denen die verstorbene Ehefrau den Familienunterhalt *überwiegend* bestritten hatte.

Aufgrund ihres *abgeleiteten Charakters* sind die Witwen- und Witwerrenten der GRV *Spiegelbild der Verteilungsverhältnisse der originären Renten*, allerdings auf einem deutlich abgesenkten Niveau. Dies ist auch an den Abständen zwischen den Versicherungszweigen zu erkennen (vgl. Tab. 6). In der Regel am schlechtesten abgesichert sind Witwen von ehemals gering verdienenden (zumeist unqualifizierten) Arbeitern und/oder Frührentnern ohne zusätzliche betriebliche Zahlungen (u.a. viele Frühinvaliditätsrentner) und/oder Beschäftigten mit häufigen und/oder langen Unterbrechungen wegen Arbeitslosigkeit. Die *statusspezifische Einkommensbenachteiligung*, die bereits bei der Verteilung der Primäreinkommen beginnt und sich später im Berechnungsmodus der Versichertenrenten ("Rentenformel") fortsetzt, wird somit auf der Ebene der Witwensicherung letztmalig reproduziert. Die *Vermeidung von Armut* ist hier vielfach nur noch über den gleichzeitigen Bezug weiterer Einkommensquellen, dabei insbesondere einer eigenen Versichertenrente, möglich (vgl. Pkt. 2.3.1 f.).

Auch die *übrigen Alterssicherungssysteme* leisten Renten an Hinterbliebene. Während in der ZÖD *grundsätzlich* eine Hinterbliebenenrente in Höhe von 60 v.H. der originären Versorgungsrente gewährt wird, ist dies in der *BAV* nicht durchgängig der Fall. Leistungen an Hinterbliebene werden hier vorzugsweise bei überdurchschnittlich hohen Betriebsrenten gewährt. Somit dokumentiert sich auch auf der Ebene der Witwensicherung die *statusspezifische Privilegierungswirkung* der BAV.
Darauf deutet auch der um DM 250,--/Monat gegenüber den an Frauen gezahlten Betriebsrenten höhere Durchschnittsbetrag für Witwenrenten in der BAV hin, der damit auch nur geringfügig unter dem Durchschnittsbetrag für Witwenrenten in der ZÖD lag (knapp DM 320,--/Monat). Insgesamt jedoch sind die meisten Witwenrenten in beiden Systemen sehr niedrig. So lagen in der BAV rd. 70 v.H. und in der ZÖD rd. 41 v.H. aller abgeleiteten Renten unter DM 200,-- im Monat (jeweils 1986; INFRATEST 1990b, S. 20 ff.).

Auch in der *Beamtenversorgung* beträgt das abgeleitete Witwengeld 60 v.H. des originären Ruhegeldanspruchs.

Der durchschnittliche Zahlbetrag lag hier jedoch 1986 bei rd. DM 1.700,--/Monat. Da die BV ebenfalls - im Gegensatz zu allen übrigen Sicherungssystemen - eine *Mindestwitwensicherung* vorsieht (1991: DM 1.121.64) - sind Hinterbliebenenrenten in der BV von unter DM 1.000,-- sehr selten. Demgegenüber lagen weit über

50 v.H. bei über DM 1.500,--/Monat, 5 v.H. überstiegen sogar die 3.000 DM-Grenze (jeweils 1986; INFRATEST 1990 b, S. 18).

Von explizit gerontologischem Interesse ist die ursprüngliche Begründung für den um 40 Prozent niedrigeren Ersatzbedarf der/des Hinterbliebenen. Traditionell wird dies mit der Annahme einer *unterschiedlichen finanziellen Bedarfslage von Männern und Frauen im Todesfall des Ehepartners* ökonomisch legitimiert. Noch im Februar 1976 wurde in einem Urteil des 1. Senats des Bundessozialgerichtes betont, daß vornehmlich den Witwern mehr Kosten entstehen, weil sie in der Regel die nunmehr wegfallenden häuslichen Dienstleistungen der verstorbenen Ehefrau durch fremde Hilfen (z.B. Putzhilfen, Mahlzeiten, Dienste etc.) ersetzen müssen (Bundessozialgericht 1 RA 3/75, 1976). Von Interesse ist jedoch, daß zuvor bereits das Statistische Bundesamt im Jahre 1974 ermittelt hatte, daß ein Ein-Personen-Witwenhaushalt nach dem Tod des Ehemannes eine bedarfsbedingte Einsparung von nur 27 v.H. erfährt (STATISTISCHES BUNDESAMT 1974).

2.3 Einkommensverteilung im Alter

2.3.1 Rentenkumulation

Es ist bereits deutlich geworden, daß die einzelnen Rentenzahlbeträge nichts oder nur sehr wenig über die *tatsächliche Einkommensverteilung* in den Rentnerhaushalten aussagen, da zumeist mehrere Einkommensarten zusammenlaufen. Dies umschreibt der Begriff der *"Kumulation"*. Außer den Versicherten- und Hinterbliebenenrenten der vier großen Alterssicherungssysteme sind dies insbesondere Kriegsopferrenten, Lastenausgleich, Altersgeld für Landwirte, Unfallrenten, Wohngeld, Sozialhilfe, (Neben)Erwerbseinkommen, laufende Einkommen aus privaten Lebensversicherungen, aus Vermögen, Vermietung und Verpachtung oder finanzielle Leistungen von Familienmitgliedern. Nach den Befunden von INFRATEST ist der Fall des Bezugs nur einer einzigen Einkommensquelle sogar der insgesamt seltenere. Insbesondere Kumulationen von GRV-Versichertenrenten mit GRV-Hinterbliebenenrenten sowie von diesen mit Zusatzrenten aus der BAV bzw. der ZÖD bzw. der BV sind relativ häufig. Hinzu kommen z.T. erhebliche laufende Einkommen aus eigenem Vermögen bzw. faktische Einkommen aus der Selbstnutzung von Haus- und Grundbesitz (vgl. Pkt. 2.3.2).

1986/87 konnten z.B. von allen 65-jährigen und älteren *männlichen* Beziehern von GRV-Versicherungsrenten rd. 25 v.H. auf zusätzliche eigene Renten aus der BAV, rd. 11 v.H. der ZÖD und weitere 8 v.H. auf Pensionen aus der BV zurückgreifen. Nur 56 v.H. bezogen ausschließlich eine GRV-Versichertenrente. Deutlich ungünstiger war die Situation bei den gleichaltrigen *Frauen*: Mit rd. 84 v.H. hatten die weitaus meisten nur die Versichertenrente der GRV zur Verfügung, lediglich 7 bzw. 8 v.H. bezogen daneben noch eigene Renten der BVA bzw. der ZÖD und weitere 1 v.H. eine eigene Pension der BV.

Auch die *Witwen* können zu großen Teilen neben ihrer GRV-Hinterbliebenenrente mit weiteren Einkommensquellen rechnen. Mit etwa 46 v.H. bezog fast die Hälfte zusätzlich eine eigene GRV-Versichertenrente, jeweils weitere 7 v.H. erhielten Zusatzrenten der BAV bzw. der ZÖD, und mit rd. 27 v.H. verfügten über 1/4 der GRV-Witwen zusätzlich über einen abgeleiteten Rentenanspruch aus der BAV bzw. ZÖD. Insgesamt aber mußte mit rd. 52 v.H. mehr als die Hälfte nur mit der Hinterbliebenenrente auskommen.

Diese Zusammenhänge lassen sich auch anhand der *Haushaltseinkommen* belegen: 1986/87 verfügten *Rentnerinnen* mit einer eigenen GRV-Versichertenrente von netto unter DM 500,--/Monat über ein Nettogesamteinkommen von knapp DM 900,--/Monat. Im Heiratsfall erhöhte sich das gemeinsame Haushaltsnettoeinkommen auf immerhin netto rd. DM 1.800,--/Monat. Auch die GRV-*Witwen* hatten im Vergleich zu ihrer oft kleinen Hinterbliebenenrente im Durchschnitt ein sehr viel höheres Gesamteinkommen. Lag die Witwenrente im Durchschnitt bei unter DM 300,--/Monat (zwischen DM 300,-- und DM 600,--/Monat), so betrug das durchschnittliche Nettogesamteinkommen rd. DM 1.150,--/Monat (rd. DM 1.200,--/Monat) (INFRATEST 1990a, Tabellenanhang "3. Einkommenskumulation").

2.3.2 Haushaltseinkommen und Armut im Alter

Die dargestellten Zusammenhänge verdeutlichen, daß die von der Gesetzlichen Rentenversicherung (GRV) als dem größten Alters-

Einkommen und Konsum im Alter 179

sicherungssystem gezahlten Versicherten- und Hinterbliebenenrenten in vielen Fällen keine ausreichende eigenständige Alterssicherung ermöglichen. Dies gilt insbesondere für alleinstehende Frauen. Lediglich die *Kumulation mit anderen Einkommensquellen* kann hier *materielle Unterversorgung und Armut im Alter verhindern*, sie hat somit *armutsvermeidende bzw. -verringernde Funktionen*. Die beiden häufigsten Fälle sind das Zusammentreffen von zwei GRV-Versichertenrenten im 2-Personen-Altenhaushalt sowie das von jeweils Versicherten- und Hinterbliebenenrente im 1-Personen-(zumeist Frauen-)Altenhaushalt.

Dies bestätigt auch die von INFRATEST für 1986/87 vorgenommene Haushaltsbetrachtung (vgl. Tab. 7). Das höchste Verarmungsrisiko im Alter tragen demnach ledige und geschiedene Frauen, die meistens nur über die eigene (geringe) Versichertenrente verfügen (können). Für sie erweist sich die am "Normalversorgungsmodell Ehe" orientierte abgeleitete Alterssicherung als de facto wirkungslos. Darüberhinaus werden die haushalts- und familienstandsbezogenen Verteilungsmuster noch von *sozial-strukturellen* überlagert. Sie führen insgesamt zu einer *statusspezifischen*, am ehemaligen Beruf orientierten *Hierarchisierung der Alterseinkommen* (vgl. Tab. 8). Diese Zusammenhänge verweisen zugleich auf *soziale Ungleichheiten in der Einkommensverteilung im Alter* (DIECK, NAEGELE 1990; ALLMENDINGER, BRÜCKNER, BRÜCKNER 1991), die durch die *Praxis der linearen Rentenanpassung* in der Tendenz noch vertieft werden.

Unter (der nicht unproblematischen) Anwendung der *Sozialhilfe-Schwelle* als *Armutsgrenze* zählten 1986/87 knapp 10 v.H. der alten Ehepaar-Haushalte, rd. 10 v.H. der alleinstehenden älteren Männer, über 25 v.H. aller alleinstehenden ledigen und geschiedenen sowie ca. 12 v.H. aller verwitweten Frauen (jeweils im Alter von 65 Jahren und mehr) zum *Armutspotential*.

Von sozialpolitischer Brisanz ist, daß die INFRATEST-Daten von 1986/87 die schon sehr viel früher für ältere Menschen nachgewiesene *"Dunkelziffer der Nicht-Inanspruchnahme von Sozialhilfe"* von rd. 100 v.H. (BUJARD, LANGE 1978; HARTMANN 1981) mit ca. 80 v.H. auch quantitativ in etwa bestätigen. Auffallend für die 86/87er-Dunkelziffersituation ist die deutlich über dem Durchschnitt liegende *Nicht-Inanspruchnahme der älteren Ehepaare*. Ihre "Dunkelziffer" ist mehr als 4 mal so hoch. Dagegen bleiben - entgegen den gängigen Erwartungen - die alleinstehenden Frauen mit einer "Dunkelzifferquote" von ca. 40 v.H. deutlich unter dem Durchschnitt. Dabei erweisen sich für die Ehepaare die folgenden *Hemmfaktoren* als zentral (in der Reihenfolge ihrer Nennungen): "Weg zum Sozialamt unangenehm", "Möchte dem Staat nicht zur Last fallen" sowie "Regreßpflicht der Kinder". Demgegenüber dominiert bei den Witwen eindeutig die Furcht vor der "Regreßpflicht der Kinder". An zweiter Stelle folgen hier Informationsdefizite (KORTMANN 1991, Tabellen 4c, 5a, 5b).

Man würde es sich bei der Beantwortung der *Frage nach den Ursachen von* (trotz insgesamt sehr hohem Wohlstandsniveau) *quantitativ beachtlicher Armut im Alter in den alten Bundesländern* zu einfach machen, lediglich auf die Strukturprinzipien in der Leistungsberechnung und -bemessung der bestehenden Alterssicherungssysteme zu verweisen und auf entsprechende "Systemmängel" abzuzielen. Eine solche Betrachtungsweise der Entstehung von Altersarmut ist zwar notwendig, sie verdeckt aber, daß die Strukturprinzipien der Alterssicherungssysteme auf Einkommensbenachteiligungen während des früheren Erwerbslebens "aufsetzen", d.h. diese verstetigen und in die Altersrealität übertragen.

Wie gezeigt, ist die *Verteilungsstruktur der Alterseinkommen* in der Bundesrepublik weitgehend ein *Spiegelbild der Verteilungsverhältnisse des Erwerbslebens* und damit ein Spiegelbild von Privilegien, aber auch von Diskriminierungen. *Soziale Ungleichheiten* in der Einkommenserzielung während der Erwerbsphase tauchen als soziale Ungleichheiten in der finanziellen Altersrealität wieder auf. Diese Zusammenhänge werden noch zusätzlich überlagert und verstärkt durch die sicherungsmäßigen Auswirkungen von mehr oder weniger "zufälligen" Ereignissen des Erwerbslebens, wie die Beschäftigung bei öffentlichen Arbeitgebern oder in privatwirtschaftlichen Bereichen, bei Betrieben mit oder ohne, und wenn, dann oftmals auch noch materiell höchst unterschiedlich ausgestatteten betrieblichen Alterssicherungssystemen. Wo Armut im Alter auftritt, handelt es sich auch nicht um "vereinzelte Schicksale", die "jedermann aus jeder Schicht" treffen könnten. Im Gegenteil: Wie empirische Studien schon aus den 70er

Jahren gezeigt haben, ist Armut im Alter im Regelfall die Endstation einer "Armutskarriere", die bereits in Form von Benachteiligungen und Armut im elterlichen/schwiegerelterlichen Haus beginnt und sich dann später im Berufsverlauf fortsetzt, z.b. im Hinblick auf Benachteiligungen beim Zugang zu sicheren und gut bezahlten Beschäftigungsverhältnissen (BUJARD, LANGE 1978). Diese Zusammenhänge verweisen somit eindrücklich auf die *gruppen- und schichtentypische Verarmungsgefahr im Alter*. Vor diesem Hintergrund übernehmen die bestehenden Alterssicherungssysteme teilweise die *Funktion von Reproduktionsinstrumenten*: Indem nämlich bildungsmäßige, berufliche und - hierdurch bedingt - einkommensmäßige Benachteiligungen während der Phase des Erwerbslebens durch ihre jeweiligen Struktur- und Leistungsprinzipien bzw. Verteilungsmechanismen in die materielle Altersrealität übertragen werden, dienen sie der Perpetuierung von Armut und der Verstetigung von Armutskarrieren (NAEGELE et al. 1992).

2.3.3 Einkommen aus Vermögen und dgl.

Während im Rahmen gerontologischer Einkommensuntersuchungen Armut im Alter stets ein Schwerpunktthema bildete, blieb "Reichtum im Alter" lange Zeit unthematisiert. Faktisch unbeachtet blieb die *Vermögenssituation der Altenhaushalte*. Wie sehr dies an der Realität vorbeigeht, verdeutlichen die folgenden Zahlen:

1990 verfügten die Rentnerhaushalte über ein *Geldvermögenseinkommen* von rd. 35 Mrd. DM, die Pensionärshaushalte noch einmal von 5 Mrd. DM, was einem Anteil von knapp 30 v.H. an allen Vermögenseinkommen der privaten Haushalte entsprach. Im Durchschnitt erhielt daraus jeder Rentnerhaushalt 1990 fast 4.300,-- DM pro Jahr, jeder Pensionärshaushalt sogar knapp DM 5.400,--/Jahr (DIW 1991, S. 439 f.). Allerdings verdecken diese Durchschnittswerte erhebliche Unterschiede. So hatten Ende der 80er Jahre rd. 16 v.H. aller Rentner- und Pensionärshaushalte überhaupt keine Vermögenseinnahmen, dagegen jedoch konzentrierte lediglich 1/3 rd. 80 v.H. aller Einnahmen auf sich. Auch hatten die kleineren Altenhaushalte im Durchschnitt durchweg geringere Vermögenseinkommen als die größeren und standen bei den kleineren Altenhaushalten wiederum solche mit einem männlichen Haushalts-Vorstand durchgängig besser da als solche mit einem weiblichen Haushalts-Vorstand (DIECK 1989; SCHRÖDER 1990).

Auch die vorliegenden Informationen zum *Haus- und Grundvermögen* lassen auf strukturell ähnliche Polarisierungstendenzen schließen: Während es in einkommensstarken Rentnerhaushalten als zusätzliche Einkommensquelle (Miet- und Pachteinnahmen) dient, hat es in den einkommensschwachen Rentnerhaushalten häufig armutsvermeidende bzw. -verringernde Fuktionen. So fallen nach den INFRATEST-Daten von 1986/87 in der niedrigsten Einkommensklasse bis zu 90 v.H. in die Kategorie "Wohnungseigentümer/mietfrei" (KORTMANN 1991, Tabellen 4a, 4b, 4c).

2.4 Ideologiekritik am Rentenrecht und einige Reformperspektiven

Die Grundform der am *"Versorgungsmodell der lebenslangen Ehe" orientierten abgeleiteten Alterssicherung* erweist sich heute zunehmend als fragwürdig. Angesichts wachsender Scheidungszahlen, rückläufiger Wiederverheiratungsquoten, Nicht-Ehelicher-Lebensgemeinschaften und stark gestiegener sog. Ein-Eltern-Ehen zeigt sich die Brüchigkeit dieser Regelung. Dies gilt auch für die Fälle vergleichsweise junger Verwitwungen. Auch die zunehmende (in Teilen erzwungene) Beschäftigung vieler Frauen in Teilzeit-, befristeten und sog. "ungeschützten" Beschäftigungsverhältnissen, die nach den derzeitigen Leistungsstrukturen rentenrechtlich "bestraft" werden, verweisen auf die fehlende Neutralität der GRV gegenüber unterschiedlichen Lebensentwürfen, insbesondere von solchen außerhalb der "klassischen weiblichen Normalbiographie".

Die Rentenreform '92 hat solche gewichtigen Veränderungen in den Lebenslauf- und Familienmustern jedoch nicht aufgegriffen, hat vielmehr am herkömmlichen "Versorgungsmodell der lebenslangen Ehe mit traditioneller Rollenverteilung" sowie an der rentenrechtlichen Begünstigung der im Grundsatz noch immer weitgehend männerorientierten Erwerbsbiographie mit einer Vollzeittätigkeit festgehalten (vgl. ROLF 1991; ROLF, WAGNER 1990). Die daran anknüpfende Kritik zielt insbesondere auf die fehlende Neutralität der Alterssicherungssysteme gegenüber allen vorfindbaren Lebens- und Familienmustern. Dies gilt erst recht auf dem Hintergrund noch sehr viel stärker als im Westen Deutschlands "entmodellierter" Lebens- und Familienentwürfe von Frauen in der ehemaligen DDR. Neben *einer bedarfsorientierten Mindestsicherung* (vgl. BÄCKER, DIECK, NAEGELE, TEWS 1989, S. 80 ff.), die kurzfristig Altersarmut insbesondere bei Frauen beseitigen könnte, zielen die weitergehenden Vorschläge vor allem auf eine Rentenreform, die zu einer *voll eigenständigen Alterssicherung von Frauen* auf der Basis einer *Mindestversicherungspflicht für alle Personen* führen müßte (ROLF 1991, S.186 ff.; WAGNER, 1993, S. 188 ff.).

3 Einkommenslage der Rentnerinnen und Rentner im Osten Deutschlands

Vor der Vereinigung Deutschlands zählten die Rentnerinnen und Rentner in der DDR klar zu den dort ökonomisch benachteiligten Gruppen. Verglichen mit den West-Rentern war ihre relative Einkommensposition deutlich schlechter (vgl. WAGNER, HAUSER, MÜLLER, FRICK 1992, Tab. 4). Dies war wesentlich auf gewichtige Strukturmängel in der dortigen Sozialversicherung zurückzuführen, die in etwa den Regelungen entsprach, die vor der Rentenreform 1957 in der (alten) Bundesrepublik gegolten hatten. Eine Folge davon war das absolut sehr niedrige Rentenniveau, das überdies wegen der fehlenden Regelanpassung immer mehr hinter der tatsächlichen Lohnentwicklung hinterherhinkte und zum Schluß nur noch bei rd. 30 v.H. des Durchschnittseinkommens lag (1988) (WINKLER 1990, S. 222).

Allerdings gab es in der DDR *keine absolute Armut im Alter*. Dies wurde durch ein komplexes System von *Mindestsicherungsleistungen* weitgehend verhindert. Bereits lange vor seiner Einführung im Westen gab es ein Babyjahr, das grundsätzlich gewährt wurde und nicht wie im Westen nur unter bestimmten Voraussetzungen (wie z.B. Aufgabe der Erwerbstätigkeit). Es gab zusätzlich dazu die ausdrückliche Berücksichtigung *frauenspezifischer Zurechnungszeiten* bei der Rentenberechnung: für Frauen mit 3 und mehr Kindern, bis zu 4 Jahre als Ausgleich für den früheren Rentenbeginn mit 60 bei relativ kontinuierlicher Erwerbsbiographie (POLSTER 1990, S. 162 f.; VEIL 1991). Diese Regelungen führten insgesamt zu einer *Mindestversorgung,* wenn auch auf einem sehr niedrigen Niveau, allerdings *oberhalb* der absoluten Armutsgrenze, d.h. Sozialhilfebezug (den es in der ehemaligen DDR auch gab) im Alter war faktisch unbekannt.

Auch war in der ehemaligen DDR die für den Westen so typische *Alterseinkommenshierarchisierung* weniger stark ausgeprägt, obwohl durchaus vorhanden: Auch dort lagen (sogar aus strukturell ähnlichen Gründen wie im Westen) die Frauenrenten unterhalb der Männerrenten (1989/1990 mit rd. 18 v.H. in der DDR allerdings weniger deutlich als in der alten BRD mit rd. 27 v.H.; vgl. WAGNER, HAUSER, MÜLLER, FRICK 1992, Tab. 4). Es gab ebenfalls *freiwillige Zusatzversorgungssysteme* (FZV), die etwa einem Drittel aller Sozialversicherungs-Rentnerinnen und -Rentnern der DDR zusätzliche Altersrenten brachten. Da sie aber nur für die Besserverdienenden galten, hatten sie de facto mehr die Funktion staatlicher Privilegierungssysteme für bestimmte gesellschaftliche Gruppen als die einer wirklichen Zusatzversorgung (ALTENREPORT '90 (1990), S. 8).

Die im Rahmen der Sozialunion zum 1.7.1990 in Kraft getretene erstmalige Rentenniveauerhöhung sowie die späteren mehrmaligen Aufstockungen haben zwar insgesamt zu einem deutlichen Niveauanstieg bei den ostdeutschen Renten geführt und dabei die Eck-Rente des "Standardrentners" (mit 45 Versicherungsjahren/Durchschnittsverdienst) seit Juni 1990 von damals DM 520,-- auf rd. 1.188,-- im Januar 1993 erhöht (d.h. um rd. 110 v.H.). Dennoch bleibt ein erheblicher Abstand zum Westen bestehen, denn die "Ost-Standardrente" entsprach Anfang 1993 nur 66,1 v.H. des vergleichbaren Rentenniveaus in den alten Bundesländern. Auch reichen die angesprochenen Niveauerhöhungen nicht aus, um die tatsächliche Sicherungsqualität der Ost-Renten zu beurteilen. Hinzuweisen ist auf die z.T. erheblichen Preissteigerungen, die insbesondere die Güter des täglichen Bedarfs und die Kosten für Wohnen betreffen und die wesentlich auf den Wegfall der Subventionen, ehemals gleichsam die "zweite Lohntüte" (SCHWITZER 1990), zurückzuführen sind.

Zu berücksichtigen ist weiterhin, daß in der ehemaligen DDR die GRV-Renten mit rd. 95 v.H. in einem sehr viel stärkeren Ausmaß als in den alten Bundesländern die *ausschließliche* Einkommensquelle für die ostdeutschen Rentnerinnen und Renter bilden. Die für den Westen charakteristische Kumulation z.B. mit Leistungen aus Zusatzversorgungssystemen, Vermögenseinkommen etc. gibt es faktisch nicht (POLSTER 1990, S. 157 f.). Z.B. betrug 1990 das Jahreseinkommen aus Vermögen der Ost-Rentnerinnen und -Renter im Durchschnitt DM 350,--, wurde insgesamt auch nur knapp DM 70,-- monatliche Zusatzeinkünfte neben der Rente erzielt (KDA/ISG 1991 S. 9). Nicht zuletzt ist die ehemals vergleichsweise hohe Rentnererwerbstätigkeit, die für viele eine wichtige zweite Einkommensquelle bedeutete und die z.B. in den 70er Jahren eine Quote von über 30 v.H. erreicht hatte, derzeit arbeitsmarktbedingt stark rückläufig (1991 weniger als 7 v.H.) und wird vermutlich bald gegen Null tendieren.

Mit dem *"Renten-Überleitungsgesetz"* ist ab 1.1.1992 das gesamte westdeutsche Rentenrecht auf die neuen Bundesländer übertragen worden. *Verbesserungen* haben sich dadurch insbesondere bei den Anspruchsvoraussetzungen für Versichertenrenten (Invaliditätsrenten, Altersgrenzen) und bei den Hinterbliebenenrenten ergeben; *Verschlechterungen* insbesondere wegen der Übertragung der westdeutschen "Rentenformel", die nach Ablauf der verschiedenen Übergangsfristen vor allem bei den Versichertenrenten von Frauen zu Einschnitten führen wird; dies insbesondere durch den Wegfall von Mindestsicherungsklauseln, die ein Mindesteinkommen in Abhängigkeit von der Zahl der Arbeitsjahre garantierten, sowie der frauenspezifischen Zurechnungszeiten, mit denen Zeiten der Kindererziehung und langjährige Beschäftigungsdauern durch die Anrechnung zusätzlicher Jahre in der Rentenberechnung "belohnt wurden" (s.o.). Inwieweit diese Einschnitte bei den Versichertenrenten durch Verbesserungen bei den Hinterbliebenenrenten kompensiert werden können, bleibt abzuwarten. Insgesamt kommt es zu einer Übertragung des westdeutschen Modells der *Ehe-orientierten abgeleiteten sozialen Sicherung* der (Haus)frauen und zu einem Wegfall der DDR-spezifischen Elemente der eigenständigen Sicherung der Frau (BÄCKER 1992, S. 14 ff.). Allerdings werden auf lange Frist wegen der viel längeren Erwerbstätigkeitsdauern (1990: im Durchschnitt 37 anrechnungsfähige Versicherungsjahre) die Rentenvoraussetzungen für die ehemaligen DDR-Frauen relativ günstiger sein als bei den westdeutschen Frauen. Auf längere Sicht betrachtet werden dadurch im Osten gegenüber dem Westen Deutschlands im Schnitt insgesamt höhere Frauenrenten gezahlt werden, was aber wegen der fehlenden Kumulation nicht unbedingt zugleich auch einen besseren materiellen Lebensstandard bei den Ost-Frauen bedeuten muß.

Kurz bis mittelfristig wird das *Problem der niedrigen Renten in der ehemaligen DDR* vor allem wegen des noch auf Jahre hinaus deutlich niedrigen *durchschnittlichen Arbeitsentgeltes* - die aktuelle Bezugsgröße für die Rentenberechnung in der Rentenformel - bestehen bleiben. Neben der zu erwartenden stärkeren Hierarchisierung und Streubreite der Rentenzahlbeträge und der fehlenden Möglichkeit der Kumulation werden es diese Niveauunterschiede sein, die das mit der Vereinigung erst geschaffene Altersarmutsproblem in der ehemaligen DDR auf Jahre hinaus kennzeichnen und akzentuieren. Die Tatsache, daß zu 95 v.H. Frauen den *Sozialzuschlag* erhielten, zeigt dabei heute schon, daß - wie in Westdeutschland - *auch in Ostdeutschland Armut im Alter vorwiegend weiblich* ist. Dies wird sich vermutlich erst dann ändern, wenn die Angleichung des ostdeutschen an das westdeutsche Lohn- und Gehaltsniveau erfolgt ist. Darauf *bald* zu hoffen, besteht derzeit aber wenig Anlaß.

4 Konsummuster älterer Menschen in Deutschland-West und Deutschland-Ost

Vergleichen zwischen den Konsumstrukturen der älteren Menschen in Deutschland-West und Deutschland-Ost sind aus vielen Gründen methodische Grenzen gesetzt. Vor der Vereinigung wurden in der ehemaligen DDR die weitaus meisten *Güter des alltäglichen Bedarfs* hoch *subventioniert* (vgl. SCHWITZER 1990; MANZ 1992, S. 18 ff.), wohingegen sog. *hochwertige Produkte überteuert* waren. Zahlreiche Güter und Dienste waren in der ehemaligen DDR zudem kostenfrei (z.B. Gesundheitsdienste, Urlaubsreisen). Kaum zu bewerten schließlich ist der ungleich verteilte Zugang zur "harten DM" und zu Geschenken aus Westdeutschland, von denen ca. 30 v.H. der ostdeutschen Haushalte profitieren konnten (vgl. PRILLER, WAGNER 1992, S. 2). Insofern sagt die in Tab. 9 vorgenommene Gegenüberstellung der *Ausgabenstruktur für den 2-Personen-Rentner-Haushalt in Deutschland-Ost und Deutschland-West* (1988/87) nur wenig über die tatsächliche Präferenz- oder Bedürfnisniveaustruktur aus.

Seit der Vereinigung lassen sich nun *zwei gegenläufige Tendenzen* beobachten: Höhere Mieten, Subventionsabbau und Abgabensteigerungen auf der einen, deutliche Rentensteigerungen auf der anderen Seite (s.o.), welche die Preissteigerungen (noch) überkompensieren. Im Herbst 1991 überstieg die Kaufkraft der Renteneinkommen in den neuen Ländern das Niveau von 1989 um rd. 45 v.H.. Mit anderen Worten: Den Rentnerinnen und Rentnern der ehemaligen DDR ging es in den Jahren unmittelbar nach Wende und Vereingung wirtschaftlich besser als vorher, was sich insgesamt auch an einem gestiegenen Zufriedenheitsniveau Älterer mit den Lebensbereichen Haushaltseinkommen, Lebensstandard, Wohnung und Warenangebot zwischen 1991 und 1990 festmachen läßt. Dies gilt insbesondere für die ganz Alten, d.h. die über 70jährigen (vgl. auf der Grundlage des Sozio-oekonomischen-Panels PRILLER, WAGNER 1992, S. 5). Da allerdings derzeit nicht abzusehen ist, wie sich die weiter steigenden Mieten und Abgaben entwickeln werden und welche Folgekosten die dringend erforderlichen Renovierungs- und Modernisierungsmaßnahmen an Häusern und in Wohnungen nach sich ziehen werden, bleibt offen, wie lange sich der Kaufkraftvorteil noch halten kann. Zumindest kurzfristig ist jedoch noch davon auszugehen.

Der reale Kaufkraftgewinn hat bereits nach kurzer Zeit in den Rentner-Haushalten der ehemaligen DDR zu einer *deutlichen Verbesserung des Ausstattungsstandards* geführt. Der Kauf von *höherwertigen Gebrauchsgütern*, die in der ehemaligen DDR gegenüber heute wesentlich teurer waren, wurde für viele Rentner, insbesondere auch für solche mit geringen Einkommen, dadurch überhaupt erst möglich.

Bei nach wie vor bestehenden Ausstattungsabständen zwischen den Ein-Personen- und Zwei-Personen-Rentnerhaushalten zugunsten der zweitgenannten haben sich zwischen 1989 und 1991 beispielsweise folgende Veränderungen im Ausstattungsgrad ergeben: Kühlschrank (von 95 v.H auf 100 v.H.), Waschmaschine (von 57 v.H. auf rd. 70 v.H.), Farbfernseher (von 49 v.H. auf rd. 90 v.H.) (zum Vergleich dazu: in den alten Bundesländern jeweils um die 100 v.H.; vgl. TEWS, NAEGELE 1990, S. 270). Noch sehr viel deutlicher hinken die Ost-Rentner-Haushalte mit Telefon- und PKW-Besitz hinterher: Während 1988 in der Alt-Republik rd. 85 v.H. der Altenhaushalte einen eigenen Telefonanschluß und zu über 40 v.H. ein eigenes Auto besaßen, sind es 1991 in der ehemaligen DDR (trotz z.T. enormer Steigerungsraten bereits gegenüber 1990) nur rd. 8 v.H. (Telefon) und rd. 30 v.H. (PKW) (PRILLER, WAGNER 1992, S. 8 ff.).

Wie sich der reale Kaufkraftgewinn in der ehemaligen DDR in den *Ausgabenstrukuren für den privaten Verbrauch* niedergeschlagen hat, zeigt ein Vergleich zwischen 1990 und 1991, der allerdings wegen der noch nicht in der Statistik erfaßten z.t. erheblichen Mietsteigerungen 1991/1992 noch wenig aussagekräftig ist: Insgesamt zeigt sich folgender Trend: weniger Ausgaben für Nahrungsmittel und Bekleidung, mehr Ausgaben für Mieten und Energie, Hausrat, Verkehr und Kommunikation (hier mit den höchsten Steigerungsraten), relative Konstanz im Ausgabenbereich Bildung und Unterhaltung und - entgegen den Erwartungen - Ausgabensenkungen für Reisen (PRILLER, WAGNER 1992, S. 6). Letzteres könnte mit der nach wie vor in vielen Rentner-Haushalten angespannten wirtschaftlichen Lage, der aus der vergangenen DDR-Lebenspraxis gewohnten Anspruchslosigkeit oder damit zusammenhängen, daß auch vorher schon die DDR-Rentner (ins Ausland) verreisen konnten.

Sehr viel gründlicher und genauer dagegen sind die Konsumstrukturen im Westen untersucht. Folgende *Trends der Konsumentwicklung* für die West-Altenhaushalte sind zu erwähnen, die u.U. Hinweise auf zukünftig auch in der ehemaligen DDR mögliche Entwicklungen bei sich weiter verbessernder ökonomischer Lage der Altenhaushalte geben können (zum folgenden vgl. TEWS, NAEGELE 1990, S. 269 ff.):

- *Wohn- und Hauseigentum* haben zugenommen, auch bei den Rentner-Haushalten mit Niedrigeinkommen. Von 1965 bis 1988 stieg der Anteil der Haushalte mit eigener Wohnung/eigenem Haus von 8 auf 19 v.H.. Die durchschnittliche Zahl der Räume erhöhte sich von 3,9 auf 4,4, die durchschnittliche Wohnfläche von 56,9 auf 81,5 qm bei den Wohnungs- und Hauseigentümern und von 44,6 auf 67,2 qm bei den Hauptmietern.

- Die *Ausstattung mit langlebigen Konsumgütern* hat sich wesenlich verbessert, z.T. ist fast Vollversorgung erreicht (s.o.). Neuere

Produkte wie Videorecorder (9,4 v.H.), Stereoanlage (15,7 v.H.), Mikrowelle (1,9 v.H.) etc. sind 1988 gegenüber den Erwerbstätigen-Haushalten noch vergleichsweise gering vertreten, dürften sich jedoch zwischenzeitlich stark verbreitet haben.

- Die *Ausgaben für den privaten Verbrauch* haben sich zwischen 1988 und 1965 wie folgt verändert: *Ausgabensenkungen* für Nahrungsmittel (1988: 20,3 v.H.;1965: 46,4 v.H.), Getränke (4,2 v.H.; 6,6 v.H.), Tabakwaren (1,0 v.H.; 1,9 v.H.), Bekleidung und Schuhe (5,8 v.H.; 7,3 v.H.), Möbel, Haushaltsgeräte o.ä. für Haushaltsführung (7,5 v.H.; 8,7 v.H.); demgegenüber *Ausgabensteigerungen* für Wohnungsmieten und Energie (1988: 32,4 v.H.; 1965: 23,3 v.H.), Verkehr und Nachrichtenübermittlung (11,4 v.H.; 2,8 v.H.), Bildung, Unterhaltung, Freizeit (6,3 v.H.; 3,1 v.H.), Gesundheits- und Körperpflege (4,8 v.H.; 3,1 v.H.), persönliche Ausstattung, Güter sonstiger Art, Reisen und dgl. (3,2 v.H.; 1,2 v.H.) (jeweils bezogen auf den Haushaltstyp 1 des Statistischen Bundesamtes).

- Die *Entwicklung der Konsumstrukturen nach Altersklassen* zeigt, daß mit steigendem Lebensalter sich im Zeittrend folgende Zu- und Abnahmen ablesen lassen: *Zunahmen der Konsumgüterausgaben* bei Nahrungs- und Genußmitteln, Ausgaben für die Wohnung (Mieten, Energie etc.), Körper- und Gesundheitspflege, Ausgaben für die persönliche Ausstattung und bei den Ausgaben für die übrigen Güter der Haushaltsführung; *Abnahmen der Konsumgüterausgaben* für Bekleidung und Schuhe, Verkehr und Nachrichtenübermittlung, Bildung und Unterhaltung.

- *Einkommensreduzierungen im höheren Lebensalter* zwingen zu einer Konzentration der verbliebenen finanziellen Mittel auf die Güter des *Grundbedarfs* und infolgedessen zur Senkung der Ausgaben für die Güter des sog. *Wahlbedarfs*. Diese Strukturmerkmale des Engel-Schwabe'schen Gesetzes gelten aber für alle Haushaltstypen mit geringen Einkommen gleichermaßen, sind also nicht typisch für Ältere.

- Auf *besonderes Interesse* vor allem bei den konsumintensiveren "neuen" älteren Verbrauchern stoßen Körperpflegemittel und der Kosmetikmarkt, der Nahrungsmittelsektor insbesondere im Bereich der "wohlschmeckenden", aber "gesunden Ernährung", die vorbeugende Gesundheitspflege, Diät- und Reformprodukte, der Freizeitbereich sowie der Erholungs- und Urlaubsmarkt (vgl. NAEGELE 1986, Anhang, S. 24 ff.). Dem entspricht ein im Zeitablauf konstant steigender Anteil des Haushaltseinkommens, den Altenhaushalte für Güter des Freizeitmarktes ausgeben, wobei die Ausgaben für Reisen rd. 1/3 der Gesamtausgaben für den Freizeitbereich ausmachen.

Einkommen und Konsum im Alter 191

Tabellen

Tabelle 1: Durchschnittliche Zahl der anrechnungsfähigen Versicherungsjahre und durchschnittliche Höhe der persönlichen Prozentsätze p*) in der Gesetzlichen Rentenversicherung (GRV) 1990

Vers.-Zweig	p*)		Durchschnittliche Versicherungsdauer in Jahren		Anteil der Bestandsrenten mit 40 Vers. Jahren und mehr an allen Bestandsrenten	
	ArV	AnV	ArV	AnV	ArV	AnV
Männer	101,4	129,2	36,5	38,1	53,9	59,0
Frauen	59,5	81,5	22,3	27,3	8,3	17,9

*) p mißt das Verhältnis des jeweiligen versicherungspflichtigen Arbeitsverdienstes zum durchschnittlichen Arbeitseinkommen aller Versicherten bezogen auf die gesamte Dauer des Erwerbslebens.

Quelle: DEUTSCHER BUNDESTAG, Rentenanpassungsbericht 1990, BT-Drucksache 11/8504, S. 82 f., 87 f.

Tabelle 2: Relative Verteilung der laufenden Versichertenrenten in der Gesetzlichen Rentenversicherung (GRV) - geschichtet nach dem Zahlbetrag (1990)

Zahlbetragsgruppe von ... bis ... DM/Monat	Arbeitervers. (ArV)		Angestelltenvers. (AnV)	
	M	F	M	F
unter 300	7,0	32,7	1,6	13,7
300 - 600	7,1	31,0	4,2	21,5
600 - 900	8,5	15,3	5,1	17,7
900 - 1.200	9,9	14,3	5,9	16,7
1.200 - 1.500	13,9	6,1	7,7	12,9
1.500 - 1.800	18,8	0,6	11,0	8,1
1.800 - 2.100	19,1	-	15,3	5,2
2.100 - 2.400	11,7	-	18,1	3,1
2.400 u.m.	4,0	-	31,1	1,1

Quelle: BMA (1991 a), S. 152 f.

Einkommen und Konsum im Alter

Tabelle 3: Durchschnittliche Rentenhöhe nach den anrechnungsfähigen Versicherungsjahren (Altersruhegelder) 1990 (DM/Monat)

Anrechnungsfähige Versicherungsjahre von ... bis ... unter.... Jahre	ArV		AnV	
	M	F	M	F
unter 5 Jahre	119,26	79,63	158,95	105,30
5-10	277,36	182,38	367,88	245,51
10-15	476,65	327,80	601.02	427,28
15-20	590,47	409,73	842,52	519,68
20-25	747,44	527,93	1.132,62	693,06
25-30	922,32	703,12	1.422,38	882,61
30-35	1.118,11	883,41	1.698,85	1.095,42
35-40	1.402,58	1.044,33	2.000,06	1.347,12
40-45	1.703,41	1.230,74	2.294,62	1.737,73
45-50	1.883,17	1.348,47	2.679,75	1.865,24
Höhe der Durchschnittsrente	1.159,44	844,97	1.717,35	1.235,37

Quelle: BMA (1991 b), Pkt. 8.6, 8.9

Tabelle 4: Nettorentenzugangsniveau für Altersrentner des Jahrgangs 1988 in der GRV (in v.H.)

Versicherungs-zweig und Geschlecht	unabhängig von der Zahl der Versiche-rungsjahre 1988	mit mindestens 40 anrechnungsfähigen Versicherungsjahren 1988
ArV Männer	70,8	73,1
ArV Frauen	59,8	75,1
AnV Männer	66,0	66,8
AnV Frauen	60,3	68,5

Quelle: STEEGER 1989, S. 706

Tabelle 5: Schichtung von Leistungen*) der Beamtenversorgung (Personen ab 55 (65) Jahre) 1986

Einkommensgrößenklasse von... bis...unter...DM/Monat	Ruhegeld	
	M	F
unter DM 1.000,--	-	-
DM 1.000,-- bis 1.400,--	3	2
DM 1.400,-- bis 2.000,--	19	13
DM 2.000,-- bis 3.000,--	36	23
DM 3.000,-- bis 4.000,--	22	43
DM 4.000,-- bis 5.000,--	11	17
DM 5.000,-- und mehr	9	2
Durchschnittsbetrag pro Bezieher DM/Monat	3.000,--	3.260,--

*) Brutto incl. anteiligem 13. Monatsgehalt

Quelle: INFRATEST (1990b), S. 18

Einkommen und Konsum im Alter

Tabelle 6: Relative Verteilung der laufenden Witwen/r-Renten - geschichtet nach dem Zahlbetrag 1990

Zahlbetragsgruppe von...bis...unter DM	ArV	AnV
unter 300,--	10,6	5,0
300,-- bis 600,--	18,2	11,7
600,-- bis 900,--	26,3	15,5
900,-- bis 1.200,--	28,9	21,3
1.200,-- bis 1.500,--	13,8	22,9
1.500,-- bis 1.800,--	2,1	14,7
1.800,-- und mehr	0,1	8,9
Durchschnittswitwen/r-Rente in DM	806,83	1.117,11

Quelle: DEUTSCHER BUNDESTAG, Rentenanpassungsbericht 1990, BT-Drucksache 11/8504, S. 78, S. 95

Tabelle 7: Schichtung des Brutto- und Nettogesamteinkommens von Ehepaaren und Alleinstehenden nach dem Haushaltstyp - Haushalte mit Bezugsperson ab 55 Jahren im Ruhestand/ab 65 Jahren insgesamt (1986/87)

Größenklasse DM/Monat	Haushaltstyp							
	Ehepaare		Alleinstehende Männer		Alleinstehende Frauen			
					Ledige/Geschied. Frauen		Witwen	
	brutto	netto	brutto	netto	brutto	netto	brutto	netto
- u. 500	0	0	3	4	8	8	2	3
500 - u. 750	1	1	4	5	10	11	6	7
750 - u. 1.000	2	2	7	8	15	18	10	12
1.000 - u. 1.500	8	10	20	21	32	29	35	38
1.500 - u. 2.000	17	20	23	26	14	16	24	23
2.000 - u. 2.500	21	23	18	17	9	8	11	10
2.500 - u. 3.000	18	17	9	9	4	5	6	4
3.000 - u. 3.500	11	10	5	5	3	3	2	1
3.500 - u. 4.000	6	6	4	3	2	1	2	1
4.000 - u. 5.000	8	6	4	2	2	0	1	1
5.000 - u. 7.500	6	4	2	1	0	-	1	0
7.500 - u. 10.000	1	1	1	0	-	-	0	-
10.000 und mehr	1	1	1	0	-	-	0	0
Betrag je Haushalt (DM/Monat)	2970	2653	2087	1884	1473	1356	1614	1496

Quelle: INFRATEST (1990b), S. 32

Einkommen und Konsum im Alter

Tabelle 8: Das Nettogesamteinkommen von Haushalten und Ehepaaren und Alleinstehenden nach beruflicher Stellung und Tätigkeitsniveau der Bezugsperson und dem Haushaltstyp - Haushalte mit Bezugsperson ab 55 Jahren im Ruhestand/ab 65 Jahren insgesamt (1986/87)

Letzte berufliche Stellung und Tätigkeitsniveau (bei Witwen des verstorbenen Ehemanns)	Haushaltstyp			
	Ehepaare DM/Monat	Alleinstehende Männer DM/Monat	Alleinstehende Frauen	
			Ledige/Geschied. Frauen DM/Monat	Witwen DM/Monat
Arbeiter insgesamt	2114	1621	961	1318
Angelernt, Hilfskraft	1954	1387	950	1212
Facharbeiter	2189	1769	1050	1375
Meister, Polier	2266	1887	-	1433
Angestellte insgesamt	3111	2359	1650	1812
Angelernt, Hilfskraft	2311	1298	1134	1584
Einfache Fachkraft	2440	1971	1359	1511
Mittlere Position	2771	2197	1749	1756
Gehobene Position	3316	2542	1998	1944
Leitende Position	4082	3318	(2346)	2163
Beamte/Berufssoldaten insgesamt	3377	2944	2740	2011
Einfacher Dienst	2723	2154	(1961)	1545
Mittlerer Dienst	2839	2684	2257	1844
Gehobener Dienst	3728	3061	3066	2205
Höherer Dienst	4967	3998	(3760)	2860
Berufssoldat	3281	3219	-	2048
Selbständige insgesamt	2733	1514	1165	1315
Landwirt	1515	1011	658	918
Freiberufler	5380	3097	(2396)	2444
Gewerbetreibender/Handwerker	3017	1754	1056	1412
Mithelfende	2155	759	686	-
Mfn zur beruflichen Stellung	2353	1558	(264)	1310
Keine Angabe	2158	1940	1115	1442
INSGESAMT	2653	1884	1356	1496

Quelle: INFRATEST (1990b), S. 33

Tabelle 9: Anteile am privaten Verbrauch DDR: 1988/BRD: 1987 (in %)

	2-Personen-Rentnerhaushalt DDR	2- Personenhaushalt v. Renten- u. Sozialhilfeempfängern in d. BRD
Nahrungs- und Genußmittel	42,1	29,2
Kleidung, Schuhe	10,6	5,9
Wohnungsmieten	3,1	24,1
Energie (o.Kraftstoff)	2,3	8,9
Verkehr	1,8	10,0
Bildung, Unterhaltung, Freizeit	2,1	6,5
Sparen	13,0	6,4

Quelle: Datenreport 1989, Bundeszentrale für politische Bildung, Stuttgart 1989, S. 106 f., 116; Statistisches Jahrbuch der DDR 1989, S. 296 - nach: SCHWITZER 1990, S. 127

Literatur

Allmendinger, J., E. Brückner, H. Brückner: Arbeitsleben und Lebensarbeitsentlohnung: Zur Entstehung von finanzieller Ungleichheit im Alter. In: *Gather, C.* et al. (Hrsg.): Frauen-Alterssicherung. Lebensläufe von Frauen und ihre Benachteiligung im Alter. Berlin 1991.
Altenreport '90: Zur sozialen Lage von Altersrentnerinnen und Altersrentnern in der DDR. Blätter der Wohlfahrtspflege 10+11 (1990).
Bäcker, G.: Gespaltene Gesellschaft. Soziale Probleme und sozialpolitische Herausforderungen im vereinigten Deutschland. Soziale Sicherheit 1 (1992), S. 8-16.
Bäcker, G., R. Bispinck, K. Hofemann, G. Naegele: Sozialpolitik und soziale Lage, Bd.II: Gesundheit, Familie, Alter, soziale Dienste. Köln 1990.
Bäcker, G., M. Dieck, G. Naegele, H.P. Tews: Ältere Menschen in Nordrhein-Westfalen. Gutachten zur Lage der älteren Menschen und zur Altenpolitik in NRW. Düsseldorf 1989.
BMA (1991a), Bundesminister für Arbeit und Sozialordnung (Hrsg.): Statistisches Taschenbuch 1991, Arbeits- und Sozialstatistik, Bonn 1991.
BMA (1991b), Bundesminister für Arbeit und Sozialordnung (Hrsg.): Übersicht über die soziale Sicherheit. Bonn 1991.
Bujard, O., U. Lange: Armut im Alter. Ursachen, Erscheinungsformen, politisch-administrative Reaktionen. Weinheim, Basel 1978.
Deutscher Bundestag: Rentenanpassungsbericht 1990. BT-Drucksache 11/8504 vom 28.11.1990, Bonn 1990.
Dieck, M.: Einkommens- und Vermögensunterschiede im Alter. Materielle Sicherung alter Menschen - ein Thema von unverminderter Brisanz. Blätter der Wohlfahrtpflege 7-8 (1989), S. 176-179.
Dieck, M., G. Naegele: "Matthäus-Prinzip" kontra "Neue Alte". In: *Deutscher Caritasverband* (Hrsg.): Caritas '90. Jahrbuch des Deutschen Caritasverbandes, Freiburg/Br. 1990, S. 48-59.
DIW, Deutsches Institut für Wirtschaftsforschung: Die Vermögenseinkommen der privaten Haushalte in der Bundesrepublik Deutschland 1990. Wochenbericht 31 (1991), S. 435-441.
Gather, C., U. Gerhard, K. Prinz, M. Veil (Hrsg.): Frauen-Alterssicherung. Lebensläufe von Frauen und ihre Benachteiligung im Alter. Berlin 1991.
Hanesch, W.: Der halbierte Wohlstand: Zur sozialen Lage in den neuen Bundesländern. Sozialer Fortschritt 10 (1991), S. 242-248.
Hartmann, H.: Sozialhilfebedürftigkeit und "Dunkelziffer der Armut". Bd. 98 der Schriftenreihe des *Bundesministers für Jugend, Familie und Gesundheit*, Stuttgart, Berlin, Köln, Mainz 1981.

INFRATEST Sozialforschung (1990a): Alterssicherung in Deutschland 1986, Bd. II: Rentner und Pensionäre. München, März 1990.

INFRATEST Sozialforschung (1990b): Alterssicherung in Deutschland 1986, Bd. Z: Zusammenfassender Bericht. München, November 1990.

KDA/ISG, Kuratorium Deutsche Altershilfe in Zusammenarbeit mit Otto-Blume-Institut für Sozialforschung und Gesellschaftspolitik e.V.: Analyse der Situation der älteren Menschen und der Altenhilfe in den neuen Bundesländern. Vorläufiger Bericht, Stand: August 1991. Köln 1991.

Kortmann, K.: Kleinrenten, Niedrigeinkommen und Sozialhilfebedarf im Alter. Beitrag zum wissenschaftlichen Symposium "Alterssicherung in Deutschland", 7./8. Oktober 1991, Bonn. Vervielfältigung, München, September 1991.

Manz, G.: Armut in der "DDR"-Bevölkerung. Lebensstandard und Konsumniveau nach der Wende. Augsburg 1992.

Naegele, G.: Konsumverhalten sozial schwacher älterer Menschen. Erw. Auflage (hrsg. von der Arbeitsgemeinschaft der Verbraucher e.V.-Bonn), insbesondere Anhang: Neuere Daten und Informationen zum Verbraucherverhalten älterer Menschen. Bonn 1986.

Naegele, G.: Frühverrentung in der BRD. In: *Rosenmayr, L., F. Kolland* (Hrsg.): Arbeit, Freizeit, Lebenszeit. Neue Übergänge im Lebenszyklus. Opladen 1988, S. 207-230.

Naegele, G.: Zwischen Arbeit und Rente. Augsburg 1992.

Naegele, G., et al.: Landessozialbericht, Armut im Alter. Untersuchung zur Lebenslage ökonomisch unterversorgter älterer Frauen in Nordrhein-Westfalen. Düsseldorf 1992.

Polster, A.: Grundzüge des Rentenversicherungssystems der Deutschen Demokratischen Republik. Deutsche Rentenversicherung 3 (1990), S. 154-168.

Priller, E., G. Wagner: Altern in Deutschland - Materielle Lebenssituation. Vortrag, gehalten im Rahmen des Kongresses "Altern in Deutschland", Berlin im März 1992, Vortragsmanuskript, Berlin 1992.

Rolf, G.: Ideologiekritik am Rentenrecht und ein Reformvorschlag zur eigenständigen Alterssicherung von Frauen. In: *Gather, C.* et al. (Hrsg.): Frauen-Alterssicherung. Berlin 1991, S. 175-190.

Rolf, G., G. Wagner: Alterssicherung und sozialer Wandel in Deutschland - Defizite der Rentenreform 1992: WSI-Mitteilungen 8 (1990), S. 509-519.

Schröder, G.A.: Finanzielle und ökonomische Auswirkungen der zukünftigen Alterspopulation. In: Demokratische Gemeinde (Sondernummer), "Leben im Alter, Neue Wege in der kommunalen Altenpolitik". Bonn 1990, S. 19-24.

Schwitzer, K.-P.: Die Lebenssituation der älteren und alten Generation in der DDR und deren Bedarf bei Aufgabe der Preissubventionen. Sozialer Fortschritt 6 (1990), S. 125-129.

Statistisches Bundesamt: Schreiben des Statistischen Bundesamtes vom 19. Februar 1974, Ausgaben einer Witwe für die Lebenshaltung, in: Arbeit und Wirtschaft in Bayern, Statistische Mitteilungen des bayerischen Staatsministeriums für Arbeit und Sozialordnung 2 (1974), S. 6-8.
Steeger, W.: Das Rentenniveau im Rentenzugang des Jahres 1988. Deutsche Rentenversicherung 10-11 (1989), S. 703-722.
Tews, H.P., G. Naegele: Alter und Konsum: Ältere Menschen als Verbraucher. Jahrbuch der Absatz- und Verbrauchsforschung 3 (1990), S. 260-276.
Veil, M.: "Es wächst zusammen, was nicht zusammen gehört" - Die Frau im Rentenrecht der ehemaligen Deutschen demokratischen Republik und der Bundesrepublik Deutschland. In: *Gather, C.* et al. (Hrsg.): Frauen-Alterssicherung. Berlin 1991, S. 191-204.
Wagner, G.: Gesellschaftliche Veränderungen und Rentenversicherung - Ein Plädoyer für eine eigenständige Alterssicherung. In: *Naegele, G., Tews, H.P.* (Hrsg.): Lebenslagen im Strukturwandel des Alters. Opladen 1993.
Wagner, G., R. Hauser, K. Müller, J. Frick: Einkommensverteilung und Einkommenszufriedenheit in den neuen und alten Bundesländern. In: *Glatzer, W., H.H. Noll* (Hrsg.): Lebensverhältnisse in Deutschland - Ungleichheit und Angleichung. Frankfurt/New York 1992.
Winkler, G. (Hrsg.): Sozialreport 1990. Institut für Soziologie und Sozialpolitik der Akademie der Wissenschaften der DDR, Berlin 1990.

Psychologische Aspekte des Alterns

Ursula Lehr

1 Die biographisch bedingte Individualität der Alternsvorgänge

Die Psychologie als "Wissenschaft vom menschlichen Erleben und Verhalten und seiner inneren Begründung" (THOMAE 1959) und speziell die Entwicklungspsychologie, die nach psychischen Veränderungen und deren Verlaufsformen auf dem Hintergrund des Kontinuums eines Lebensablaufs fragt, hat sich mit der Frage auseinanderzusetzen,

wie sich der älterwerdende Mensch verhält,
wie er seine Situation erlebt,
und was die möglichen inneren und äußeren Gründe für dieses Erleben und Verhalten sind.

Um keine falschen Erwartungen aufkommen zu lassen, möchte ich gleich zu Beginn feststellen: Ein *typisches* Verhalten älterwerdender Menschen gibt es nicht! Können wir noch z.B. bei einer Gruppe von Zwei- bis Vierjährigen, wohl auch noch bei 12-14jährigen gewisse Ähnlichkeiten ihrer Verhaltensweisen feststellen, können wir hier noch von bestimmten Gesetzmäßigkeiten der Entwicklung ausgehen, wie sie beispielsweise PIAGET (1936, 1947) u.a. für den Verlauf der kognitiven Entwicklung aufgezeigt hat, so weist eine Vielzahl von Studien die starke *Variabilität* sowohl der geistigen Leistungsfähigkeit wie auch vieler Persönlichkeitsmerkmale bei Personen der gleichen Altersstufe im höheren Lebensalter eindeutig nach (vgl. LEHR 1991). Typische Verhaltensweisen *des* alten Menschen gibt es nicht! Verhaltensweisen werden nie alleine durch die Anzahl der Lebensjahre bestimmt, die ein Individuum hinter sich gebracht hat; Verhaltensweisen sind auch nur zu einem geringen Teil biologisch bedingt oder durch die physiologische Funktionstüchtigkeit bestimmt. Exogene Momente, vielschichtige Umwelteinflüsse und deren Verarbeitung während eines lebenslangen Prozesses werden hier bedeutsamer. Es sind ganz persönliche Erlebnisse und ureigenste Erfahrungen während eines ganzen Lebensweges, die das Verhalten im Alter mitbestimmen! Es kann nun einmal ein Mensch nicht wie Goethe altern, der nicht wie Goethe gelebt hat.

Gerade in den letzten Jahrzehnten ist aufgrund von Längsschnittuntersuchungen und auch im Zusammenhang mit der wieder modern gewordenen Lebenslaufpsychologie ("life-span developmental psychology") die *Bedeutung biographischer Aspekte für Alterszustand und Verlauf von Alternsprozessen* mehrfach nachgewiesen worden (vgl. LEHR 1980 b, c; THOMAE 1980; RUDINGER 1980; FISSENI 1980; FOOKEN 1980). Der Sozialmediziner HANS SCHAEFER stellt in seinem 1979 erschienenen Buch "Plädoyer für eine neue Medizin" sehr treffend fest: "Unsere Lebenserwartung hängt ab von unserer Lebensführung. Lebenserwartung ist hier im weitesten Wortsinn gemeint, bedeutet also nicht nur Dauer, sondern auch Qualität des Lebens: es kommt schließlich nicht nur darauf an, wie *alt* man wird, sondern *wie* man alt wird" (S. 147).

Daß *körperliches* Wohlbefinden im Alter von der Lebensführung während des ganzen Lebens, besonders aber während des mittleren Erwachsenenalters bestimmt wird, haben viele medizinische Studien - meist aufgrund von Anamnesen bzw. Krankengeschichten - nachgewiesen. Stellvertretend für viele andere Bereiche sei hier nur auf die Diskussion um die Risiko-Faktoren bei Herz-Kreislauf-Erkrankungen hingewiesen (vgl. LEHR u. THOMAE 1979/80), auf die Diskussion der Auswirkungen von "Life-stress", bei dem man zwischen dem positiv wirkenden Eu-stress und dem negativ wirkenden Dys-stress zu unterscheiden habe, aufmerksam gemacht. Ebenso wäre auf die besonders von EITNER (EITNER u. TRÖGER 1968, EITNER et al. 1971, 1975) hervorgehobene Bedeutung gewissenhafter Zahnpflege, sorgfältiger Gebiß- und Mundhygiene für häufig bei alten Menschen zu findende stomatologische Erkrankungen bzw. Erkrankungen des Magen-Darm-Traktes einzugehen.

EITNER, RÜHLAND und SIGGELKOW (1975) weisen in ihrem Buch "Praktische Gerohygiene" auf eine Vielzahl notwendiger vorbeugender gesundheitlicher bzw. medizinischer Maßnahmen im mittleren Lebensalter hin, die ein "gesundes Altern" gewährleisten. Neben den üblicherweise genannten "Risiko-Faktoren" (wie Hypertonie, Diabetes, Störungen im Fettstoffwechsel, aber auch Übergewicht, Rauchen und Bewegungsmangel - wie sie u.a. in der *Framingham-Studie* so deutlich herausgestellt worden sind) werden hier eine Reihe *soziogener Risikofaktoren* genannt, die EITNER (et al. 1975, S. 104) aufgrund seiner 15-jährigen, zum Teil interdisziplinär durchgeführten Forschung eruieren konnte. Dies sind:

1. Bildungs-, Qualifizierungs- und Informationsmangel;
2. Fehleinstellungen zum Altern und zum Alter;
3. Fehlverhalten ("(...) es kommt darauf an, ständig die geistigen und zugleich körperlichen Funktionen zu üben und in Anspruch zu nehmen,... sich allseitig zu bilden, sich flexibel zu qualifizieren, Verantwortung zu übernehmen." S. 106);
4. soziale und psychische Vereinsamung;
5. abruptes Herausreißen aus gewohnten Milieuverhältnissen und aus gebahnten Verhaltensweisen (Ortsveränderung, Arbeitsplatzwechsel, plötzlicher Abbruch körperlicher Tätigkeit);
6. ungesunde Arbeits- und Lebensbedingungen (u.a. Bewegungsmangel);
7. inadäquater Arbeitseinsatz, wobei Mangelbeanspruchung genauso schade wie Überbelastung;
8. Ausgleichs- und Erholungsmangel;
9. altersinadäquate Lebensgestaltung (falsche Ernährung, Rauchgewohnheiten, Bewegungsmangel, Rückzug von sozialen Kontakten);
10. mangelnde Vorbereitung auf das Alter (mangelnde Antizipation) - zu der "eine gezielte medizinische Untersuchung, eine Analyse der beruflich-familiären und sonstigen sozialen Situation, eine Motivationsanalyse für die weitere Tätigkeit, eine Verhaltensanalyse und eine auf die Zukunft bezogene Bedürfnisanalyse" gehören (EITNER et al. 1975, S. 124).

Derartige Risikofaktoren entstehen sowohl aufgrund gesellschaftlicher Bedingungen wie auch aufgrund eigenen Fehlverhaltens (für das man allerdings - zum Teil wenigstens - wiederum Sozialisationsbedingungen verantwortlich machen kann). ROSENMAYR (1976) prägte hier den Ausdruck der "gesellschaftsbedingten Selbstverursachung" (vgl. auch LEHR 1976), der auch - trotz der Ausführungen von NAEGELE (1979) - noch Gültigkeit hat: Schließlich bleibt dem einzelnen für körperliche Bewegung, geistige Aktivität (und wenn es nur das Lesen einer relativ anspruchslosen Tageszeitung ist), gesunde Ernährung (die keinesweg kostspieliger sein muß), regelmäßige kostenfreie medizinische Vorsorgeuntersuchungen und dergleichen mehr immer noch die individuelle Verantwortung.

Immerhin scheint es aber möglich, durch eine gewisse Veränderung der sozialen Bedingungen, zu denen auch eine Korrektur der Geschlechter-Stereotypien wie vor allem auch der Altersstereotypien gehört, aber auch durch eine bessere Gesundheitserziehung im Hinblick auf Hygiene und Prävention, auf Ernährungsverhalten und sportliche Betätigung, einen Teil der aufgezählten Risikofaktoren auszuschalten.

Diese von EITNER (et al. 1975) herausgestellten Risikofaktoren finden in vielen psychologischen Studien eine Bestätigung. *Geistige und körperliche Aktivität, Interessenvielfalt und befriedigende Sozialkontakte* korrelieren - wie auch in der BLSA (THOMAE 1976, LEHR u. SCHMITZ-SCHERZER 1976, LEHR 1978) deutlich wurde - am stärksten mit einem psychophysischen Wohlbefinden im Alter.

Von einer Vielzahl von Studien (vgl. LEHR 1979 b, 1991) wissen wir, daß *geistige Aktivität*, Umstellungsfähigkeit und Reaktionsgeschwindigkeit im Alter ein Training dieser Fähigkeiten im mittleren Erwachsenenalter voraussetzen. Dieses Training ist meist durch den spezifischen Berufsalltag gegeben - wodurch zweifellos Angehörige bestimmter Berufe begünstigt sind und andere wie auch die "Nur-Hausfrauen" eine gewisse Benachteiligung erfahren (vgl. DIECK u. SCHREIBER 1979, LEHR 1979 d).

Zahlreiche Untersuchungen zur Frage der *körperlichen Aktivität* oder auch zum Themenbereich "Sport im Alter" (vgl. LEHR 1978, 1979 a) weisen eindeutig nach, daß auch diese Verhaltensweisen im jüngeren und mittleren Erwachsenenalter für das sportliche Verhalten im höheren Alter in stärkerem Maße bestimmend werden.

Daß nur in den seltensten Fällen *Freizeitaktivitäten* im Alter neu aufgenommen werden, sondern daß vielmehr in früheren Jahren einmal gepflegte Interessen eine erneute Zuwendung erhalten, hat SCHMITZ-SCHERZER aufgrund mehrerer Untersuchungen bei Betagten gezeigt (1969, 1973, 1974).

Die biographische Verankerung spezifischer Formen *sozialer Interaktionen*, besonders jene der Qualität der Eltern-Kind-Kontakte, wurde bereits erwähnt. Formen innerfamiliärer und außerfamiliärer Interaktionen während des ganzen Lebens beeinflussen Art und Ausmaß des Sozialverhaltens im Alter, beeinflussen aber ebenso die Zufriedenheit im sozialen Bereich.

Doch auch die *generelle Zufriedenheit* mit der Lebenssituation im Alter ist ein "Figur-Grund-Problem", d.h., sie wird auf dem Hintergrund der Erfahrungen, die man im mittleren Lebensalter hatte, verständlich (LEHR, SCHMITZ-SCHERZER, QUADT 1979). Unsere Untersuchungen an Betagten, von denen man viele aufgrund ihrer finanziellen (und zum Teil auch gesundheitlichen) Situation den eigentlichen Problemgruppen des Alters zuordnen könnte, haben gezeigt, daß das Erleben und Beurteilen der eigenen Lage einmal im Vergleich mit der eigenen Situation vor 30 oder 50 Jahren gesehen wird, von der sich die Gegenwart meist positiv abhebt, oder aber im Vergleich mit der Alterssituation der eigenen Eltern, die man durchgehend als stärker belastet und schwieriger zumindest in Erinnerung hat (Verbesserungen werden gesehen durch den Fortschritt der Technik; Erleichterungen im täglichen Leben, in der Haushaltsführung, Überbrückung von Entfernungen durch telefonische Kontakte und verbesserte Reisemöglichkeiten, Verbesserungen in der finanziellen Sicherung und in der gesundheitlichen Versorgung).

Hier scheint - trotz mancher objektiv feststellbaren Belastungen - die gegenwärtige Lebenssituation vor einem früher erlebten, mehr negativ getönten Hintergrund positiv abgehoben und zu einem manchmal für Außenstehende unverständlich hohem Maß an Lebenszufriedenheit zu führen. - Vorstellbar wäre es jedoch auch, daß zukünftige Generationen der Betagten ihre Lebenssituation im Jahre 2010 oder 2020 an positiven Erfahrungen ihrer mittleren Jahre messen und sich dann ihre Alterssituation auf einem positiv getönten Erfahrungshintergrund negativ abhebt.

Mit diesen Ausführungen sollte deutlich gemacht werden, daß das *Verhalten und Erleben in den mittleren Lebensjahren das Wohlergehen im hohen Alter mitbestimmt* und Art und Verlauf der Alternsprozesse wesentlich beeinflußt. Es ist also Aufgabe des einzelnen, *schon im mittleren Erwachsenenalter "Altersvorsorge" im weitesten Sinne zu treiben.* Es ist aber ebenso *Aufgabe der Gesellschaft, die Bedingungen zu schaffen bzw. sicherzustellen, die es dem einzelnen ermöglichen, auch in diesem Sinne sinnvolle "Geroprophylaxe"* zu betreiben.

Doch wäre es falsch, etwaige Problemsituationen des Alters *allein* durch auf das mittlere Lebensalter konzentrierte Ratschläge und Maßnahmen angehen zu wollen und die Alterssituation selbst als unbeeinflußbar anzunehmen. *Wir sollten biographische Fakten nicht unterbewerten, aber auch nicht überbewerten.* Denn auch der alte Mensch ist noch fähig zu lernen, sich umzustellen, sich mit seiner Situation auseinanderzusetzen und diese in gegebenen Grenzen zu verändern.

2 Altern als soziales und ökologisches Problem

Aber auch die *momentanen* Lebensbedingungen, vor allem die Einstellung der Gesellschaft, die "Rollenerwartungen" der sozialen Umwelt dem Älterwerdenden gegenüber, bestimmen dessen Verhaltensweisen. In einem lebenslangen Sozialisationsprozeß dahingehend geprägt, sich den Verhaltenserwartungen der sozialen Umwelt entsprechend zu verhalten - da, wie u.a. DAHRENDORF (1961) gezeigt hat, rollenkonformes Verhalten belohnt wird, rollenabweichendes Verhalten eher "bestraft" oder zumindest verurteilt wird -, neigt der Mensch jetzt im höheren Alter vielfach dazu, sich diesen Erwartungen anzupassen und gibt z.B. bestimmte, ihm liebgewordene Gewohnheiten auf.

So haben Untersuchungen an einer repräsentativen Stichprobe der westdeutschen Bevölkerung (SCHNEIDER 1970) gezeigt, daß man jene Verhaltensweisen, die Expansion und Aktivität bedeuten, höchstens von Personen bis zu 35-40 Jahren erwartet; Verhaltenserwartungen in Richtung auf Restriktion, Sichzurückziehen, Passivität stellt man bereits an die 40-45jährigen. Bei einer Wiederholung der Untersuchung nach 15 Jahren ergab sich die gleiche Tendenz (THOMAE 1988b). Allerdings zeigte sich bei dieser Untersuchung und bei ähnlichen Erhebungen in anderen Ländern, daß sich mit zunehmendem

Lebensalter der Befragten selbst der Wendepunkt zwischen Expansion und Restriktion, zwischen Aktivität und Passivität mehr und mehr ins fünfte und sechste Lebensjahrzehnt hinein verschiebt, was eine Diskrepanz zwischen Fremdbild und Selbstbild deutlich werden läßt - eine Diskrepanz zwischen dem, was man als älterer Mensch noch tun möchte und durchaus noch tun kann, und dem, was andere Menschen von einem erwarten.

Dies führt dazu, daß man als "Älterer" vielfach seinen Lebensraum beschränkt, vielfach Dinge nicht mehr tut, die man an sich noch tun könnte und die einem Spaß machen - nur, weil das "dumm" aussehen könnte, weil die Umwelt darüber lächelt. Manche älteren Menschen, die z.B. gerne einmal ein Tänzchen wagen würden (was auch vom medizinischen Standpunkt in vielen Fällen gutgeheißen, wenn nicht sogar angeraten wird, als "natürliche Form der Bewegungstherapie"), verzichten darauf, weil "man es in dem Alter nicht mehr erwartet". Also: nicht gesundheitliche Beschwerden lassen einen das eigene Alter zunächst bewußt werden, sondern in weit stärkerem Maße die Einstellung der sozialen Umwelt dem Älterwerdenden gegenüber (vgl. auch ALLMER 1986). Eine Reihe von Untersuchungen stützen die Feststellung:

Alter ist heute nicht mehr primär als biologischer Prozeß anzusehen, als Abnahme gewisser funktioneller und körperlicher Fähigkeiten, sondern Altern ist heute primär soziales Schicksal (THOMAE 1968).

Es ist die Einstellung der anderen Menschen - die zudem noch an einem verzerrten und keineswegs der Realität entsprechenden negativen Alternsbild orientiert ist -, die den Menschen zu "altersgemäßem Verhalten" zwingt; es sind weniger körperliche Gebrechen oder auch weniger die eigenen Wünsche des älteren Menschen oder gar das Nachlassen der Fähigkeiten, die zur Verengung des Lebensraumes führen. Das gesellschaftliche Bezugssystem wird zum bestimmenden Faktor für das Verhalten, für das Selbsterleben, für das Selbstbild. Älterwerden wird deswegen für den einzelnen zum Problem, weil damit die Gesellschaft bestimmte Verhaltenserwartungen an ihn stellt - Verhaltenserwartungen, die häufig nicht an der Realität und auch nicht immer an der gesundheitlichen Notwendigkeit, sondern an traditionellen, oft stereotypen Vorstellungen orientiert sind und gerade dadurch eine Anpassung der Älterwerdenden erschweren. Die Vor-

Psychologische Aspekte des Alterns 209

verlegung der Altersgrenze von 65 Jahren auf 63 Jahre bzw. die vorübergehende, häufig genutzte Möglichkeit, vom "Vorruhestand" im Alter von 58 Jahren - oder wie in den fünf neuen Ländern von 55 Jahren - Gebrauch zu machen, hat zu einer weiteren Abwertung des Ansehens älterer Menschen geführt.

Auch die derzeitige heftige Diskussion um die Einführung der zweifellos notwendigen Pflegeversicherung läßt verstärkt die Erwartung aufkommen, Altern bedeutet von vorneherein pflegebedürftig zu werden. Dies ist keineswegs der Fall. 80% aller über 80jährigen sind noch so kompetent, daß sie alleine ihren Alltag meistern können - doch man spricht eben nur von den 20% Hilfs- und Pflegebedürftigen. Dieses negative Image des älteren Menschen ist vielfach auf die einseitige Beachtung und Herausstellung von Extremgruppen der Bevölkerung zurückzuführen. Das fängt beim Lesebuch an und zieht sich bis zu den Massenkommunikationsmitteln - Film, Fernsehen und Illustrierte -, ja sogar bis zu den Tageszeitungen hin (vgl. u.a. BISHOP et al. 1984). Bei der Werbung, die sich an ältere Menschen richtet, wird Alter auch von vorneherein mit Krankheit und Abbau der Leistungsfähigkeit gleichgesetzt (DENNERSMANN u. LUDWIG 1986). Warum stellt man nicht auch den relativ gesunden, voll bei Kräften seienden, klar denkenden, tüchtigen und noch ganz kompetenten 70er daneben, der viel häufiger in der Altersgruppe vertreten ist? Dies könnte sicher zu einer Korrektur des negativen Bildes vom alten Menschen und von den damit verbundenen - für den Älterwerdenden geradezu schädlichen - Verhaltenserwartungen beitragen.

Mit zunehmendem Alter einhergehende Veränderungen des Verhaltens - im Sinne einer Restriktion - sind nur zu einem geringen Teil biologisch bedingt; sie sind vielmehr durch die soziale und ökologische Umwelt hervorgerufen (LAWTON 1983; THOMAE 1983; LEHR 1991). Man konnte nachweisen, daß neben der sozialen Umgebung auch sonstige Umweltbedingungen (wie die Wohnsituation, bestimmte Wohn- und Siedlungsformen, die äußere und innere Gestaltung der Wohnung, vor allem auch die Verkehrslage, Spaziermöglichkeiten, Transportprobleme von der Straßenüberquerung bzw. -unterführung ohne Rolltreppen bis zu den überhöhten Stufen bei Omnibussen und Bundesbahnen, aber auch Einkaufsmöglichkeiten, Kulturzentren und dgl.) die Verhaltensweisen vorwiegend im Sinne einer Restriktion, einer Verengung des Lebensraumes und zunehmender Passivität ändern.

Altern, psychologisch gesehen - d.h. als "Veränderung der Erlebens- und Verhaltensweisen" - ist damit heutzutage nicht nur ein biologisches und soziales Problem, sondern ist auch ein ökologisches Problem!

Insofern wird die psychologische Alternsforschung, deren Schwerpunkt bisher auf Fragen der Veränderung geistiger Fähigkeiten und der Veränderung im Bereich sozialer Kontakte lag, in Zukunft auch die sonstigen (außersozialen) Umweltbedingungen mit zu berücksichtigen haben. Der Psychologie kommt damit mehr und mehr die Aufgabe einer praxisrelevanten Forschung zu, die freilich gewisse Grundeinsichten in die Determinanten und Varianten der Alternsprozesse voraussetzt, die nur auf dem Wege experimenteller, empirischer Grundlagenforchung gewonnen werden können. Hier hatte die psychologische Alternsforschung einiges nachzuholen und steht auch heute noch vor vielen offenen Problemen (vgl. BIRREN u. SLOANE 1980).

Aber allmählich ist doch der Zeitpunkt gekommen, nach dem Wert der Erkenntnisse für den älteren Menschen selbst, für sein Wohlbefinden und für die Maßnahmen, die zum Wohle des älteren Menschen getroffen werden, zu fragen. Hier hat - bei aller Betonung der Individualität des Alternsprozesses und unter Bezugnahme auf die Bedeutung biographischer Faktoren, die Erleben und Verhalten im höheren Erwachsenenalter mitbestimmen - die Psychologie aufgrund fundierter Forschungserkenntnisse Hinweise und Ratschläge zu geben.

Diese Diskussion wird in der internationalen Gerontologie seit 1973 (BALTES 1973, 1979), in Deutschland seit 1978/79 (vgl. LEHR 1979 b) verstärkt unter dem Begriff der "*Interventionsgerontologie*" geführt. Aufbauend auf folgenden durch die Grundlagenforschung gestützten Erkenntnissen: 1) der Erkenntnis, daß Altern nicht Abbau bedeuten muß (und einer damit einhergehenden Korrektur des Defizitmodells), 2) der Erkenntnis einer mehrfachen Determinierung von Alterszuständen und Alternsprozessen (neben biologischen Faktoren werden soziale und ökologische Faktoren, aber auch finanziell-ökonomische, epochale und biographische Faktoren wirksam - vgl. LEHR 1979 b) und schließlich 3) der Erkenntnis der Bedeutung einer kognitiven Repräsentation (THOMAE 1971), d.h. der Bedeutung des subjektiven Erlebens, die in den letzten Jahren durch viele Einzelstudien erhärtet wurde (LEHR 1979 b), wurden Interventionsmaßnahmen entwickelt, die allesamt das Ziel haben, ein psychophysisches Wohlbefinden bis ins hohe Alter hinein möglich zu machen, zu erhalten oder gar zurückzugewinnen.

Derartige Interventionsmaßnahmen haben vier Aufgabengebiete:

1. die *Optimierung* der Entwicklungsbedingungen, welche bereits in Kindheit und Jugend anzusetzen hat;
2. die *Prävention* oder Prophylaxe, d.h. die Vorbeugung eines Altersabbaus im jüngeren und mittleren Erwachsenenalter durch Maßnahmen der Erhaltung der körperlichen, geistigen und sozialen Fähigkeiten durch lebenslanges Training;
3. die *Rehabilitation,* Therapie oder Korrektur im Sinne eines Rückgängigmachens von bereits eingetretenen Störungen, Schäden oder auch Abbauerscheinungen (hier kommt es auf eine Wiedergewinnung der Kompetenz in den verschiedenen Lebensbereichen an, auf eine Reaktivierung körperlicher, geistiger und sozialer Fähigkeiten durch gezieltes Neueinüben und Trainieren);
4. das *"Management von Problemsituationen",* die Auseinandersetzung mit und Anpassung an irreversible Situationen und Gegebenheiten: Maßnahmen zur Sicherung des bereits erreichten Rehabilitationserfolges, aber auch zur Veränderung der inneren Einstellung zählen hierzu, ebenso wie Veränderungen der ökologischen Bedingungen durch prothetische Maßnahmen.

Bei den folgenden Ausführungen sollen vor allem Aspekte der Prävention eines Altersabbaus wie auch jene der Rehabilitation bzw. Korrektur im Vordergrund stehen. Wissenschaftliche Erkenntnisse im Hinblick auf Veränderungen der geistigen Fähigkeiten, auch der Lernfähigkeit, Veränderungen der Persönlichkeit im Alter, Veränderungen der sozialen Kontakte sollen aufgezeigt werden und mögliche praktische Konsequenzen der Beeinflussung, der Intervention diskutiert werden.

3 Die Veränderung geistiger Fähigkeiten

Wissenschaftliche Untersuchungen haben z.b. nachgewiesen, daß es keinen nur altersbedingten Abfall der geistigen Leistungsfähigkeit gibt! Nur in manchen Bereichen der Intelligenz zeigt sich mit zunehmendem Alter eine Minderleistung - z.b. wenn es darum geht, schnell eine neue Situation aufzufassen oder gewisse Fakten schnell zu kombinieren -, in anderen Bereichen jedoch fand man bis ins hohe Alter hinein eine Zunahme der geistigen Fähigkeiten. Vor allem, wenn man dem Älteren Zeit läßt, vermag er manche Probleme, bei denen es auf eine gewisse Übersicht und Erfahrung und einen umfangreichen Wissensschatz ankommt, genauso gut oder gar besser zu lösen als Jüngere (zum Nachweis vgl. LEHR 1991, S. 67 ff.). Allerdings fand man auch hier, daß das Verhalten während des ganzen Lebens mitentscheidet über die Veränderung der geistigen Leistungsfähigkeit im Alter (RUDINGER 1980).

Jene Personen, die im Berufsalltag vor vielseitige Anforderungen gestellt waren, die sich auf viele Probleme und viele Menschen stets neu einstellen mußten, behielten auch im Alter ihre geistige Beweglichkeit im Gegensatz zu jenen Personen, die bei eintöniger Beschäftigung und wenig geistigen Interessen ihre Tage verbrachten (vgl. SCHAIE et al. 1990; LEHR 1991). Hier bestätigten viele Untersuchungen die "disuse"-Hypothese (BERKOWITZ u. GREEN 1965), die besagt, daß Fähigkeiten und Funktionen, die nicht eingesetzt werden, verkümmern. Wie die Biologie und Medizin von einer "Inaktivitätsatrophie" sprechen und den Wert körperlichen Trainings und der Aktivierung körperlicher Kräfte stark hervorheben, so ist auch im seelisch-geistigen Bereich ein dauerndes Training geistiger Fähigkeiten zu fordern. Training kann selbst im hohen Alter die geistige Leistungsfähigkeit deutlich verbessern (BALTES et al. 1989).

Neben dem Training kommt dem "Stimulationsgrad der Umgebung" eine große Bedeutung zu. Personen, die durch ihre Umgebung wenig Anregung erfahren, die sich z.b. immer in dem gleichen eintönigen Zimmer aufhalten und selten etwas anderes sehen, zeigen einen schnelleren Abbau geistiger Fähigkeiten als jene, die sehr viel sensorische Stimulation erhalten. Hier haben Untersuchungen gezeigt, daß z.B. Altenheime, die sehr viel Anregung bieten - sei es durch Veranstaltungen, Vorträge, Ausflüge, sei es durch welchselnden Wandschmuck, Kunstdrucke im Wechselrahmen, sei es durch entsprechende wechselnde Anordnung der Tische im Speisesaal -, ihren Bewohnern zu einer Steigerung der geistigen Leistungsfähigkeit verhelfen, während andere Heime, die in wohlmeinender Absicht ihre Bewohner betreuen und wenig herausfordern, diesen damit eher Schaden zufügen, der sich auch in einem Abbau der geistigen Fähigkeiten äußert (vgl. LEHR 1991).

Von diesen und ähnlichen Erkenntnissen ausgehend muß man feststellen, daß es im Alter nicht notgedrungen zu einem Abbau intellektueller Fähigkeiten kommt und daß selbst dann, wenn sich bereits Abbauerscheinungen einstellen, diese in vielen Fällen durch Training und Stimulation aufgehalten werden können.

Auch die These einer mit zunehmendem Alter nachlassenden Lernfähigkeit, wie sie durch die klassischen Untersuchungen zum Lernprozeß (EBBINGHAUS 1885, MÜLLER u. PILZECKER 1900), die das Behalten von sinnlosen Silben prüften, gestützt wurde, bedarf aufgrund neuerer Forschungen einer gewissen Revision bzw. Modifikation.

Versuchen wir die Ergebnisse empirischer Studien über die Lernfähigkeit im Alter kurz stichwortartig zusammenzufassen, so ergibt sich:

1. Ältere lernen zwar bei sinnlosem Material schlechter; bei sinnvollem Material aber - d.h. bei Einsichtigwerden des Sinnzusammenhangs - sind die Lernleistungen mit denen Jüngerer durchaus vergleichbar.
2. Älteren fehlt es oft an einer gewissen Lerntechnik ("Kodierungsschwäche"), die sich jedoch beheben läßt, so daß ein dadurch bedingtes Lerndefizit ohne weiteres ausgeglichen werden kann.
3. Zu schnell gebotener Lernstoff behindert Ältere mehr als Jüngere. Bei Eliminierung des Zeitfaktors nivellieren sich die Leistungsunterschiede.
4. Der Übungsgewinn bei den einzelnen Aufgabenwiederholungen ist bei Älteren und Jüngeren gleich. Allerdings gilt es zu berücksichtigen, daß bei Jüngeren im allgemeinen eine höhere Ausgangsbasis gegeben ist und insofern bei Älteren mehr Wiederholungen nötig werden, um den gleichen Stand zu erreichen.

5. Der Lernprozeß bei Älteren ist allerdings störanfälliger als der Lernprozeß bei Jüngeren. Während der Übungsphase eingeschaltete Pausen führen häufig zur Verbesserung der Lernleistung Jüngerer, aber eher zur Verschlechterung der Lernleistung Älterer (ROTH 1961).
6. Schlechtere "Lernleistungen" bei Älteren sind häufig weniger ein Zeichen nachlassender "Lernfähigkeit", als ein Zeichen von Unsicherheit, die einer Reproduzierung des bereits Gelernten im Wege steht.
7. Ältere lernen leichter, wenn der gebotene Lehrstoff übersichtlich gegliedert ist, d.h., wenn er einen geringen Komplexitätsgrad aufweist.
8. Außerdem fand man auch bei Lernexperimenten, daß weniger der Altersfaktor als vielmehr der "Begabungsfaktor" (d.h. die "Ausgangsbegabung") eine Rolle spielt, daß dem "Übungsfaktor", d.h. dem Ausmaß des Trainings während des ganzen Erwachsenenalters (CROVITZ 1966, OLECHOWSKY 1969), und schließlich dem "Gesundheitsfaktor" (vgl. LEHR 1991) beim Lernvorgang eine große Bedeutung zukommen.
9. Von besonders starkem Einfluß erwiesen sich natürlich motivationale Faktoren, d.h. die innere Bereitschaft, einen gebotenen Stoff anzunehmen und zu behalten (LÖWE 1976).
10. Durch Training lassen sich die Gedächtnisleistungen Älterer erheblich verbessern (WEINERT u. KNOPF 1990).

Die hier äußerst knapp referierten Befunde machen deutlich, daß für etwaiges durch experimentelle Forschung festgestelltes Lerndefizit nicht primär der Alterungsprozeß verantwortlich zu machen ist, sondern daß vielmehr eine Reihe von somatischen, sozialen, psychischen, pädagogischen und biographischen Faktoren wirksam werden.

Praktische Konsequenzen

Der Wert körperlichen Trainings, der Wert der Aktivierung körperlicher Kräfte und der Abforderung körperlicher Leistungen sowohl als Geroprophylaxe wie auch als Therapeutikum konnte durch eine Reihe empirischer Studien nachgewiesen werden. STEINBACH (1970, S. 98) führt dazu aus: "Soll der Organismus sich im Sinne einer Förderung seiner Funktionsfähigkeit verändern, dann muß er zunehmenden

Belastungen ausgesetzt werden. Es führt kein Weg am Fleiß vorbei."
Diese Feststellung sollte nicht auf den körperlichen Bereich beschränkt bleiben. Auch im seelisch-geistigen Bereich gilt die alte Volksweisheit: "Was rastet, das rostet". Das Training geistiger Funktionen ist für das Wohlbefinden des Menschen von eminenter Wichtigkeit und sollte, um wirkungsvoll zu sein, auch nach körperlichen Krisensituationen (Apoplexie u. dgl.) sobald als möglich beginnen. Hier setzt oft der Abbau geistiger Fähigkeiten ein, der sich aufhalten läßt, wenn man frühestmöglich auch vom Patienten geistige Leistungen verlangt.

So beginnt man bei einem Patienten im allgemeinen sehr bald mit der Bewegungstherapie und versucht, gelähmte Glieder zu aktivieren. Daß er sehr bald seine Tageszeitung braucht, um auch seine Gedanken zu trainieren, wird selten berücksichtigt, zumal der Patient sich in seinem Dahindösen oft wohl fühlt. Hier gilt es, ihn zu "überlisten", sich mit anderen Dingen als seiner Krankheit, den freundlichen oder unfreundlichen Schwestern und dem für schlecht gehaltenen Essen zu beschäftigen - z.B. indem man ein kleines Gespräch über irgendeine Zeitungsmeldung beginnt. Im übrigen prüfe man bei einer Ablehnung von Zeitungslesen, ob nicht etwa eine Sehschwäche, die man durch eine richtig angepaßte Brille schnellstens beheben kann, zu diesem Verhalten führt.

Auch die durch wissenschaftliche Erkenntnisse erhärtete Bedeutung einer stimulierenden Umgebung sollte bei Zimmer- und Heimeinrichtungen zu praktischen Konsequenzen führen, vor allem aber auch bei der Planung und Gestaltung von Programmen berücksichtigt werden. Die in diesem Zusammenhang wichtigste Erkenntnis der Intelligenz- und Lernforschung ist aber die Feststellung, daß diese Fähigkeiten nicht reduziert sein müssen. Insofern sollte man auch von dem älteren Menschen noch geistige Aktivität "erwarten", zumal eine - richtig dosierte - Leistungserwartung der Umwelt die Leistungsbereitschaft - oder generell die Aktivitätsbereitschaft - erhöht und damit die Leistungsfähigkeit stärkt. In diesem Zusammenhang wirken sich bestimmte Rollenerwartungen der Gesellschaft, die von älteren Menschen weitgehend Passivität und Restriktion erwarten, verhängisvoll aus. Gelernt, sich in seinem Verhalten den Verhaltenserwartungen der Gesellschaft anzupassen, neigt manch einer im höheren Alter zur Inaktivität. Diese wird besonders dann gefährlich, wenn ein persönlicher Hang zur Bequemlichkeit oder eine durch das Meiden von Anstrengungen bedingte Bewegungsunlust die Bewegungsunfähigkeit mehr und mehr fördert und damit den älteren Menschen in eine stärkere Abhängigkeit von seiner mitmenschlichen Umwelt bringt. Diese Abhängigkeit wird zwar von vielen älteren Menschen einerseits gefürchtet, andererseits aber oft auch - meistens unbewußt - als Aufforderung an die Umwelt zu stärkerem Beachtetwerden und größerer Fürsorge herbeigesehnt (vgl. hierzu KALISH 1969, GOLDFARB 1969).

4 Veränderungen der Persönlichkeit im Alter

Feststellungen über einen altersbedingten Persönlichkeitswandel, wie sie etwa GRUHLE (1938) gegeben hat, wenn er die "zunehmende Abgeklärtheit und Weisheit" als "Mangel an Affektivität" oder als "beginnende Stumpfheit", "mangelnde Fühlfähigkeit" deutet, sind durch empirische Untersuchungen nicht zu belegen. Diese Feststellungen basieren auf den Beobachtungen von Extremgruppen bzw. Einzelfällen, meist aus der klinischen Praxis, und somit verbietet sich eine jede Generalisierung.

Die von dem Pionier der amerikanischen Gerontologie, Nathan W. SHOCK, lange Zeit geleiteten Längsschnittuntersuchungen über das "normale menschliche Altern" verweisen auf ein hohes Ausmaß an Konstanz wesentlicher Persönlichkeitsmerkmale wie emotionale Stabilität, Aufgeschlossenheit gegenüber der Umwelt wie auch hinsichtlich der Formen der Auseinandersetzung mit Alltagsproblemen (SHOCK et al. 1984; McCRAE 1989).

Die Bonner Gerontologische Längsschnittstudie (THOMAE 1976, 1983; LEHR u. THOMAE 1987) zeigt über einen Zeitraum von 15 Jahren bei 60-75jährigen eine weitgehende Konstanz von Aktivität, Anregbarkeit, Steuerung, Angepaßtheit und Stimmung. In den wenigen Fällen, in denen sich eine Tendenz zur Veränderung nachweisen ließ, ging diese mit gesundheitlichen Beeinträchtigungen oder sonstigen exogen bedingten Änderungen der Lebenssituation einher. Dies trifft sowohl für etwaige Veränderungen der Aktivität zu wie auch der emotionalen Ansprechbarkeit, wie auch der Rigidität. Das chronologische Alter trat für die Determinierung von derartigen Persönlichkeitsmerkmalen weitgehend zurück, während Intelligenz, Sozialstatus, Schulbildung und Gesundheitszustand sowie sonstige äußere Bedingungen der momentanen Lebenssituation eher an Bedeutung gewannen (LEHR 1986). Eine soziale Kompetenz auch Hochbetagter kommt in der situationsangemessenen Auswahl von Antworten bzw. Reaktionsweisen ("coping-styles") auf unterschiedliche Problemlagen zum Ausdruck (THOMAE 1983, 1987; SCHNEIDER 1989; KRUSE 1992).

Eines der wichtigsten Konzepte der neueren Persönlichkeitsforschung ist jenes des "Selbst" oder "Selbstbildes", d.h. die Art und Weise, in der sich "das Individuum selbst innerhalb eines sozial bedingten Bezugssystems wahrnimmt" (NEWCOMB 1959, THOMAE 1988 a). Auch hier ist eine altersbedingte Veränderung der Selbsteinschätzung empirisch nicht nachweisbar, z.T. sogar widerlegt worden (vgl. BERGLER 1968, THEISSEN 1970). Die Ergebnisse einer Vielzahl von Untersuchungen stellen eine direkte Altersabhängigkeit des Selbstbildes in Frage und weisen auf situationsspezifische Momente hin. So ergaben sich Zusammenhänge zwischen wahrgenommener Konstanz der eigenen Person bzw. sich selbst zugeschriebenen Altersveränderungen einerseits und der wirtschaftlichen, gesundheitlichen und familiären Lage auf der anderen Seite (FISSENI 1987).

Dabei zeigte sich immer wieder, daß die Einstellung der Umgebung zum älteren Menschen, die Art und Weise, wie sie ihm entgegentritt, weitgehend dessen Selbsteinschätzung bestimmt. Wie auf diese Art der Einfluß des "Fremdbildes" auf das "Selbstbild" nachgewiesen wurde, konnte andererseits auch wieder gezeigt werden, daß die Selbsteinschätzung des älteren Menschen dessen Verhalten anderen Personen gegenüber bestimmt (MASON 1954). Wir haben es hier mit einem Wechselwirkungsprozeß zu tun: Begegnet die Gesellschaft dem älteren Menschen mit Hochachtung und begünstigt oder verstärkt damit dessen positive Selbsteinschätzung, dann begegnet der ältere Mensch aus einer inneren Selbstsicherheit heraus den Menschen seiner Umgebung auch eher mit Wohlwollen und Verständnis. Jene älteren Personen aber, bei denen die Umwelt eine negative Selbsteinschätzung begünstigt, erwiesen sich in ihrem Sozialverhalten anderen - und vor allem jüngeren - Personen gegenüber auch stärker abwehrend, skeptisch, mißtrauisch und weniger wohlwollend (vgl. LEHR u. MERKER 1970, LEHR 1991).

Praktische Konsequenzen

Die Erkenntnis, daß etwaige festgestellte Persönlichkeitsveränderungen nicht unbedingt durch das Lebensalter bestimmt sind und damit als entwicklungsbedingt gegeben hinzunehmen sind, sollte grundsätzlich die Frage nach einer therapeutischen Beeinflussung aufwerfen. Solang eine gewisse Apathie, Stumpfheit und Desinteresse durch die äußere Situation herbeigeführt werden, läßt sich entweder durch die Veränderung dieser Situation selbst eine Änderung herbeiführen oder aber durch Beeinflussung der älteren Menschen, diese Situation auch unter anderen Aspekten zu sehen. Hier kann eine kognitive Umstrukturierung helfen, die gegebene Sachlage anders zu deuten und damit auch leichter zu verarbeiten. THOMAE (1971) hat die Bedeutung einer kognitiven Persönlichkeitstheorie für das Altern aufgezeigt und darauf hingewiesen, daß weniger die objektiven Gegebenheiten einer Situation das Verhalten und Erleben des einzelnen bestimmen als vielmehr die Art und Weise, in der das Individuum diese Situation aufnimmt, wie es bestimmte Sachlagen wahrnimmt und erlebt.

Zu wesentlichen praktischen Konsequenzen sollten weiterhin die Erkenntnisse der Forschung über Probleme des Selbstbildes führen. Hier gilt es, dem älteren Menschen so zu begegnen, daß eine positive Selbsteinschätzung bei ihm gestützt wird. Auch dann, wenn er alt, krank und hinfällig ist, bleibt er noch individuelle Persönlichkeit, die es zu respektieren gilt. Wohlgemeinte liebevolle Anreden seitens des Pflegepersonals - wie "Opa", "Oma", "Mütterchen" und dgl. - wirken sich negativ auf die Selbsteinschätzung des Älteren aus! - Weiterhin gilt es, darauf zu achten, daß der ältere Mensch sich selbst positiv erlebt, indem er seine äußere Erscheinung bejaht; sorgfältigste Pflege der Kleidung und des Aussehens werden hier wichtig. Der Friseurbesuch auch im Altenheim oder Krankenhaus kann unter diesen Aspekten geradezu lebensnotwendig werden!

5 Veränderungen im Bereich der Sozialkontakte

Jedes Älterwerden (auch das des Jugendlichen und jungen Erwachsenen) bedeutet, sich mit neuen Lebenssituationen auseinanderzusetzen; jedes Älterwerden verlangt eine Umorientierung, eine Übernahme neuer Aufgaben, Pflichten und Rechte und ein Aufgeben früherer Rechte, Pflichten und Gewohnheiten.

Die neuen Lebenssituationen, mit denen der ältere Mensch konfrontiert wird, sind vielfach gekennzeichnet durch Veränderungen im Bereich sozialer Kontakte. So erfordert die Pensionierung eine gewisse Umstellung: Einem großen Kreis von Menschen, mit denen man täglich am Arbeitsplatz zusammenkam, begegnet man jetzt seltener oder auch gar nicht mehr. Nach verschiedenen Untersuchungen (vgl. HAVIGHURST et al.1969, LEHR u. MINNEMANN 1987, KRUSE 1991) wird jedoch vielfach durch Intensivierung anderer Sozialkontakte, familiärer Art oder auch zu Freunden und Bekannten, ein gewisser Ausgleich geschaffen.

Eine Veränderung im Bereich sozialer Kontakte ergibt sich weiterhin, wenn die Kinder aus dem Haus ziehen und einen eigenen Haushalt gründen. In unserer Zeit ist das Zusammenleben in Dreigenerationenhaushalten immer weniger üblich, wird auch im allgemeinen von älteren Leuten selbst gar nicht gewünscht (vgl. LEHR 1991, S. 239 ff.; BENGTSON et al. 1985). Man hat jedoch festgestellt, daß damit die eigentlichen Kontakte keineswegs ungünstig beeinflußt werden, "innere Nähe durch äußere Distanz" kennzeichnet vielmehr die Situation eines überwiegenden Teiles der Bevölkerung, während sich bei "äußerer Nähe" (also bei Wohngemeinschaft) oft eine "innere Distanz" ergibt.

Hier sind in der Gesellschaft vielfach falsche Vorstellungen verbreitet, die im Zusammenleben älterer Eltern mit ihren erwachsenen Kindern und den Enkeln einen Idealzustand sehen. Die "Ausgliederung" aus dem Familienverband wird dann vielfach als "Isolierung des älteren Menschen" gedeutet (LEHR 1980 a).

Untersuchungen haben jedoch ergeben, daß von einer generellen Isolierung des älteren Menschen auch in bezug auf die Familie heute kaum die Rede sein kann. Vielmehr legt eine Betrachtung der verschiedenen Befunde die Annahme nahe, daß Interaktionen verschiedener Art unter den Generationen stattfinden, gleichgültig, ob diese in einem Haushalt zusammenleben oder nicht. Dies gilt auch für heute anzutreffende Vier- und Fünf-Generationen-Familien (KRUSE 1983; LEHR u. SCHNEIDER 1983).

Allerdings zeigt sich in vielen neueren Studien, daß für den älteren Menschen außerfamiliäre Kontakte - Freundschaften, Nachbarschaftskontakte, Kontakte durch Interessengruppen, Clubs und Vereine - besonders bedeutsam sind, vor allem, wenn es um die Anpassung an die nachberufliche Zeit geht (NIEDERFRANKE 1988) oder um die Auseinandersetzung mit Partnerverlust (STAPPEN 1988). Neuerdings wird auch verstärkt auf die Bedeutung von Haustieren - Hund oder Katze - hingewiesen. "Selbstverständlich können Tiere zwischenmenschliche Kontakte im Alter nicht ersetzen. Aber sie können hilfreiche Interventionen vorbereiten, können Pfleger entlasten, Therapien erleichtern und ein Stück weit zur Verbesserung der Aktivitäten und des Wohlbefindens im Alter beitragen" - so faßt OLBRICH (1988) die Analyse einschlägiger Studien zusammen.

Gefühle der Einsamkeit bzw. der Wunsch nach einer Ausdehnung sozialer Kontakte werden von jenen Personen hervorgehoben, deren Partnerbeziehung als gestört erscheint oder durch den Tod getrennt ist. Eine harmonische Partnerbeziehung und ein großes Ausmaß von Gemeinsamkeit läßt den Wunsch nach häufigen Eltern-Kind-Kontakten weitgehend zurücktreten. Jene älteren Personen, die häufig außerfamiliäre Kontakte zu Freunden, Nachbarn und Bekannten oder zu sonstigen Gruppen pflegen, fühlen sich weniger einsam.

Forschungsergebnisse zeigen, daß Familienkontakte oft gewissermaßen als Ersatz für fehlende anderweitige Kontakte gesucht werden (vgl. LEHR 1991; BENGTSON et al. 1985). Sozioökonomischer Status, Wohngegend und gesundheitliches Wohlbefinden wirken weiterhin im Hinblick auf den Wunsch nach Sozialkontakten modifizierend.

Allerdings sollte man bei all diesen Feststellungen zwischen "Isolation" und "Einsamkeit" unterscheiden (TUNSTALL 1966). Während mit dem Begriff der Isolation stärker objektive Gegebenheiten im

Psychologische Aspekte des Alterns 221

Bereich der Sozialkontakte zu erfassen sind, zielt der Begriff der "Einsamkeit" mehr auf das subjektive Erleben des sozialen Interaktionsgefüges. Das subjektive Gefühl der Einsamkeit wird aber keineswegs von der objektiven Kontakthäufigkeit bestimmt. Manch einer fühlt sich einsam, obwohl er keineswegs isoliert ist, weil er eben noch mehr Sozialkontakte erwartet; andere wiederum sind objektiv isoliert, fühlen sich jedoch keineswegs einsam. So läßt sich feststellen: Das Ausmaß der Einsamkeitsgefühle ist eher eine Funktion der Erwartungen hinsichtlich der Sozialkontakte als eine Funktion der tatsächlichen Kontakthäufigkeit (vgl. TUNSTALL 1966, LEHR 1991).

Weiterhin hat man festgestellt, daß Einsamkeitsgfühle eine Funktion der Langeweile sind. Personen, die einen eingeschränkten Interessenradius haben und eine geringe Zukunftsorientierung, klagen eher über Langeweile (GOLDFARB 1965, SCHNEIDER 1989). Andererseits fand man auch, daß bei einem breitgefächerten Interessengebiet auch Einsamkeitsgefühle und Langeweile auftreten können, und zwar als Folge fehlender Rhythmisierung im Tagesablauf, für die bisher die geregelte Berufstätigkeit gesorgt hat (FRIEDMANN u. HAVIGHURST 1954, SCHÄUBLE 1989).

Praktische Konsequenzen

Zunächst einmal sollte die Vorstellung von der generellen Isolation und Einsamkeit im Alter revidiert werden, zumal sie zu einer negativen Erwartungshaltung dem Älterwerden gegenüber beiträgt und auch das Selbsterleben des Älteren negativ beeinflußt. Auch die feste Annahme, daß "normalerweise" alle Eltern bei ihren Kindern zu wohnen haben, sollte aufgegeben werden; sie verhindert vielfach eine positive Einstellung älterer Menschen dem Altenheim gegenüber und erschwert dadurch manch einem die Anpasung an die Heimsituation.

Getrennte Wohnungen, selbst das Wohnen in einem Altenheim, sind keineswegs ein Zeichen schlechter Familienverhältnisse!

Um etwaiger Unzufriedenheit älterer Menschen im Hinblick auf mangelnde Kontakte zu begegnen, gilt es einmal, die Partnerschaftskontakte zu intensivieren und auf die Wichtigkeit gemeinsamer Interessen und gemeinsamer Erfahrungen und gemeinsamer Unternehmungen hinzuweisen. Eine weitere Hilfe bedeutet in diesem Falle, den älteren, sich einsam fühlenden Menschen mit anderen Personen zusammenzubringen, evtl. zu Altenclubs oder sonstigen Treffen in kleinerem Kreis einzuladen. Manch einer wird sich hier zunächst sträuben; mit Behutsamkeit und Geschick sollte es jedoch möglich sein, eine Verhaltensänderung herbeizuführen. Denn der Kontakt zu anderen, der Austausch mit anderen Menschen trägt auf jeden Fall - entgegen den Feststellungen der Disengagement-Theorie von CUMMING u. HENRY (1961), die inzwischen überzeugend widerlegt werden konnte (vgl. LEHR 1991) - zum psychophysischen Wohlbefinden bei! Sozialkontakte vergrößern den Verhaltensradius, erhöhen das Verständnis für Schicksale anderer, vergrößern den Erlebnishorizont und tragen nicht zuletzt auch zur Aktivierung seelisch-geistiger Kräfte bei.

Schließlich wäre - von der Feststellung ausgehend, daß das Gefühl der Einsamkeit eine Funktion der Erwartungshaltung im Hinblick auf das Ausmaß der Sozialkontakte ist - eine therapeutische Beeinflussung im Sinne der Veränderung der Erwartungshaltung denkbar. Einer Einsamkeit als "Funktion der Langeweile" wäre durch das Erschließen neuer Interessensgebiete wirkungsvoll zu begegnen. Zudem wäre noch der Rat einer Rhythmisierung des Tagesablaufes, des Wochen- und Monatsablaufes, mit dem man einer Ungegliedertheit des Zeitablaufes und einer dadurch bedingten Langeweile entgegenwirken könnte, zu berücksichtigen. Man bringe den sich einsam fühlenden älteren Menschen dazu, sich ein System von Gewohnheiten zu schaffen, das den Alltag zu gliedern vermag. Darüber hinaus sollte jede Woche eine bestimmte Unternehmung oder ein bestimmtes Ereignis (wie z.B. der Skatabend jeden Mittwoch, das Kaffeekränzchen an jedem Donnerstag oder ähnliches) den Blick auf die Zukunft ausrichten, und mit regelmäßig stattfindenden monatlichen Ereignissen kann man für eine Makrorhythmik sorgen.

6 Schlußbetrachtung

Probleme des Alterns lassen sich heutzutage nicht aufgrund allgemeiner Vorannahmen, die nachweislich noch an einem falschen, stark negativen Altersbild orientiert sind, lösen. Eine Korrektur dieser einseitigen Altersbilder war das wesentliche Ergebnis bisheriger psychologischer Grundlagenforschung. Wahrscheinlich wird jedoch gerade der Arzt nur zögernd von dieser Korrektur Kenntnis nehmen, da gerade er in der Praxis vielfach einer gewissen Auswahlgruppe - nämlich den eher Kranken und Hinfälligen bzw. gesundheitlich stärker Beeinträchtigten - begegnet. Nach den Erkenntnissen über den engen Zusammenhang zwichen Gesundheitszustand und psychischem Altern ist es verständlich, daß diese Gruppe auch im psychischen Bereich eher Defizitphänomene aufweist. Desgleichen haben es auch die mit praktischer Altenarbeit Beschäftigten vorwiegend mit "Problemfällen" zu tun, was eine "einseitige Sicht" und damit die Entstehung von Vorurteilen über das Altern begünstigt. Es scheint sogar, daß aus dem verständlichen Bedürfnis heraus, das Verantwortungsgefühl der Öffentlichkeit für unsere älteren Mitbürger wachzurütteln, bestimmte Faktoren, die zum generell negativen Image des Alters beitragen, in den Vordergrund gerückt werden.

Hier gilt: Das ist *nicht das Altern* schlechthin. Freilich, der klinische oder soziale Fall ist beeindruckend, ist schwierig, hier muß Hilfe geschaffen werden! Aber man findet ihn bei weniger als 10% der über 65jährigen Bevölkerung.

Dabei gilt noch eines zu bedenken: Auch dem "Problemfall" wird man eher gerecht, wenn man an einem realen, d.h. doch weit positiveren, Altersbild orientiert ist, wenn man bei vielen Erscheinungen die Irreversibilität in Frage stellt. Nur dann sind Rehabilitation und Aktivierung bzw. Reaktivierung nicht nur als Scheinmaßnahmen und als von vornherein vergeblicher Prozeß anzusehen, sondern als eine Maßnahme, die auch bei älteren Menschen genauso sinnvoll ist wie in anderen Altersgruppen - als eine Maßnahme mit Aussicht auf Erfolg! Diese Erfolgsprognose wird jedoch nur derjenige stellen können, der sich von Vorurteilen über das Alter löst und zu einem durch wissenschaftlich erhärtete Tatsachen fundierten Urteil über das Alter gelangt.

Hier konnten nur einige wenige Probleme einer Alternspsychologie sehr selektiv behandelt werden. Es sind vor allem jene Probleme, die gerade mit der Pflege und Sorge um ältere Menschen betraute Personen kennen sollten. Dabei muß immer wieder die individuelle Komponente betont werden; Altern ist stets das Ergebnis eines lebenslangen Geschickes! Selbst wenn manche Situationen, mit denen ältere Menschen konfrontiert werden, gleich erscheinen, so werden sie doch unterschiedlich erlebt und bedeuten für jeden - je nach seiner biographischen Situation - etwas anderes. Auch die Reaktionsformen des einzelnen sind individuell verschieden.

Eine der wichtigsten Lebensaufgaben im Alter ist für viele Menschen die Auseinandersetzung mit dem gegenwärtigen Geschick, die Bewältigung der Gegenwartssituation. Hier bedarf es manchmal fremder Hilfe, die eine stärkere Realitätsorientierung herbeiführt und zur Verarbeitung dieser Lebenssituation hilft. Dabei wird manchmal bei älteren Menschen eine Korrektur der Erwartungshaltungen im Hinblick auf ihr eigenes Verhalten wie auch im Hinblick auf das Verhalten der mitmenschlichen Umwelt notwendig sein. Es kommt oft darauf an, dem Betagten die Möglichkeiten wie auch die Begrenzungen seines Lebensraumes aufzuzeigen und ihn dazu zu bringen, diese in seine Zukunftsplanungen mit einzubeziehen, damit keine auf falschen Voraussetzungen und irrealen Einschätzungen aufgebaute Erwartungshaltung dem Älteren die Realitätsanpassung erschwert oder gar unmöglich macht. Es gilt dabei, seine speziellen Fähigkeiten und Möglichkeiten zur Bewältigung der Alltagssituation zu erfassen, diese durch guten Zuspruch, Aufmunterung und Stärkung des Selbstvertrauens zu aktivieren - oder falls notwendig und möglich - durch gezielte Rehabilitationsmaßnahmen zu kräftigen. In diesem Sinne forderte SCHULTE: "Es kommt darauf an, ihn (den älteren Menschen) zu stützen und zu ermutigen, ohne die Situation zu verhüllen. Der Ältere kann durch nichts so gefördert werden, wie dadurch, daß man ihn fordert, ihm etwas zutraut und zumutet." (1971, S. 83) Es gilt, den Älteren zu einer Akzeptierung sowohl seiner gegenwärtigen Situation als auch bestimmter gegebener Grundbedingungen des Lebens (zu denen auch der Abschied gehört) zu bringen.

Psychologisch gesehen sollte Altern nicht bedeuten, einem Prozeß passiv ausgeliefert zu sein, sondern sollte vielmehr eine aktive Auseinandersetzung mit dieser Lebenssituation sein. Die Umwelt sollte den Menschen auch im höheren Alter zur eigenen Aktivität ermuntern, diese Eigenaktivität fördern und unterstützen und sie nicht etwa durch gutgemeinte Hilfsmaßnahmen abbremsen. Jede Form von Altershilfe sollte nie eine Passivität des Älteren begünstigen, sondern vielmehr Hilfe zur Eigenaktivität sein!

Literatur

Allmer, H.: Sportliche Inaktivität im Alter: eine Analyse individueller Begründungen. Zeitschrift für Gerontologie 19 (1986), S. 384-388.
Baltes, P.B.: Strategies for psychological intervention in old age. Gerontologist 13 (1973), S. 4-6.
Baltes, P.B., S.J. Danish: Gerontologische Intervention auf der Grundlage einer Entwicklungspsychologie des Lebenslaufs - Probleme und Konzepte. ZEPP 11 (1979), S. 112-140.
Baltes, P.B., D. Sowarka, R. Kliegl: Cognitive training research on fluid intelligence; what can older adults achieve by themselves? Psychology and Aging 4 (1989), S. 217-221.
Bengtson, V.L., J. Kuypers: The family support cycle: psychosocial issues in the aging family. In: *Munnichs, J.M.A., P. Mussen, E. Olbrich, P. Coleman* (Hrsg.): Life-span and change in a gerontological perspective. Orlando, Florida 1985, S. 257-273.
Bergler, R.: Selbstbild und Alter. Darmstadt 1968, S. 156-169.
Berkowitz, B., R.E. Green: Changes in intellect with age: V. Differential changes as functions of time interval and original score. J. Genet. Psychol. 53 (1965), S. 179-192.
Birren, J.E., R.B. Sloane: Handbook of mental health and aging. Englewood Cliffs 1980.
Bishop, J.M., D.R. Krause: Depictions of aging in Saturday morning television. Gerontologist 24 (1984), S. 91-94.
Crovitz, E.: Reversing a learning deficit in the aged. J. Gerontol 21 (1966), S. 236-238.
Cumming, Elaine, W.E. Henry: Growing old, the process of disengagement. New York 1961.
Dahrendorf, R.: Homo sociologicus. Köln, Opladen 1961.
Dennersmann, U., R. Ludwig: Das gewandelte Altersbild in der Werbung. Zeitschrift für Gerontologie 19 (1986), S. 362-368.

Dieck, M., T. Schreiber (Hrsg.): Gerontologie und Gesellschaftspolitik. Deutsches Zentrum für Altersfragen, Berlin 1979.

Ebbinghaus, H.: Über das Gedächtnis. Leipzig 1885.

Eitner, S., W. Rühland, H. Siggelkow: Praktische Gerohygiene. Darmstadt 1975.

Eitner, S., A. Tröger: Soziale Risikofaktoren im Aspekt der gerohygienischen Konzeption. Zeitschrift für Alternsforschung 21 (1968), S. 1-19.

Eitner, S., A. Tröger, G. Wilke: Gerohygienische Probleme in der Stomatologie. Zeitschrift für Alternsforschung 25 (1971), S. 115-128.

Fisseni, H.J.: Erleben der Endgültigkeit der eigenen Situation. Zeitschrift für Gerontologie 13 (1980).

Fisseni, H.J.: Unterschiedliche Lebensraumstrukturen - unterschiedliche Alternsstile. In: *Lehr, U., H. Thomae* (Hrsg.): Formen seelischen Alterns. Stuttgart 1987, S. 122-133.

Fooken, I.: Frauen im Alter. Frankfurt 1980.

Friedmann, E.A., R.J. Havighurst: The meaning of work and retirement. Chicago 1954.

Goldfarb, A.I.: Psychodynamics and the three-generation family. In: *Shanas, E., G.F. Streib* (Hrsg.): Social structure and the family. New Jersey 1965, S. 10-45.

Goldfarb, A.I.: The psychodynamics of dependency and the search of aid. In: *Kalish, R.A.* (Hrsg.): The dependencies of old people. 1969, S. 1-15.

Gruhle, H.W.: Das seelische Altern. Zeitschrift für Altersforschung 1 (2/1938), S. 89-95.

Havighurst, R.J., J.M.A. Munnichs, B.L. Neugarten, H. Thomae (Hrsg.): Adjustment to retirement: a crossnational study. Assen (Holland) 1969.

Kalish, R.A. (Hrsg.): The dependencies of old people. Univ. of Michigan Press 1969.

Kruse, A.: Fünf-Generationen-Familien: Interaktion, Kooperation und Konflikt. Zeitschrift f. Gerontologie 16 (1983), S. 205-209.

Kruse, A.: Sozialkontakte. In: *Oswald, W.D., W.M. Herrmann, S. Kanowski, U. Lehr, H. Thomae* (Hrsg.): Gerontologie. 2. Aufl., Stuttgart 1991, S. 539-546.

Kruse, A.: Kompetenz im Alter in ihren Bezügen zur objektiven und subjektiven Lebenssituation. Darmstadt 1992.

Lawton, M.P.: Environment and other determinants of wellbeing in older persons. Gerontologist 23 (1983), S. 349-357.

Lehr, U.: Gerontologie - ein Modell interdisziplinärer Forschung und Lehre? aktuelle gerontologie 3 (1973).

Lehr, U.: Zur Frage der sozialen Benachteiligung älterer Menschen. Medizin, Mensch, Gesellschaft 1 (1976), S. 207-214.

Lehr, U.: Körperliche und geistige Aktivität - eine Voraussetzung für ein erfolgreiches Altern. Zeitschrift für Gerontologie 11 (1978), S. 290-299.
Lehr, U.: Die Bedeutung des Sports im Rahmen der Interventionsgerontologie. In: *Müller, N., H.E. Rösch, B. Wichmann* (Hrsg.): Alter und Leistung. Hochheim/Main 1979, S. 99-118 (a).
Lehr, U. (Hrsg.): Interventionsgerontologie. Darmstadt 1979 (b).
Lehr, U.: Gero-Intervention: das Insgesamt der Bemühungen, bei psychophysischem Wohlbefinden ein hohes Lebensalter zu erreichen. In: *Lehr, U.* (Hrsg.): Interventionsgerontologie. Darmstadt 1979, S. 1-49 (c).
Lehr, U.: Lebenssituation älterer Frauen. In: *Dieck, M., T. Schreiber* (Hrsg.): Gerontologie und Gesellschaftspolitik. DZA, Berlin 1979, S. 207-235 (d).
Lehr, U.: Liebe verändert das Verhältnis zwischen den Generationen. In: *Zentralkomitee der Deutschen Katholiken* (Hrsg.): Christi Liebe ist stärker. Bonifacius-Druckerei, Paderborn 1980, S. 410-421 (a).
Lehr, U.: Die Bedeutung der Lebenslaufpsychologie für die Gerontologie. aktuelle gerontologie 10 (1980), S. 257-269 (b).
Lehr, U.: Alterszustand und Alternsprozesse - biographische Determinanten. Zeitschrift für Gerontologie 13 (1980), S. 442-457 (c).
Lehr, U.: Aging as fate and challenge: the influence of social, biological and psychological factors. In: *Häfner, H., G. Moschel, N. Sartorius* (Hrsg.): Mental health in the elderly. New York 1986, S. 57-67.
Lehr, U.: Psychologie des Alterns. 7. Aufl., Heidelberg 1991 (1. Aufl. 1972).
Lehr, U., H. Merker: Jugend von heute in der Sicht des Alters - ein Beitrag zum Generationenproblem. Kongreßbericht der Deutschen Gesellschaft für Gerontologie, Darmstadt 1970.
Lehr, U., E. Minnemann: Veränderung von Quantität und Qualität sozialer Kontakte vom 7. bis 9. Lebensjahrzehnt. In: *Lehr, U., H. Thomae* (Hrsg.): Formen seelischen Alterns. Stuttgart 1987, S. 80-91.
Lehr, U., R. Schmitz-Scherzer: Survivors and nonsurvivors - two fundamental patterns of aging. In: *Thomae, H.* (Hrsg.): Patterns of aging. Basel 1976, S. 137-146.
Lehr, U., R. Schmitz-Scherzer, E. Quadt: Weiterbildung im höheren Erwachsenenalter. Stuttgart 1979.
Lehr, U., W.F. Schneider: Fünf-Generationen-Familien. Zeitschrift für Gerontologie 16 (1983), S. 200-204.
Lehr, U., H. Thomae: Psychologische Grundlagen einer Rehabilitation Herz-Kreislauf-Kranker. Angiokardiologie II (1979/80), S. 293-319.
Lehr, U., H. Thomae (Hrsg.): Formen seelischen Alterns. Stuttgart 1987.
Löwe, H.: Einführung in die Lernpsychologie des Erwachsenenalters. Köln 1976.

Mason, K.P.: Some correlates of selfjudgements in the aged. J. Gerontol. 9 (1954), S. 324-337.

McCrae, R.R.: Age differences and changes in the use of coping mechanisms. Journal of Gerontology 44 (1989), S. 161-169.

Müller, G.E., A. Pilzecker: Experimentelle Beiträge zur Lehre vom Gedächtnis. Erg. 1, Zeitschrift für Psychologie, Leipzig 1900.

Naegele, G.: Die soziale Lage alleinlebender älterer Frauen in der BRD - Problemaufriß und Ergebnisse empirischer Lebenslageforschung. Zeitschrift für Gerontologie 12 (1979), S. 274-288.

Newcomb, Th.M.: Social Psychology. New York 1950, deutsche Ausgabe: Meisenheim/Glan 1959.

Niederfranke, A.: Die Altersgrenze: Erleben und Formen der Auseinandersetzung. In: *Kruse, A., U. Lehr, F. Oswald, Chr. Roll* (Hrsg.): Gerontologie: Wissenschaftliche Erkenntnisse und Folgerungen für die Praxis. München 1988, S. 172-196.

Olbrich, E.: Soziale Unterstützung im Alter: Die Rolle von Mensch und Tier. In: *Kruse, A., U. Lehr, F. Oswald, Chr. Roll* (Hrsg.): Gerontologie: Wissenschaftliche Erkenntnisse und Folgerungen für die Praxis. München 1988, S. 246-267.

Olechowsky, R.: Das alternde Gedächtnis - Lernleistung und Lernmotivation Erwachsener. Bern, Stuttgart 1969.

Piaget, J.: La naissance de l'intelligence chez l'enfant. Delachaux et Nestlé, Neuchâtel 1936.

Piaget, J.: Psychologie der Intelligenz. 2. Aufl., Zürich 1947.

Rosenmayr, L.: Die soziale Benachteiligung alter Menschen. In: *Doberauer, W.* (Hrsg.): Scriptum Geriatricum. München 1976, S. 203-219.

Roth, E.: Lernen in verschiedenen Altersstufen. Zeitschrift für experimentelle und angewandte Psychologie 8 (1961), S. 409-417.

Rudinger, G.: Zur Intelligenzentwicklung im Erwachsenenalter. Zeitschrift für Gerontologie 13 (1980).

Schaefer, H.: Plädoyer für eine neue Medizin. München 1979.

Schäuble, G.: Die schönsten Jahre des Lebens? Stuttgart 1989.

Schaie, K.W., A.M. O'Hanlon: The influence of social-environmental factors to the maintenance and decline of adult intelligence. In: *Schmitz-Scherzer, R., A. Kruse, E. Olbrich* (Hrsg.): Altern - ein lebenslanger Prozeß sozialer Interaktion. Darmstadt 1990, S. 55-65.

Schmitz-Scherzer, R.: Freizeit und Alter. Phil. Diss., Univ. Bonn 1969.

Schmitz-Scherzer, R. (Hrsg.): Freizeit - eine problemorientierte Textsammlung. Frankfurt 1973.

Schmitz-Scherzer, R.: Sozialpsychologie der Freizeit. Stuttgart 1974.

Schneider, H.-D.: Soziale Rollen im Erwachsenenalter. Frankfurt 1970.

Schneider, W.F.: Zukunftsbezogene Zeitperspektiven von Hochbetagten. Regensburg 1989.
Schulte, W.: Präventive Gerontopsychiatrie. In: *Böhlau, V.* (Hrsg.): Alter und Psychotherapie. Stuttgart 1971, S. 79-89.
Shock, N.W., R.C. Greulich, P.T. Costa (Hrsg.): Normal Human Aging: The Baltimore longitudinal study of aging. Washington, D.C., NIH Publications, 1984, No. 84-2450.
Stappen, B.: Partnerschaft und Partnerverlust im Alter. In: *Kruse, A., U. Lehr, F. Oswald, Chr. Rott* (Hrsg.): Gerontologie: Wissenschaftliche Erkenntnisse und Folgerungen für die Praxis. München 1988, S. 293-319.
Steinbach, M.: Physiotherapie aus neuro-psychiatrischer Sicht. In: *Böhlau, V.* (Hrsg.): Alter und Physiotherapie. Stuttgart 1970, S. 97-101.
Theissen, Ch.: Untersuchungen zum Selbstbild älterer Menschen. Phil. Diss., Bonn 1970.
Thomae, H. (Hrsg.): Entwicklungspsychologie. Handbuch der Psychologie, Bd. 3, Göttingen 1959.
Thomae, H.: Psychische und soziale Aspekte des Alterns. Zeitschrift für Gerontologie 1 (1968), S. 43-55.
Thomae, H.: Die Bedeutung einer kognitiven Persönlichkeitstheorie für die Theorie des Alterns. Zeitschrift für Gerontologie 4 (1971), S. 8-18.
Thomae, H. (Hrsg.): Patterns of aging - findings from the Bonn Longitudinal Study of Aging (BLSA). Basel 1976.
Thomae, H.: Altern und Lebensschicksal. Zeitschrift für Gerontologie 13 (1980).
Thomae, H.: Alternsstile und Altersschicksale. Bern 1983.
Thomae, H.: Alltagsbelastungen im Alter und Versuche ihrer Bewältigung. In: *Lehr, U., H. Thomae* (Hrsg.): Formen seelischen Alterns. Stuttgart 1987, S. 92-114.
Thomae, H.: Das Individuum und seine Welt - Eine Persönlichkeitstheorie. 2. Aufl., Göttingen 1988 (a) (1. Aufl. 1968).
Thomae, H.: Veränderte Einstellung zum Alter? In: *Landesregierung von Baden-Württemberg* (Hrsg.): Altern als Chance und Herausforderung, Stuttgart, Staatsministerium, 1988, S. 159-166 (b).
Tunstall, J.: Old and alone: a sociological study of old people. London 1966.
Weinert, F.E., M. Knopf: Gedächtnistraining im höheren Erwachsenenalter. In: *Schmitz-Scherzer, R., A. Kruse, E. Olbrich* (Hrsg.): Altern - ein lebenslanger Prozeß der sozialen Interaktion. Darmstadt 1990, S. 91-102.

Psychische Probleme des Berufsaustritts

Lutz von Rosenstiel

In westlichen Leistungsgesellschaften ist *die Stellung eines berufstätigen Menschen* innerhalb des gesellschaftlichen Umfeldes *weitgehend durch seinen Beruf bestimmt*. Beispielsweise zeigten empirische Untersuchungen, daß das Ansehen eines einzelnen hoch mit dem Ansehen der von ihm gewählten Berufsrolle korreliert (WARNER et al. 1949) und daß das Ansehen von Personen, die unverschuldet ihre Stellung verloren und arbeitslos wurden, absinkt (PELZMANN 1988). Es ist dabei keineswegs nur das Ansehen des einzelnen innerhalb des Feldes der Arbeitssituation, das durch die Berufsrolle bestimmt ist, sondern auch seine Stellung innerhalb des außerberuflichen nachbarschaftlichen Kreises. Da Informationen über differenziertere Merkmale der Person innerhalb der mitmenschlichen Umwelt meist fehlen oder doch zumindest sehr unvollständig sind, gewinnt die Information über den Beruf übermäßige Bedeutung. Der Schneider ist nicht nur Schneider, während er seiner beruflichen Tätigkeit nachgeht. Er ist in den Augen seiner Nachbarn auch während seiner Freizeit Schneider (FRIEDMANN u. HAVIGHURST 1954). Es ist weitgehend der Beruf, an dem der einzelne innerhalb einer Leistungsgesellschaft gemessen wird. Entsprechend kann es auch nicht überraschen, daß die Rolle des Pensionärs bzw. Ruheständlers gesellschaftlich tendenziell geringer bewertet wird als die Berufsrolle (SADOWSKI 1977; STITZEL 1987 u. 1992). Schon daraus ließe sich ableiten, daß der Übergang von der einen Rolle in die andere als "kritisches Lebensereignis" (FILIPP 1981) bezeichnet werden muß, das eine Vielzahl von Problemen mit sich bringt, die u.a. auch psychischer Art sind.

Doch nicht allein die Rollenerwartungen der anderen dem Inhaber einer spezifischen Berufsrolle gegenüber sind für dieses Individuum bedeutsam. Der Beruf wirkt auch in vielfacher anderer Weise prägend auf die außerberuflichen Aktivitäten des einzelnen. Sogenannte Hobbys können positiv - etwa als Fortsetzung der Berufstätigkeit - oder negativ - als Kompensation oder Ausgleich - weitgehend durch die berufliche Tätigkeit determiniert sein (WEBER 1963; SEIFERT 1971). Der Beruf erweist sich als einflußreich auf die Bildung des individuellen Wertsystems und zeigt sich - ohne daß das dem Betreffenden bewußt sein muß - als eine der entscheidensten Einflußgrößen individueller Lebensführung. Dies gilt nicht nur für deren objektiv beschreibbare Verhaltensbestandteile, sondern auch für deren Bewertung durch den einzelnen. Die Zufriedenheit mit der Berufsrolle korreliert deutlich mit der allgemeinen Lebenszufriedenheit (NEUBERGER u. ALLERBECK 1978). Die strikte Trennung zwischen der Berufs- und Privatwelt - gelegentlich gefordert, häufiger befürchtet und in Aktivitäten gegen die Entfremdung (FRIEDEL-HOWE 1981) und für Selbstverwirklichung innerhalb der Arbeit (E. ULICH 1991) bekämpft - ist nicht gegeben. Das Ausscheiden eines Menschen aus der beruflichen Tätigkeit müßte also auch dann für ihn von hoher erlebnismäßiger Bedeutung sein, wenn es keine unmittelbaren wirtschaftlichen Konsequenzen für ihn mit sich brächte.

1 Berufsaustritt als Krisensituation

Im Leben der meisten berufstätigen Menschen in unserer Gesellschaft *gibt es einen Zeitpunkt, in dem sie endgültig die Trennung von ihrer Berufsrolle vollziehen* und in den Ruhestand (NELKEN 1972) treten. Dieser Zeitpunkt streut zunehmend, ist aber im Regelfall mit dem Ablauf das 65. Lebensjahres erreicht. Als relativ starre Grenze kann dieses Lebensalter allerdings nur mit Blick "nach oben" betrachtet werden. Sowohl bei Männern als bei Frauen liegt bei den abhängig Erwerbstätigen der relative Anteil jener, die den Ruhestand über das 65. Lebensjahr hinausschieben, im Promillebereich. Dagegen hat sich eine Verschiebung nach vorn in einer geradezu dramatischen Weise, die in diesem Umfang im Bewußtsein der Mehrheit kaum verankert sein dürfte, ergeben (JACOBS u. KOHLI 1990; KOHLI 1993). Nur ca. 1/3 der Männer ist in der Bundesrepublik bis zu diesem Zeitpunkt erwerbstätig (im Gegensatz zu Japan, wo die entsprechende Quote bei 3/4 liegt), und selbst die Erwerbsquote der 55- bis 59jährigen liegt bei uns nur noch bei 3/4 (während die entsprechende Zahl für Japan bei über 90% liegt). Die Erwerbsquote der 60- bis 64jährigen Frauen liegt in Deutschland nur knapp über 10%, die der 55- bis 59jährigen bei unter 40% (wobei hier der auffallendste Kontrast nicht in den japanischen, sondern in den schwedischen Zahlen mit 50 bzw. 80% besteht). Die Unterschiede hinsichtlich des Zeitpunkts für den Eintritt in den Ruhestand sind also selbst innerhalb der verschiedenen Industrienationen erheblich (BRUCHE u. CASEY 1982; JACOBS u. KOHLI 1990). Die Gründe dafür liegen zum einen möglicherweise darin, daß viele auf Grund berufsbedingter gesundheitlicher Schädigung wegen der Intensivierung und Verdichtung der Arbeit (EKD 1990) den gesetzlich geregelten Zeitpunkt des Ruhestands gar nicht erreichen, zum anderen aber auch darin, daß - z.b. auf Grund des 1989 verabschiedeten Rentenreformgesetzes - unterschiedliche Rentenzugangsalter eingeführt wurden, etwa hinsichtlich der Branchen- bzw. Berufszugehörigkeit oder im Hinblick auf individuelle Merkmale wie Geschlecht, Arbeitslosigkeit, Behinderung. Doch selbst dann, wenn vorzeitig der Eintritt in den Ruhestand erfolgt, handelt es sich dabei fast immer um eine zeitpunktbezogene Pensionierung, die also abrupt von einem Tag zum anderen erfolgt (STITZEL 1992).

Der Eintritt in den Ruhestand stellt sich also als *Krisensituation* dar. Zum Wesen der Krise gehört es, daß sie - unterschiedlich gut - überwunden wird, daß man aber auch an ihr scheitern kann. Nun stellt sich jede Situation tiefgreifenden Wandels der Lebensumstände - etwa Eintritt in die Schule, in das Berufsleben, in die Ehe, in den Elternstand - als Krise dar, der Eintritt in den Ruhestand muß jedoch als besondere Gefährdung verstanden werden, wie sich aus dem zuvor Gesagten ableiten läßt und wie es die Schlagworte vom "Pensionierungsbankrott" oder "Pensionierungstod" drastisch unterstreichen. Allerdings wird die Bedeutung dieses Schocks, den die genannten erschreckenden Wortmarken anzeigen, meist überschätzt. Eindeutig nachweisbar sind derartige Phänomene bei sorgfältigen statistischen Analysen (STAUDER 1955; JORES 1966; STITZEL 1987) nicht. Dies gilt wohl auch zunehmend angesichts des Umstandes, daß ein früher Ruhestand der sozialen Norm mehr und mehr entspricht. Dafür spricht auch, daß die Mehrheit der Ruheständler die Auffassung vertritt, daß die Anpassung an die damit verbundene neue Lebensform relativ gut gelang (ARNOLD 1989). Freilich lassen derartige Hinweise auf statistische Kennwerte den Blick auf einzelne Fälle und spezifische Besonderheiten nicht mehr zu. Und hier nun gibt es Beispiele und erschütternde Fallstudien, die ein Scheitern individueller Lebensführung in der kritischen Phase des Übergangs in den Ruhestand belegen (ROTENHAN 1987). Für den zuvor Berufstätigen ist damit *meist ökonomisch, sozial und psychisch ein Bruch* der bisherigen Situation gegeben. Die Mehrheit der in den Ruhestand Eintretenden ist ausschließlich oder fast ausschließlich auf eine Rente angewiesen und befindet sich damit in einer ungünstigeren wirtschaftlichen Lage als zuvor (NELKEN 1972, S. 27). Auf die wirtschaftliche Situation der älteren Menschen wird in einem anderen Beitrag dieses Buches ausführlich eingegangen. Noch tiefgreifender dürften die Veränderungen jedoch sein, die sich auf sozialem und psychischem Gebiet ergeben. Jene Tätigkeiten, die bislang einen Großteil der wachen Stunden des Tages bestimmten und über viele Jahre häufig in kaum variierender Abfolge ausgeübt wurden, müssen schlagartig aufgegeben werden. Personen, mit denen vielfältige Kontakte gepflegt wurden, entschwinden dem Blickfeld; der Kontakt zu anderen Menschen - häufig Familienangehörige, insbesondere Ehepartner - muß intensiviert werden. In den Augen der mitmenschlichen Umwelt ist man Rentner oder Pensionär; man trifft somit auf neue Rollenerwartungen, denen man sich möglicherweise anpassen, mit denen man sich aber zumindest auseinandersetzen muß, um eine tragbare Interpretation der eigenen Rolle zu finden. Der Umstand, daß der Beginn des Ruhestandes bei Männern im Regelfall Anfang oder Mitte des siebenten Lebensjahrzehnts liegt, muß an sich nicht besonders bedeutsam erscheinen, da man geneigt sein wird, den Prozeß des Alterns als einen kontinuierlichen, mit der Geburt, wenn nicht gar mit der Zeugung beginnenden, zu interpretieren. Nichts veranlaßt zunächst dazu, innerhalb dieses Prozesses an einer bestimmten Stelle einen Einschnitt anzunehmen. Bedenkt man jedoch, um mit THOMAE (1968) zu sprechen, daß "Altern ...heute primär soziales Schicksal ist und erst sekundär funktionelle oder organische Veränderung", so ist es durchaus denkbar, daß der einzelne, determiniert durch die Rollenerwartungen dem Pensionär oder Rentner gegenüber, mit Eintritt in den Ruhestand *plötzlich alt* wird.

Ein weiterer Gesichtspunkt ist zu beachten. Nur ein naiver Verfechter jenes Menschenbildes, das McGREGOR (1960) als "Theorie X" kennzeichnete und das den Menschen als faul und verantwortungsscheu beschreibt, wird behaupten, daß Menschen nur des Geldes wegen arbeiteten und den Tag herbeisehnten, der Arbeit als ungeliebtem Mittel zum Zweck endlich ledig werden zu können. Berufliche Arbeit befriedigt eine Vielzahl inhaltlich unterschiedlicher Motive - möglicherweise sogar das, dem eigenen Leben einen Sinn geben zu wollen. Selbst wenn Arbeit ursprünglich nur als Mittel zum Zweck angesehen wurde, wird sie zumindest partiell im Sinne der funktionalen Autonomie der Motive (ALLPORT 1965) zum Selbstzweck geworden sein; die Tätigkeiten, die im Zuge der Berufsausübung gelernt und mehr und mehr zu Fertigkeiten wurden, entwickelten sich zu ihrer eigenen Motivation (VROOM 1967, S. 141 ff.; ROSENSTIEL 1975). Es bedarf also nicht des Verweises auf jene oft rührend anmutenden Fälle, in denen ein Rentner zur Zeit des Arbeitsbeginnes wehmütig vor dem Fabriktor einherzog, um zu zeigen, daß der Ruhestand mit einer erheblichen Frustration spezifischer Motive verbunden sein kann.

Der Ruhestand kann für das Individuum Chance für weitere Entwicklung, er kann jedoch auch Gefahr sein (LEHR et al. 1970, S. 815). Beim derzeitigen Forschungsstand läßt sich sagen, daß die Gefahr minimiert wird, wenn der Ruhestand in angemessener Weise antizipiert wird (NELKEN 1972; HAVIGHURST et al. 1969). Daß jedoch diese Möglichkeiten bislang kaum genutzt werden, verdeutlichen die Forschungsergebnisse gleichermaßen. So zeigte beispielsweise eine Befragung an 30-40jährigen Hamburger Arbeitern, daß sie finanziell ihren Lebensabend abgesichert sahen, jedoch nur einer von sechs wußte, was er während der Zeit des Ruhestandes zu tun gedenke (NELKEN 1972, S. 78; ARNOLD 1989). Der überwältigenden Mehrheit der Berufstätigen wie der Ruheständler ist nicht bekannt, daß man sich mit Hilfe spezieller Kurse, wie sie sowohl von Betrieben als auch von überbetrieblichen Bildungsträgern angeboten werden (REIMANN, HORST 1991), auf den Ruhestand vorbereiten kann. Entsprechend verweisen denn auch KOCH und HEGE darauf, daß der Termin der Pensionierung, obwohl er "in der Regel von vornherein feststeht und wie wenige Ereignisse im Leben vorhersehbar ist,...die meisten doch unvorbereitet trifft" (KOCH u. HEGE 1971, S. 5).

2 Einstellungen zum Ruhestand

Vor diesem Hintergrund sollte man die Ergebnisse einer klassischen Umfrage sehen, die von MORSE und WEISS (1955) in den Vereinigten Staaten von Amerika durchgeführt wurde. Der Anteil derer, die angaben, auch dann noch weiterarbeiten zu wollen, wenn sie durch einen Glücksfall genügend Geld für ein angenehmes Leben zur Verfügung hätten, sank mit steigendem Lebensalter ständig ab, erreichte jedoch bei Personen im Rentenalter einen neuen Gipfelpunkt.

Manches spricht allerdings dafür, daß es hier angesichts sich verschiebender Werte (KLAGES 1984) und veränderter statistischer Normen (KOHLI 1993) einen Wechsel gibt: Dort nämlich, wo die Wahlmöglichkeit besteht, früher oder später in den Ruhestand zu gehen, zeigt es sich jeweils, daß die überwältigende Mehrheit den früheren Eintritt in den Ruhestand wählt, wenn dies nicht mit gravierenden finanziellen Verlusten verbunden ist. Wahlmöglichkeiten auf der chronometrischen Dimension der Arbeitszeit führen also faktisch kaum zu einer Flexibilisierung des Eintritts in den Ruhestand. Selbstverständlich dürfen die genannten Werte nicht unkritisch generalisiert werden. Die Einstellung zur Pensionierung hängt neben dem Alter von einer Vielzahl anderer Variablen - etwa der Art der Tätigkeit, der Selbständigkeit im Beruf, dem Betriebsklima oder der körperlichen Anstrengung ab, wie u. a. die genannte Arbeit von MORSE und WEISS wahrscheinlich machte (SAHLEH 1964).

Die Interpretation liegt nahe, daß die negative Einstellung dem Ruhestand gegenüber kurz vor dem Erreichen der Altersgrenze ein Ergebnis des Umstandes ist, daß man sich auf diesen Abschnitt des Lebens nicht vorbereitete und nun aufgeschreckt unmittelbar vor einer Situation steht, der man sich nicht gewachsen fühlt. Vor diesem Hintergrund lassen sich auch Forschungsergebnisse sehen, die von HELGA REIMANN und HEINZ HÄFNER (1972) an alten Menschen in Mannheim gewonnen wurden. Es zeigte sich, daß psychische Erkrankungen bei der Gruppe der 60-65jährigen einen Gipfelpunkt erreichten und die Erkrankungshäufigkeit nach dem Überschreiten der Altersgrenze wieder abfiel. Die Autoren sehen darin ein Ergebnis, das dazu berechtigt, Zweifel an der Hypothese vom "Pensionierungsschock" anzumelden. Es erscheint nun sicherlich auch denkbar, die hohe Erkrankungsziffer der 60-65jährigen als Indiz für die Überforderung der Älteren in den letzten Berufsjahren zu interpretieren. Damit ist jedoch nicht ausgeschlossen, daß der "Pensionierungsschock", der auf Grund der zuvor mitgeteilten Forschungsergebnisse auch als *Angst vor dem Ruhestand* und keineswegs nur als Erlebnis des Ruhestandes zu interpretieren ist, erheblichen Anteil an der erhöhten Erkrankungswahrscheinlichkeit der 60-65jährigen hat.

Es ist offensichtlich ein - trotz aller Plausibilität - unzutreffender Ansatz, wenn man davon ausgeht, daß die Mehrzahl der berufstätigen

Menschen, da ihre Arbeit nur wenig autonomes Handeln zuläßt, weitgehend monotone Verhaltensweisen fordert und kaum Möglichkeiten zur Selbstverwirklichung bietet, den Ruhestand herbeisehnt, um jene *Freizeitaktivitäten*, für die bislang neben der Arbeitsbelastung nur wenig Möglichkeit blieb, mit erhöhter Intensität auszuüben (BLUME 1970, S. 74). Tätigkeiten, die der Berufstätige in seiner Freizeit, die hier als jene Zeit verstanden sein soll, die dem Arbeitenden zur freien Verfügung steht (STENGEL 1988), gern ausgeübt hat, sind nicht notwendigerweise als Inhalt jener frei verfügbaren Zeit geeignet, die dem nicht mehr Arbeitenden zur Verfügung steht, der also Zeit, aber im zuvor beschriebenen Sinn keine Freizeit mehr hat. Das bisherige Hobby - etwa das Skatspiel oder das Waschen des Autos - verliert an Reiz, wenn man dafür schon in den Morgenstunden eines Werktages "Zeit hat". Jene Tätigkeiten, die die frei zur Verfügung stehenden Stunden des Berufstätigen füllten, sind nur mit erheblichen Einschränkungen als Ausdruck der Freiheit zu interpretieren. Sie stehen in einem kaum lösbaren Bezug zur Arbeit und sind häufig durch diese determiniert. So spricht HABERMAS (1968, S. 11) davon, daß die Freizeit nur scheinbar Privatsache sei; sie diene als regenerative Tätigkeit dem Ausruhen, sei es als suspensives arbeitsähnliches Verhalten und sei es als kompensatorische subjektive Distanzierung von der Arbeit. Die Arbeit determiniert also in all diesen Fällen die Freizeitaktivitäten, so daß diese in die Gefahr geraten, ihren Sinn zu verlieren, sobald die berufliche Arbeit nicht mehr ausgeübt wird.

Selbstverständlich darf dieses Ergebnis nicht generalisiert werden. Es gibt Berufe - insbesondere solche, die auf höherer Bildung beruhen und die inhaltlich durch ein hohes Maß an Selbstbestimmung ausgezeichnet sind -, deren Ausübung als gute Vorbereitung auf den Ruhestand angesehen werden darf. Wer sie ausübte, hat gelernt, über die inhaltliche Füllung seiner Zeit selbst zu bestimmen. "Seine Interessen schützen ihn vor Isolierung und Vereinsamung" (BLUME 1970, S. 74).

Psychische Probleme des Berufsaustritts 237

3 Anpassung an den Ruhestand

Höhere Bildung scheint insgesamt eine der wesentlichen Hilfen zu sein, um die Anpassung an die Situation des Ruhestandes erfolgreich zu vollziehen. Dies zeigt der Vergleich der Reaktionen von Angehörigen "höherer Berufe" und von Arbeitern auf den Ruhestand (HERON 1963). Die Arbeiter hatten vor der Pensionierung den Ruhestand in höherem Maß herbeigesehnt, was durchaus plausibel erscheint, wenn man den höheren Grad der Entfremdung und Monotonie ihrer beruflichen Tätigkeiten bedenkt. Nach der Pensionierung dagegen wandelte sich das Bild. Die Angehörigen der höheren Berufe wurden mit der neuen Situation - die sie in weniger starkem Maß herbeigesehnt hatten - besser fertig. Sie äußerten sich mehrheitlich zufrieden und wünschten sich, im Gegensatz zu den Arbeitern, nicht in das Berufsleben zurück. Die Interpretation scheint schlüssig, daß die Angehörigen höherer Berufe, durch gesteigerte Bildung und größeres Training ihrer Intelligenz gekennzeichnet, zunächst in geringerem Maße bereit waren, sich von ihrer selbständigeren und abwechslungsreicheren Tätigkeit zu trennen, daß sie aber dann weit fähiger waren, sich an die neue Situation, nachdem sie einmal eingetreten war, anzupassen. Diese leichtere Anpassung dürfte zum einen durch die höhere inhaltliche Bildung und zum anderen durch die davon nicht unabhängigen, auch durch die Berufsforderungen trainierten Intelligenzfunktionen bedingt sein; wird doch Intelligenz häufig geradezu als die Fähigkeit zur Anpassung an neue Situationen unter Verfügung über die Denkmittel definiert. Die leichtere Anpassung des höher Gebildeten an die Anforderungen des Ruhestandes wurde wiederholt bestätigt - auch für den Raum der Bundesrepublik (BLUME 1962 u. 1968).

Nicht unabhängig von Bildung und Trainiertheit der Intelligenz dürften die Freizeitaktivitäten sein, die während der aktiven Berufszeit ausgeübt werden. *Aktive Freizeitbetätigung*, d.h. Verhaltensweisen, die aus einer Passivität herausführen, wie sie etwa das Verfolgen von Fernsehprogrammen bedeutet, werden von Angehörigen der höheren sozialen Schichten häufiger als von denen der niedrigeren ausgeführt (NELKEN 1972, S. 69, u. Blume 1968, S. 53). Dies dürfte sich einmal daraus erklären, daß abwechslungsreiche Tätigkeit ein stärkerer Anreiz für geistige Aktivität ist, zum anderen daraus, daß eine körperlich weniger fordernde und monotoniebedingte psychische Sättigung vermeidende Arbeit mehr Energie für aktive Freizeitbetätigungen übrigläßt. Personen, die derartigen Freizeitbetätigungen nachgehen, gelingt im Regelfall nicht nur die Anpassung an den Ruhestand besser, sie haben auch vor Beginn des Ruhestandes positivere Einstellungen der Pensionierung gegenüber.

Wie wesentlich dieser Punkt ist, zeigt sich auch darin, daß nach Eintritt in das Rentenalter aktive Betätigungen kaum noch aufgenommen werden, wenn sie nicht zuvor durch die entsprechende Art der Freizeitbeschäftigung vorbereitet waren. Hier deutet sich bereits an, wie wesentlich *eine rechtzeitige Vorbereitung auf den Ruhestand* ist.

Gewarnt werden muß allerdings vor jeder monokausalen Betrachtungsweise. Sicherlich wird durch Intelligenz und bereits bestehende aktive Freizeittätigkeiten die Anpassung an den Ruhestand erleichtert; bedeutsam sind *vielfältige andere Variablen*, die von der empirischen Forschung in einer zwischenzeitlich großen Zahl von Studien analysiert wurden. So wird - um exemplarisch auf einiges hinzuweisen - die Anpasung an den Ruhestand erleichtert durch Gesundheit und Gesundheitserwartung (HANKS 1990), Freiwilligkeit des Eintritts, was bei einer Neigung zu Überarbeitung und beruflichem Ehrgeiz erlebnismäßig seltener gegeben zu sein scheint (SWAN et al. 1991). Auch die *Geschlechtszugehörigkeit* scheint bedeutsam. So passen sich Frauen - insbesondere wenn sie einen niedrigen sozialen Status haben - besonders schlecht an den Ruhestand an (RICHARDSON u. KILTY 1991). Zwar gehen die Frauen mit erhöhter Wahrscheinlichkeit früher in den Ruhestand - meist aus familialen Gründen - haben dann aber die größeren Anpassungsschwierigkeiten (SZINOVACZ 1991). Für die längerfristige Anpassung, d.h. das Leben eines aktiven und befriedigenden Ruhestandes scheint es besonders wichtig zu sein, Ziele zu bewahren und auch im Alter noch Lebenssinn zu entdecken (PAYNE et al. 1991). Andererseits sind es plausibel erscheinende ungünstige Bedingungen wie schlechter Gesundheitszustand, finanzielle Probleme, Schwierigkeiten in der Partnerschaft und Langeweile, die einen früheren Tod voraussagen (MATTILA et al. 1988 u. 1990).

Zeigte sich - wie besprochen -, daß Angehörige höherer Berufe relativ ungern in den Ruhestand eintreten, sich aber dann besser an ihn anpassen als Arbeiter, so fanden sich innerhalb der empirischen Forschung noch überraschendere Beziehungen zwischen beruflicher Tätigkeit und Ruhestand. So berichteten LEHR und DREHER (1968), daß erwartungsgemäß die 50-55jährigen, die ihre gegenwärtige Berufssituation als unbefriedigend erleben, verstärkt den Wunsch nach Aufgabe der Berufstätigkeit äußern. Anders verhalten sich dagegen jene Personen, die unmittelbar vor der Pensionierung stehen: Hier sind es gerade die Zufriedenen, die relativ bereiter zur Aufgabe ihrer beruflichen Arbeit sind, während die Unzufriedenen weit weniger positiv zur Beendigung ihrer beruflichen Tätigkeit stehen (REICHARD et al. 1968 u. LEHR 1970, S. 35). Es bietet sich an, dieses Ergebnis im Sinne des sog. ZEIGARNIK-Effektes (ZEIGARNIK 1927) zu interpretieren: Unvollendete Aufgaben wirken als nicht geschlossene Gestalten weiter und drängen auf ihre Vollendung hin. Die *Zufriedenheit mit der gegenwärtigen beruflichen Lage* ist also eine subjektiv günstige Ausgangslage für den Beginn des Ruhestandes.

Eine *positive Einstellung dem Ruhestand gegenüber* ist möglicherweise ein erleichternder Umstand für die erfolgreiche Anpassung an die Situation des Ruhestandes - eine Garantie dafür ist sie nicht. Deutlich zeigt dies eine Untersuchung von HAVIGHURST, über die LEHR und DREHER (1968) berichten: 75% von Stahlarbeitern, die gerade in den Ruhestand eingetreten waren, zeigten sich unbefriedigt mit ihrer Situation und bezeichneten ihr jetziges Leben als sinnlos und leer, obwohl zwei Drittel der nämlichen Arbeiter vor Eintritt in den Ruhestand positive Einstellungen zum Ruhestand angegeben hatten. Freilich kommt es bei derartigen Analysen wohl auch stark auf die Art und Perspektive der Fragestellung an. So zeigte eine Befragung an deutschen Metallfacharbeitern, daß diese Zufriedenheit angesichts des Umstandes äußerten, daß übermäßige körperliche und geistige Belastung nun von ihnen genommen sei (HATZELMANN 1988).

Wesentlichen Einfluß darauf, ob die Anpassung an den Ruhestand gelingt, hat neben der Verfügung über ein entsprechendes Verhaltensrepertoire die Beschaffenheit der *sozialen Interaktionen*, die der Pensionär antrifft. Die größte Quantität der mitmenschlichen Kontakte hat der ganztägig Berufstätige im Regelfall als Träger seiner Berufsrolle (VROOM 1967, S. 39 ff.). Scheidet er aus dem Arbeitsprozeß aus, so wandelt sich dadurch seine Kontaktsituation meist plötzlich und entscheidend. Die Gefahr der Isolierung und Vereinsamung ist gegeben. Tatsächlich hielten annähernd 60% der 55-60jährigen Arbeitnehmer im Rahmen einer Umfrage in Reutlingen (NELKEN 1972, S. 40 ff.) die Einsamkeit für das größte Problem im Alter.

Bei einer Untersuchung der *familiären Situation* der älteren Menschen in der Bundesrepublik Deutschland kann man eine objektive Basis der zuvor genannten subjektiven Aussagen feststellen. Weit über die Hälfte der Älteren lebt ohne Ehepartner im Ruhestand. Die Bedeutung der Kontakte - gerade mit Angehörigen der eigenen Familie - wird dagegen hoch eingeschätzt. Die Kontaktform, die zu Angehörigen der eigenen Familie - abgesehen vom Ehepartner - gesucht wird, ist jedoch durch das Spannungsverhältnis von Distanz und Nähe gekennzeichnet. So wird - auch den eigenen Kindern gegenüber - einerseits räumliche Distanz gesucht und die Bewahrung der eigenen Autonomie angestrebt, auf der anderen Seite wird die Bedeutung der entsprechenden sozialen Kontakte betont. Man kann also von einer gewünschten "Intimität auf Abstand" (ROSENMAYR 1969) sprechen. Es ist naheliegend zu folgern, daß herkömmliche Altenheime, selbst oder gerade wenn sie in landschaftlich reizvoller Umgebung liegen, durch die räumliche Distanz, die sie zwischen ihre Bewohner und deren Familienmitglieder legen, dieser Bedürfnisstruktur nicht entsprechen. Eine stärkere Berücksichtigung der Integration von Generationen bei der Anlage der Wohnviertel hätte positivere Konsequenzen. "Die Großeltern in der nächsten Straße oder im nächsten Wohnblock" wären, zumindest unter dem Blickwinkel der Älteren, das Wünschenswerte.

Ob intensive soziale Kontakte tatsächlich der erfolgreichen Anpassung an den Ruhestand dienen, ist wissenschaftlich jedoch umstritten. Während im Rahmen der meisten bisherigen und auch hier zitierten Arbeiten implizit oder explizit die *Aktivitätstheorie* vertreten wird, steht dieser die *Disengagementtheorie* von CUMMING und HENRY (1961) gegenüber. Innerhalb der Aktivitätstheorie wird die These vertreten, daß Zufriedenheit im Alter und Anpassung an den Ruhestand Ergebnis der fortgesetzten Aktivität des Berufs innerhalb der Zeit des Ruhestandes sind. Dies bedeutet, daß der mit dem Ruhestand gegebene Rollen-, Funktions- und Kontaktverlust bei Eintritt in den Ruhestand durch zusätzliche Kontakte und aktive Beschäftigungen kompensiert werden muß. Demgegenüber postuliert die

Psychische Probleme des Berufsaustritts 241

Disengagementtheorie - gestützt auf empirische Daten - die positive Wirkung des Verlustes von Kontakten und Aktivitäten auf den Prozeß des Alterns, was bei einigen Autoren (HENRY 1964) so weit geht, daß Disengagement nicht nur als Korrelat, sondern sogar als unerläßliche Voraussetzung eines erfolgreichen Alterns gesehen wird.

Es erscheint durchaus fraglich, ob die Aktivitäts- und die Disengagementtheorie als unüberbrückbare Gegensätze einander gegenüberstehen müssen. Der bereits zuvor angesprochene Wunsch der Älteren nach Intimität auf Abstand macht deutlich, daß zwar Kontakte aufrechterhalten werden sollten, jedoch zugleich die *Möglichkeit des Rückzugs* gegeben sein sollte. Empirische Untersuchungen (NELKEN 1972) zeigten spezifiziert, daß Kontaktmöglichkeiten - insbesondere mit Familienangehörigen - gewünscht, zugleich aber auch das Bedürfnis nach Ruhe geäußert und organisierte Aktivität abgelehnt wird. Insbesondere darf bei der Diskussion der beiden Theorien der Anspruch auf Allgemeingültigkeit nicht akzeptiert werden. Wenn die Entwicklungspsychologie sogar bereits für die frühen Lebensalter erhebliche interindividuelle Differenzen nachweist, so sind diese im höheren Alter - nach höchst unterschiedlichen individuellen Sozialisationsprozessen - in weit stärkerem Maße zu erwarten. Empirische Befunde an spezifischen Gruppen, die für die Aktivitäts- oder die Disengagementtheorie sprechen, dürfen also nicht als generelle Bestätigung der einen oder der anderen Theorie interpretiert werden. HAVIGHURST und seine Mitarbeiter (1964) verweisen entsprechend auch auf die *Bedeutung interindividueller Differenzen*. Personen, die zuvor hohe Aktivität zeigten, bedürfen auch in ihrem Alter des aktiven Ausgriffes auf die Welt, um ihr Alter erfolgreich zu gestalten. Dagegen akzeptieren Personen, die zuvor weitgehend passiv waren, den Funktions- und Aktivitätsverlust im Alter, ohne dadurch an Zufriedenheit einzubüßen. MADDOX (1964) hat in einer kritischen Würdigung der Disengagementtheorie vorgeschlagen, die Ableitungen aus der Theorie mit Hilfe von Längsschnittuntersuchungen zu testen, in denen die untersuchten Personen zugleich die Kontrollgruppe bilden. Er fand bei einer Mehrheit eine positive Beziehung zwischen Aktivität und Zufriedenheit und bei einer Minderheit eine entsprechende negative Beziehung.

Die *Längsschnittforschung* ist in der Bundesrepublik unter der Leitung von THOMAE als "Bonner Gerontologische Längsschnittstudie" (THOMAE et al. 1973) aufgenommen worden. Eine in diesem Rahmen durchgeführte

Studie (LEHR u. RUDINGER 1969), die sich spezifisch mit dem *Kontaktaspekt des Verhaltens* auseinandersetzte, konnte zumindest den begrenzten Gültigkeitsbereich der Disengangementtheorie aufweisen. Es zeigte sich beim Vergleich der entsprechenden Werte aus dem ersten und dem dritten Untersuchungsjahr, daß die sozialen Aktivitäten keinesfalls mit dem Alter zurückgingen, sondern z.T. sogar anstiegen, wobei dieser Anstieg von zunehmender Zufriedenheit begleitet wurde. Es ist dabei nur selbstverständlich, daß beim Wechsel von der Berufsrolle in die Rolle des Ruhestandes eine inhaltliche Umschichtung der Kontakte und Aktivitäten erforderlich ist, die jedoch keineswegs mit einem Absinken der Quantität verbunden sein muß (HAVIGHURST u. BENGTSON 1965). So weist THOMAE darauf hin, daß sich beim Vergleich von pensionierten 60-65jährigen mit noch im Arbeitsprozeß stehenden 60-65jährigen zeigte, daß die ersteren in ihrer Nachbarnrolle, die zweiten in ihrer Kollegenrolle aktiver waren (THOMAE 1969, S. 154). Ein weiterer Aspekt ist zu bedenken: die Mehrheit der untersuchten älteren Personen scheint ohnehin zufriedener zu sein, wenn sie Kontakt und Aktivität bewahrt; eine Minderheit ist dagegen zufriedener, wenn die Aktivitäten - gerade auch auf dem Gebiet des Kontaktes - absinken. Das Gefühl, im Alter noch gebraucht zu werden, scheint gerade bei Älteren (über 70 Jahre) mehrheitlich zu erfreuen und nur eine Minderheit zu belasten, während das Bild bei den Anfang 60jährigen anders aussieht (LEHR u. DREHER 1969, S. 129 f.). Es bleibt jedoch durchaus die Frage, ob man jener Minderheit der Älteren, die den Rückzug und die Isolation vorzieht, tatsächlich dient, wenn man ihren Wünschen entgegenkommt. Die Beantwortung dieser Frage wird teilweise vom Menschenbild abhängen, das man vertritt, und ist somit normativ zentriert. Zum Teil aber wird man sich auch empirisch damit auseinandersetzen können. Es ist sehr wohl denkbar, daß ein älterer Mensch, der ein Nachlassen der Kontaktanforderungen zunächst als Entlastung erlebt und dadurch zufriedener wird, langfristig durch Verlust an Autonomie, Flexibilität und Orientierung den Anforderungen der Umwelt nicht mehr genügt und in um so tiefere und irreversible Unzufriedenheit geworfen wird.

Zu den stereotypen Vorstellungen vom alternden Menschen gehört es, daß sich seine *Zukunftsperspektive* entscheidend verkürzt und die Zeitorientierung möglicherweise gar umkehrt, so daß Gedanken an die Vergangenheit das Planen für die Zukunft verdrängen. Bedenkt man weiterhin, daß der Ruhestand gerade dann, wenn er zeitlich nahegerückt ist, subjektiv bedrohliche Dimensionen annimmt, so liegt die Vermutung nahe, daß Gedanken an die Zeit des Ruhestandes zur Entlastung des Ichs vermieden und Pläne für diesen Lebensabschnitt nicht gemacht werden. Da es nun andererseits plausibel erscheint zu vermuten, daß Personen, die sich planend mit ihrer Zukunft auseinandersetzen, ihr positiver gegenüberstehen und sich besser an sie anpassen können, erscheint die Frage nach der Zukunftsplanung relevant. Bei der empirischen Auseinandersetzung mit dem hier angeschnittenen Problem erweist sich die erste der hier angesprochenen Vermutungen als irrig. Es zeigt sich, "daß die These von einer generellen Vergangenheitsorientierung des älteren Menschen einer Überprüfung nicht standhält...Im wesentlichen ist der Zukunftsraum auch älterer Leute so dicht besetzt wie jener jüngerer" (THOMAE 1971, S. 14). Hinsichtlich des inhaltlichen Planens für die Zeit des Ruhestands scheinen die Bedenken jedoch zu Recht zu bestehen. Vergegenwärtigt man sich, daß sich angesichts der gestiegenen Lebenserwartung und der Tendenzen zur Vorverlegung der Altersgrenze die Zeit des Ruhestandes ausdehnt und in unserer Gesellschaft einen erheblichen Anteil der Lebensspanne des einzelnen ausmacht, so überrascht es, wie wenig differenziert von vielen über diese Zeit nachgedacht wird.

Die Bedeutung des Planens scheint insbesondere für die Gruppe der 60-65jährigen, also jene Personen, die meist besonders negative Einstellungen zum Ruhestand zeigen, hoch zu sein, nicht dagegen für die Gruppe der 50-55jährigen, wie LEHR und DREHER (1969, S. 129 f.) nachweisen konnten. Bei den 60-65jährigen zeigte sich eine signifikant positive Korrelation zwischen dem Ausmaß der Zukunftsplanung und der Einstellung der zukünftigen Pensionierung gegenüber. Als noch deutlicher erwies sich der Zusammenhang zwischen der Zukunftsplanung über 70jähriger ehemaliger Stahlarbeiter und ihrer Zufriedenheit mit dem Ruhestand. Untersuchungen in den Vereinigten Staaten von Amerika gelangten zu grundsätzlich vergleichbaren Ergebnissen. Es zeigte sich, daß konkrete Planungen für die Zeit nach der Pensionierung und Information über die dann gegebenen Lebensumstände die Erwartung des Ruhestandes poisitiv beeinflussen und auch die Anpassung an diesen Zeitabschnitt erleichtern (ASH 1966). THOMAE (1969, S. 150 f.) konnte bei der Diskussion von Daten, die an Arbeitern in drei verschiedenen Arbeitssituationen gewonnen wurden, zeigen, daß der Einfluß der Arbeitssituation auf das Planen der Zukunft erheblich ist.

4 Konsequenzen der "flexiblen Altersgrenze"

Als wesentlicher Teil eigener Planung der Zukunft, die auch handlungsrelevant sein soll, muß einem die freie Wahl des Zeitpunktes erscheinen, in dem der Eintritt in den Ruhestand erfolgt. Angesichts der eingeleiteten gesetzlichen Maßnahmen und der intensiven Diskussion zur *flexiblen Altersgrenze* erscheint dieser Punkt auch besonders bedeutsam. Betrachtet man weitgehende Autonomie des einzelnen innerhalb der Grenzen, die eine demokratische Gesellschaftsform setzt, als wünschenswert, so wird man die Einführung der flexiblen Altersgrenze auch begrüßen.

Allerdings dürfte dieses Flexibilisierungsangebot vor allem auf der subjektiven, dagegen kaum auf der objektiven Ebene Bedeutung haben. Das Gefühl, ein wichtiges Lebensereignis partiell kontrollieren zu können, und freiwillig in den Ruhestand einzutreten, erleichtert - wie bereits dargelegt - die Anpassung an den Ruhestand. Faktisch aber - und das zeigen statistische Analysen auf aggregiertem Niveau (KOHLI 1993) - besteht eine überwältigende Tendenz, zum frühestmöglichen Zeitpunkt in den Ruhestand einzusteigen. Die damit zusammenhängenden Konsequenzen werden wohl nicht bedacht. Es ist also äußerst fraglich, ob ein Mensch, der die Möglichkeiten einer flexiblen Altersgrenze nutzt, bei einer kurzfristigen Entscheidung vor dem frühestmöglichen Eintritt in das Ruhealter seine langfristigen Bedürfnisse angemessen berücksichtigt. Es erscheint beinahe als Banalität, wenn man behauptet, daß ein Mensch, der freiwillig den Ruhestand antritt, diesem Zustand gegenüber positiver eingestellt ist als ein anderer, der unfreiwillig seine Arbeit aufgibt. Es ist somit wenig überraschend, wenn GORDON (1961) zeigen konnte, daß fünf Jahre nach dem Zeitpunkt der Pensionierung nur fünf Prozent jener, die ihren Ruhestand freiwillig angetreten hatten, wieder eine Arbeit aufnehmen wollten, während nach nur drei Jahren bei den unfreiwillig auf Grund der Altersgrenze in den Ruhestand Übergewechselten bereits zwölf Prozent eine neue Tätigkeit aufgenommen hatten und weitere elf Prozent dies wünschten. Man kann dieses Ergebnis dahingehend interpretieren, daß die flexible Altersgrenze keineswegs nur zum Zeitpunkt der Pensionierung eine positive Einstellung dem Ruhestand gegenüber gewährleistet, sondern auch die Wahrscheinlichkeit einer besseren Anpassung an den Ruhestand erhöht.

Dennoch darf nicht übersehen werden, daß der einzelne bei der Entscheidung für eine frühere oder spätere Pensionierung *von falschen Voraussetzungen ausgehen kann* und somit seine Anpassung an den Ruhestand besser oder auch schlechter erfolgen kann, als er es eigentlich erwartete. Schon der diskutierte Befund, daß die Einstellung dem Ruhestand gegenüber von Personen, die kurz vor diesem Ereignis stehen, deutlich negativer ist als die Einstellung Gleichaltriger, die den Ruhestand bereits angetreten haben, darf als Beleg dafür gewertet werden und kann kaum voll als Effekt des Abbaues kognitiver Dissonanz (FESTINGER 1957) interpretiert werden. Als weiterer Hinweis für möglicherweise fehlleitende Entscheidungsgrundlagen darf der Umstand angesehen werden, daß mehr als die Hälfte der 55- 60jährigen nicht genau darüber informiert ist, wie hoch ihre Rente sein wird. Erinnert sei weiterhin an den bereits genannten Umstand, daß ein Großteil von Arbeitern, die zuvor eine positive Einstellung zum Ruhestand gezeigt hatten, nach Eintritt in den Ruhestand unzufrieden war, während Angehörigen höherer Berufe, obwohl sie dem Ruhestand ablehnend gegenüber gestanden hatten, die Anpassung besser gelang.

Erwähnenswert ist schließlich auch, daß der *familiären Situation* des einzelnen für die Einstellung dem Ruhestand gegenüber vor Beginn des Ruhestandes nur geringe Bedeutung zukommt, während sie für die Anpassung an den Ruhestand äußerst wichtig ist. So fanden etwa LEHR und DREHER (1969), daß die private, insbesondere die familiäre, Lebenssituation der 50-55jährigen praktisch ohne Einfluß auf deren Einstellung der Pensionierung gegenüber ist; der Einfluß wird bei den unmittelbar vor der Pensionierung Stehenden nur unwesentlich größer. Für die Anpassung an den Ruhestand selbst aber wird die private Lebenssituation zur entscheidenden Determinante, jedoch in dieser Bedeutung offensichtlich zuvor nicht erkannt. Dies ist möglicherweise z.T. auch dadurch bedingt, daß es erst durch die Pensionierung zu nicht antizipierten Veränderungen innerhalb der privaten Lebenssituation kommt, etwa dadurch, daß der nicht mehr berufstätige Mann sich stärker als zuvor um die Haushaltsführung kümmert und dadurch Konflikte mit dem Ehepartner heraufbeschwört. Entsprechend überrascht es nicht, daß bei Eintritt des Lebenspartners in den Ruhestand der andere sich Sorgen über den Verlust der eigenen Privatheit macht. Es erscheint als in hohem Maße ratsam, bei der

Vorbereitung auf den Ruhestand im Rahmen von Bildungsprogrammen die Partner mit einzubeziehen (REIMANN, HORST 1991).

Die Gefahr, daß der einzelne die ihn erwartende Situation des Ruhestandes häufig nicht adäquat abzuschätzen weiß, macht - so wünschenswert die freie Wahl des Zeitpunktes unter dem Gesichtspunkt der Autonomie auch erscheinen mag - die flexible Altersgrenze beim derzeitigen Bewußtseinsstand der Betroffenen unter psychologischem Aspekt problematisch. Dies gilt um so mehr, als die Möglichkeit der freien Wahl selbst Konflikte herbeiführen kann. LEHR (1970, S. 36) zitiert in diesem Zusammenhang den Ausspruch einer Ehefrau:

Ist dann mein Mann schon vor 65 Pensionär, dann muß ich mir von den Nachbarn abfällige Bemerkungen anhören, "er ist ein Schlappschwanz", "immer krank", "er kann nicht mehr"! Würde er über 65 hinaus weiterarbeiten, dann heißt es: "der ist habgierig", "der kann nie genug kriegen"!

Es ist allerdings anzunehmen, daß derartige Probleme in dem Maße abgemildert werden, in dem die flexible Altersgrenze zur allgemein als Selbstverständlichkeit erlebten Tatsache wird.

5 Vorbereitung auf den Ruhestand

Es wurde gezeigt, daß der Ruhestand für den einzelnen zum Problem werden kann, jedoch keineswegs dazu werden muß. Um die Wahrscheinlichkeit der erfolgreichen Anpassung an den Ruhestand zu erhöhen, erscheinen vorbereitende Maßnahmen empfehlenswert. Die Vorbereitung ist natürlich nicht nur unter psychologischem und soziologischem Aspekt zu sehen. Sie hat insbesondere gewichtige medizinische und wirtschaftliche Seiten, auf die in anderen Beiträgen dieses Bandes eingegangen wird. Es sollte jedoch nicht übersehen werden, daß auch die Vorbereitung auf medizinischem und wirtschaftlichem Gebiet von psychologischen und soziologischen Variablen - etwa der Einstellung zum Alter und der Zukunftsperspektive - abhängt. Generell kann der wechselseitigen Verflechtung der verschiedenen Gesichtspunkte wegen schwer ein einzelner herausgestellt werden. Dennoch sei das hier ansatzweise versucht.

Eine spezifische Belastung für den einzelnen dürfte es sein, daß er häufig *auf die Rollenanforderungen*, denen er sich nach der Pensionierung gegenübergestellt sieht, *nicht vorbereitet ist*. Er kennt sie nicht oder weiß - falls er sie kennt - nicht, wie er sie meistern soll. Ein zweiter damit verbundener Punkt ist, daß der *Rollenwechsel meist abrupt* und übergangslos erfolgt. Zum ersten der Punkte sei eine grundsätzliche Bemerkung erlaubt. Die Schwergewichte der Ausbildung innerhalb unserer Gesellschaft korrespondieren weitgehend mit beruflichen Anforderungen. Man wird auf die Arbeit, jedoch nicht auf die Freizeit und den Ruhestand vorbereitet. Dahinter steht eine implizite Wertsetzung, die es verdient - insbesondere innerhalb einer Gesellschaft relativen Wohlstands - kritisch überdacht zu werden.

Da es jedoch zum gegenwärtigen Zeitpunkt utopisch erscheint, die Vorbereitung auf den Ruhestand mit den normalen Aus- und Weiterbildungsmaßnahmen verbinden zu wollen, erscheint ein spezifisches *"Lernen für das Alter"* (SITZMANN 1970) erforderlich. In den Vereinigten Staaten hat man bereits mehrfach derartige Versuche unternommen (ASH 1966; ANDERSON 1966; OLIVER 1966) und man müht sich, schon den Blick der 55jährigen auf den Ruhestand hinzulenken, sie die neue Rolle gedanklich vorwegnehmen zu lassen und sie auf Freizeitaktivitäten, die nicht die Funktion des Ausgleichs zur Arbeitsbelastung haben, vorzubereiten. Generell sollte dabei Information über die Pensionierung gegeben werden, da diese, wie empirisch nachgewiesen werden konnte (SIMPSON u. McKINNEY 1966), die Einstellung zur Pensionierung verbessert, was wiederum in Verbindung mit - auf Grund der Vorabinformation - zutreffenden Erwartungen die Anpassung an den Ruhestand erleichtern dürfte.

Die Notwendigkeit einer systematischen Vorbereitung auf den Ruhestand ist kaum umstritten; entsprechende Aktivitäten werden sogar vom Europarat empfohlen (DIECK 1977). Verschiedene Formen dieser Vorbereitung erscheinen möglich und werden von unterschiedlichen Institutionen auch realisiert (ROTENHAN 1987; REIMANN, HORST 1991). Allerdings sind größere Unternehmen von Land zu Land in recht unterschiedlichem Maße bereit, dafür die Verantwortung zu übernehmen. Während eine Umfrage in den USA zeigte, daß 77% der befragten Großunternehmen derartige Kurse durchführen (AVERY u. JABLIN 1988), wurde die entsprechende

Frage in deutschen Unternehmen - allerdings zeitlich früher gestellt - nur von 30% bejaht (PLUM 1977). Die US-Studie macht zugleich deutlich, daß wegen der hier bestehenden Probleme der Älteren die Schulungsmaßnahmen insbesondere eingehen sollten auf die zu erwartenden Kontaktverluste mit Arbeitskollegen, auf die veränderte Rollendefinition dem Partner gegenüber und auf die Gefahr des Verlustes an Stolz und Selbstbewußtsein. Eine zeitliche Streckung der Vorbereitung empfiehlt sich, um den unterschiedlichen *Phasen der Anpassung an den Ruhestand* gerecht zu werden, d.h. zunächst (1) Antizipation des neuen Lebensabschnittes, sodann (2) konkrete Entscheidungen, die der zu erwartende veränderte Lebensumstand fordert, und schließlich (3) Bewältigung der Anpassungsprobleme, die dabei entstehen (RICHARDSON 1989). Die Ambivalenz, die mit der Antizipation des Ruhestands einhergeht, macht es notwendig, daß sich Betriebe und private Kontaktpersonen Strategien überlegen, wie man jene Barrieren beseitigt, die vielfach der Ruhestandsvorbereitung entgegenstehen (TESCHENTSCHER 1989; SCHMITZ-SCHERZER 1980). Beispiele für die Vorbereitungskurse selber und die Erfahrungen damit liegen inzwischen in großer Zahl vor (REIMANN, HORST 1989) und zeigen, wie bereits angesprochen, daß sie das Erleben der Situationskontrolle verbessern und die Einstellungen dem Ruhestand gegenüber zum Positiven hin wandeln (ABEL u. HAYSLIP 1987), auch bei ganz unterschiedlichen Gruppen, wie z.B. relativ jung "freigesetzten" Arbeitnehmern (DIECK et al. 1985) oder gar Professoren, die den Umgang mit der neugewonnenen Freizeit zu gestalten lernen (ROWE 1986). Insgesamt wird die Notwendigkeit der Evaluation entsprechender Vorbereitungskurse gesehen. So wurden z.B. Fragebogen zur Evaluierung derartiger Veranstaltungen entwickelt (SCHMIDT 1978). Die bislang vorliegenden Evaluierungen sprechen fast durchgängig für die Nützlichkeit derartiger Maßnahmen.

Unzureichend wäre es, dem Alternden lediglich ein "Hobby" nahezubringen oder seine Fertigkeiten zur Ausübung seines bisherigen "Hobbys" zu verbessern. Ein "Hobby" erweist sich meist als zu "dünn" und sinnleer. Es erfreut den Arbeitenden als ausgleichende Tätigkeit neben der Arbeit, reicht jedoch häufig nicht aus, um eine von der beruflichen Arbeit befreite Zeit sinnvoll zu füllen. HAVIGHURST (1961) hat Aspekte aufgezeigt, auf die zu achten ist: (a) Die durch die berufliche Tätigkeit verlorenen Sozialkontakte sollen

Psychische Probleme des Berufsaustritts 249

kompensiert werden, (b) neue Aktivitäten sollen vorbereitet werden, die Freude an der eigenen Leistung ermöglichen, (c) ein neuer Tages- und Wochenrhythmus soll gefunden werden, der Monotonie des Zeitablaufs verhindert, indem er die Zeit durch selbstgesetzte Pflichten gliedert und ein neues Gewohnheitssystem aufbaut, (d) Anregungen sollen gewährleistet werden.

Eine möglicherweise bessere Vorbereitung als ein entsprechendes Trainings- und Beratungsprogramm vor dem Pensionierungszeitpunkt wäre vermutlich *allmähliches Ausscheiden* aus der beruflichen Tätigkeit durch phasenweise Verkürzung der Arbeitszeit (ODELL 1962), zumindest durch die Möglichkeit, in den letzten Jahren der Berufstätigkeit halbtags arbeiten zu können. Eine andere Möglichkeit wurde dem Autor aus einer amerikanischen Unternehmung berichtet. Höhere Führungskräfte werden dort ca. zehn Jahre vor ihrer Pensionierung für mehrere Monate auf Urlaub geschickt; in dieser Zeit war ihnen jeder Kontakt mit der Unternehmung untersagt. Erreicht werden sollte durch diese Maßnahme, daß die Betroffenen aus der beruflichen Routine herausgerissen, zur Besinnung und "zu sich selbst" gebracht werden, um dadurch eine positive Antizipation des nahenden Ruhestandes zu gewinnen.

Die wichtigsten Punkte seien abschließend noch einmal genannt:

Der Beruf bestimmt in unserer Gesellschaft Erleben und Verhalten des einzelnen entscheidend. Das Ausscheiden aus dem Beruf wird somit zu einer Krise. Diese zeigt sich nicht nur in Schwierigkeiten bei der Anpassung an den Ruhestand, sondern auch in Befürchtungen vor dem Pensionierungszeitpunkt. Die Einstellungen, die vor dem Pensionierungszeitpunkt dem Ruhestand gegenüber bestehen, sagen die Anpassung an den Ruhestand nur schlecht voraus. Personen mit ausgesprochen negativen Einstellungen kann die Anpassung gut gelingen und umgekehrt.

Die Einstellungen dem Ruhestand gegenüber sind kurz vor dem Pensionierungszeitpunkt am negativsten. Werden sie zu einem früheren Zeitpunkt oder nach Eintritt in den Ruhestand gemessen, sind sie positiver.

Die Anpassung an den Ruhestand gelingt um so besser, je besser die Gesundheit, je höher die Bildung und je breiter das Spektrum der Freizeitinteressen sind. Die Entwicklung neuer Interessen und Fertigkeiten für eine ausfüllende Tätigkeit während des Ruhestandes fällt schwer und wird somit unwahrscheinlich, wenn nicht zuvor Grundlagen dafür gelegt wurden.

Wird auf Grund der flexiblen Altersgrenze die Wahl des Zeitpunktes der Pensionierung freier, so sind zwar positivere Einstellungen dem Ruhestand gegenüber vor dem Zeitpunkt der Pensionierung zu erwarten. Es bleibt jedoch fraglich, ob die Anpassung an den Ruhestand dadurch erleichtert wird, da der einzelne die Anforderungen nicht kennt, die der Ruhestand mit sich bringt.

Um eine bessere Anpassung zu gewährleisten, ist eine Vorbereitung auf den Ruhestand erforderlich. Diese könnte langfristig darin bestehen, daß der einzelne generell besser und vielseitiger gebildet wird, wobei nicht nur Anforderungen des künftigen Berufs, sondern auch der Freizeit und des Ruhestandes berücksichtigt werden sollten.

Kurzfristig erscheint bessere Information über den Ruhestand, Antizipation des Ruhestandes und Planung sinnvoller Aktivitäten ratsam. Spezifische Institutionen sollten die entsprechenden Anregungen geben. Weiterhin könnte die Anpassung an den Ruhestand erleichtert werden, würde der Übergang von der Arbeit zum Ruhestand nicht abrupt, sondern in Phasen erfolgen.

Literatur

Abel, B., B. Hayslip: Locus of control and retirement preparation. Journal of Gerontology, Vol. 42, No. 2 (1987), S. 166-167.
Allport, G. W.: Entstehung und Umgestaltung der Motive. In: *Thomae, H.* (Hrsg.): Die Motivation menschlichen Handelns. Köln-Berlin 1965, S. 488-497.
Anderson, W.F.: Experiences in training for retirement at Glasgow (Scotland). In: Proceedings 7th Intern. Congr. Gerontology. Wien 1966.
Arnold, K.: Übertritt in den Ruhestand: Erwartungen und Befürchtungen. In: *Lang, E., K. Arnold* (Hrsg.): Wege in den Ruhestand. Stuttgart 1989, S. 30-43.
Ash, P.: Pre-retirement counseling. Gerontologist 6 (1966), S. 97-99.

Avery, C., F. Jablin: Retirement preparation programs and organizational communication. Cummunication-Education, Vol. 37, No. 1 (1988), S. 68-80.
Blume, O.: Alte Menschen in der Großstadt. Göttingen 1962.
Blume, O.: Möglichkeiten und Grenzen der Altenhilfe. Tübingen 1968.
Blume, O.: Die Situation älterer Menschen in der BRD. In: *Sitzmann, G.H.* (Hrsg.): Lernen für das Alter. Dießen-München 1970, S. 70-78.
Bruche, G., B. Casey: Arbeit oder Rente? Frankfurt 1982.
Cumming, E., W.E. Henry: Growing old, the process of disengagement. New York 1961.
Dieck, M.: Vorbereitung auf den Ruhestand. Soziale Arbeit, Vol. 26, No. 4 (1977), S. 178-183.
Dieck, M., G. Naegele, R. Schmidt: "Freigesetzte" Arbeitnehmer im sechsten Lebensjahrzehnt - Eine neue Ruhestandsgeneration. Bericht über zentrale Ergebnisse einer Expertentagung zu diesem Thema. Zeitschrift für Gerontologie, Vol. 18, No. 5 (1985), S. 281-291.
EKD (Hrsg.): Arbeit, Leben und Gesundheit. Gütersloh 1990.
Festinger, L.: A theory of cognitive dissonance. Evanston/Ill. 1957.
Filipp, S.: Kritische Lebensereignisse. In: *Braukmann, W., S. Filipp* (Hrsg.): Personale Kontrolle und Bewältigung kritischer Lebensereignisse. München 1981, S. 233-251.
Friedel-Howe, H.: Entfremdung in der Industriearbeit. Ansatz eines sozialisationstheoretischen Bezugrahmens der psychischen Vermittlung situativer Entfremdungspotentiale. Berlin 1981.
Friedmann, E. A., R.J. Havighurst: The meaning of work and retirement. Chicago 1954.
Gordon, M.S.: Work and patterns of retirement. In: *Kleemair, R.* (Hrsg.): Aging and leisure. New York 1961, S. 16-53.
Habermas, J.: Soziologische Notizen zum Verhältnis von Arbeit und Freizeit. In: *Giesecke, H.* (Hrsg.): Freizeit- und Konsumerziehung. Göttingen 1968.
Hanks, R.: The impact of early retirement incentives on retirees and their families. Spezial Issue: The impact of workplace family policies. Journal of Family Issues, Vol. 11, No. 4 (1990), S. 424-437.
Hatzelmann, E.: Was kommt nach der Arbeit? Psychologie heute, Vol. 15, No. 10 (1988), S. 57-62.
Havighurst, R.J.: The nature and values of meaningful free time activity. In: *Kleemair, R.* (Hrsg.): Aging and leisure. New York 1961.
Havighurst, R.J., V.L. Bengtson: Relations between role activity and life satisfaction in retired male teachers. In: Gerontologist 5 (1965).
Havighurst, R.J., J.M.A. Munnichs, B.L. Neugarten, H. Thomae (Hrsg.): Adjustment to retirement. Assen 1969.
Havighurst, R.J., B. Neugarten, S.S. Tobin: Disengagement and patterns of aging. The Gerontologist 4 (1964).

Henry, W.E.: The theory of intrinsic disengagement. In: Age with a future. Proc. 6th Intern. Congr. Gerontol. Copenhagen 1964.

Heron, A.: Retirement attitudes among industrial workers in the sixth decade of life. Vita Humana 6 (1963), S. 152-159.

Jacobs, K., M. Kohli: Der Trend zum frühen Ruhestand: Die Entwicklung der Erwerbsbeteiligung der Älteren im internationalen Vergleich. WSI-Mitteilungen 43 (1990), S. 498-509.

Jores, A.: Medizinisch-psychologische Probleme beim Übergang in den Ruhestand. Deutsches Ärzteblatt, Vol. 63 (1966), S. 2196-2198.

Klages, H.: Wertorientierungen im Wandel. Rückblick, Gegenwartsanalyse, Prognosen. Frankfurt a.M. 1984.

Koch, J., M. Hege: Pensionierung und Ruhestand. Freiburg 1971.

Kohli, M.: Altersgrenzen als Manövriermasse? Das Verhältnis von Erwerbsleben und Ruhestand in einer alternden Gesellschaft. In: *Strümpel, B., M. Dierkes* (Hrsg.): Innovation und Beharrung in der Arbeitspolitik. Stuttgart 1993, S. 177-208.

Lehr, U.: Die Problematik des älteren Menschen psychologisch gesehen. In: *Sitzmann, G.H.* (Hrsg.): Lernen für das Alter. Dießen-München 1970, S. 22-40.

Lehr, U., G. Dreher: Psychologische Probleme der Pensionierung. In: Bericht über den ersten Kongreß der Deutschen Gesellschaft für Gerontologie. Darmstadt 1968, S. 234-252.

Lehr, U., G. Dreher: Determinants of attitudes toward retirement. In: *Havighurst, R.J. et al.* (Hrsg.): Adjustment to retirement. Assen 1969, S. 116-137.

Lehr, U., G. Dreher, R. Schmitz-Scherzer: Der ältere Arbeitnehmer im Betrieb. In: *Mayer, A., B. Herwig* (Hrsg.): Handbuch der Psychologie in 12 Bänden, Bd. 9: Betriebspsychologie. Göttingen 1970, S. 778-827.

Lehr, U., G. Rudinger: Consistency and change of social participation in old age. Hum. Develop. 12 (1969), S. 255-267.

Maddox, G.L., 1964, zitiert nach *Lehr, U., G. Dreher:* Determinants of attitudes toward retirement. In: *Havighurst, R.J. et al.* (Hrsg.): Adjustment to retirement. Assen 1969, S. 116-137.

Mattila, V., M. Joukamaa, R. Salokangas: Retirement, ageing and adaption (the Truva Project): II. Design of the project and some preliminary findings. U. Truku Medical Faculty, Clinical Inst. Finland, Vol. 2, No. 1 (1988), S. 46-58.

Mattila, V., M. Joukamaa, R. Salokangas: Retirement, ageing, psychological adaption and mortality: some findings of a follow up study (the Truva-project). U. Truku, Clinical Inst. Finl., Vol. 4, No. 3 (1990), S. 147-158.

McGregor, D.: The human side of enterprise. New York-Toronto-London 1960.

Morse, N.C., R.S. Weiss: The function and meaning of work and the job. Amer. Soc. Rev. 20 (1955), S. 191-198.

Nelken, L.: Feizeit und Ruhestand. Magisterarbeit. Tübingen 1972.

Neuberger, O., M. Allerbeck: Messung und Analyse der Arbeitszufriedenheit. Bern 1978.

Odell, C.: Phased retirement. In: *OECD* (Hrsg.): Age and employment. Paris 1962.
Oliver, W.R.: Pre-retirement education. In *Tibbitts, C., W. Danahue* (Hrsg.): Aging in today's society. New York 1966, S. 382-390.
Payne, E., S. Robbins, L. Dougherty: Goal directedness and older-adult adjustment. Journal of Counseling Psychology 38 (1991), S. 302-308.
Pelzmann, L.: Wirtschaftspsychologie. Wien 1988.
Plum, W.: Zur betrieblichen Vorbereitung auf das Alter in der Bundesrepublik. Soziale Arbeit, Vol. 26, No. 4 (1977), S. 169-177.
Reichard, S., F. Livson, P.G. Petersen: Aging and personality. London 1968.
Reimann, Helga, H. Häfner: Psychische Erkrankungen alter Menschen in Mannheim - Eine Untersuchung der "Konsultations-Inzidenz". Social Psychiatry 7 (1972), S. 53-59.
Reimann, Horst: Betriebliche Programme zur Vorbereitung auf den Ruhestand. In: *Lang, E., K. Arnold (Hrsg.):* Wege in den Ruhestand. Grundlagen, Voraussetzungen, Einrichtungen. Stuttgart 1989, S. 68-79.
Reimann, Horst: Vorbereitung auf Ruhestand und Rente. In: *Rosenstiel, L. von, E. Regnet, M. Domsch* (Hrsg.): Führung von Mitarbeitern. Stuttgart 1991, S. 419-425.
Richardson, V.: Social work practice and retirement. Social Casework, Vol. 70, No. 4 (1989), S. 210-216.
Richardson, V., K. Kilty: Adjustment to retirement: Continuity vs. discontinuity. International Journal of Aging and Human Development, Vol. 33, No. 2 (1991), S. 151-169.
Rosenmayr, L.: Soziologie des Alters. In: *König, R.* (Hrsg.): Handbuch der empirischen Sozialforschung, II. Stuttgart 1969, S. 306-357.
Rosenstiel, L. von: Die motivationalen Grundlagen des Verhaltens in Organisationen - Leistung und Zufriedenheit. Berlin 1975.
Rotenhan, E. v.: Die besondere Situation älterer Mitarbeiter im Betrieb. In: *Brengelmann, J., L. von Rosenstiel, G. Bruns* (Hrsg.): Verhaltensmanagement in Organisationen. Frankfurt 1987, S. 203-209.
Rowe, A.: Retirement of emeritus medical professors of the University of Chicago and the University of Wisconsin. Psychological-Reports, Vol. 59, No. 2, Pt. 2 (1986), S. 721-722.
Sadowski, D.: Pensionspolitik. Stuttgart 1977.
Sahleh, S.D.: A study of attitude change in pre-retirement period. J. Appl.Psychol. 48 (1964), S. 310-312.
Schmidt, P.: Eine empirische Analyse der Effektivität von Vorbereitungskursen auf Ruhestand und Alter mittels einer dafür konstruierten Einstellungsskala. Universität Salzburg, Naturwissenschaftliche Fakultät. Salzburg 1978.

Schmitz-Scherzer, R.: Vorbereitung auf das Alter - eine biographische Perspektive. Zeitschrift für Gerontologie, Vol. 13, No. 5 (1980), S. 468-474.
Seifert, H.: Der Einfluß der Privatsphäre auf das Arbeitsverhalten und die Arbeitsproduktivität im Betrieb. In: *Marx, A.* (Hrsg.): Personalführung. Bd. 3. Wiesbaden 1971, S. 35-51.
Simpson, I.H., J.C. McKinney: Social aspects of aging. Durham, N.C. 1966.
Sitzmann, G.H. (Hrsg.): Lernen für das Alter. Dießen-München 1970.
Stauder, K.H.: Über den Pensionierungsbankrott. Psyche 9 (1955), S. 481-497.
Stengel, M.: Freizeit: Zu einer Motivationspsychologie des Freizeithandelns. In: *Frey, D., C.Graf Hoyos, D. Stahlberg* (Hrsg.): Angewandte Psychologie. München 1988, S. 561-584.
Stitzel, M.: Der gleitende Übergang in den Ruhestand. Interdisziplinäre Analyse einer alternativen Pensionierungsform. Frankfurt 1987.
Stitzel, M.: Pensionierung. In: *Gaugler, E.* (Hrsg.): Handwörterbuch des Personalwesens. Stuttgart 1992, S. 1535-1595.
Swan, G., A. Dame, D. Carmelli: Involuntary retirement, Type A behavior, and current functioning in elderly men: 27 year follow up of the Western Collaborative Group Study. Psychology and Aging, Vol. 16, No 3 (1991), S. 384-391.
Szinovacz, M.: Women and retirement. In: *Hess, B., E. Markson* (Hrsg.): Growing old in America. New Brunswick 1991, S. 293-303.
Teschentscher, G.: Vorbereitung auf den Ruhestand: Aspekte einer erwachsenenpädagogischen Didaktik. Zeitschrift für Gerontologie, Vol. 22, No. 3 (1989), S. 151-155.
Thomae, H., 1968, zitiert nach *Lehr, U.:* Die Problematik des älteren Menschen -psychologisch gesehen. In: *Sitzmann, G.H.* (Hrsg.): Lernen für das Alter. Dießen-München 1970, 22-40, S. 25.
Thomae, H.: Cross-national differences in social participation: problems of interpretation. In: *Havighurst, R.J., J.M.A. Munnichs, B. Neugarten, H. Thomae* (Hrsg.): Adjustment to retirement. Assen 1969, S. 147-158.
Thomae, H.: Die Bedeutung einer kognitiven Persönlichkeitstheorie für eine Theorie des Alterns. Zeitschrift für Gerontologie 1 (1971), S. 8-18.
Thomae, H., A. Angleitner, H. Grombach, R. Schmitz-Scherzer: Determinanten und Varianten des Alternsprozesses. Ein Bericht über die Bonner Gerontologische Längsschnittstudie. Manuskript, Psychologisches Institut der Universität Bonn 1973.
Ulich, E.: Arbeitspsychologie. Stuttgart 1991.
Vroom, V.H.: Work and motivation. New York-London-Sydney 1967.
Warner, W.L., M. Meeker, K. Eells: Social class in America. Chicago 1949.
Weber, E.: Das Freizeitproblem. München-Basel 1963.
Zeigarnik, B.: Über das Behalten von erledigten und unerledigten Handlungen. Psychologische Forschung 9 (1927), S. 1-85.

Psychische Erkrankungen und ihre Behandlungsmöglichkeiten

Hartmut Radebold

Die frühere gesetzgeberische Festlegung für das Ausscheiden aus dem Arbeitsprozeß mit dem 65. Lebensjahr schrieb gleichzeitig den Tätigkeitsbereich der Altersmedizin (Geriatrie) und entsprechend den der Alterspsychiatrie auf die Zeit nach dem 65. Jahr fest. Daher beziehen sich die meisten der diesbezüglichen wissenschaftlichen Untersuchungen, insbesondere der epidemiologischen Feldstudien, auf die Gruppe der über 65jährigen. Heutzutage zeichnet die Alterspsychiatrie bereits für die Gruppe der über 60jährigen verantwortlich.

Die zwei für die Alterspsychiatrie benutzten Begriffe, 1. *Gerontopsychiatrie* (griech.: Psychiatrie des Greises) und 2. *Psychogeriatrie* (griech.: psychische Aspekte der Altersmedizin), verdeutlichen gleichzeitig die international noch nicht abschließend geklärte Zuordnung der Alterspsychiatrie entweder als Teilgebiet der Psychiatrie (Gerontopsychiatrie) oder als Teilgebiet der sich weitgehend als Innere Medizin/Neurologie verstehenden Geriatrie (Psychogeriatrie). In der Bundesrepublik ist die Alterspsychiatrie Teilbereich der allgemeinen psychiatrischen Versorgung.

1 Psychische Erkrankungen

1.1 Epidemiologie

Die inzwischen auch für die Bundesrepublik vorliegenden epidemiologischen Feldstudien bestätigen frühere im europäischen Ausland und in den USA gewonnene Ergebnisse (s. *Tab. 1*). Danach ist davon auszugehen, daß bei ca. 25% der über 65jährigen Bevölkerung psychische Störungen/Erkrankungen im weitesten Sinne vorliegen.

Tabelle 1

Autoren	Untersuchungs-gebiet	Anzahl der Probanden	Schwere organische Psychosyndrome (%)	Leichte organische Psychosyndrome (%)	Funktionelle Psychosen (%)	Neurosen und Persönlichkeitsstörungen (%)	Gesamt (%)
Sheldon, 1948	Wolverhampton, England (städtisch)	369	3,9	11,7	-	12,6	28,2
Primose, 1962	N. Schottland (ländlich)	222	4,5	-	1,4	12,6	-
Nielsen, 1962	Samso (ländlich)	978	3,1	15,4	3,7	6,8	29,0
Kay et al. 1964	Newcastle, England (städtisch)	443	5,6	5,7	2,4	12,5	26,3
Parsons, 1965	Swansea, Wales (städtisch)	228	4,4	-	2,6	4,8	-
Cooper & Sosna, 1983	Mannheim (städtisch)	519	6,0	5,4	2,2	10,8	24,4
Dilling, Weyerer & Castell, 1984	Oberbayern (halb-ländlich)	295	-	8,5 -	3,4	10,2	23,1

Quelle: COOPER, B.: Handbuch der Gerontologie, Bd. 5, 1989, S. 78

Psychische Erkrankungen und ihre Behandlungsmöglichkeiten

Diese Befunde weisen einerseits auf das bestehende hohe Ausmaß hin, bedürfen aber andererseits zur Vermeidung von Mißverständnissen der Interpretation:

- Bei den gerontopsychiatrischen Feldstudien handelt es sich um *Prävalenz*untersuchungen (d.h. um die Feststellung der Häufigkeit aller Erkrankungen in einer Bevölkerungsgruppe zum Zeitpunkt der Untersuchung); dieser Untersuchungsansatz läßt jedoch keine Aussagen über das Neuerkrankungsrisiko (Inzidenzrate) ebenso wie über Dauer und Manifestationsform von Erkrankungen zu. Dazu erfassen Prävalenzuntersuchungen Krankheiten bzw. Störungen unterschiedlichen Schweregrades und damit gleichzeitig unterschiedliche Behandlungsbedürftigkeit.

- Die aufgefundenen Krankheiten stammen aus unterschiedlichen Abschnitten des Lebensverlaufs; damit müssen *altgewordene psychisch Kranke* und *psychisch Alterskranke*, d.h. erstmals nach dem 60. Jahr Erkrankte, unterschieden werden. Während für große Teilgruppen ersterer i.d.R. erprobte Versorgungsstrukturen zur Verfügung stehen, erhalten letztere bisher nur geringe Behandlungsangebote (s. 3.1, 3.2).

- Schließlich weisen diese Feldstudien daraufhin, daß die Psychiatrie des Alters "nicht die Psychiatrie der Demenz" (LAUTER 1974) ist; die größte Teilgruppe stellen neurotische, psychoreaktive und psychosomatische Krankheiten einschließlich der entsprechenden Charakterstörungen dar. Bezogen auf die über 60jährigen bilden allerdings die dementiellen Erkrankungen die größte Teilgruppe.

Die 1989 erschienenen Handbücher ("Alterspsychiatrie", Bd. 8 Psychiatrie der Gegenwart und "Neurologie, Psychiatrie", Bd. 5 Handbuch der Gerontologie) belegen erneut, daß bisher noch keine befriedigende Klassifikation dieser Krankheitsbilder vorliegt. Vom *Erscheinungsbild* (Psychopathologie) her überwiegen depressive und dementielle Syndrome (OESTERREICH 1981, 1992, HÄFNER 1986). Beide Gruppen umfassen Krankheitsbilder unterschiedlicher Ursache. Aus der heutigen Sicht einer mehrdimensional orientierten Psychiatrie (TÖLLE 1985) sind in vielen "Fällen psychischer Krankheit mehrere Entstehungsbedingungen nebeneinander wirksam bzw. greifen ineinander". Daher müssen konstitutielle (genetische), somatische und psychoreaktive (unbewußte Konflikte und Traumatisierungen aus Kindheit, Jugendzeit und weiterem Erwachsenenalter) Einflüsse berücksichtigt werden. Diese Sicht gilt grundsätzlich auch für über 60jährige psychisch Kranke. In jedem Fall - selbst wenn eine Krankheitsursache wie z.B. eine hirnorganische Schädigung im Vordergrund steht - bedarf es einer *bio-psycho-sozialen Gesamtsicht*, um den Stellenwert anderer Einflüsse abschätzen zu können.

1.2 Depressive Krankheitsbilder

Diese depressiven Erkrankungen Älterer werden oft verkannt, da ihre Symptomatik nicht mehr der aus jüngeren Lebensabschnitten bekannten entspricht, wie gedrückte Stimmungslage, krankhaftes Grübeln mit schweren Selbstvorwürfen und suizidalen Tendenzen (bzw. -Impulsen) bei zunehmendem ausgeprägtem Rückzug und Inaktivität. Bei Älteren überwiegen - abgesehen von der relativ selten auftretenden Jammerdepression - "larvierte" (versteckte, maskierte) Ausprägungen. Diese zeichnen sich durch vielfältige diffuse körperliche Symptome, Unruhe, Angst und eher resignativen Rückzug aus. Erst bei genauer Nachfrage wird die depressive Symptomatik einschließlich der bestehenden Suizidalität deutlich.

Epidemiologisch ist bei den über 65jährigen von einer Rate von 9 - 12% bei allen Altersgruppen unter den zu Hause lebenden Älteren auszugehen, davon entfällt ein relativ geringer Teil auf die schweren Formen ("major depression" s. MURPHY 1989). Im institutionellen Bereich, z.B. bei Altenheimbewohnern, läßt sich eine erheblich höhere Erkrankungsrate (MANN et al. 1984) auffinden. Aufgrund ihres psychopathologischen Erscheinungsbildes wird ein Teil dieser Erkrankungen unverändert als beginnende dementielle Erkrankungen fehldiagnostiziert. Ursächlich handelt es sich dabei um 1. altgewordene Kranke mit endogenen Depressionen, um 2. altgewordene neurotisch Erkrankte (jahrzehntelang anhaltend, sich mehrfach oder jetzt im Alter erneut manifestierend), um 3. hirnorganisch Erkrankte (z.B. nach Schlaganfällen) und um 4. erstmals im Alter psychoreaktiv Erkrankte; dabei stellen letztere die größte Teilgruppe dar. Die insgesamt größte Teilgruppe geronto-psychiatrischer Morbidität, nämlich die neurotisch, psychoreaktiv und psychosomatisch Erkrankten einschließlich der Charakterstörungen mit 10,2 - 10,8% weisen gerade im Alter häufig eine depressive Symptomatik auf (*Abb. 1*).

Psychische Erkrankungen und ihre Behandlungsmöglichkeiten

Abb. 1

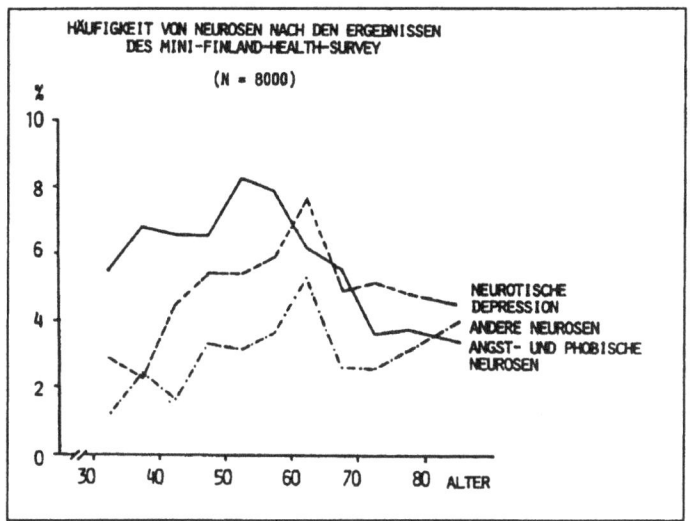

Quelle: HÄFNER 1989, S. 121

Einerseits durchlaufen frühere neurotische Erkrankungen einen Symptomwandel zur depressiven Symptomatik (MÜLLER 1981, 1989) und andererseits ist die Lebenssituation Älterer durch potentielle Traumatisierungen infolge von Verlusten/Trennungen (von entscheidenden Beziehungspersonen, insbesondere Partnern, Kindern und Freunden; von wichtigen sozialen, psychischen/physischen Funktionen; von sozialer Sicherheit) und durch Kränkungen sowie Attacken (RADEBOLD 1979, 1990 b, 1992) charakterisiert. Diese können entgegen den eigenen Erwartungen, innerhalb eines kurzen Zeitraumes und dazu kumuliert auftreten. Zusätzlich stehen aufgrund von organischen/hirnorganischen Funktionsschädigungen (Erkrankungen, Suchtverhalten etc.) die zur Bewältigung von Konflikten und zur Verarbeitung von Trauer notwendigen Ich-Funktionen bzw. Abwehrmechanismen nicht mehr (ausreichend) zur Verfügung.

1.3 Dementielle Krankheitsbilder

Die dementiellen Erkrankungen (frühere Bezeichnungen: psychoorganisches Syndrom, organisches Durchgangssyndrom, exogene bzw. organische Psychose, hirnathrophische Prozesse, Zerebralsklerose, Gefäßsklerose etc.) sind charakterisiert durch die (fortschreitende) Abnahme bisher vorhandener (besonders kognitiver) Hirnleistungen. Insbesondere zeigen sich zunehmende Gedächtnisschwäche (Merkfähigkeit und Erinnerungsvermögen), Beeinträchtigung des abstrakten Denkens und des Urteilsvermögens. Dazu treten höhere Funktionsstörungen, insbesondere der Sprache, des Erkennens und des Handelns, die sich insgesamt in einem zunehmenden Intelligenzverlust ohne Bewußtseinseintrübung äußern.

Die vorliegenden Prävalenzuntersuchungen (*Abb. 2*) zeigen nach dem 60. Jahr eine vom Alter abhängige und ansteigende Krankheitshäufigkeit, so von 0,2 - 2% bei den 60 - 65jährigen bis hin zu 20 - 25% bei den über 80jährigen.

Dabei ist von einer Inzidenzrate von 17,3 jährlichen Neuerkrankungen pro Tausend über 65jähriger mit altersabhängiger Zunahme auszugehen (COOPER, BICKEL 1989).

Ursächlich lassen sich degenerative Demenzen (Demenz vom Alzheimer Typ, DAT, mit 60 - 70%) von vaskulären Demenzen (Multi-Infarkt Demenz, MID, in 20 - 30%) und von gemischten Formen (15 - 20%) unterscheiden. Insgesamt machen diese annähernd 90% aus. Weitere Demenzformen sind bedingt durch toxische und metabolische (z.B. Schilddrüsenunterfunktion oder Vitamin B 12 Mangel) Einflüsse, entzündliche Erkrankungen, Hirnveränderungen (Hydrocephalus),durch Hirntumore oder Schädelhirntraumen. Die Hauptgruppe der degenerativen Demenzen (DAT) zeigt insgesamt einen bis zum Tod fortschreitenden Verlauf; dabei ist von einer Krankheitsdauer bei einem Erkrankungsbeginn von unter 70 Jahren von etwa 6,5 Jahren,bei einem zwischen 70 und 80 Jahren von rund 5 und bei einem über 80 Jahren von knapp 4 Jahren auszugehen (COOPER, BICKEL 1989).

Psychische Erkrankungen und ihre Behandlungsmöglichkeiten

Dagegen können die vaskulären Demenzen (MID) einen unterschiedlichen Verlauf nehmen, z.B. lange Zeit unveränderte Symptomatik aufweisen oder eine langsame oder rapide Verschlechterung aufgrund weiterer Schlaganfälle.

Abb. 2

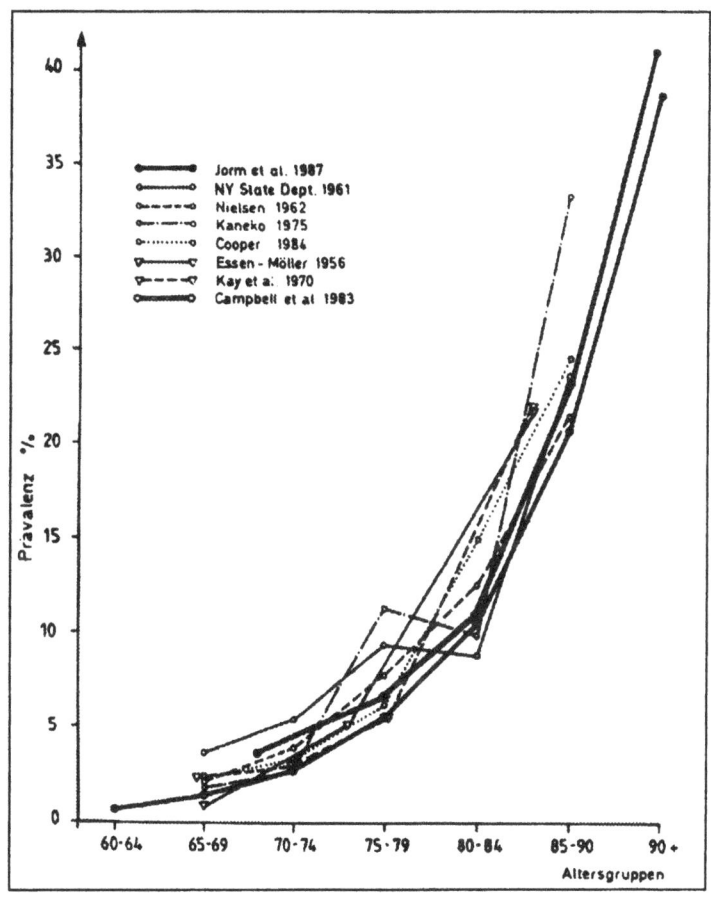

Quelle: COOPER, BICKEL 1989, S. 475

1.4 Weitere Krankheitsbilder

Paranoide Erkrankungen (Wahnkrankheiten) finden sich bei über 65jährigen zwischen 0,9 und 1,7%. Bei Überwiegen von Mißtrauen und wahnhaften Vorstellungen treten Halluzinationen (Sinnestäuschungen) deutlich zurück. Manchmal besteht eine Reduzierung der Wahrnehmungs- und/oder Orientierungsfähigkeit mit Seh- und Hörstörungen (KRAUSS 1989). Nur bei einem Teil handelt es sich um alt gewordene Schizophrene.

Über *Suchterkrankungen* liegen bisher nur wenige Untersuchungen vor. Der Anteil Älterer an der Gesamtzahl von Alkoholikern wird zwischen 2 - 9% angegeben. Bei zwei Studien aus den USA litten 1 - 3% der männlichen Bevölkerung über 60 Jahren unter chronischem Alkoholismus; zusätzlich konnte von einer hohen Anzahl von Alkoholgefährdeten gesprochen werden (COOPER 1989, DIMROTH 1991). Das Ausmaß von Medikamentenabhängigkeit bei Älteren ist bisher unbekannt, sie gelten jedoch als besondere Risikogruppe. Neben psychosozialen Einflüssen (z.B. Vereinsamung, Funktionsverluste) dürfte die hohe Anzahl von Medikamentenverschreibungen ebenso zur Gefährdung beitragen. 2/3 aller Älteren nehmen täglich Medikamente, von denen ein größerer Teil auf Tranquilizer und Sedativa sowie auf Schmerzmittel entfällt, deren suchterzeugendes Potential nicht mehr in Frage steht. So ist für das nächste Jahrzehnt von einem erheblichen Anstieg der Suchterkrankungen auszugehen (s. auch 2.6.1).

Weiterhin gehören über 60jährige zu den größten Risikogruppen für *Suizide*. Die Suizidrate (tötlich endende Suizidhandlungen bezogen auf 100.000 Einwohner pro Jahr) zeigt einen altersabhängigen Trend. In allen Altersstufen liegt die Suizidrate der Männer oberhalb der der Frauen; dabei nimmt die Rate bei den Männern bis in das höchste Alter stetig zu, während Frauen ihren Häufigkeitsgipfel bei den 65 - 75jährigen aufweisen. Dagegen besteht bei Suizidversuchen ein gegenläufiger Trend durch kontinuierlichen Abfall mit zunehmendem Alter (COOPER 1989, WÄCHTLER 1991). Im Jahre 1990 verübten insgesamt 3.990 über 60jährige Suizid; dabei ist allerdings von einer erheblichen Dunkelziffer auszugehen (SCHMIDTKE, WEINACKER 1991).

1.5 Zusätzliche Beeinträchtigungen und Risikogruppen

Aufgrund der im Alter bestehenden und mit ansteigendem Alter zunehmenden Multimorbidität (gleichzeitiges Bestehen mehrerer Erkrankungen) weisen auch psychisch Erkrankte entsprechende Beeinträchtigungen auf.

Tabelle 2

		körperliche Behinderung					
		nicht vorhanden (0)		leicht (1)		mäßig stark (2-4)	
			%		%		%
psychisch gesund		118	88,7	73	76,8	46	54,8
psychisch krank		15	11,3	22	23,1	38	45,2
	Summe	133	100,0	95	100,0	84	100,0
davon							
organisches Psychosyndrom			1,5		14,7		20,2
funktionelle psychische Erkrankung			9,8		8,4		25,0

Quelle: HÄFNER 1986, S. 19

Nach einer Mannheimer Untersuchung müssen 35% der über 65jährigen in Privathaushalten Lebenden als mäßig bis erheblich körperlich behindert eingeschätzt werden. *Tab.* 2 belegt, daß ein großer Teil der körperlich Behinderten gleichzeitig als psychisch krank diagnostiziert wurde, d.h. mit der Schwere der Behinderung nahm die Häufigkeit psychischer Störungen deutlich zu. Eine weitere Untersuchung (SOSNA, WAHL 1983) wies bei 19% der über 65jährigen psychisch Kranken eine körperliche Beeinträchtigung oder eine schlechte Wohnqualität und bei 44,3% eine körperliche Beeinträchtigung und eine schlechte Wohnqualität aus. Als Risikogruppen für psychische Erkrankung im Alter sind Personen mit geringer Unterstützung (gerade Verwitwete, Alleinlebende und Arme), Personen mit deutlichen Einschränkungen sowie kürzlich Umgezogene, kürzlich aus dem Krankenhaus Entlassene und sehr Alte anzusehen. Dazu tritt die jüngere Risikogruppe der pflegenden (Schwieger-)Töchter (KORTE et al. 1989).

2 Untersuchung und Behandlung

2.1 Hemmende Einflüsse

Diagnostik und Therapie über 60jähriger psychisch Kranker lassen sich bisher leider weitgehend durch die Begriffe *Entpathologisierung, Entdifferenzierung und therapeutischer Nihilismus* charakterisieren. Zunächst werden Symptome psychischer Krankheit im Alter nicht mehr als solche erkannt, sondern dem allgemeinen Alterungsprozeß zugeschrieben. Damit wird nicht mehr - eben mit fatalen Folgen für depressive und dementielle Krankheitsbilder - zwischen "normalen" und "krankhaften" Altersabläufen unterschieden. Selbst wenn eine diagnostische Zuordnung von Symptomen geschieht, erfolgt keine weitere differentialdiagnostische Abklärung, da aufgrund der vorherrschenden nihilistischen therapeutischen Sicht sowieso keine Behandlungsmöglichkeiten gegeben scheinen:

Die behandelnden Ärzte (Ärzte für Allgemeinmedizin bzw. für Innere Medizin als Hausärzte, die stationär tätigen Ärzte und die niedergelassenen Ärzte für Psychiatrie (/Neurologie)) erhielten bisher keine adäquate Wissensvermittlung in Gerontologie/Geriatrie und insbesondere in Gerontopsychiatrie. Daher sind sie weder über gegebene Möglichkeiten der Diagnostik und Therapie ausreichend informiert noch können sie sie selbst ausüben.

Die in Praxis und Klinik tätigen Psychotherapeuten (Ärzte/Psychologen unterschiedlicher Schulrichtungen) bekamen ebenso während ihrer psychotherapeutischen Weiterbildung keine entsprechende Wissens- und Praxisvermittlung.

Ebenso erhielten alle weiteren im Altersbereich tätigen Berufsgruppen bis auf die Gruppe der Altenpflegekräfte (und zunehmend die Gruppe der Sozialarbeiter/Sozialpädagogen) keine entsprechende Wissens- und Praxisvermittlung während ihrer Aus- und Weiterbildung (z.B. zur soziopsychiatrischen Pflegekraft) (TOKARSKI 1989).

Die i.d.R. chronologisch weitaus jüngeren Angehörigen dieser Berufsgruppen erleben in der Beziehung bzw. bei der Behandlung/ Pflege/Versorgung chronologisch Älterer - psychodynamisch gesehen -

eine gegenüber der klassischen *regelhaften* zunächst *umgekehrte, unbewußte Gefühlsübertragungskonstellation*. Regelhaft überträgt der jüngere oder höchstens gleichaltrige Patient auf seinen Behandler, dem Modell einer Kind-Eltern-Beziehung entsprechend, unbewußt Gefühle, Phantasien, Wünsche, Ängste ebenso wie ungelöste Konflikte. Diese galten in Kindheit und Jugendzeit entscheidenden Beziehungspersonen und werden jetzt in der Patient-Behandler-Beziehung reaktiviert. Dieses ubiquitäre psychosoziale Phänomen der unbewußten Übertragung wird in Form der Übertragungsneurose bei der psychoanalytischen Behandlung genutzt. Sie wird durch das Alter der Behandler und ihre berufliche Kompetenz gefördert. Gegenüber 60-, 70- oder sogar 80jährigen Patienten empfinden sich die jüngeren Behandler (in den diesbezüglichen klinischen Institutionen eher zwischen 30 und 45 Jahren alt) in der Position eines Kindes, wenn nicht schon eines Enkelkindes. In einer erneuten Kind-Eltern- (möglicherweise schon Enkelkind-Großeltern-)Beziehung erleben sie jetzt eine umgekehrte Übertragungskonstellation, in der unbewußt bisher abgewehrte Gefühle, Wünsche, Erwartungen, Phantasien, Ängste, aber auch Konflikte gegenüber den eigenen früheren wichtigen Beziehungspersonen (Eltern/Großeltern) reaktiviert werden können. Diese dann in der Supervision und in Balintgruppen sichtbar werdenden Affekte und (unbewußten) Konflikte reichen von massiver Ablehnung, Haß und Vorwürfen aufgrund früherer Frustrationen über mit Triebbedürfnissen der verschiedenen psychosexuellen Entwicklungsstufen zusammenhängenden Konflikten bis hin zur Suche nach neuen "idealen" Eltern oder Großeltern. Gleichzeitig erfährt der jüngere Behandler, daß der ältere Patient ihn als "Kind" oder "Enkelkind" ansieht, Lebenserfahrung und berufliche Kompetenz nur zögernd und im gewissen Umfang zubilligt und ebenfalls (unbewußt) Wünsche, Bedürfnisse und Konflikte auf ihn überträgt, die früheren realen oder phantasierten Kindern galten. So wird die Behandlung Älterer im Gegensatz zur Behandlung Jüngerer für die Therapeuten zunächst eine gefühlsmäßig unsichere, instabile und eher beunruhigende, teilweise auch verführerische Situation. Dazu werden die Jüngeren durch die Älteren mit der unbekannten Situation des Alterns einschließlich zunehmender Bedrohungen, Verluste, Kränkungen und Attacken einschließlich des Sterben/Todes, mit den eigenen Vorstellungen und Ängsten bezüglich des eigenen Älterwerdens sowie mit der (unvergessenen und unverändert den Älteren vorgehaltenen) nationalsozialistischen Vergangenheit konfrontiert. Verständlicherweise vermeiden so jüngere potentielle Behandler Kontakte zu Älteren überhaupt, beschränken sich auf kurze formalisierte und/oder indirekte Hilfestellung und zeigen in der direkten Interaktion mit Älteren vielfältige Abwehrmuster (RADEBOLD et al. 1981, HINZE 1987, RADEBOLD 1989 a, b, 1992, KEMPER 1990).

Die gerontopsychiatrischen Versorgungsangebote (Ambulanzen, Tageskliniken und Kliniken) sind trotz der Empfehlungen der Psychiatrie-Enquête (1975) und der Resultate des Modellprogramms Psychiatrie der Bundesregierung (1982-1986) weder flächendeckend noch quantitativ/qualitativ ausreichend (s. 3.3).

Ebenso verweigert sich das psychotherapeutische Versorgungssystem (Niedergelassene in der Praxis sowie psychosomatische/ psychotherapeutische klinische Institutionen) aufgrund der bisherigen Annahme der psychotherapeutischen Unbehandelbarkeit über 50jähriger (natürlich erst recht über 70jähriger) und der dargestellten umgekehrten unbewußten Gefühlsübertragungskonstellation der Behandlung Älterer (s. 3.1).

Die über 60jährigen sehen schließlich selbst ihre sich entwickelnde Symptomatik entweder als zur Alterssituation zugehörig, als zu verdrängende Bedrohungen oder als narzißtische Kränkung ihres Selbstbildes (insbesondere wenn sie bisher mit Schwierigkeiten und Konflikten zurechtgekommen sind) an und verweigern sich oft entsprechenden Hinweisen ihrer Umwelt und ihrer behandelnden Ärzte (die sich umgekehrt eben keine neuen Schwierigkeiten oder Konflikte bei ihren Patienten vorstellen können).

Ebenso zeigen Angehörige oft heftige Ablehnung bei einem psychiatrischen oder psychotherapeutischen Behandlungsvorschlag. Schließlich bestehen gerade noch bei Älteren jahrzehntelang gewachsene und zu früheren Zeiten teilweise zutreffende Vorstellungen über die stationäre Behandlung von "Verrückten".

Psychische Erkrankungen und ihre Behandlungsmöglichkeiten

2.2 Behandlungsbedarf

Inzidenzraten psychiatrischer Morbidität dürfen weder mit einem psychiatrischen noch mit einem psychotherapeutischen Behandlungsbedarf gleichgesetzt werden (COOPER, BICKEL 1984). Aufgrund einer epidemiologischen Untersuchung (DILLING 1981) wurde psychiatrischerseits ein Bedarf an psycho-und soziotherapeutischer Hilfestellung für die Gruppe der 50 - 64jährigen psychisch Kranken von 19% und für die Gruppe der über 65jährigen von 7% (langfristig psychoanalytisch 2%, soziotherapeutisch beratend 5%) geschätzt. Gleichzeitig wurde der Bedarf an allgemeinpsychiatrischer Hilfestellung für beide Gruppen mit jeweils 13% angenommen. Dieser bisher unabgedeckte Bedarf manifestiert sich besonders in den Praxen der niedergelassenen Ärzte für Allgemeinmedizin/Innere Medizin, in den Abteilungen für Innere Medizin/Geriatrie sowie insbesondere in Institutionen der stationären/geschlossenen Altenpflege (geschätzte Erkrankungsrate von depressiven und insbesondere dementiellen Erkrankungen von mindestens 50-60%).

2.3 Untersuchungserfordernisse

Psychischer Symptomwandel im Alter, bestehende Multimorbidität und zunehmende soziale Beeinträchtigungen verlangen gerade in der Situation des Älterwerdens als Vorbedingung für Diagnose und Differentialdiagnose eine bio-psycho-soziale Gesamtsicht (als Querschnitt in der augenblicklichen Lebenssituation und als Längsschnitt im Rückblick auf den bisherigen Lebensverlauf):

Die *biologische* bzw. *somatische* Sichtweise erfordert eine umfassende internistische Untersuchung, die im Bedarfsfalle durch eine anschließende neurologische Untersuchung ergänzt werden muß. Neben der Beurteilung der Herz- und Kreislauffunktion und der Suche nach die Arteriosklerose begünstigen Risikofaktoren (Diabetes, Hypertension, Rauchen, Übergewicht), bedarf es einer funktionsorientierten Sicht insbesondere bezüglich der Sinnesorgane (Hören, Sehen), der Beweglichkeit und Leistungsfähigkeit. Um der defizitorientierten Sicht vorzubeugen, müssen ebenso weiterbestehende Fähigkeiten und Fertigkeiten erkundet werden, die zur Alltagsbewältigung/Interessengestaltung eingesetzt werden können. Die internistische und neurologische Untersuchung muß ggf. durch weitere Untersuchungen bezüglich des Gefäßstatus und insbesondere der Hirnfunktionen (EEG, Computertomographie (CT) u.ä.) ergänzt werden.

Die *psychische* Sichtweise verlangt zunächst die Erfassung psychischer Symptomatik im affektiven und kognitiven Bereich einschließlich einer Beurteilung der Hirnleistung mit Hilfe einer psychiatrischen und ggf. einer testpsychologischen Untersuchung. Desweiteren muß nach bestehenden (unbewußten) innerpsychischen sowie inter- und intragenerativen Konflikten sowie nach (erneuten) Traumatisierungen geforscht werden. Diese Sichtweise erfordert i.d.R. die Einbeziehung der bisherigen biographischen Entwicklung.

Die *soziale* Sichtweise erfordert Fragen nach der derzeitigen Finanz-, Wohn- und Versorgungssituation einschließlich des bestehenden sozialen Kontaktnetzes sowie nach drohenden Veränderungen.

Erst diese (bestimmt Zeit erfordernde) *Gesamtsicht* ermöglicht i.d.R. die eindeutige Feststellung, daß 1. eine psychische Erkrankung und 2. welche aufgrund 3. welcher überwiegenden Ursache vorliegt. Sie ist häufig nur in Teamarbeit zu gewinnen und bedarf entsprechender günstiger institutioneller ambulanter oder stationärer Voraussetzungen (s. 3.2).

2.4 Behandlungsverfahren

Die mehrdimensionale Sichtweise der heutigen Psychiatrie verlangt gerade in der Alternssituation mit ihren vielfältigen Einfluß- und Wirkfaktoren ein *mehrdimensionales Behandlungskonzept*. Dieses stützt sich auf Somatotherapie einschließlich Pharmakotherapie, Psychotherapie und Soziotherapie.

2.5 Basisbehandlung

Die häufig bestehende Multimorbidität erfordert bei Älteren vor dem Einsatz spezifischer Behandlungsverfahren eine umfassende internistisch ausgerichtete Basisbehandlung. Diese muß sich an folgenden Zielsetzungen orientieren:

Psychische Erkrankungen und ihre Behandlungsmöglichkeiten 269

- Systematische und konsequente (d.h. langdauernde und in ausreichender Dosierung erfolgreiche) Behandlung bestehender schwerer Erkrankungen (insbesondere Herz-, Kreislauf-, Leber- und Nierenerkrankungen sowie Diabetes). Untersuchungen zur geriatrischen Versorgung belegen immer wieder, daß gerade die Behandlung bestehender Grunderkrankungen nicht systematisch, nicht konsequent und dazu nicht in ausreichender Dosierung erfolgt.

- Dauerhafte Stabilisierung der Herz- und Kreislauffunktionen, Vermeidung von Herzinsuffizienz, Behandlung des zu niedrigen (Hypotension) und des zu hohen (Hypertension) Blutdrucks einschließlich systematischen Kreislauftrainings.

- Aus funktionsorientierter Sicht Verbesserungen bestehender Einschränkungen im Bereich der Gedächtnisleistungen, des Hörens/Sehens sowie der Beweglichkeit durch Nutzung von Trainingsverfahren und Hilfsmitteln mit Hilfe von Ergotherapie/Krankengymnastik.

- Reduzierung bestehender Risikofaktoren, insbesondere auch Vermeidung von Alkohol- und Nikotinabusus, durch Regulierung bestehenden Übergewichts (Ernährungsberatung) sowie durch möglichst langfristig optimale Einstellung des (Alters-) Diabetes.

- Vermeidung schädigender Einflüsse (insbesondere Verordnungs-/Selbstmedikation von Schmerz-, Schlaf- und Beruhigungsmitteln wie Tranquilizer und Neuroleptika, Inaktivität etc.).

- Beratung bei anstehenden psychosozialen Aufgaben im Lebensablauf sowie Hilfestellung für die Nutzung vorhandener Fähigkeiten/Interessen durch lokale und regionale Angebote der Altenarbeit/-hilfe.

Diese Zielsetzungen setzen ein - selbstverständlich auch für ausschließlich körperlich Erkrankte - zu nutzendes Konzept voraus, welches eine langfristig gestaltete Arbeitsbeziehung und die beschriebene mehrdimensionale Zugangs- und Behandlungsweise umfaßt (RADEBOLD 1979, 1988, 1992). Dazu muß der betreffende Arzt i.d.R. mit anderen Berufsgruppen (Kranken- und Altenpflege, Sozialarbeit, Ergotherapie, Krankengymnastik) kooperieren und über bestehende Möglichkeiten im Altersbereich (Beratung, soziale Dienste, Freizeit- und Bildungsangebote sowie Institutionen) Bescheid wissen (s. 3.2, 3.3).

2.6 Spezifische Behandlungsverfahren

Die beiden 1989 erschienenen Handbücher (s.1.1) verdeutlichen den bestehenden Forschungs- und Erfahrungsstand spezifischer Behanldungsverfahren, die allerdings bisher in der Bundesrepublik nur in gewissem Umfang aufgrund der beschriebenen Schwierigkeiten (S. 2.1) genutzt werden.

2.6.1 Psychopharmakotherapie

Als Psychopharmaka werden alle Substanzen definiert, für die nach kurzfristiger oder langfristiger Verabreichung bei kritischer Beurteilung ein psychotroper, d.h. ein das Erleben und Verhalten des Probanden beeinflussender Effekt, vermittelt über die zentral nervösen Wirkungen der Substanz oder ihrer Metaboliten, nachgewiesen wird. Diese Medikamente (unterteilt in die Untergruppen Antidepressiva, Neuroleptika, Tranquilizer) werden bei Älteren als zweithäufigste nach den Medikamenten gegen Herz- und Kreislauferkrankungen verordnet:

- Die Antidepressiva erweisen sich aufgrund ihrer Wirkungskomponenten (antriebssteigernde, stimmungsaufhellende und dämpfende, ängstliche Agitation hemmende Wirkung) als erfolgreich bei depressiver Symptomatik.

- Die Neuroleptika erweisen sich als indiziert, bei psychomotorischer Erregtheit, bei psychotischen Zustandsbildern mit Wahnsymptomatik und bei chronisch verlaufenden schizophrenen Psychosen.

- Als Zielsymptome für die Tranquilizer werden affektive Spannungen, innere Unruhe und Erregungen angesehen; häufig werden sie jedoch bei unspezifischen Beschwerden vor dem Hintergrund vielfältiger körperlicher und sozialer Befindlichkeitsstörungen verordnet. Hypnotika werden entsprechend bei Schlafstörungen eingesetzt.(Zur näheren Information über Psychopharmaka s. GUTZMANN 1991,

KANOWSKI 1989, KREBS-ROUBICEK, PÖLDINGER 1989, OESTERREICH 1981, 1992.)

Leider werden Psychopharmaka zu häufig, unkritisch und ohne genaue diagnostische Abklärung gerade bei Älteren verordnet. So waren z.b. 1984 15,5% der Bevölkerung der Bundesrepublik über 65 Jahre alt. Sie bekamen (als zweithäufigste verordnete Medikamentengruppe überhaupt) 48% der Schlaf- und Beruhigungsmittel, 37% der Tranquilizer, 31% der Neuroleptika und 33% der Antidepressiva sowie 24% der Schmerzmittel verordnet (SICHROVSKY 1984). Allerdings soll sich der Anteil der verordneten Tranquilizer in den letzten Jahren reduziert haben.

Infolge der bei Älteren häufig vorhandenen Veränderung der Resorption, des Transportes, der Verteilung, der Gewebsbindung, der Metabolisierung, der Ausscheidung und Adaptation bei längerfristiger Anwendung sind strenge Maßstäbe bei einer medikamentösen Therapie anzulegen. Für alle Untergruppen der Psychopharmaka sind umfangreiche und zum Teil schwerwiegende Nebenwirkungen bekannt. Für die Gruppen der Tranquilizer und Hypnotika (ebenso wie für Schmerzmittel) besteht eine deutliche Suchtgefahr. Nach Beachtung weiterer Einflußgrößen (z.B. Einnahme verordneter und nichtverordneter Medikamente (Selbstmedikation), Ernährungsgewohnheiten, Alkoholkonsum) sollte das unter Berücksichtigung der Zielsymptomatik sowie der möglicherweise zu erwartenden Nebenwirkungen ausgesuchte Psychopharmakon in niedriger Dosierung (dazu einschleichend) angewandt werden. Dabei ist von einer jeweiligen Dosis von etwa 30 - 50% der bei Jüngeren üblichen Menge auszugehen. Bei ernsthaften Nebenwirkungen, auf die streng geachtet werden muß, ist die Dosis zu reduzieren oder das Präparat zu wechseln.

Wirkungsweise, Nutzen und Anwendungsbereiche der sog. Geriatrika/Neurotropika mit der Zielsetzung der Beeinflussung des Hirnstoffwechsels, der Fließeigenschaften des Blutes, der Neurotransmitter u.a.m. bleiben insbesondere aus pharmakologischer Sicht umstritten. Im Einzelfall zeigt sich häufiger doch eine therapeutische Wirkung. Insgesamt kann die (Psycho-) Pharmakotherapie nur einen Teilaspekt - wie die nachfolgenden Verfahren auch - der Behandlung darstellen.

2.6.2 Psychotherapie

Psychotherapie zielt ab auf die Behandlung von bzw. Hilfestellung bei bestimmten psychischen Störungen/Erkrankungen. Zu diesen zählen bei über 60jährigen (s. 2.1) neurotische (aus Kindheit und Jugendzeit stammende), psychoreaktive (sich erst im mittleren und höheren Lebensalter entwickelnde) und psychosomatische Krankheiten. Weiterhin bestehen Indikationen für patientenbezogene Teilprobleme, insbesondere für die Verarbeitung körperlicher und hirnorganischer Erkrankungen für den Erkrankten und seine familiäre Umwelt.

Unverändert gilt leider bis heute für die meisten psychotherapeutischen Schulrichtungen (Psychoanalyse mit Ausnahme der Analyse nach C.G. Jung, lerntheoretische Konzepte, Gesprächspsychotherapie, humanistische Psychologie u.a.m.) die These der Unbehandelbarkeit schon über 50- aber erst recht über 60jähriger. Diese stützt sich auf frühe (um die Jahrhundertwende gemachte) Aussagen von S. Freud, die offensichtlich bis heute unreflektiert und rationalisierend (i.S. einer Abwehr) übernommen wurden. Erst allmählich zeigt sich ein zunehmendes Interesse an den Möglichkeiten psychotherapeutischer Behandlung Älterer, wie die ansteigenden Teilnehmerzahlen von seit 1989 durchgeführten Tagungen/Symposien belegen.

Der jetzt auch für die Bundesrepublik geltende Forschungs- und Erfahrungsstand (HIRSCH 1990, RADEBOLD 1989 a, b, 1990 a, 1992) läßt die Aussage zu, daß Psychotherapie mindestens bis zum Alter von 75/80 Jahren nötig, möglich und (langfristig anhaltend) erfolgreich ist. Parallel zur kurzfristigen (Fokal-/Kurztherapie im Umfang bis zu 15 Behandlungsstunden) und längerfristigen (einstündig über mehrere Monate bis Jahre) Einzelpsychotherapie haben sich gruppentherapeutische Verfahren nach psychoanalytischen, psychodynamischen und sozial-kommunikativen Verfahren (RADEBOLD, SCHLESINGER-KIPP 1983, BECHTLER 1991) bewährt. Dabei bietet die Gruppe gerade für Ältere neben Angstverminderung, Aufspaltung der Übertragung das Erlebnis gemeinsamer Probleme sowie ein Gefühl der Geborgenheit gegen die zunehmende Vereinsamung bei unterschiedlichen Identifizierungsmöglichkeiten. Demgegenüber treten paar- und familientherapeutische Verfahren weitgehend zurück.

2.6.3 Soziotherapie

Während psychotherapeutische Verfahren entweder Reifungsprozesse auf dem Boden innerpsychischer Konfliktbewältigungen (Psychoanalyse) oder Entwicklungs- und Bewältigungsprozesse aufgrund von Lernen (lerntheoretische Konzepte) ermöglichen, stellen soziotherapeutische Verfahren Prozesse sozialen Lernens dar, i.S. von Trainings- und Übungsvorgängen zur Wiederherstellung der sozialen Identität. Hierdurch steht das Handeln im Vordergrund soziotherapeutischer Bemühungen, welches gleichzeitig realitätsnah angesiedelt sein muß (VELTIN 1979, RADEBOLD 1991). Eine übergreifende Theoriebildung war bisher nicht möglich (und ist wohl auch nicht zu erwarten), da sich die eingesetzten Verfahren und Methoden der Soziotherapie auf gruppendynamische, soziodynamische, lerntheoretische, edukative und pädagogische Theorieansätze stützen. Vom Aufgabenspektrum her überschneidet sich die soziotherapeutische Aufgabenstellung (RADEBOLD 1991) einerseits mit der der Interventionsgerontologie (die der Aufrechterhaltung und Förderung der Kompetenz im Alter dient, KRUSE 1991) und der der Rehabilitation (FALCK 1991).

Die *personenbezogene* Arbeit ist darauf zentriert, das Vermögen psychisch (ebenso auch körperlich) Alterskranker zur Veränderung oder Reaktivierung sozialer Beziehungen und zur Verwirklichung sozialer Aktivitäten wiederzuerlangen, zu festigen oder zu verbessern. Dafür hat sich insbesondere als Arbeitsform die Kleingruppe bewährt. Sie muß über die inhaltliche Schwerpunktsetzung hinaus (z.B. Trainings-, Interessen-, Aktivitätsgruppen sowie themenzentrierte Gruppenarbeit, BECHTLER 1991) Möglichkeiten zur Intensivierung der Interaktion, der Kommunikation, der Verselbständigung einschließlich der Möglichkeit der Kooperation bieten. Diese Gruppenangebote müssen darüberhinaus realitäts- und erfahrungsbezogen sein, um so an früher vorhandene Kompetenzen und Fähigkeiten anzuknüpfen und um der jetzigen Lebenssituation gerecht zu werden.

Die *umweltzentrierte* Arbeit ist auf die Einbeziehung des Partners, der Familie und der weiteren Umwelt ausgerichtet. Sie zielt darauf ab, die soziale Integration des Kranken trotz vorhandener Einschränkungen, Behinderungen und Veränderung so lange wie möglich im gewohnten sozialen Milieu zu erhalten bzw. eine soziale Reintegration zu erreichen. Besonderer Hilfestellung bedürfen dabei pflegende/versorgendePartner/Innen, Familienangehörige und weitere Nachbarn. Entscheidend ist dabei zusätzlich, neben der allgemeinen Akzeptanz und Respektierung des Alterskranken einschließlich seiner Behinderungen und Verhaltensweisen, sich als schwierig erweisende Übergänge zu unterstützen, so z.b. Aufnahme in oder Rückkehr aus ambulanten, teilstationären, stationären Einrichtungen sowie Übergang in Heime.

Die *milieuzentrierte* Arbeit zielt ab auf die Verbesserung des therapeutischen Milieus, insbesondere im institutionellen Bereich, aber auch zu Hause. Sie umfaßt die bauliche und räumliche Gestaltung der Umgebung des Kranken, die Strukturierung seines Tagesablaufes sowie die ggf. erforderlichen Veränderungen der Einstellung und Verhaltensweisen der professionellen und ehrenamtlichen Mitarbeiter einschließlich ihrer Kooperation.

3 Gerontopsychiatrische Versorgung

3.1 Aufgabenstellung

Erstmals wurde durch die Psychiatrie-Enquête (1975) auf die Notwendigkeit eines *psychiatrischen Versorgungssystems* für über 60jährige hingewiesen. Die damaligen Vorschläge wurden zum Teil im Rahmen des Modellprogramms Psychiatrie der Bundesrepublik (1982-1986) erprobt. Sie wurden inzwischen partiell Bestandteil entsprechender Planungen auf der Ebene der Bundesländer (BERGENER 1991, GÖSSLING et al. 1989, KORTE et al. 1989).

Ein auf die Behandlungs- und Versorgungsbedürfnisse über 60jähriger psychisch Kranker zentriertes Angebot muß folgende Aspekte berücksichtigen:

- Altgewordene psychisch Kranke (d.h. vor dem 60. Jahr Erkrankte) kennen und nutzen i.d.R. bestehende Angebote im psychiatrischen/ psychotherapeutischen Versorgungssystem; dagegen bleibt die Gruppe der nach dem 60. Jahr Erkrankten bisher weitgehend unversorgt.

Psychische Erkrankungen und ihre Behandlungsmöglichkeiten 275

- Die psychisch Kranken bedürfen einer differenzierenden Behandlung. Bereits die Psychiatrie-Enquête (1975) schätzte, daß bei höchstens 1% der über 65jährigen eine stationäre Behandlung und bei weiteren 14% eine ambulante Diagnostik und Therapie erforderlich sei, die nur teilweise fachpsychiatrischerseits erfolgen müßte. So benötigten 16,3% eine allgemeinmedizinische Überwachung ihres psychischen Zustandes und 7,7% eine fachpsychiatrische ambulante oder stationäre Behandlung (SOSNA 1983). Dabei befanden sich 90% der als psychisch krank Identifizierten in regelmäßiger hausärztlicher Behandlung. Weiterhin beträgt das Verhältnis der in einem Pflegeheim oder Krankenhaus untergebrachten zu den zu Hause lebenden kranken Älteren für sämtliche psychische Störungen 1:14 (für schwere hirnorganische Störungen 1:6), d.h. die überwiegende Mehrzahl aller Patienten wird zu Hause versorgt und gepflegt.

- Die multifaktorielle Krankheitsgenese und die bestehende Multimorbidität verlangen eine mehrdimensionale Sicht- und Behandlungsweise. Diese erfordert sowohl eine Kooperation mit der Geriatrie (Innere Medizin, Orthopädie, Neurologie) für Diagnostik, Therapie und Rehabilitation, als auch eine Kooperation mit den ambulanten/stationären Institutionen der Altenhilfe/-arbeit. Damit stellt sich für Gerontopsychiatrie als weitere entscheidende Aufgabe die der Koordination mit den an der Versorgung beteiligten Angeboten/Institutionen und mit den dort tätigen Berufsgruppen.

3.2 Integrierte gerontopsychiatrische Versorgung

Die Psychiatrie-Enquête (1975) schlug für eine Bevölkerungszahl von 200.000 bis 250.000 als einer *Standardversorgungsregion* vor, ein differenziertes gerontopsychiatrisches Versorgungsangebot einschließlich komplementärer Einrichtungen zu schaffen. Für die mittelfristige Planung geht man von einem Versorgungsbedarf von 5 klinischen Betten und zusätzlich 2 - 3 Tagesklinikplätzen pro Tausend Einwohnern über 65 Jahre aus. Das jeweils neu zu schaffende *gerontopsychiatrische Zentrum* soll den Kernpunkt dieses Verbundsystems darstellen (*Abb. 3*), das die zentrale Zusammenfassung einer Ambulanz und einer Tagesklinik mit einer kleinen stationären Abteilung bietet:

Abb. 3

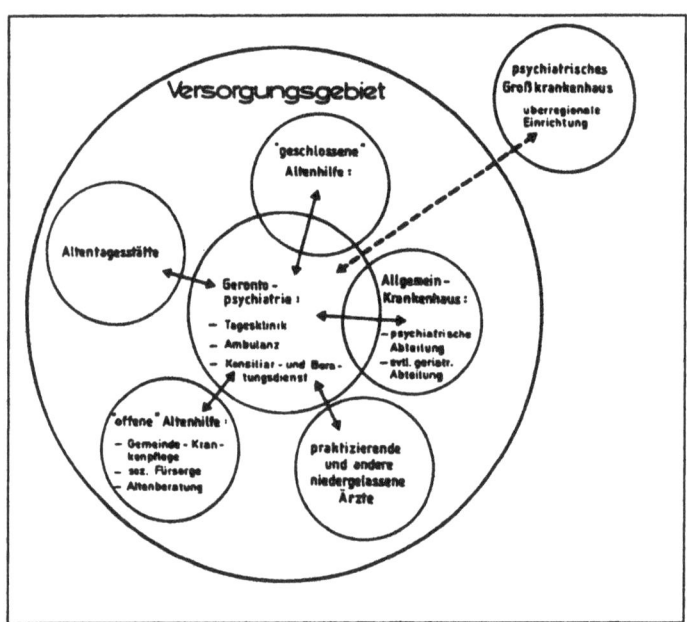

Quelle: GÖSSLING et al. 1989, S. 368

Das hier tätige gerontopsychiatrische Team (Ärzte, Psychologen, Sozialarbeiter/Sozialpädagogen, (Alten-)Pflege- und Rehabilitationskräfte mit entsprechender Fort- und Weiterbildung) muß unter dem Aspekt erforderlicher gemeindenaher Versorgung in enger Verbindung mit den medizinischen Einrichtungen vor Ort, mit den Diensten und offenen/geschlossenen Institutionen der Altenhilfe/Altenarbeit und den Behörden tätig werden und extramurale und insbesondere häusliche Aufgaben wahrnehmen. Parallel dazu muß es für die klinische Tätigkeit, für Konsultationen und Schulungsaufgaben (insbesondere Fortbildung/Supervision) zur Verfügung stehen.

Das bei über 60jährigen i.d.R. langfristig bestehende Arzt-Patient-Verhältnis und die Multimorbidität weisen dem Hausarzt (niedergelassener Arzt für Allgemeinmedizin oder Innere Medizin) die entscheidende Rolle in der ambulanten Versorgung zu. Entsprechend konsultierten ihn regelmäßig 77% der in einer Gemeindestichprobe als psychisch krank Identifizierten (COOPER, SOSNA 1983). Dazu wird den Hausärzten eine hohe Beratungskompetenz für persönliche und familiäre, aber auch allgemeine finanzielle und berufliche Probleme gerade von den Älteren zugesprochen. Damit ergeben sich umfangreiche Anforderungen an seine bisher nicht eingelöste fachliche und soziale Kompetenz (MANN, GRAHAM 1986, KORTE et al. 1989).

3.3 Fehlende gerontopsychiatrische Kompetenz

Die immer wieder eingeforderte mehrdimensionale Sicht- und Versorgungsweise über 60jähriger psychisch Kranker setzt eine entsprechende gerontopsychiatrische Kompetenz für alle Berufsgruppen voraus. Leider erhalten bisher in der Bundesrepublik alle im Altersbereich tätigen Berufsgruppen (Ärzte, insbesondere Psychiater, Psychologen, Psychotherapeuten, Sozialarbeiter/Sozialpädagogen, Pflegekräfte, Rehabilitationskräfte einschließlich Ergotherapie und Logopädie) mit Ausnahme der Altenpflegekräfte keine systematische, curricular verankerte Aus- und Weiterbildung in sozialer Gerontologie, Geriatrie und Gerontopsychiatrie (TOKARSKI 1989). In geringem Umfang wurden in den letzten Jahren Weiterbildungsangebote für Sozialarbeiter/Sozialpädagogen (Universität Kassel) sowie für Psychologen (Universitäten Heidelberg, Nürnberg/Erlangen) sowie längerfristige Fortbildungsangebote insbesondere für Pflegekräfte geschaffen.

Ohne eine umfassende lokal angesiedelte (z.B. durch das Team des gerontopsychiatrischen Zentrums vermittelte) Fortbildung (unterstützt durch begleitende Supervision) wird es kaum möglich sein, die gerontopsychiatrische Versorgung vom Vorfeld über den ambulanten, teilstationären und stationären Bereich bis hin zu den offenen/geschlossenen Institutionen der Altenarbeit/Altenhilfe zu verbessern. Zur mangelnden Kompetenz tragen auch das allgemeine Desinteresse aufgrund der "hirnorganischen" und defizitorientierten Krankheitssicht, aufgrund der fehlenden Kenntnisse über Möglichkeiten und Funktionen nicht-medizinischer Berufsgruppen, infolge der mangeln-

den teambezogenen Kooperation in der Praxis und aufgrund nicht
ausreichend abrechenbarer Kassenleistungen bei.

Literatur

Bechtler, H. (Hrsg.): Gruppenarbeit mit älteren Menschen. Freiburg 1991.
Bergener, M.: Gerontopsychiatrische Versorgung. In: *Oswald, W.D., W.M. Herrmann, S. Kanowski, U. Lehr, H. Thomae* (Hrsg.): Gerontologie. 2. Aufl., Stuttgart 1991, S. 197-207.
Cooper, B.: Epidemiologie psychischer Erkrankung im Alter. In: *Platt, D., K. Oesterreich* (Hrsg.): Neurologie, Psychiatrie. Handbuch der Gerontologie, Bd. 5. Stuttgart 1989, S. 73-90.
Cooper, B., H. Bickel: Epidemiologie psychischer Störungen: Folgerungen für die psychotherapeutische Versorgung. In: *Baumann, U.* (Hrsg.): Psychotherapie: Makro- und Mikroperspektiven. Göttingen 1984.
Cooper B., H. Bickel: Prävalenz und Inzidenz von Demenzerkrankungen in der Altenbevölkerung. Nervenarzt 60 (1989), S. 472-482.
Cooper B., U. Sosna: Psychische Erkrankungen in der Altenbevölkerung. Nervenarzt 54 (1983), S. 239-249.
Dilling, H.: Zur Notwendigkeit psychotherapeutischer Interventionen zwischen dem 50. und 80. Lebensjahr. Vortrag Weltkongreß für Gerontologie, Hamburg 1981.
Dimroth, G.: Sucht. In: *Oswald, W.D., W.M. Herrmann, S. Kanowski, U. Lehr, H. Thomae* (Hrsg.): Gerontologie. 2. Aufl., Stuttgart 1991, S. 593-596.
Falck, I.: Rehabilitation. In: *Oswald, W.D., W.M. Herrmann, S. Kanowski, U. Lehr, H. Thomae* (Hrsg.): Gerontologie. 2. Aufl., Stuttgart 1991, S. 473-479.
Gössling, S., K. Oesterreich, B. Cooper: Versorgungsaufgaben bei alten Menschen und ihre Institutionen. In: *Kisker, K.P., H. Lauter, J.E. Meyer, C. Müller, E. Strömgren* (Hrsg.): Alterspsychiatrie. Psychiatrie der Gegenwart, Bd. 8. 3. Aufl. Berlin/Heidelberg 1989, S. 347-374.
Gutzmann, H.: Psychopharmakotherapie. In: *Oswald, W.D., W.M. Herrmann, S. Kanowski, U. Lehr, H. Thomae* (Hrsg.): Gerontologie. 2. Aufl., Stuttgart 1991, S. 456-465.
Häfner, H.: Psychische Gesundheit im Alter. Stuttgart 1986.
Häfner, H.: Psychiatrische Aspekte: Epidemiologie und Klinik. In: *Karl, F., W. Tokarski* (Hrsg.): Die "neuen" Alten. Kasseler Gerontologische Schriften 6, Kassel, Gesamthochschulbibliothek 1989, S. 100-125.

Hinze, E.: Übertragung und Gegenübertragung in der psychoanalytischen Behandlung älterer Patienten. Psyche 41 (1987), S. 238-253.
Hirsch, R. (Hrsg.): Psychotherapie im Alter. Bern 1990.
Kanowski, S.: Somatotherapie. In: *Kisker, K.P., H. Lauter, J.E. Meyer, C. Müller, E. Strömgren* (Hrsg.): Alterspsychiatrie. Psychiatrie der Gegenwart, Bd. 8. 3. Aufl., Heidelberg 1989, S. 271-312.
Kemper, J.: Alternde und ihre jüngeren Helfer. München 1990.
Kisker, K.P., H. Lauter, J.E. Meyer, C. Müller, E. Strömgren (Hrsg.): Alterspsychiatrie. Psychiatrie der Gegenwart, Bd. 8. 3. Aufl., Berlin 1989.
Korte, W., H. Radebold, F. Karl: Gerontopsychiatrische Versorgung - Problembezogene Angebote für über 60jährige psychisch Kranke. In: *Platt, D., K. Oesterreich* (Hrsg.): Handbuch der Gerontologie, Bd. 5, Neurologie, Psychiatrie. Stuttgart 1989.
Krauss, B.: Epidemiologie. In: *Kisker, K.P., H. Lauter, J.E. Meyer, C. Müller, E. Strömgren* (Hrsg.): Alterspsychiatrie. Psychiatrie der Gegenwart, Bd. 8. 3. Aufl., Berlin 1989, S. 59-84.
Krebs-Roubicek, E., W. Pöldinger: Grundlagen der Pharmakopsychiatrie in der Gerontopsychiatrie. In: *Platt, D., K. Oesterreich* (Hrsg.): Handbuch der Gerontologie, Bd. 5, Neurologie, Psychiatrie. Stuttgart 1989, S. 375-390.
Kruse, A.: Interventionsgerontologie. In: *Oswald, W.D., W.M. Herrmann, S. Kanowski, U. Lehr, H. Thomae* (Hrsg.): Gerontologie. 2. Aufl., Stuttgart 1991, S. 284-290.
Lauter, H.: Epidemiologische Aspekte alterspsychiatrischer Erkrankungen. Nervenarzt 45 (1974), S. 277-288.
Mann, A., K. Wood, P. Cross, B. Gurland, P. Schieber, H. Häfner: Institutional Care of the Elderly: A Comparison of the Cities of New York, London und Mannheim. Social Psychiatry 19 (1984), S. 97-102.
Mann, A., N. Graham: Open and Closed Health Care for the Elderly. In: *Häfner, H., G. Moschel, N. Sartorius* (Hrsg.): Mental Health of the Elderly. Berlin/Heidelberg 1986, S. 234-240.
Müller, C.: Psychische Erkrankungen, ihr Verlauf und ihre Beeinflussung durch das Alter. Bern 1981.
Müller, C.: Altersveränderungen vorausgegangener psychischer Erkrankungen. In: *Kisker, K.P., H. Lauter, J.E. Meyer, C. Müller, E. Strömgren* (Hrsg.): Alterspsychiatrie. Psychiatrie der Gegenwart, Bd. 8. 3. Aufl., Berlin 1989, S. 397-410.
Murphy, E.: Depressionen im Alter. In: *Kisker, K.P., H. Lauter, J.E. Meyer, C. Müller, E. Strömgren* (Hrsg.): Alterspsychiatrie. Psychiatrie der Gegenwart, Bd. 8. 3. Aufl., Berlin 1989, S. 225-252.
Oesterreich, K.: Psychiatrie des Alterns. Heidelberg (1975), 2. Aufl., 1981.

Oesterreich, K.: Gerontopsychiatrie, Quintessenz. Berlin/München 1992.
Platt, D., K. Oesterreich (Hrsg.): Neurologie, Psychiatrie. Handbuch der Gerontologie, Bd. 5. Stuttgart 1989.
Psychiatrie-Enquête (1975): Bericht zur Lage der Psychiatrie in der Bundesrepublik Deutschland - Zur psychiatrischen und psychotherapeutisch-psychosomatischen Versorgung der Bevölkerung. Deutscher Bundestag, 7. Wahlperiode, Drucksache 7/4200.
Radebold, H.: Psychosomatische Aspekte in der Geriatrie. In: *Uexküll, Th.* (Hrsg.): Psychosomatische Medizin. München 1979.
Radebold, H.: Die Arzt-Patient-Beziehung. In: *Lang, E.* (Hrsg.): Praktische Geriatrie. Stuttgart 1988, S. 151-154.
Radebold, H.: Psycho- und soziotherapeutische Behandlungsverfahren. In: *Platt, D., K. Oesterreich* (Hrsg.): Handbuch der Gerontologie. Bd. 5, Neurologie, Psychiatrie. Stuttgart 1989 (a), S. 418-443.
Radebold, H.: Psychotherapie. In: *Kisker, K.P., H. Lauter, J.E. Meyer, C. Müller, E. Strömgren* (Hrsg.): Alterspsychiatrie. Psychiatrie der Gegenwart, Bd. 8. 3. Aufl., Berlin/Heidelberg 1989 (b), S. 313-396.
Radebold, H.: Alterspsychotherapie in der Bundesrepublik Deutschland - Bestandsaufnahme und Perspektive. In: *Hirsch, R.* (Hrsg.): Psychotherapie im Alter. Bern 1990 (a).
Radebold, H.: Psychosomatische Sicht des höheren Lebensalters. In: *Adler, R., J.M. Herrmann, K. Köhle, O.W. Schonecke, Th. Uexküll, W. Wasiack* (Hrsg.): Psychosomatische Medizin. München 1990 (b), S. 1099-1121.
Radebold, H.: Soziotherapie. In: *Oswald, W.D., W.M. Herrmann, S. Kanowski, U. Lehr, H. Thomae* (Hrsg.): Gerontologie. 2. Aufl., Stuttgart 1991, S. 554-559.
Radebold, H.: Psychosomatische Sicht und Psychotherapie Älterer. Heidelberg 1992.
Radebold, H., H. Bechtler, I. Pina: Therapeutische Arbeit mit älteren Menschen. Freiburg 1981.
Radebold, H., G. Schlesinger-Kipp: Gruppenpsychotherapie und Gruppenarbeit im Alter - ein Literaturbericht. In: *Radebold, H.* (Hrsg.): Gruppenpsychotherapie im Alter. Göttingen 1983, S. 12-63.
Schmidtke, A., B. Weinacker: Suicidraten, Suicidmethoden und unklare Todesursachen alter Menschen. Zeitschrift für Gerontologie 24 (1991), S. 3-11.
Sichrovsky, P.: Krankheit auf Rezept. Köln 1984.
Sosna, U.: Soziale Isolation und psychische Erkrankung im Alter. Frankfurt/Main 1983.

Sosna, U., H.B. Wahl: Soziale Belastung, psychische Erkrankung und körperliche Beeinträchtigung im Alter: Ergebnisse einer Felduntersuchung. Zeitschrift für Gerontologie 16 (1983), S. 107-114.
Tölle, R.: Psychiatrie. 7. Aufl., Berlin 1985.
Tokarski, W.: Zur Situation von Lehre und Studium in der Gerontologie an den Hochschulen der Bundesrepublik. In: *Karl, F., W. Tokarski* (Hrsg.): Die "neuen" Alten. Beiträge der XVII. Jahrestagung der Deutschen Gesellschaft für Gerontologie 1988, Kasseler Gerontologische Schriften 6, Gesamthochschulbibliothek, Kassel 1989.
Veltin, A.: Soziotherapie. In: *Friessen, D.H.* (Hrsg.): Kritische Stichworte zur Sozialpsychiatrie. München 1979.
Wächtler, K.: Suicidalität. In: *Oswald, W.D., W.M. Herrmann, S. Kanowski, U. Lehr, H. Thomae* (Hrsg.): Gerontologie. 2. Aufl., Stuttgart 1991, S. 597-605.

Altern - Alterskrankheiten - Geroprophylaxe

Erich Lang

1 Alternsprozesse

1.1 Altern der Zellen

Der Alternsprozeß der Zelle ist der Grundvorgang des alternden Organismus. Da die Lebenslänge eines Individuums offensichtlich mehr oder weniger festgelegt erscheint, wurde bisher angenommen, daß die Ursache des Alterns und speziell der Zellalterung letztlich im genetischen Apparat der Zellen liegt, d. h. daß der Desoxyribonukleinsäure (DNS), ein chemischer Bestandteil des genetischen Materials, im Alternsprozeß der Zelle eine wesentliche Bedeutung zukommt. So ist es nicht verwunderlich, daß in den modernen Alternstheorien die Desoxyribonukleinsäure einen festen Platz einnimmt. Eine Alternstheorie, die das Altern des genetischen Materials zu Grunde legt, besagt, daß das Altern nach einer inneren "biologischen Uhr" abläuft, die genetisch verankert ist und die Lebenslänge der Zelle und damit des Organismus begrenzt.

Eine zweite Theorie meint, daß der genetische Apparat im Laufe des Lebens Störungen durch äußere Einflüsse erfährt und damit das Altern als Ergebnis einer Fehlerhäufung im Desoxyribonukleinsäuremolekül oder im Nukleoprotein - eine Verbindung von DNS mit Eiweißen - zu sehen ist.

Sollten diese molekularen Alternstheorien zutreffen, so ist davon auszugehen, daß das Altern der Zelle an komplexe Prozesse gebunden ist, die sowohl die *genetische Programmierung* als auch die *Fehlerhäufung* beinhalten.

Neuere Untersuchungen deuten aber darauf hin, daß die Wahrscheinlichkeit, daß Altern auf der molekularen oder zellulären Ebene verursacht wird, sehr gering ist. Das beinhaltet auch, daß die Alternsmechanismen einem primär molekularbiologischen Ansatz sehr schwer zugänglich sind.

1.2 Alternswandel des Organismus

Das eigentliche Phänomen des Alterns ist die *Abnahme der Anpassungsfähigkeit*. Sie bezieht sich sowohl auf die psychische als auch auf die physische Adaptation. Das bedeutet aber, daß es dem Organismus mit zunehmendem Alter nicht mehr oder nur in beschränktem Umfang möglich sein wird, neue Aufgaben und Funktionen wahrzunehmen und sich an neue Umweltbedingungen anzupassen. Dies gilt vor allem dann, wenn das natürliche Altern von Störfaktoren - z. B. von Erkrankungen, die den Alternsprozeß latent begleiten - belastet wird. Es muß aber auch gesehen werden, daß gerade der natürliche Alternsprozeß über vielfache kompensierende Adaptationsmechanismen verfügt, die es ermöglichen, die reduzierten Alltagsbelastungen des alternden Menschen zu leisten, solange ein Organsystem oder der Organismus insgesamt nicht durch chronische oder akute Erkrankungen in Mitleidenschaft gezogen ist. Im ganzen gesehen, muß aber davon ausgegangen werden, daß die Abnahme der Anpassungsfähigkeit ein typischer Alternsvorgang ist.

Die Verminderung der Anpassungsfähigkeit wird verursacht durch Veränderung aller Gewebe, Organe und Organsysteme in qualitativ weitgehend charakteristischer Weise. Quantitativ können jedoch zwischen den alterstypischen Veränderungen der verschiedenen Organe erhebliche Diskrepanzen bestehen. Diese fehlende Synchronizität der Alternsvorgänge ist als Tatsache aufzufassen, die sich immer wieder in der Beobachtung präklinischer und klinischer, aber auch pathologisch- morphologischer Befunde widerspiegelt. Es besteht eine gewisse Berechtigung anzunehmen, daß bei einem rein "physiologischen" Alternswandel alle Organe weitgehend synchron altern, während die besonders stark hervortretende Insuffizienzbereitschaft eines Organes mehr als Ausdruck pathologischer Prozesse betrachtet werden muß.

Als *allgemeine morphologische Veränderungen*, die das Altern charakterisieren, sind vor allem die zunehmende *Verminderung des Gewebebestandes* zahlreicher Organe und Gewebe zu nennen, aber auch die *Einlagerung verschiedener Alterspigmente* in Gewebe und Organe. Die involutiven Veränderungen führen dazu, daß es mit zunehmendem Lebensalter zu einer *Leistungsminderung* der verschiedenen Organe kommt, daß ihre Funktionsreserven begrenzt werden und schließlich eine Grenze erreichen, die nur noch einen kleinen Spielraum für besondere Aufgaben und Belastungen bietet. Es ist verständlich, daß die Verminderung der Leistungsfähigkeit der einzelnen Organe und Organsysteme schließlich auch zu einer immer mehr fortschreitenden Verminderung der Gesamtleistungsfähigkeit des Organismus und damit des alternden Menschen führt. Nach Max BÜRGER (1965) ist der Alternswandel der Organe, der stets in einer Richtung fortschreitet, von dem Gesetz der Biomorphose gesteuert. Er versteht darunter alle materiellen und funktionellen Lebenswandlungen, die der menschliche Körper und seine Organe von der Konzeption bis zum Tode physiologischerweise durchmachen.

2 Altern und Krankheit

Trotz der vielen physiologischen Änderungen, die der menschliche Körper im Laufe seines Lebens erfährt, kann kein Zweifel daran bestehen, daß der überwiegende Teil von Organfunktionsstörungen im Alter nicht durch den physiologischen Alternswandel, sondern durch krankhafte Prozesse, die das Altern begleiten oder belasten, verursacht ist. Sie werden als *alternde Krankheiten* bezeichnet, wenn ihr Verlauf chronisch ist, d. h. aus früheren Lebensabschnitten bis ins hohe Alter den Menschen kontinuierlich begleiten. So kann eine Bronchitis im Rahmen einer chronischen unspezifischen Atemwegserkrankung bis in die Jugend zurückreichen, in der sie mit einem fieberhaften Bronchialinfekt oder einer Lungenentzündung begann.

Neben diesen alternden Krankheiten sind die *primären Alterskrankheiten* in der Geriatrie von besonderer Bedeutung. Sie treten im Alter erstmals auf und sind auch in ihrer Häufigkeitsverteilung eng an das höhere Lebensalter geknüpft. So kann der Diabetes mellitus nicht nur eine alternde Krankheit bei Erstmanifestation in der Jugend sein, sondern er ist in der überwiegenden Zahl eine Alterskrankheit, die mit Recht den Namen Altersdiabetes trägt. Zu denken ist an die Arteriosklerose, die zwar gewöhnlich den natürlichen Alternsprozeß über viele Jahre begleitet, doch werden deren klinische Erscheinungen und Komplikationen vorwiegend im höheren Lebensalter beobachtet. Nicht zu vergessen sind die Erkrankungen aus dem orthopädischen Fachgebiet, die durch die degenerativen Veränderungen am Bewegungsapparat, vor allem an den Gelenken, gekennzeichnet sind. Auch das Prostataadenom ist eine primäre Alterskrankheit des Mannes. Eine ganz erhebliche Bedeutung nehmen die psychiatrischen Alterskrankheiten ein. Nicht von ungefähr sind die psychiatrischen Landeskrankenhäuser und "Nervenheilanstalten" sehr oft - immer noch - auch die geriatrischen Kliniken der Region.

Einer besonderen Beachtung bedürfen die *Krankheiten im Alter*, die in der Häufigkeitsverteilung zwar ihren Altersgipfel nicht im höchsten Lebensalter haben, sondern in allen Lebensabschnitten auftreten können, die aber unter den besonderen Bedingungen und unter der besonderen biologischen Situation des alternden Menschen gesehen werden müssen. So nimmt die Appendizitis beim alternden Menschen nicht nur einen atypischen Verlauf, der immer wieder Schwierigkeiten in der Diagnostik bereitet, sondern die entsprechende Therapie muß sich vor allem wegen des höheren Risikos auch am Alter orientieren. Erkrankungen des hämopoetischen Systems zeigen eine Häufigkeitsverteilung, die den jüngeren Menschen bevorzugt. Um so wichtiger ist es, auch im Alter an eine derartige Erkrankung zu denken und den besonderen Verlauf im Alter zu erkennen, um die Therapienotwendigkeit beurteilen zu können.

Eine auffallende geriatrische Besonderheit ist jedoch die Tatsache, daß alternde Krankheiten, primäre Alterskrankheiten und die Krankheiten im Alter voneinander unabhängig oder zeitlich synchron auftreten können. Diese Tatsache führt nicht nur zu einer Zunahme der Häufigkeit von Erkrankungen im Alter überhaupt, sondern besonders dazu, daß mit zunehmendem Alter die Anzahl der Erkrankungen beim selben Patienten zunimmt. Es ist leicht einsehbar, daß diese in Art und Verlauf vielfältigen Erkrankungen, die die sogenannte *Multimorbidität* ausmachen, in der Krankheitserkennung und Beurteilung der Krankheitsschwere einer großen Sorgfalt im diagnostischen Vorgehen bedürfen. Diese Multimorbidität ist es auch, die vor allem mit dazu beiträgt, daß der Arzt in der Praxis aber auch in der Klinik in der Krankheitserkennung beim alternden Pateinten allzu oft und allzu früh resigniert, ob der Vielzahl der zu erkennenden und in der Ursache zu klärenden Symptome, ob der Vorgeschichte, die nicht nur weit zurückreicht, sondern immer wieder auch entflochten werden muß, um sie im richtigen Bezug zu den verschiedenen Erkrankungen zu sehen. Daraus folgt, daß der Arzt sich nicht zu selten zurückzieht unter dem Vorwand der "Aussichtslosigkeit der Erkrankung" und der "Nichtzumutbarkeit der Diagnostik" (*Abb. 1*).

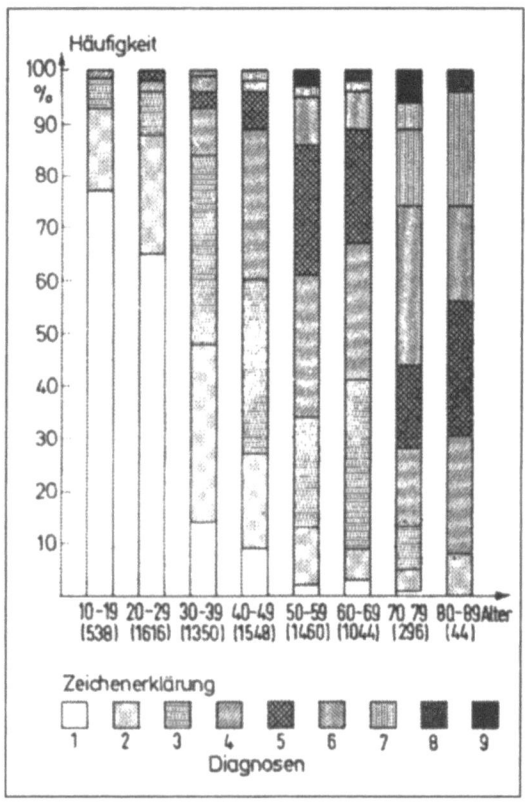

Abb. 1: Anzahl der Diagnosen in den einzelnen Altersstufen in einem ambulanten internistischen Krankengut (in Klammern die absolute Zahl der untersuchten Patienten, Gesamt-n = 7896) (SCHRAMM und Mitarb. 1982)

Selbstverständlich ist es nicht möglich, für alle Krankheiten und denkbaren Erkrankungskombinationen diagnostische Leitlinien zu ihrer Entflechtung anzugeben, obgleich sie im Hinblick auf ihre Vieldeutigkeit gerade beim älteren Patienten durchaus wünschenswert wären.

Ein *häufiges Leitsymptom*, das dem geriatrisch tätigen Arzt begegnet, ist die *Atemnot*. Mit zunehmendem Alter kommt es aufgrund verschiedener Erkrankungen immer häufiger zu einer Herzinsuffizienz, d.h. zu einer Schwäche des Herzmuskels mit ihren Symptomen für das Versagen des linken oder rechten Herzens. Art und Ausmaß der verschiedenen Krankheitszeichen sind abhängig von der Art der Herzschwäche und dem Grad ihrer Entgleisung. Allen Varianten gemeinsam ist das Leitsymptom Atemnot in Form der Belastungsdyspnoe, die ausschließlich während körperlicher Belastung auftritt, der Ruhedyspnoe, die sich bereits in Ruhe bemerkbar macht, und schließlich der Orthopnoe, die so ausgeprägt ist, daß sie den Patienten zwingt, sich aufrecht zu setzen und die Atemhilfsmuskulatur in die Atemarbeit mit einzubeziehen. Andererseits wird aber mit zunehmendem Alter auch häufiger eine chronische unspezifische Atemwegserkrankung gefunden, deren wichtigstes Zeichen ebenfalls die Atemnot ist. Atemwegserkrankungen wiederum können im Laufe der Zeit zu einer Druckbelastung im Lungenkreislauf und schließlich ebenfalls zu einer Herzinsuffizienz (Cor pulmonale) führen, die sich wiederum in zunehmender Atemnot äußert. Aber auch eine Blutarmut auf Grund von chronischen, chronisch entzündlichen, aber auch bösartigen Erkrankungen - auch sie nehmen mit dem Alter an Häufigkeit zu - führt infolge der Abnahme von Sauerstoffträgern schließlich zum Leitsymptom Atemnot.

Die Problematik der geriatrischen Diagnostik und Therapie wird offenkundig, wenn wir wissen, daß derartige multifaktorielle Symptome beim älteren Menschen besonders oft beobachtet werden, und der Arzt sich bemüht, nicht nur die Symptome, sondern die Erkrankung, die zu diesen geführt hat, zu behandeln. Die Behandlung in der Geriatrie soll aber nicht nur möglichst kausal sein, sondern bei einem Vorliegen mehrerer Erkrankungen berücksichtigen, daß nicht immer alle Erkrankungen gleichzeitig und in gleicher Intensität behandelt werden müssen. Denn besonders birgt die Verabreichung von zwei oder mehreren verschiedenen Arzneimitteln gleichzeitig immer die

Gefahr in sich, daß diese in irgendeiner Weise in Interaktion treten und die ursprüngliche Wirkung in eine gelegentlich unvorhersehbare Richtung verändern.

Zu den häufigsten Erkrankungen des betagten Menschen gehören (vgl. Tab. 1):

- Erkrankungen von Herz und Kreislauf: Häufig sind es die Komplikationen der Arteriosklerose, insbesondere die koronare Herzkrankheit, die zu Angina pectoris, Herzinfarkt und schließlich Herzinsuffizienz und Herzrhythmusstörungen führen. Dabei kommt dem Risikofaktor "Hypertonie" eine besondere Bedeutung zu; zumal hoher Blutdruck einerseits die Arteriosklerose fördert, andererseits die Arteriosklerose mit dazu beiträgt, daß auf Grund der Änderung des elastischen Verhaltens der arteriellen Strombahn der Gefäßwiderstand und damit der Blutdruck ansteigen.

- Störungen des Bewegungs- und Stützapparates: Hier sind vor allem die degenerativen Erkrankungen der Wirbelsäule und der Gelenke (Arthrosen) zu nennen. Die Entmineralisierung der Knochen (Osteoporose) gehört bei der Frau im höheren Lebensalter nahezu obligat zu den Erkrankungen des Bewegungsapparates.

- Störungen der Hautfunktionen: Hier sind vor allem der Pruritus (Juckreiz) als Folge von zu trockener Haut, seborrhoische Keratosen, aber auch bösartige Erkrankungen der Haut und Geschwüre, vor allem durch Erkrankungen der Venen und Arterien, zu nennen.

- Magen-Darm-Störungen: Häufig wird vom betagten Patienten über Beschwerden geklagt, die auf einen Reizdarm hinweisen. Dazu kommen die Divertikulose, chronische Obstipation (Verstopfung) sowie die ischämische Colitis (Dickdarmentzündung durch Störung der Durchblutung).

- Störungen des Uro-Genital-Systems: Infektionen und Inkontinenz sind die führenden Erkrankungen des Uro-Genital-Traktes im höheren Lebensalter. Bei Männern werden sie vor allem durch die Prostatahypertrophie, bei Frauen durch Uterusprolaps oder Vaginalatrophie verursacht.

Tabelle 1: Gegenüberstellung des Prozentanteils der über bzw. unter 60jährigen bei den häufigsten internen Erkrankungen

Krankheit	Männer		Frauen	
	unter 60	über 60	unter 60	über 60
Herzinsuffizienz	22,0	78,0	19,1	80,9
Hypertonie	36,0	64,0	25,6	74,4
Diabetes mellitus	36,5	63,5	26,5	73,5
Harnwegsinfekt	74,3	25,7	40,4	59,6
Arteriosklerose	7,5	92,5	11,4	88,6
Koronarinsuffizienz	45,5	54,5	25,0	75,0
Chronische Lebererkrankungen	54,4	35,5	51,5	48,5
Lungenemphysem	25,2	74,8	17,8	82,2
Pneumonie	41,8	58,2	26,3	73,7
Spondylosis deformans	43,8	56,2	37,7	62,3
Karzinome	33,8	66,2	18,4	81,6
Apoplexie	24,5	75,5	8,5	91,5
Myokardinfarkt	32,5	67,5		100,0
Varikosis	38,0	62,0	41,8	58,2
Cholelithiasis	46,7	53,3	41,2	58,8
Adipositas	61,8	38,2	57,4	42,6
Struma	26,3	73,7	38,9	61,1
Intoxikationen	91,7	8,3	85,2	14,8

Quelle: LINDNER, O.: Act. Geront. 4 (1974), S. 115

- Bösartige Neubildungen: An erster Stelle stehen hier der Lungen- und der Brustkrebs.

- Hör- und Sehstörungen: Altersschwerhörigkeit und Ohrensausen gehören zu den am häufigsten geklagten Hörstörungen des alten Menschen. Grauer und grüner Star sowie Erkrankungen der Netzhaut sind die häufigsten Erkrankungen des Sehorgans beim Betagten.

- Erkrankungen der Atemwege: Erkrankungen der Atemwege wie chronische Bronchitis, Asthma bronchiale und Lungenemphysem sind geradezu alterstypisch.

- Zerebrovaskuläre, psychische und hirnorganische Störungen: Sie gehören zu den häufigsten psychiatrischen Erkrankungen, die im Rahmen der Multimorbidität des älteren Menschen beobachtet werden.

3 Geroprophylaxe

Die Geroprophylaxe zielt darauf ab, durch vorbeugende Maßnahmen und medizinische Anpassungshilfen die Lebenskurve der durchschnittlichen Leistungsfähigkeit so zu verändern, daß das Plateau um die Dreißig möglichst lange erhalten bleibt, der Leistungsknick im 6. Lebensdezennium in ein höheres Lebensalter verschoben wird, und auch der Endpunkt dieser Kurve möglichst auf einem höheren Niveau in eine höhere Lebensdekade verschoben wird.

Wesentliche Faktoren, die dazu beitragen, diese Zielvorgabe zu erreichen, sind Ausschaltung von Erkrankungen, die die mittlere Lebenskurve kurzfristig oder über lange Zeit begleiten, die Milderung von Risiken, die die Gesundheit gefährden, und schließlich andere vorbeugende Maßnahmen, die die Gesundheit zu erhalten und die Alltagsleistungsfähigkeit sowie Belastbarkeit des alternden Menschen zu verbessern vermögen. Sie zielen also nicht nur auf Mobilität ab, sondern auch auf die Erhaltung der Fähigkeit des alternden Menschen, seine Alltagsaufgaben selbständig zu leisten.

3.1 Die Ernährung

Die Ernährung des alternden Menschen muß die besonderen biologischen Voraussetzungen des alternden Organismus berücksichtigen. Diese Forderung bezieht sich auf den Energiebedarf, der über die Höhe der Kalorienzufuhr entscheidet, und auf die Zusammensetzung der Ernährung. Der Energiebedarf eines Menschen ist ganz entscheidend abhängig von seiner körperlichen Aktivität. Im Durchschnitt liegt der *Kalorienbedarf* unter Ruhebedingungen etwa bei 1500 Kalorien täglich. Bereits unter geringer körperlicher Belastung steigt der Energiebedarf jedoch deutlich an und liegt im Mittel zwischen 2200 und 2400 Kalorien pro Tag. Wenn mit zunehmendem Alter die körperlichen Alltagsanforderungen des täglichen Lebens abnehmen, resultiert hieraus auch eine Verminderung des Kalorienbedarfs. Die gleichbleibende Kalorienzufuhr hat bei Reduzierung des Energiebedarfs eine Zunahme des Körpergewichts zur Folge. Übergewicht ist jedoch in jedem Alter, vornehmlich aber in höheren Lebensabschnitten, eine Belastung für Herz, Kreislauf und Stoffwechselorgane, die die Lebensaussicht ganz deutlich herabsetzt. Die Forderung, vor allem im höheren Lebensalter das Idealgewicht anzustreben, wird um so dringlicher in Kenntnis der Tatsache, daß sich die Muskelmasse eines 30jährigen von 44% des Gesamtkörpergewichtes auf 27% beim 87jährigen verringert (vgl. *Tab. 2*).

Tabelle 2: Ausreichende Nahrungsmittelmengen je Tag für ältere Personen

Milch	400 g
Fleisch und Fleischwaren Fisch und Fischwaren	100-150 g (mager)
Quark	40 g (mager)
Käse	20 g (40% Fett i.T.)
Gemüse ohne Abfall	400 g
Obst ohne Abfall	400 g
Kartoffeln ohne Schale	150 g
Nährmittel	30 g
Brot	200 g
Honig, Marmelade	25 g
Zucker	30 g
Streichfett (Butter oder Margarine)	25 g
Kochfett (Öl)	10 g
Nährwert (approx.)	
Kalorien	2000 kcal
Eiweiß	70-80 g
Fett	60-70 g
Kalzium	900 mg

Quelle: HEEPE, F.: Ernährung im Alter. Med. Klinik 69 (1974), S. 359

Als allgemeine Richtlinie kann gelten, daß der Kalorienbedarf sich zwischen dem 33. und 55. Lebensjahr pro 10 Jahre um 5% reduziert, zwischen dem 55. und 75. Lebensjahr um 8% und über dem 75. Lebensjahr um 10% je 10 Jahre. Man kann davon ausgehen, daß bei den mobilen und aktiven über 65jährigen Menschen der Kalorienbedarf zwischen 2000 und 2600 liegt, während die weitgehend immobilen älteren Menschen nur noch einen Kalorienbedarf zwischen 1800 und 2000 Kalorien täglich haben (*Tab. 3*).

Tabelle 3: Abnahme des Kalorienbedarfs mit dem Alter. Referenzpersonen: 25 Jahre, leichte Tätigkeit (=100%)

Kalorienbedarf (kcal/d) Alter (Jahre)	Männer	in % der Referenzpersonen	Frauen
20-30	3200	100	2300
30-40	3100	97	2225
40-50	3000	94	2160
50-60	2775	85,5	1990
60-70	2565	79	1825
> 70	2110	69	1585

Quelle: FAO Nutr. Stud. Nr. 15, 1957

Es ist müßig darauf hinzuweisen, daß diese theoretischen, am Bedarf orientierten Forderungen praktisch nur schwer zu verwirklichen sind. Die Kalorienzufuhr exakt zu berechnen, ist nicht nur recht mühsam, sondern meist auch schwierig, zumal immer mehr Fertigprodukte und insbesondere Konserven ohne Kalorienangaben verwendet werden. Das heißt, auch der Gutwillige ist überfordert, wenn er sich bemüht, seinen Kalorienbedarf an der Altersnorm zu orientieren. Viel wichtiger ist regelmäßiges Wiegen, das sehr schnell erkennen läßt, ob und wann es bei abnehmender körperlicher Belastung zu einem Mißverhältnis zwischen Energiebedarf und Kalorienzufuhr kommt.

Es fallen insbesondere die Kalorienaufnahme, die hohe Fettzufuhr und der hohe Alkoholkonsum auf. Es verwundert deshalb nicht, daß die Übergewichtigkeit im Alter relativ häufig ist. 28% der Männer und 47% der Frauen über 65 Jahre weisen ein Übergewicht von mehr als

10% auf. Normalgewichtigkeit findet man bei 65% der Männer und 50% der Frauen, wohingegen das Untergewicht mit 7% bei den Männern und 3% bei den Frauen relativ selten ist (SAILER 1986).

Trotz der kalorischen Überversorgung im Alter werden immer wieder bei entsprechenden Ernährungserhebungen in verschiedenen Gruppen älterer Menschen Nährstoffdefizite gefunden. Dies betrifft insbesondere das Vitamin A, einige Vitamine der B-Gruppe, gelegentlich Vitamin C sowie Kalzium und die Eisenversorgung (SAILER 1986). Alleinstehende Männer, Bewohner von Altenheimen und Personen mit niedrigem Einkommen werden in derartigen Studien als Risikogruppen ausgewiesen.

Als mögliche Ursachen einer Mangelernährung bei Älteren sind neben den veränderten Essensgewohnheiten die Erkrankungen des Magen-Darm-Kanals sowie Alkoholkonsum und Medikamenteneinnahme zu nennen, dagegen wahrscheinlich weniger ein mit dem Alter zunehmender Bedarf an Nährsubstanzen. In diesem Zusammenhang sei nochmals auf den teilweise erschreckend hohen Alkoholgenuß bei Älteren verwiesen. Neben der kalorischen Belastung kann Alkohol auch Mangelzustände begünstigen. Als weitere Ursache für eine Mangelernährung wird in letzter Zeit in zunehmendem Maße das Einnehmen von Abführmitteln gesehen. Ca. 1/3 der weiblichen und ca. 15% aller männlichen älteren Menschen nehmen regelmäßig Abführmittel.

Als Grundprinzip einer ausgewogenen Ernährung für den älteren Menschen kann eine kalorien- und fettarme, protein-, mineral- und vitaminreiche Ernährung bei ausreichender Flüssigkeitszufuhr gelten.

Der Eiweißbedarf Älterer beträgt ca. 1,0 bis 1,5 g/kg Körpergewicht und Tag. Dies entspricht ca. 15 - 20% der aufgenommenen Kalorien. Ein erhöhter Bedarf essentieller Aminosäuren wurde bislang nur für Methionin und Lysin nachgewiesen. Als ideale Eiweißträger bieten sich magere Fleischsorten, Fisch, Milch, Buttermilch und magere Milchprodukte sowie magere Käsesorten an (SAILER 1986).

Der Fettbedarf beträgt entsprechend der Empfehlung der Deutschen Gesellschaft für Ernährung 1,0 g/kg Körpergewicht und Tag. Eine restriktive Fettzufuhr stellt gleichsam die wirksamste Art der Energiereduktion dar. Unbestritten ist das hohe Arterioskleroserisiko der gesättigten Fette. Aus diesem Grunde sollten polyensäurereiche Fette bevorzugt werden.

Der Kohlenhydratbedarf beträgt 4 g/kg Körpergewicht und Tag, d. h. er macht etwa 50 bis 60% des Gesamtkalorienbedarfs aus. Mono- und Disacharide sollten wegen der verminderten Glucosetoleranz im höheren Lebensalter vermieden werden. Polysacharide sind dagegen auch wegen der damit verbundenen Zufuhr von Ballaststoffen zu empfehlen.

Der Vitaminbedarf scheint im Alter nicht erhöht zu sein. Durch die Art der Auswahl und der Zubereitung der Nahrungsmittel wird jedoch häufig eine Mangelsituation induziert. Auf reichliche Zufuhr von frischem Obst und Gemüse ist deshalb zu achten.

Besonders gravierende Defizite sind beim Mineralstoffhaushalt nachweisbar. In aller Regel wird der Kalzium-, Eisen-, Magnesium- und in einigen Fällen auch der Kaliumbedarf nicht gedeckt. Die wünschenswerte Kalziumzufuhr beträgt 800 - 1000 mg, von Eisen 12 mg und von Magnesium 500 mg täglich.

Besondere Beachtung vedient der Wasserhaushalt älterer Menschen. Ab dem 50. Lebensjahr ist mit einer Abnahme des Gesamtkörperwassers bis auf 40% durch Verringerung des intrazellulären Wassergehaltes zu rechnen. Zudem wird durch Einschränkung der Nierenfunktion, insbesondere der Konzentrationsfähigkeit, eine höhere Wasserzufuhr erforderlich, um die anfallenden harnpflichtigen Substanzen zu eliminieren.

Die Empfehlungen zur Kalorien- und Nährstoffzufuhr müssen jedoch auf der Basis einer altersspezifischen Beeinflussung der Nahrungsaufnahme gesehen werden. Die Eßgewohnheiten älterer Menschen werden durch eine Reihe von körperlich bedingten sowie exogenen Faktoren wesentlich beeinflußt. So werden sich die im Laufe des Lebens erworbenen Ernährungsgewohnheiten bezüglich der Nahrungszubereitung und -aufnahme im höheren Lebensalter nur schwerlich beeinflussen lassen. Darüber hinaus ist die Wahl der Nahrungsmittel ab-

Tabelle 4: Tagesnährstoffbedarf für ältere Personen. Referenzpersonen: 75 Jahre, 165 cm, 65 kg (mit geringer körperlicher Tätigkeit)

Gesamtkalorien	1900 kcal
Eiweiß gesamt	1,2 g/kg = etwa 80 g/Tag
Davon tierisches Eiweiß	0,5 g/kg = etwa 30 bis 35 g/Tag
Fett gesamt	25-30% kcal = etwa 55 bis 70 g/Tag
Kalzium	1000 mg
Eisen	12 mg
Vitamin A	5000 IE
Vitamin B1	1,5 mg
Vitamin B2	1,8 mg
Vitamin C	75,0 mg

Quelle: HEEPE, F.: Ernährung im Alter. Med. Klinik 69 (1974), S. 359

hängig von der Kaufähigkeit des Gebisses, von der körperlichen und geistigen Aktivität, vom veränderten Hunger- und Durstgefühl, von der Möglichkeit der Mahlzeitenzubereitung sowie von sozioökonomischen Faktoren wie Einkommen und Lebensform.

Auf Grund der verschiedenartigen Involutionsvorgänge des Verdauungstraktes im Alter ist eine gute Vorbereitung des Verdauungsvorganges von Bedeutung. An erster Stelle steht hier die optimale Kaufunktion, die bei vielen älteren Menschen zu wünschen übrig läßt. Bei ca. 15% der über 65jährigen ist die Kaufähigkeit vermindert. Dagegen ist eine spezielle Altersdiät alleine auf Grund der Involutionsvorgänge der Verdauungsorgane nicht indiziert. Die reduzierte Verdauungsfunktion der Organe des Verdauungstraktes ist zwar nicht mehr in der Lage, Überforderungen durch Fehlernährung und Überlastung (üppige Mahlzeiten) zu tolerieren, sie ist aber durchaus noch fähig, für eine physiologische Ernährung entsprechende Reserven (Enzyme) zu mobilisieren. Unter diesem Gesichtspunkt ist jedoch die Verteilung der Nahrungszufuhr über den Tag (mindestens 5 Portionen) zu empfehlen.

Wenngleich eine am Alter orientierte spezielle Diät nicht erforderlich erscheint, ist der ältere Mensch wesentlich häufiger als der jüngere gezwungen, auf Grund von Erkrankungen, die den natürlichen Alternsprozeß begleiten (Erkrankungen der Verdauungsorgane, Herz-Kreislauferkrankungen usw.) eine spezifische Diätform, die sich an der Erkrankung (und nicht am Alter) orientiert, einzuhalten.

Aus dem Dargelegten ergibt sich für die Ernährung des älteren Menschen (vgl. SAILER 1986) folgendes Konzept:

1. Anpassung der Energiezufuhr an den verminderten Bedarf (Meiden von leeren Kalorien).
2. Vielseitige Lebensmittelauswahl (angepaßt an die bisherigen Lebensgewohnheiten).
3. Geschmackvolle Zubereitung (kräftig würzen, sparsam salzen).
4. Eiweiß-, vitamin- und ballaststoffreiche Nahrungszusammensetzung.
5. Ausreichende Flüssigkeitszufuhr (Vorsicht mit Alkoholika).
6. Überprüfung und gegebenenfalls Sanierung des Gebisses (Verbesserung der Kaufunktion).
7. Verteilung der Nahrungszufuhr auf kleine Einzelmahlzeiten.
8. Ausreichende körperliche Bewegung.

3.2 Körperliche Aktivität und Sport

In einem Lebensabschnitt, in dem Begriffe wie Ruhestand und Lebensabend eher Gemächlichkeit signalisieren, wollen Begriffe wie körperliche Aktivität und Sport nicht so recht passen. Und dennoch sind darin keine unvereinbaren Widersprüche zu sehen. Stellen doch diese gegensätzlichen Begriffe nichts anderes als eine natürliche Grundvoraussetzung des Lebens, nämlich das Wechselspiel zwischen Arbeit und Erholung, dar. Wenn sich die Akzente mit zunehmendem Alter auch verschieben, so bedeutet das nicht von vornherein, daß körperliche Aktivität sowie die entsprechende Leistungsfähigkeit Merkmale sind, die nur die Jugend für sich in Anspruch nehmen kann. Nicht von ungefähr kommt die zwar überspitzte aber durchaus immer wieder zutreffende Formulierung von greisen Jugendlichen und den jugendlichen Greisen.

Wenn körperliche Aktivität und Sport im höheren Lebensalter auch nicht unter dem Aspekt der Leistung oder gar des Leistungswettbewerbs gesehen werden dürfen, kann bei ihrer Erörterung auf den Leistungsbegriff nicht verzichtet werden, weil

- die noch vorhandene *Leistungsfähigkeit* (Leistungsanamnese, körperliche Leistungsprüfung) entscheidend ist für die zu erlaubende sportliche Aktivität und ihre Dosis, und
- die wiedergewonnene körperliche - vor allem kardiopulmonale - Leistungsfähigkeit die Alltagsbelastbarkeit wesentlich und positiv zu beeinflussen vermag.

Andererseits muß bei der Beurteilung von körperlicher Aktivität und Sport im höheren Lebensalter die *Frage der Belastbarkeit* Vorrang besitzen. Sie wird vor allem durch den Bewegungsapparat und durch das kardiopulmonale System limitiert. Am Bewegungsapparat kommt es mit zunehmendem Alter und fehlender Funktionsbeanspruchung zu degenerativen reaktiven Veränderungen an Bändern und Gelenken. Das bedeutet aber, daß vor allem dann, wenn nach langer Pause die sportliche Aktivität wieder aufgenommen wird, oder wenn überhaupt Sport erstmals im Alter betrieben wird, die Schulung der Beweglichkeit, der Geschicklichkeit sowie der Reaktions- und Koordinationsfähigkeit der Wiederaufnahme eines Trainings vorausgehen muß, um die Unfall- und Verletzungsgefahr zu vermindern. Die Verbesserung dieser Faktoren bedeutet gleichzeitig eine Verbesserung der dynamischen Funktion der Extremitäten. Sie ist eine wichtige Voraussetzung für die körperliche Aktivität im höheren Lebensalter. Die *Schulung der Geschicklichkeit*, die in spielerischen Übungen zurückgewonnen werden kann, steht dabei im Vordergrund, zumal die Trainierbarkeit der Skelettmuskulatur mit dem Alter erheblich abnimmt und eine sportliche Aktivität, die auf eine Steigerung der Muskelkraft abzielt, beim alten Menschen nur noch von untergeordneter Bedeutung ist. Die Vorbereitung des Bewegungsapparates ist also in erster Linie eine Voraussetzung für ein *dynamisches Training*, das zu einer Verbesserung der allgemeinen körperlichen Leistungsfähigkeit und insbesondere der Leistungsfähigkeit des sogenannten kardiopulmonalen Systems führt.

Die Tatsache, daß sich die natürlichen Alternsvorgänge und ein Trainingsverlust bzw. Trainingsmangel in ihren kreislaufphysiologischen Meßgrößen sehr ähnlich verhalten, führt einerseits zu Schwierigkeiten in der Differenzierung durch spezielle Funktionsprüfungen, bietet aber andererseits wertvolle Ansatzpunkte für eine Geroprophylaxe durch körperliche Aktivität.

Sinnvoll sind körperliche Aktivität und Sport, wenn sie auf Ausdauer abzielen, d.h. wenn die Aktivitäten vorwiegend in *Ausdauersportarten* bestehen, die durch einen dynamisch ablaufenden Bewegungs- und Arbeitsvorgang gekennzeichnet sind. Sie führen auch beim älteren Menschen zu einem zwar bescheidenen, aber nützlichen Trainingseffekt, der durch Änderung verschiedener Kreislaufmeßgrößen zu einer Entlastung des Herzens und zu einer Senkung des Energiebedarfs des Herzmuskels führt. Andererseits sind Sportarten mit vorwiegend statischen Funktionsabläufen (Liegestütz, Geräteturnen usw.) nicht nur wenig bedeutsam im Hinblick auf die Verbesserung der Leistungsfähigkeit von Herz und Kreislauf, sondern können vor allem durch die mit ihnen verbundene Drucksteigerung in den im Brustkorb gelegenen Gefäßabschnitten durchaus auch zu Komplikationen führen. Die Bevorzugung eines dynamischen Ausdauertrainings begründet sich also sowohl auf seinem geroprophylaktischen Nutzen als auch auf der Beurteilung der Risiken durch die Art der sportlichen Betätigung.

Geeignete Sportarten für den älteren Menschen sind im Hinblick auf die oben erwähnten Voraussetzungen vor allem Laufen, Gehen, Radfahren, Schwimmen, unter bestimmten Voraussetzungen aber auch Gymnastik und Wandern.

Das *Laufen* hat einen gerade für den älteren Menschen wichtigen Vorzug. Es läßt sich dem Alter und dem Gesundheitszustand des Menschen entsprechend wohldosiert anwenden. Die Laufstrecke kann verkürzt und verlängert werden. Die Geschwindigkeit, mit der die Strecke zurückgelegt wird, läßt sich beliebig wählen. Als Laufstrecken sind schattige Parkwege, Wiesen und Wälder vornehmlich geeignet. Asphaltierte Straßen sind nicht nur wegen der Gefahr, die der Verkehr mit sich bringt, zu meiden, sondern auch wegen der schnelleren Ermüdung und der unphysiologischen Beanspruchung des Bewegungsapparates. Sportplätze sind für den älteren Menschen ungeeignet, wenn er sie nicht von Jugend an als Trainingsterrain kennengelernt hat. Sie erinnern durch die Art der technischen Einrichtungen zu sehr an Höchstleistungen, und diese sollten beim Sport in der Geroprophylaxe sicher nicht das erstrebenswerte Ziel sein. Bei der Benutzung von Waldwegen sind die Unfallgefahren durch die Unebenheiten des Geländes zu berücksichtigen. Die Ungeschicklichkeit der Bewegung bei bisher passiven älteren Menschen kann zu Verletzungen führen, wenn die ungeübten Gelenke, Sehnen und Bänder nicht zu Beginn durch gezielte Bewegungsübungen trainiert werden. Die Vorbereitung auf ein Ausdauertraining ist daher gerade für das Laufen eine wichtige Voraussetzung.

Gehen und Wandern, je nach verbliebener Leistungsfähigkeit in der Ebene oder auch bergan, wird von vielen älteren Menschen bevorzugt. Das Wechseln der Kleider (Trainingsanzug) ist dabei grundsätzlich nicht notwendig, und auch die Wahl des entsprechenden Geländes macht weniger Schwierigkeiten, vor allem dann, wenn die Wohnung am Stadtrand liegt und das Gehen in einer hügeligen Gegend der Umgebung "dosiert" werden kann. Der Spaziergang gewinnt besonders in sehr hohen Altersstufen wieder an Bedeutung. Die Beanspruchung des Organismus ist zwar bei dieser Bewegungsart gewöhnlich nie so groß, daß dadurch ein Trainingszuwachs zu erwarten wäre, doch reicht die Umschaltung des vegetativen Nervensystems oft aus, um durch eine Verbesserung der Arbeitsökonomie des Herzens einen weiteren Abbau der verbliebenen Leistungsreserven zu verhindern. Ferner ist der Erholungswert nicht zu unterschätzen, eine Tatsache, die bei einer sinnvollen körperlichen Aktivität in jedem Alter nicht vergessen werden darf.

Radfahren gehört zu den anspruchsvolleren Bewegungsarten. Es bedarf eines nicht unerheblichen Kraftaufwandes, der die Muskulatur und damit den Gesamtorganismus entsprechend herausfordert. Dennoch ist Radfahren für manche ältere Menschen, besonders dann, wenn die Gelenke der unteren Extremitäten und der Hüfte degenerativ verändert sind und u. U. noch ein Übergewicht besteht, die einzige Möglichkeit einer Leistungssteigerung durch körperliche Aktivität, zumal die Gelenke dadurch entlastet werden, weil das Körpergewicht durch den Sattel abgefangen wird.

Auch das *Schwimmen* ist gerade aus diesen Überlegungen eine beliebte Sportart des älteren Menschen. Zu bevorzugen ist die Bewegung im warmen Wasser bei ungefähr 28 Grad oder nach einer schrittweisen, allmählichen Abkühlung. Nur so läßt sich verhindern, daß es durch

Kältereiz zu einer plötzlichen Verengung der Hautgefäße kommt, die über eine Erhöhung des Gefäßwiderstandes zu einem Anstieg des Blutdruckes führt. Liegt eine Erkrankung der Herzkranzgefäße vor, so reicht ein Kältereiz oft aus, um Herzschmerzen (Angina pectoris) auszulösen.

Auch durch *Spiel*, wie Tennis und Golf, kann die Leistungsfähigkeit im Alter gesteigert werden. Mit dem Tennisspielen im höheren Lebensalter zu beginnen, ist jedoch recht problematisch. Es verlangt Geschicklichkeit, Schnelligkeit und Kraft, Bewegungskriterien, die in einer Vorbereitungsphase erst wieder zurückgewonnen werden müssen, um Risiken zu mildern.

Gruppengymnastik, eine gerade von älteren Menschen bevorzugte Form körperlicher Betätigung, bringt dann einen Trainingszuwachs und damit eine Verbesserung der Leistungsfähigkeit, wenn sie in entsprechendem Tempo ausgeführt wird. Dies ist jedoch nicht ganz problemlos, da man sich in der Gruppe gewöhnlich nach dem schwächsten Teilnehmer richten muß. Für Jüngere und Leistungsfähigere bringt daher die Gruppengymnastik oft nicht den gewünschten Erfolg. Viele Elemente der Gymnastik sind dazu geeignet, die Beweglichkeit und die Geschicklichkeit sowie vor allem die mechanische Atemfunktion zu verbessern. Dies bedeutet aber in hohem Alter - als vorbeugende Gesundheitsmaßnahme - einen nicht zu vernachlässigenden Gewinn.

3.3 Erholung, Urlaub und Kuren

Das Wechselspiel zwischen Arbeit und Erholung gehört zu den physiologischen Vorgängen, die den Menschen während des ganzen Lebens und selbstverständlich auch im Alter begleiten. Die Arbeitspause, in der die Erholung stattfindet, wird bereits physiologischerweise durch die sich während der Arbeit ansammelnden sogenannten Ermüdungsstoffe in Abhängigkeit von der Intensität der Arbeit erzwungen. Daß diese Ermüdungsstoffe beim älteren Menschen bereits zu einem früheren Zeitpunkt die Leistungsreserven in Anspruch nehmen und zu einem Abbruch der Arbeit führen, ist aus der Kenntnis der biologischen Besonderheiten des alternden Menschen verständlich. Das bedeutet aber auch, daß die Gefahr der Überanstrengung im Alter größer ist. Da vor allem der Abtransport der Ermüdungssubstanzen durch die gewöhnlich beim älteren Menschen eingeschränkte Herz- und Kreislauffunktion vermindert ist, sind für den älteren Menschen häufigere Arbeitspausen zu fordern. Der *Mittagsschlaf* stellt für den Menschen im Alter nicht nur eine wesentliche Zäsur des Tages dar, sondern er dient auch als Erholungsphase, in der durch die horizontale Lage und den ruhebedingten, verminderten Stoffwechsel ein entspannender Schongang eingeschaltet wird. Das durchschnittliche Schlafbedürfnis des älteren Menschen ist zwar größer, doch ist die tatsächliche *Schlafzeit* eher niedriger als beim jüngeren. Interessant ist die Beobachtung, daß die Leistungsfähigkeit derer, deren überwiegende *Schlafzeit* in der Vormitternachtszeit liegt, im allgemeinen größer ist als diejenige der Nachmitternachtsschläfer. Das heißt, daß für den älteren Menschen ein frühzeitiger Beginn des nächtlichen Schlafs zu empfehlen ist.

Urlaub und Ferien sind notwendig, auch wenn die Zeit des Ruhestandes nur aus erholsamer Freizeit bestehen sollte. Auch im Alter bestehen gegen *Urlaubsreisen* grundsätzlich keine Bedenken. Es sind jedoch einige Dinge zu beachten, wenn der ältere Mensch eine Reise plant und unseren Rat einholt. Das gilt zunächst für die Auswahl des Transportmittels. Es gibt kein Verkehrsmittel, dem man für den älteren Menschen absoluten Vorrang einräumen müßte. Die Autofahrt im *eigenen Auto* ist durchaus erlaubt, wenn die zurückzulegende Strecke nicht zu lang ist, und wenn die Fahrt nach einem festen Plan häufig unterbrochen und die Hauptreisezeit gemieden werden kann. Diese Möglichkeit ist fast immer einer *Busfahrt* mit nur beschränkter Bewegungsfreiheit vorzuziehen, wenn der ältere Mensch noch die nötige geistige und körperliche Mobilität besitzt, die für das Selbststeuern eines Autos notwendig erscheint. Viele Vorteile bringt die Fahrt mit der *Bahn*, vor allem wegen der Bequemlichkeit, die besonders Fernzüge bieten. Die Sitze sind bequem, der Reisende kann sich Bewegung verschaffen und muß nicht, wie bei der Autofahrt, warten bis ein geeigneter Platz gefunden ist, um sich zu erfrischen oder eine Toilette aufzusuchen.

Auch *Flugreisen* sind für den älteren Menschen grundsätzlich erlaubt. Die modernen Maschinen besitzen Druckausgleichskabinen, die für den älteren Menschen einen meist unbeschwerlichen Flug garantieren. Zu Problemen kann u.U. die Überwindung langer Strecken in relativ kurzer Flugzeit werden. Anpassungsschwierigkeiten werden bereits bei jüngeren Menschen beobachtet. Es ist also verständlich, daß mit zunehmendem Alter die mangelnde Anpassungsfähigkeit zusätzliche Schwierigkeiten bereiten kann. Nach den Richtlinien verschiedener Fluggesellschaften sollte nur dann auf eine Flugreise verzichtet werden, wenn ein Herzinfarkt in den vorangegangenen 4 bis 6 Monaten abgelaufen ist, eine koronare Herzkrankheit besteht, die bereits unter Ruhebedingungen zu Herzschmerzen (Angina pectoris) führt, wenn eine Herzinsuffizienz durch Herzklappenfehler, Herzmuskelentzündung oder Hochdruckkrankheit vorliegt und wenn schwerwiegende Herzrhythmusstörungen oder Leitungsstörungen des Herzens bestehen.

Für den älteren Menschen ist es unerläßlich, bei langdauernden Flugreisen die Lebensgewohnheiten soweit möglich beizubehalten. Medikamente sollen regelmäßig eingenommen werden. Man sollte sich nicht scheuen, das bei *Langstreckenflügen* zur Verfügung stehende Diätangebot wahrzunehmen. Auf leicht verdauliche Speisen ist zu achten. Kohlensäurehaltige und alkoholische Getränke sollten während des Fluges gemieden werden. Auch Schrittmacherträgern ist die Flugreise grundsätzlich nicht verboten. Es ist jedoch dringend zu empfehlen, den Kontrollbeamten bei der Sicherheitskontrolle darüber zu informieren.

Ein besonderes Risiko stellt *tropisches Klima* mit drückender Schwüle, Platzregen sowie extrem trockener Hitze dar. Der Wechsel von kühler zu extrem warmer Luft birgt immer die Gefahr in sich, daß es durch Erkältung zu fieberhaften Infekten vor allem der Bronchien kommt. Diese können durchaus zu einer chronischen Belastung des alternden Kreislaufs werden.

Das besonders von Älteren vor allem wegen der günstigen Reiseangebote bevorzugte *Mittelmeergebiet* mit seinen heißen Sommern und der intensiven Sonnenbestrahlung birgt Gefahren in sich, vor denen man sich jedoch schützen kann. Lange und zu intensive Sonnenbestrahlungen sind zu meiden. Vor allem sind Ganzkörperbestrahlungen nicht empfehlenswert. An entsprechende Flüssigkeitszufuhr muß gedacht werden. Grundsätzlich ist den älteren Reisenden ein Urlaub in Mittelmeerländern in den Frühjahrs- und Herbstmonaten zu empfehlen.

Gegen einen Urlaub unter dem Einfluß von *Hochgebirgsklima* bestehen ebenfalls keine grundsätzlichen Bedenken. Es wird jedoch recht oft von den älteren Menschen, die bisher die Reizwirkung des Hochgebirgsklimas nicht kennengelernt haben, vor allem in den ersten Tagen nicht gut vertragen. Da es sich hierbei nicht nur um subjektive Empfindungen handelt, sondern auch objektive Zeichen, wie Blutdruckerniedrigung und Pulsfrequenzsteigerung, beobachtet werden, sollten in den ersten 3 Tagen nach der Ankunft im Hochgebirge keine anstrengenden Wanderungen unternommen und vor allem rasche Höhenüberwindungen (Seilbahn) vermieden werden. Selbstverständlich sollte auch an den Tagen danach die verminderte Anpassungsfähigkeit des alternden Menschen bedacht werden.

Die *Ernährungsgewohnheiten während des Urlaubs* sollten soweit möglich beibehalten werden. Dies betrifft vor allem die Kalorienzufuhr. Schwieriger ist die Beibehaltung der Zusammensetzung und der Zubereitung der Speisen. Die häufig beobachteten Verdauungsstörungen sind weniger durch die Umstellung der Kost, sondern vielmehr durch den Genuß ungekochten Wassers, rohen Obstes, von Muscheln u. ä. bedingt. Nur der Genuß frischer gekochter Speisen garantiert in Ländern mit ungenügender Hygiene weitgehend den Schutz vor Darminfektionen. Man sollte darauf hinweisen, daß Durchfallerkrankungen, die länger als einen Tag andauern, für den älteren Menschen Grund sein müssen, am Ferienort den Arzt aufzusuchen. Auf reichliche Zufuhr von Kochsalz und Flüssigkeit ist zu achten.

Auch der *gewohnte Tagesrhythmus* sollte soweit möglich am Urlaubsort beibehalten werden. Den Mahlzeiten sollte eine Ruhepause folgen, die als erholsame Vorbereitung für eine anschließende Belastungsphase gilt. Auf Grund vieler Untersuchungen muß ein drei Wochen lang andauernder Urlaub als besonders günstig angesehen werden. Die Normalisierung der vegetativen biologischen Abläufe hält dann etwa ein halbes Jahr an. Sinnvoll wäre es also, diesen dreiwöchigen Urlaub in entsprechendem Abstand zweimal im Jahr einzuplanen.

Urlaub und Erholungsaufenthalte sind grundsätzlich von den *Kuren* streng zu unterscheiden. Erstere sind weitgehend freizügig und werden von Erholungssuchenden gewöhnlich selbständig geplant, der Arzt oft erst nach getroffenem Entschluß konsultiert. Die Kuren dagegen beinhalten gleichzeitig regelmäßige physikalische und hydrotherapeutische Anwendungen, eingebaut in einen mehr oder weniger streng reglementierten Tagesablauf in Kurheimen. Dies hat den Vorteil, daß der Kurgast gewöhnlich unter regelmäßiger ärztlicher Kontrolle steht und an einen festen Tagesrhythmus gebunden ist. Andererseits muß jedoch berücksichtigt werden, daß bei älteren Kurteilnehmern immer die Gefahr besteht, daß sie sich unter einem gewissen Zwang stehend überbelasten und vor allem hinsichtlich physikalischer Anwendung zuviel des Guten tun.

3.4 Hygiene und Körperpflege

Die Körperhygiene des älteren Menschen unterscheidet sich grundsätzlich nicht von der jüngerer Menschen. Sie gewinnt aber wesentlich mehr als in jüngeren Jahren an Bedeutung, zumal die Folgen mangelhafter Hygiene beim alten Menschen fatale Auswirkungen haben können. Als Beispiel sei hier die bakterielle Infektion der harnableitenden Wege bei äußerer Keimbesiedlung genannt.

Besonderer Aufmerksamkeit bedarf die Haut- und Zahnpflege. Durch exogenen und endogenen Wasser- und Fettmangel kommt es gerade beim älteren Menschen zu Austrocknungszuständen der Haut. Derartige Zustände spielen eine bedeutende Rolle als Wegbereiter für Hauterkrankungen, wie allergische Ekzeme oder Pilzerkrankungen (Mykosen). Hautreinigung durch Waschen des Körpers ist daher eine Grundvoraussetzung der Körperhygiene. Doch auch hier werden durch Unkenntnis und irreführende Werbung Fehler gemacht. Reicht beim jungen Menschen die Zeit zwischen zwei Reinigungsmaßnahmen in der Regel für die Erholung der Haut aus, ist dies beim älteren Menschen nicht mehr in gleicher Weise der Fall. Auf Grund des normalen Alterungsprozesses der Körperzellen verlängern sich auch die Regenerationszeiten der Deckzellen der Haut. Durch Anwendung geeigneter Reinigungsmaßnahmen gilt es, die Haut so gut wie möglich zu entlasten, um ihre natürlichen Schutzfunktionen nicht vorzeitig zu erschöpfen. Die Haut sollte gründlich aber schonend gereinigt werden. Es ist wichtig zu wissen, daß selbst eine Reinigung mit Wasser ohne Reinigungsmittel der Haut jene Stoffe entzieht, die ein Austrocknen der Epidermis verhindern. Aus diesen Überlegungen läßt sich ableiten, daß der Waschvorgang stets als ein Kompromiß zwischen Körperhygiene und Schutznotwendigkeit der Haut angesehen werden muß.

Durch Abnahme der Tätigkeit der Talgdrüsen mit dem Alter nimmt die endogene Fettung der Hautoberfläche ab. Es besteht also auch auf Grund der Entfettung der Haut die Gefahr, daß durch Waschprozeduren mit verschiedenen Reinigungsmitteln die Schutzfunktion der Haut zusätzlich gestört wird.

Die Körperreinigung erfolgt mit herkömmlichen Seifen, alkalifreien waschaktiven Substanzen (sogenannte Syndets) und Reinigungsemulsionen. Völlig zu Unrecht sind leicht alkalische Cremeseifen in Mißkredit geraten und von Syndets zunehmend vom Markt verdrängt worden (KIENLEIN-KLETSCHKA 1988). Die herkömmlichen Seifen führen zu einer leichten Quellung der Hornschicht, so daß Feuchtigkeit über eine gewisse Zeit gebunden werden kann. Dies ist für die Haut des älteren Menschen von großer Bedeutung. Durch waschaktive Syndets, die immer noch als für ältere Menschen besonders geeignet angepriesen werden, entsteht eine so starke Entfettung, daß es zwangsläufig zu Austrocknungszuständen auch der normalen Altershaut kommt, wenn nicht eine Nachfettung vorgenomen wird. Die schonende Reinigung der Haut von Schmutz, Talg und Schweiß wird bei Anwendung von Reinigungsemulsionen erreicht. Bei extrem trockener und empfindlicher Haut ist daher die Reinigungsmilch einer Seife vorzuziehen.

Die Forderung nach mehr Körperhygiene darf nicht dazu führen, Körperreinigung durch tägliches Baden und Duschen zu übertreiben, so daß es zu einer Austrocknung der Haut kommt. Auf die Dauer reagiert die Haut, insbesondere in den Wintermonaten, oft mit Schuppung, Austrocknungserscheinungen und Juckreiz. Werden derartige Zeichen beobachtet, sollten die Reinigungsmaßnahmen reduziert werden. Ausreichende Hautpflege durch Fettung bzw. Nachfettung wird dann erforderlich. Vor allem beim Duschen ist es wichtig darauf zu achten, daß keine waschaktiven Substanzen auf der Hautoberfläche zurückbleiben. Es sollte ausreichend mit klarem Wasser nachgespült werden. Beim Wannenbad sind Ölbäder in jedem Fall Schaumbädern vorzuziehen, da der Schaum oberflächenaktiv wirkt und die Entfettung verstärkt (KIENLEIN-KLETSCHKA 1988).

An dieser Stelle sei noch darauf hingewiesen, daß im Gegensatz zur Anwendung von Reinigungsemulsionen und dem Auftragen von

"Körpermilch" nach der Reinigung Körperöle (auch sogenannte Hautfunktionsöle) sich zur Fettung der Haut nicht eignen, da sie Hautfett aus der Epidermis lösen und damit gerade das Gegenteil bewirken.

Ebenso wichtig wie Körperpflege ist die Pflege der Zähne. Kranke Zähne sind oft Ausgangspunkt für regionale Entzündungen und allgemeine Infektionen. Darüber hinaus hat ein kaufähiges Gebiß für den vorbereitenden Verdauungsvorgang gerade beim älteren Menschen eine große Bedeutung.

3.5 Risikofaktoren für den älteren Menschen

Nach den Daten der Framingham-Studie und anderen epidemiologischen Langzeitbeobachtungen besteht kein Zweifel daran, daß die arterielle Hypertonie, Fettstoffwechselstörungen, Nikotinkonsum und die diabetische Stoffwechsellage die wesentlichen Risikofaktoren kardiovaskulärer Erkrankungen darstellen. Man erkennt eine deutliche Zunahme des kardiovaskulären Risikos sowohl korreliert mit Bluthochdruck als auch in Abhängigkeit von anderen Risikofaktoren wie Hypercholesterinämie, Glukoseintoleranz und Nikotinkonsum. Das höchste Risiko wird erwartungsgemäß beim Zusammentreffen aller Risikofaktoren erreicht. Übergewicht, Harnsäureerhöhung, psychosoziale Streßfaktoren, Bewegungsmangel und genetische Veranlagung werden unterschiedlich bewertet und dürften vor allem als Kofaktoren Bedeutung besitzen.

Betrachtet man die Rangordnung der wichtigsten Risikofaktoren, so ergibt sich für die einzelnen Bereiche der Arteriosklerosemanifestation eine unterschiedliche Reihung. Die Behandlung einer Hypercholesterinämie hat wesentliche Bedeutung bei der koronaren Herzkrankheit und bei der arteriellen Verschlußkrankheit. Sie hat jedoch relativ wenig Einfluß auf das Apoplexrisiko bei zerebrovaskulärer Insuffizienz. Nikotinkarenz ist bei arterieller Verschlußkrankheit und bei koronarer Herzkrankheit essentiell, beeinflußt aber ebenfalls das Apoplexrisiko nur geringfügig. Bei der zerebrovaskulären Gefäßerkrankung stehen hingegen die Senkung einer arteriellen Hypertonie und die Einstellung eines Diabetes mellitus im Vordergrund.

Hypertonie

Die arterielle Hypertonie korreliert auch im höheren Lebensalter mit einem erhöhten kardiovaskulären Risiko. Dies gilt nicht nur für die diastolische Blutdruckerhöhung, sondern auch für die isolierte systolische Blutdruckerhöhung, die wegen der Arterienwandstarre ein Charakteristikum der typischen Altershypertonie darstellt.

Das nachgewiesene höhere Risiko des Hypertonikers im Alter bedeutet nicht zwingend, daß eine Senkung des Bluthochdruckes auch das Risiko senkt. Durch randomisierte Studien gesichert ist bei der Behandlung der arteriellen Hypertonie eine Senkung des Schlaganfallrisikos und der Gesamtmortalität. Ebenfalls konnte eine Verminderung der Progredienz einer hochdruckbedingten Nephropathie nachgewiesen werden. In keiner der Studien gelang jedoch der sichere Beweis für eine Senkung des Erstinfarktrisikos bzw. der koronaren Mortalität. Auch bei der peripheren arteriellen Verschlußkrankheit wurden durch Bluthochdruckbehandlung keine positiven Effekte nachgewiesen. Es muß auch darauf hingewiesen werden, daß in einer Studie von RAJALA u.a. aus dem Jahre 1983, durchgeführt bei über 85jährigen Hypertonikern, die Zweijahresmortalität im Gegensatz zu den Erwartungen am höchsten bei Blutdruckwerten unter 110/70mmHg lag und mit steigendem Druck kontinuierlich abnahm, um sich bei Werten in einer Größenordnung von systolisch 170 - 190 und diastolisch 100 - 110 auf einem relativ niedrigen annähernd gleichen Niveau einzupendeln. Das heißt, daß bei diesem relativ alten Patientenkollektiv die gut gemeinte medikamentöse Blutdrucksenkung zu einer Erhöhung des Sterberisikos geführt hat. Möglicherweise ist dieser negative Effekt auf die verminderte Gefäßautoregulation und die mehr druckpassive Organperfusion im Alter zurückzuführen. Wir haben deshalb unser Augenmerk zunehmend auf den mittleren Blutdruck gelenkt, und sehen beim Hochbetagten die Indikationen zur Blutdruckbehandlung erst bei Werten > 130 bis 140 mmHg mittlerer arterieller Blutdruck.

Entschließt man sich auf Grund der genannten Richtlinien für eine medikamentöse Blutdrucksenkung, so sollte in der heutigen Zeit die Auswahl der Medikamente unter differentialdiagnostischen und differentialtherapeutischen Gesichtspunkten erfolgen. Blutdruckkontrollen sollten wegen der Neigung zur Orthostase sowohl im Liegen als auch im Sitzen und im Stehen durchgeführt werden. Die Beachtung der Nebenwirkungen, vor allem unter dem Aspekt der Multimorbidität, muß betont werden.

Hyperlipidämie

Auch im höheren Lebensalter bedeutet ein erhöhter Cholesterinspiegel und - nach neueren Erkenntnissen - auch eine Hypertriglyzeridämie ein gesteigertes Risiko für kardiovaskuläre Erkrankungen. Auf Grund dieser Tatsache wird man auch beim älteren Menschen versuchen, durch diätetische Maßnahmen die Fettstoffwechselstörung günstig zu beeinflussen. Es muß jedoch berücksichtigt werden, daß es gerade im höheren Lebensalter noch schwieriger als bei jüngeren Patienten ist, Ernährungs- und Eßgewohnheiten umzustellen. Es stellt sich somit die Frage, was von der Behandlung der Fettstoffwechselstörung überhaupt erwartet werden kann, und ob eine medikamentöse Senkung der Blutfette gerechtfertigt erscheint.

Gesichert ist eine Senkung des koronaren Morbiditäts- und Mortalitätsrisikos, d. h. eine klare Abnahme der Erstinfarktrate und der Sterberate im Vergleich zu unbehandelten Patienten. Ebenfalls erwiesen ist eine Verlangsamung der Arterioskleroseprogredienz. Dies betrifft mit Sicherheit die periphere arterielle Verschlußkrankheit und mit hoher Wahrscheinlichkeit auch die zerebralen Gefäßerkrankungen. Im früheren Krankheitsstadium kann sogar eine Arterioskleroseregression erreicht werden. Diese Aussagen gelten für eine kombinierte, sowohl medikamentöse als auch diätetische Beeinflussung des Fettstoffwechsels. Das therapeutische Ziel ist eine Senkung des Triglyzeridspiegels, eine Senkung des Gesamtcholesterins (vorzugsweise der LDL-Fraktion) und eine günstige positive Beeinflussung des HDL-Anteils im Sinne einer Zunahme.

Rauchen

Neben der gesicherten positiven Korrelation Rauchen und chronischobstruktive Lungenerkrankung, Fortschreiten eines Lungenemphysems und Bronchialcarzinom, gelten hinsichtlich des kardiovaskulären Risikos folgende Aussagen: Nikotinkarenz senkt auch im mittleren und höheren Lebensalter im weiteren zeitlichen Verlauf die koronare Morbidität und Mortalität. Es tritt eine Verlangsamung oder auch ein Stillstand der Progredienz der peripheren arteriellen Verschlußkrankheit ein. Ein gesicherter Effekt auf das cerebrovaskuläre Risiko konnte durch vergleichende Studien noch nicht erbracht werden.

Diabetes mellitus

Vergleichsstudien zur Behandlung des Diabetes mellitus sind nicht verfügbar, es ist jedoch gesichert, daß Gefäßkomplikationen, beispielsweise am Augenhintergrund, an der Niere sowie in der Gefäßperipherie um so günstiger beeinflußt werden, je besser die Blutzuckereinstellung gelingt. Dieser klare Zusammenhang läßt die Vermutung zu, daß dies auch für die Gefäße an Herz und Gehirn gilt.

Übergewicht

Es besteht kein Zweifel daran, daß Übergewicht auch für den älteren Menschen einen Risikofaktor bedeutet und zwar in dem Sinne, daß mit der prozentualen Zunahme des Übergewichts das Risiko, an einer Herz- und Kreislauferkrankung zu sterben, erheblich zunimmt.

Gewichtsreduktion führt zu einer Senkung des Blutdruckes, darüber hinaus werden durch Stoffwechselveränderungen andere kardiovaskuläre Risiken, z. B. der Diabetes mellitus, die Hyperlipidämie und die Hyperurikämie günstig beeinflußt. Auf die Bedeutung der kardiovaskulären Entlastung muß gerade beim älteren Menschen hingewiesen werden. Die Adaptationsbreite seiner kardiovaskulären Reserven nimmt bekanntlich mit dem Alter ab.

Körperliche Inaktivität

Körperliche Inaktivität konnte auch bei jüngeren Menschen bisher nie mit Sicherheit als Risikofaktor festgemacht werden. Umsomehr besteht diesbezüglich Unsicherheit beim älteren Menschen, wo es fast ausschließlich um Sekundärprävention geht, da fast immer eine Erkrankung den natürlichen Alternsprozeß begleitet; auch wenn diese nur latent besteht und bisher nicht klinisch manifest wurde. Letzteres lenkt den Blick bei der Beurteilung körperlicher Aktivität nicht nur auf den eventuellen Nutzen körperlicher Betätigung mit dem Ziel, Inaktivität abzubauen, sondern insbesondere auch auf die möglichen Risiken, die durch körperliche Aktivität und Sport bei Überbelastung entstehen können.

Psychosozialer Streß

Sogenannte Stressfaktoren werden hinsichtlich ihrer Bedeutung unterschiedlich bewertet. Es gilt jedoch als gesichert, daß das sogenannte Typ A-Verhaltensmuster mit seinen Subkomponenten "Feindseligkeit" und "Ärger in sich hineinfressen" die wesentlichen Elemente dieses Risikofaktors darstellen. Eine statistisch signifikante Risikokorrelation zur kardiovaskulären Morbidität bzw. Mortalität ließ sich jedoch bisher nur für koronarkranke Patienten unter 60 Jahren erhärten. Ob es sinnvoll ist, das Verhaltensmuster noch dann zu ändern zu versuchen, wenn es bereits zu Komplikationen der Arteriosklerose gekommen ist - letzteres wird beim älteren Menschen häufiger als beim jüngeren der Fall sein -, wird derzeit heftig diskutiert.

3.6 Vorsorgeuntersuchung - vorsorgliche Untersuchung

Während die bisher besprochenen medizinischen Gesichtspunkte darauf abzielen, Erkrankungen zu verhindern sowie Leistungsfähigkeit und Belastbarkeit des alternden Organismus zu erhalten (Geroprophylaxe), ist es das Anliegen der Vorsorgeuntersuchung und der vorsorglichen Untersuchung, Erkrankungen im Frühstadium zu erkennen, um sie rechtzeitig behandeln zu können und dadurch das Ausmaß der klinischen Erscheinungen zu mildern oder Komplikationen zu verhindern (*Interventionsprophylaxe*).

In einer Studie, die vor einigen Jahren in Mössingen in Baden-Württemberg durchgeführt wurde, zeigte sich, daß 90% aller Frauen und Männer an Vorsorgeuntersuchungen interessiert sind. Rund 70% nehmen an den Vorsorgeuntersuchungen teil, wenn sie oft genug darauf angesprochen und entsprechend aufgeklärt worden sind. Eine recht interessante Feststellung machte man aber bei der Aufgliederung der Interessierten und Teilnehmer nach dem Alter: Es zeigte sich ganz eindeutig, daß mit zunehmendem Alter das Interesse an Vorsorgeuntersuchungen abnimmt. Immer wieder wurde gerade von älteren Menschen als Begründung für fehlendes Interesse angegeben: "Bei mir lohnt sich eine solche Untersuchung doch nicht mehr". Ein bemerkenswerter Zwiespalt, wenn man weiß, daß mit zunehmendem Alter Erkrankungen nicht nur häufiger auftreten, sondern häufiger auch mehrere Erkrankungen gleichzeitig vorkommen. Die Chancen, daß Belastungen der Gesundheit und Erkrankungen im Frühstadium ihrer Entwicklung entdeckt werden, wären also gerade bei den älteren Menschen recht groß.

Als Beispiel für die Notwendigkeit der Krankheitsfrüherkennung sei der Magenkrebs genannt. Nur rund 8% der an dieser gefürchteten Erkrankung Leidenden überleben den Magenkrebs 5 Jahre lang. Eine japanische Studie konnte kürzlich den Beweis erbringen, daß sich die Überlebensrate auf das nahezu 12-fache, nämlich auf ungefähr 92% erhöhen läßt, wenn diese bösartige Magenerkrankung im frühesten Stadium im Rahmen von Vorsorgeuntersuchungen erkannt und behandelt wird; und dies gilt ohne bedeutsame Einschränkung auch für das höhere Lebensalter. Die Fortschritte der Medizin, vor allem auch der Anästhesiologie, haben dazu geführt, daß das Operationsrisiko bei guter Vorbereitung und aufmerksamer ärztlicher Führung auch in höheren Lebensjahren relativ niedrig geworden ist, und das Alter an sich keine Gegenanzeige für einen operativen Eingriff mehr darstellt.

3.6.1 Vorsorgeuntersuchung

Es ist eine bekannte Tatsache, daß die verschiedenen Krankenversicherungsträger an neue Aufgaben, die mit zusätzlichen Kosten verbunden sind, nur zögernd herangehen. Mit einem ersten Schritt haben sie jedoch bewiesen, daß sie die große Bedeutung und Notwendigkeit einer Vorsorgemedizin eingesehen haben, die darin liegt, nicht nur Krankheiten zu erkennen, sondern die Gesundheit eines jeden zu kontrollieren und immer wieder erneut zu bestätigen. Seit 1971 haben die Krankenversicherungsträger eine Aufgabe übernommen, die streng genommen nicht zu ihren Aufgaben gehört, da sie nicht die Medizin des Kranken, sondern die Medizin des Gesunden oder noch Gesunden betrifft. Zur Zeit werden die Arztkosten, die sich bei Frauen auf die Früherkennung des Brust-, Genital- und Mastdarmkrebses, bei Männern auf die Früherkennung des Mastdarm- und Prostatakrebses, also einer bösartigen Erkrankung der Vorsteherdrüse, beziehen, von allen Kassen voll getragen.

Die ersten Erfahrungen dieser *gesetzlichen Vorsorgeuntersuchung* zeigten leider, daß nur sehr wenige Leute diese neue Möglichkeit in Anspruch nehmen. Dabei wäre besonders bei älteren Menschen eine Früherkennung der erwähnten bösartigen Erkrankungen besonders wichtig. Bei der Befragung von älteren Menschen, warum man nicht zur Vorsorgeuntersuchung gehe, werden immer wieder drei geradezu typische Antworten beobachtet. Die erste bezieht sich auf die Angst, man könne irgend etwas entdecken und sei dann seines Lebens nicht mehr froh, weil das Wissen um eine Erkrankung zu sehr belasten würde. Diese Antwort läßt sich entkräften durch die eingangs bereits erwähnte Zahl bei Magenkrebs, die durch die günstige Statistik der Brustkrebsdauerheilung mit 98% bei Erkennung im frühesten Stadium nur noch untermauert wird. Eine weitere Antwort bezieht sich immer wieder auf eine eventuell notwendige Behandlung. Obgleich der Arzt noch keine Behandlungsnotwendigkeit festgestellt hat, wird sehr häufig bei Patienten das *Gesundheitsbewußtsein* durch ein *Krankheitsbewußtsein* abgelöst. Allzuoft sperren sich die Patienten gegen weitere Untersuchungen und Kontrollen mit dem Vorwand: "Tabletten würde ich sowieso nicht vertragen, eine Operation überstehen schon erst recht nicht." (Formulierung einer in diesem Zusammenhang befragten Patientin) Obgleich sich bei diesen älteren Patienten ein allgemeines Krankheitsbewußtsein eingestellt hat, neigen viele Patienten dazu, Krankheitssymptome und Hinweise auf eine Organerkrankung zu verdrängen und sie als "Altersbeschwerden" abzutun. Diese Formulierung wird leider allzuoft auch von Ärzten gebraucht. Schließlich hört man die Antwort: "Ach, ich bin noch nie gerne zum Arzt gegangen". Offenbar spielt hier die Angst, die Untersuchung könnte schmerzhaft sein, oder ein gerade in der jetzigen älteren Generation noch besonders deutlich vorhandenes Schamgefühl eine Rolle. Aufklärung durch alle, die mit älteren Menschen zu tun haben, kann hier sehr nützlich sein. Der *Untersuchungsgang* sei kurz geschildert, so daß auch der Nichtmediziner informieren kann.

Der Arzt wird den *Mann* nach irgendwelchen Auffälligkeiten fragen, die auf das Vorhandensein eines Krebses im Enddarm oder der Vorsteherdrüse hindeuten können. Danach wird er den Enddarm austa-

Altern - Alterskrankheiten - Gerontoprophylaxe 313

sten, um festzustellen, ob sich dort Besonderheiten finden, die den Verdacht auf eine Geschwulst erwecken. Schließlich wird er noch nach vergrößerten und schmerzhaften Lymphknoten in der Leistengegend suchen, einen Urintest veranlassen und zum Schluß ein Gespräch über das Ergebnis seiner Untersuchung mit ihm führen.

Bei der *Frau* wird er nach den gezielten Fragen die Brustdrüsen abtasten und die Lymphknoten in der näheren Umgebung untersuchen. Ferner wird er nach Veränderungen am Muttermund fahnden und sicherheitshalber auch etwas von der Absonderung zur mikroskopischen Untersuchung mittels eines speziellen, schmerzfreien Verfahrens entnehmen. Die Untersuchung der Gebärmutter und schließlich des Enddarms runden die Vorsorgeuntersuchung bei der Frau ab. Alle diese Untersuchungen sind schmerzfrei, harmlos und im allgemeinen auch nicht zeitaufwendig.

3.6.2 Vorsorgliche Untersuchung

Gerade beim älteren Menschen sollte sich die Vorsorgeuntersuchung aber nicht auf die gesetzliche Vorsorgeuntersuchung beschränken. Eine vorsorgliche Untersuchung sollte auch dann veranlaßt und wahrgenommen werden, wenn Unzulänglichkeiten, Beschwerden und Mißempfindungen, die den alternden Menschen in irgend einer Weise stören, erste Hinweise auf ein sich anbahnendes Leiden abgeben. Vielleicht stellt sich der auslösende Faktor nur als harmlose Bagatelle heraus, die ohne besondere Behandlung wieder beseitigt werden kann. Doch das kann kein Laie für sich klären; die Entscheidung bleibt alleine dem Arzt vorbehalten. Deshalb wird in jedem Fall die Beratung durch den Arzt hilfreich für den Patienten sein, denn er wird den Anzeichen nachgehen können und eine entsprechende Behandlung einleiten, wenn sie notwendig ist. Oder er wird feststellen, daß die Sorgen unbegründet sind, da alles in Ordnung ist. Denn nicht jedes Stechen in der Brust kündet einen Herzinfarkt an, nicht jeder hartnäckige Husten muß in einem Lungenkrebs seine Ursache haben; aber es wäre durchaus möglich: die Herzkranzgefäße des älteren Menschen sind nun einmal anfälliger für Störungen und auch der Lungenkrebs nimmt mit dem Alter zu.

Selbstverständlich übernimmt die *Krankenversicherung* auch dann alle Kosten, wenn nur geringe Beschwerden zum Besuch des Arztes veranlaßten und eine gründliche Untersuchung vorgenommen werden mußte, ohne daß sich eine folgenschwere Erkrankung herausgestellt hat. Auch bei den Krankenversicherungen wird die Begriffsbestimmung von Gesundheit, wie sie die Weltgesundheitsorganisation formuliert hat, als Grundlage ihrer Entscheidungen über die Zahlungspflicht herangezogen. Nach dieser Begriffsbestimmung bedeutet Gesundheit der Zustand des vollkommenen körperlichen, geistigen und sozialen Wohlbefindens. Auch aus wirtschaftlichen Überlegungen heraus haben bei diesbezüglichen Diskussionen die Vertreter der Kassen immer wieder zugestimmt, wenn dem älteren Menschen geraten wird, den Arzt und damit die Kassen frühzeitig schon bei den ersten, uncharakteristischen Beschwerden in Anspruch zu nehmen. Die rechtzeitige Erkennung und Ausheilung der Erkrankung ist aus vielerlei Gründen für jeden der Beteiligten günstiger einzuschätzen als die Langzeitbehandlung eines chronisch gewordenen Leidens.

Wenn der Arzt einen Patienten bei der ersten Untersuchung noch für gesund befunden hat, so bedeutet das dann zunächst einmal nicht mehr als eine Bestandsaufnahme über seinen Gesundheitszustand. Vielleicht hat er aber auch einen seiner Befunde auf der Karteikarte besonders gekennzeichnet, weil er auffallend war und deshalb einige Wochen oder Monate später einer erneuten Kontrolle bedarf. Diese *Kontrolluntersuchung* wird fast immer aufschlußreicher sein, weil der Arzt dann auf den vorausgegangenen Befund zurückgreifen und aus dem Vergleich zum neuesten Untersuchungsergebnis herausfinden kann, wohin eine Entwicklung führt oder ob der kürzlich erhobene verdächtige Befund sich als rein zufällig ausweist.

Dringlich wird eine vorsorgliche Untersuchung dann, wenn vieldeutige Beschwerden auftreten oder ungewöhnliche körperliche Auffälligkeiten beobachtet werden. Ältere Menschen sollten grundsätzlich immer dann zum Arzt gehen, wenn sie sich nicht wohlfühlen, sei es auf Grund körperlichen Unbehagens oder weil die Stimmung sich grundlos geändert hat.

Es gibt viele Warnzeichen, die dazu auffordern, schleunigst den Arzt aufzusuchen. Es sei aber nochmals betont, daß derartige Warnzeichen nicht in jedem Falle Unheil ankünden müssen.

Ein länger als drei Wochen *anhaltender Husten* bedarf dringlich einer ärztlichen Untersuchung, auch dann, wenn er nicht weiter belästigt und zwischendurch auch einmal wieder verschwindet. Er kann erster Hinweis auf eine bösartige Erkrankung der Atemwege sein, vielleicht auch auf eine Lungentuberkulose, die beim älteren Menschen in letzter Zeit wieder häufiger beobachtet wird, möglicherweise aber auch nur auf eine banale Entzündung der Bronchien, die aber bei längerer Dauer zu einer Lungenblähung und schließlich zu einer Drucksteigerung im Lungenkreislauf führen kann. Vielleicht ist es aber auch das Frühsymptom einer Herzschwäche, die sich durch eine besondere Belastung des Herzens anbahnt. Die Erkrankungen, die dem Husten zu Grunde liegen können, sind zwar nicht alle gleich gefährlich, doch fast immer behandlungsbedürftig.

Werden *blutige Beimengungen* im Auswurf, im Harn oder Stuhl beobachtet, sollte unverzüglich der Arzt um Rat gefragt werden. Auch hier kann es sich um das Warn- und Alarmsymptom einer bösartigen Erkrankung handeln, vielleicht aber auch um einen weniger gefährlichen Nierenstein oder um relativ harmlose Hämorrhoiden. Bei letzteren sollte man aber besonders vorsichtig sein, denn zu leicht ist man geneigt, Hämorrhoiden keine besondere Bedeutung beizumessen, weil der Erkrankte ja doch schon seit Jahren mit ihnen zu tun hat. Dies schließt aber nicht aus, daß neben den Hämorrhoiden vielleicht ein blutender Dickdarmkrebs besteht.

Auch andere *Verfärbungen des Harns* - dunkelbraun oder wasserklar - , des *Stuhls* - weißgelb oder tiefschwarz - bedürfen der ärztlichen Nachforschung. Sie können Frühzeichen einer Leberentzündung oder einer Nierenfunktionsstörung, aber auch einer bedrohlichen Magenblutung sein. Eine Beurteilung sollte nur der Arzt vornehmen, der diese auf Grund eingehender Untersuchung der in Betracht kommenden Organe vornimmt.

Schmerzen jeder Art können Hinweise auf sehr viele verschiedene Erkrankungen sein; schwerwiegende und harmlose. Deren Ursache muß jedoch gekärt werden, vor allem dann, wenn sie neu auftreten oder sich in ihrem Charakter geändert haben. Der Griff zur Hausapotheke ohne Konsultation des Arztes kann verhängnisvoll sein.

So werden Kopfschmerzen häufig als erstes Zeichen einer Hochdruckkrankheit beobachtet, die Wegbereiter vieler Komplikationen ist und meist behandelt werden muß.

Schmerzen in der Brust können auf eine Erkrankung der Herzkranzgefäße hinweisen; es gilt, sie zu verhindern.

Schwindelzustände sollten immer auf ihre Ursachen untersucht werden. Es kann sich dabei um eine harmlose Kreislaufstörung oder um eine korrekturbedürftige Brille handeln, vielleicht aber auch um die Vorläufer eines Bewußtlosigkeitsanfalles bei unregelmäßig schlagendem Herzen. Die rechtzeitige Behandlung mit einem Schrittmacher könnte dazu beitragen, daß es nicht zu schwierigen Folgen kommt.

Zu beachten sind ferner *Gewichtsabnahme* bei unveränderter Nahrungsmittelzufuhr, vermehrtes *Durstgefühl, Hautjucken, Müdigkeit und andere oft recht uncharakteristische Symptome.* Sie können sowohl auf eine bösartige Erkrankung als auch auf eine chronische Stoffwechselerkrankung hindeuten.

Eine flüchtige Schwäche in den Händen, Armen und Beinen, aber auch in der Muskulatur des Gesichtes, kurze vorübergehende Sprechschwierigkeiten oder eine Verschlechterung des Hörvermögens sind immer ernst zu nehmen. Sie können als *Hinweise auf einen drohenden Schlaganfall* gelten, der zum Zeitpunkt ihrer ersten Beobachtung oft noch verhindert werden kann.

Fieber ist für den älteren und alten Menschen immer Grund genug, den Arzt aufzusuchen oder herbeizuholen, denn auch die einfache Erkältung kann im Alter einen recht heftigen und gefährlichen Verlauf nehmen. Darüber hinaus kann Fieber erstes Zeichen vieler anderer, auch bedrohlicher Erkrankungen sein.

Abschließend sei noch darauf hingewiesen, daß es beim älteren Menschen besonders wichtig ist, *nach einer abgeklungenen Erkrankung Kontrolluntersuchungen* vorzunehmen, um auszuschließen, daß die akute Erkrankung in eine chronische, eventuell symptomlose übergegangen ist oder zu anderen Komplikationen geführt hat, die bisher noch latent verlaufen.

Literatur

Brüschke, G.: Moderne Alternsforschung. VEB Verlag Volk und Gesundheit, Berlin 1971.
Bürger, M.: Altern und Krankheit. 4. Aufl., Leipzig 1965.
Doberauer, W., A. Hitmaier, R. Nissen und F.H. Schulz: Handbuch der praktischen Geriatrie. Stuttgart 1969.
Eitner, S.: Gerohygiene. VEB Verlag Volk und Gesundheit, Berlin 1966.
Gilchrest, B.A.: Age-associated changes in the skin. J. Amer. Geriatr. Soc. 30 (1982), S. 139.
Gilchrest, B.A.: Aging of the skin. In: *Baden, H.P., N. A. Soter* (Hrsg.): Pathophysiology of the skin. New York 1983.
Heepe, F.: Ernährung im Alter. Med. Klin. 69 (1974), S. 359.
Heyden, S.: Risikofaktoren für das Herz. Studienreihe Boehringer, Mannheim 1974.
Hollmann, W.: Körperliches Training als Prävention von Herzkreislauferkrankungen. Stuttgart 1965.
Hubert, H.B., M. Feinleib, P.M. McNamara, W.P. Castell: Obesity as an Independent Risk Factor for Cardiovascular Disease: A 26year Follow-up of Participants in the Framingham Heart Study. Circulation 67, No. 5, 1983, S. 968-977.
Kammel, W.B., D.L. McGee: Diabetes and Cardiovascular Risk Factors: The Framingham Study. Circulation 59, No. 1, 1979, S. 8-13.
Kienlein-Kletschka, B.: Körperhygiene und Kosmetik. In: *Lang, E.* (Hrsg.): Praktische Geriatrie, Stuttgart 1988, S. 24-26.
Lang, E.: Bedrohliche Zustände im Alter durch sportliche Überforderung. Script. Geriatr. 1971.
Lang, E.: Das Herz des alternden Menschen - Besonderheiten der Prophylaxe und der Therapie. Zeitschrift für Allgemeinmedizin 47 (1971), S. 1233.
Lang, E.: Medizinische Aspekte des Freizeitverhaltens alter Menschen. Zeitschrift für Gerontologie 7 (1974), S. 276.
Lang, E: Geriatrie - Grundlagen für die Praxis. Stuttgart 1976.
Lang, E.: Körperliche Aktivität und präklinische Geriatrie. In: *Oepen, U.* (Hrsg.): Geriatrie als angewandte Gerontologie. Stuttgart - New York 1983, S. 34.
Lang, E.: Das Rehabilitationspotential des geriatrischen Patienten aus kardiologischer Sicht. Z. Gerontol. 21 (1988), S. 352-358.
Lang, E.: Praktische Geriatrie. Stuttgart 1988.
Lang, E.: Risikofaktoren für das Herz. Methodik III/89 (1989), S. 180-183.
Lang, E., W. Haas: Bewegungstherapie in der Geriatrie. Allgemeine Therapeutik 9 (1969), S. 158.

Rajala, S., M. Haavisto, R. Heikinheimo, K. Mattila: Bloodpressure and mortality in the very old. Lancet I (1983), S. 520.
Sailer, D.: Altern und Ernährung. In: *Lang E., K. Arnold* (Hrsg.): Vorbereitung auf das aktive Alter. Stuttgart 1986, S. 122.
Schettler, G.: Alterskrankheiten. 2. Aufl., Stuttgart 1972.
Schmidt, J., E. Lang: Das Herz des alternden Menschen. Erlangen 1971.
Schramm, A., H. Franke, W. Chowanetz: Multimorbidität und Polypathie im Alter. Zeitschr. f. Allg. Medizin 58 (1982), S. 234.
Schubert, R.: Herz und Atmungsorgane im Alter. (Veröffentlichungen der Deutschen Gesellschaft für Gerontologie) Darmstadt 1968.
Schubert, R.: Differentialtherapie bei der Multimorbidität. actuelle gerontologie 2 (1972), S. 139.
Schubert, R., W. Bierkamp, O. Lindner: Früherkennung des Bronchialkarzinoms. Schriftenreihe der Bayerischen Landesärztekammer, München 1971.
Steinmann, B.: Der Schlaganfall im Alter. In: *Schettler, G.*: Alterskrankheiten, 2. Aufl.. Stuttgart 1972.

"Offene" Altenhilfe
Ein Politikfeld im Umbruch

Anton Amann

1 Einige wichtige Forderungen

Als die erste Version dieses Artikels vor circa 10 Jahren geschrieben wurde, befand sich die offene Altenhilfe in einer Übergangsphase zwischen dem alten Fürsorgesystem und neu sich abzeichnenden Bedingungen einer problembewußteren "Altenpolitik". Inzwischen ist die Vorstellung, daß es eine eigene Altenpolitik geben könne, oder gar solle, brüchig geworden, an ihre Stelle tritt zunehmend der Gedanke einer "altersintegrativen Gesellschaftspolitik".

Altenhilfe ist ein Begriff, der sich im Sprachgebrauch durchgesetzt hat, dessen theoretische Konzeption nichtsdestoweniger immer noch vage ist, und hinter dem vielfältig schillernde Erscheinungsformen stehen. Eine geordnete Übersicht wird zudem dadurch erschwert, daß in der jüngsten Zeit in verschiedenen Ländern im Bereich der ambulanten und der stationären Hilfen vieles in Bewegung geraten ist. Reformen der Gesundheitsgesetze, Änderungen in den Ausbildungsordnungen für die verschiedensten beteiligten Berufsgruppen - hier sei nur an den Altenpfleger in Deutschland und den Pflegehelfer in Österreich erinnert -, ein zunehmender Problemdruck durch die demographischen Entwicklungen tragen erheblich dazu bei, daß alte institutionelle Gegebenheiten sich drastisch verändern und neue Entwicklungen in ihrer Reichweite und Qualität nur schwer abgeschätzt werden können. Jedenfalls ist die Altenhilfe zu einem umfangreichen Anwendungsfeld gesellschaftspolitischer Instrumentarien geworden, deren allgemeinstes Ziel die Bearbeitung sozialer, kultureller, ökonomischer und personbezogener Dimensionen der Lebenslage von Menschen oder Gruppen von Menschen ist. Die Hilfe und Pflege in Privathaushalten sind ihr deshalb ebenso zuzurechnen wie ehrenamtliche, institutionalisierte ambulante, intermediäre und stationäre Angebote. Somit ist die Entwicklung der Altenhilfe nicht nur aus dem jeweiligen aktuellen Zusammenspiel von Bedarf und Angebot für eine bestimmte, definierte Gruppe zu verstehen, sondern auch aus der historischen Entwicklung der gesamten Ziele und Funktionen der Sozialpolitik.

Dies wird zum Beispiel an den Sozialhilfegesetzen verschiedener Länder deutlich, denenzufolge für alte Menschen die notwendigen persönlichen Dienste bereitgestellt werden müssen. "Alte Menschen" heißt hier aber, daß damit eine Gruppe gemeint ist, in der es hinsichtlich des Gesundheitszustandes, des sozialen Netzes, der Bildung und des Einkommens etc. gravierende Unterschiede gibt. Dies bedeutet z. B., daß eine Ausweitung der Zielgruppe vor sich geht, indem die sogenannten älteren Arbeitnehmer und Arbeitnehmerinnen bereits in mittleren Lebensjahren miteinbezogen werden, da sie aus "lebensbestimmenden Aufgaben" ausgegliedert werden, dies bedeutet aber ebenso, daß unter den Hochbetagten eine schnell wachsende Anzahl mit einbezogen wird, da diese aufgrund von Defizitentwicklungen nicht mehr in der Lage sind, aus eigener Kraft ein auch nur annähernd unabhängiges Leben zu führen.

Da die Altenhilfe immer stärker als ein integrales Element der Gesellschaftspolitik überhaupt gesehen wird, ist es nötig, daß von traditionellen Zielgruppenvorstellungen abgegangen wird, daß politische Zielsetzungen längere Abschnitte als nur die letzte Lebensphase erfassen und daß der Wandel in der Lebenslage älterer Menschen selbst zu einem Moment politischer Reflexion zu werden hat. Daraus ergeben sich einige Konsequenzen, die quer zu vielen herkömmlichen Vorstellungen über Altenhilfe liegen (vgl. AMANN, FRÖSCHL, HERRMANN, NEMETH, STÖCKLER, URBAS 1991).

Künftige Anstrengungen zur Wahrung bisheriger Errungenschaften und zur weiteren Verbesserung der Lebenslage älterer Menschen sollten aus dem Blickwinkel einer Gesellschaftspolitik für die gesamte Bevölkerung unternommen werden. Da Gesellschaftspolitik das umfassendste Mittel zur politischen Gestaltung sozialer Verhältnisse ist, muß sie auch darauf Rücksicht nehmen, daß Altern ein hochkomplexes Phänomen ist, das sowohl einer differentiellen Betrachtung als auch differenzierten Handelns bedarf. Eine Politik, die "alt" nur mit "krank", "pflegebedürftig" oder "versorgungsabhängig" gleichsetzt, hat ihre Aufgabe bereits im Ansatz verfehlt. Einer der Hauptgesichtspunkte, unter dem Altern immer zu betrachten ist, ergibt sich aus dem Schlüsselbegriff der "Lebenslaufperspektive". Politischer Handlungsbedarf für ältere Menschen kann nur lebenslaufbezogen erfüllt werden. Initiale politische Maßnahmen dürfen nicht erst bei der

"Vorbereitung auf den Ruhestand" beginnen, weil sonst die für ihren Erfolg notwendige Bewußtseinsentwicklung fehlt. Partizipation am gesellschaftlichen Leben im Alter muß "von langer Hand" (Hilarion Petzold) vorbereitet werden.

Die sich wandelnden Vorstellungen über das Älterwerden lassen es geraten erscheinen, "Altenpolitik" im traditionellen Verständnis jener Maßnahmen, die auf über 60jährige, und unter ihnen besonders auf Hilfe- und Pflegebedürftige gerichtet sind, neu zu überdenken. Alle bisherige Erfahrung lehrt, daß Maßnahmen, die spezifisch für einzelne Gruppen eingerichtet werden, die Gefahr in sich bergen, zu Ausgrenzung und Ghettoisierung der Betroffenen zu führen. Nur mit dem Erreichen des 60. oder 70. Lebensjahres wird noch niemand Mitglied einer Gruppe, auf die besondere Interventionsabsichten im Sinne einer "Problemgruppe" gerichtet werden müssen. Altern bzw. Alter beginnt nicht mit der Pensionierung, sondern - im Sinne eines biologisch, psychisch und sozialkulturell bestimmten Gesamtprozesses - bereits wesentlich früher. "Altersintegrative Gesellschaftspolitik " umfaßt daher in ihrem vollen Verständnis auch die Bereiche des Arbeitslebens, der Familienverhältnisse, der Gesundheitssituation, der kulturellen und sozialen Teilhabe und der ökonomischen Sicherung und Vorsorge.

Älterwerdende Menschen müssen im gesellschaftlichen Leben verankert bleiben. Es kommt darauf an, die Einbindung in soziale Um- und Mitwelten zu stützen und zu fördern und Ausgliederungstendenzen entgegenzuwirken. Stützung und Förderung können langfristig vor allem dann gelingen, wenn - entgegen bisheriger Praxis, in der hauptsächlich "die Familie" und "der Staat" angerufen werden - auch Einrichtungen wie Kammern und Gewerkschaften aktiv werden und die sogenannte "Freie Wohlfahrtspflege", die z.B. in Österreich, im Vergleich zu Deutschland, eine geringe Bedeutung hat, ausgebaut wird.

Alternde Menschen dürfen nicht benachteiligt werden. Planung, politische Entscheidung und administratives Handeln sollten daran orientiert werden. Grundsätzlich ist im Sinne des verfassungsmäßigen Gleichheitsgrundsatzes jede Tendenz zum "ageism" zu vermeiden. Auch in der Politik muß gegen das "Defizitmodell" des Alters angekämpft werden. Älter werdenden Menschen sollten zunehmend Möglichkeiten zu selbständiger Lebensgestaltung und unabhängiger Lebensführung eröffnet werden. Auch für "die Alten" muß gelten, daß sie als Bürger eines politischen und sozialen Systems freie Entscheidungen treffen können. Ältere Menschen, die zu einer selbständigen Lebensführung nur noch begrenzt oder gar nicht mehr in der Lage sind, müssen Hilfen und geeignete Einrichtungen vorfinden. In den gegebenen Grenzen muß auch dort ihre Unabhängigkeit und Selbständigkeit belassen und gefördert werden. Gerade hier haben die häufig vertretenen Zielsetzungen der Aktivierung und der Selbsthilfeinitiativen ihre besondere Bedeutung; so fordert die ARBEITERWOHLFAHRT in Deutschland in ihrem Grundsatzprogramm (1989, S. 39), daß sich die noch vom "Betreuungsgedanken" geleitete Altenhilfe zu einer Hilfeform wandeln müsse, die dazu beitrage, "...Anregungen zu geben und Eigeninitiative zu fördern." Selbsthilfeinitiativen sind Ausdruck dafür, daß Menschen ihr Leben selbst gestalten wollen und sich nicht mehr mit ihrer "Nische als dankbarer betreuter Alter begnügen" (HALVES 1986, S. 151).

Der Auf- und Ausbau von Einrichtungen, die der Integration und Hilfe für älterwerdende Menschen dienen, sollte in Zukunft stärker nach der Entwicklung des tatsächlichen Bedarfs geplant und realisiert werden. Allzusehr scheint in vielen Fällen die Entwicklung der Altenhilfe von Ad-hoc-Lösungen, Interessen der Tagespolitik und parteilichen Orientierungen getragen zu sein. Tatsächlich gälte es, auf geographische, bauliche und organisatorische Flexibilität höchste Bedeutung zu legen. Hinter dieser Forderung steht eine weit allgemeinere: eine Politik, die sich als Gesellschaftspolitik auf Fragen des Alterns bezieht, muß den Prinzipien der Wahlfreiheit, der Rationalität und der Reversibilität genügen (vgl. zu diesen Forderungen: AMANN, FRÖSCHL, HERRMANN, NEMETH, STÖCKLER, URBAS 1991; *Altenplan für Frankfurt/Main 1981*).

Die oben genannten Veränderungen haben konsequenterweise zu einem höchst unterschiedlichen Wortgebrauch für den Bereich der offenen Altenhilfe geführt, so daß heute von "offen", "ambulant", "extramural", "haushaltsbezogen" etc. gesprochen wird. Da es nicht nur schwierig, sondern geradezu unmöglich erscheint, eine eindeutige Begriffsklärung herbeizuführen, wird auch hier, einer gängigen

Konvention folgend, von offener Altenhilfe gesprochen, wohl bedenkend, daß die Begriffsinhalte dieses Wortes variieren können. Jedenfalls umfaßt Altenhilfe ein System sehr unterschiedlicher Leistungen, die sich je nach rechtlicher Regelung, institutioneller Organisationsform, nach Leistungsinhalt und Bedürfnis- oder Anspruchsinhalt der Empfänger ausdifferenzieren. Altenhilfe stellt ein Feld gesellschaftspolitischen Instrumentariums dar, das darauf ausgerichtet ist, in die Lebenslage von einzelnen Menschen oder Gruppen von Menschen einzugreifen, um den status quo zu erhalten oder eine Änderung herbeizuführen.

2 Lebenslage, Abhängigkeit und Hilfe

Als Ausgangspunkt für eine Analyse der Altenhilfe kann der Begriff der Lebenslage dienen (WEISSER 1966; AMANN 1983a). Dabei ist der Fehler der traditionellen Auffassungen zu vermeiden, der auf eine Dichotomisierung zwischen dem beharrenden Charakter der Institutionen und dem unsteten der Individuen hinausläuft, in der letzten Endes Institutionen notwendig erscheinen, um das unberechenbare Subjekt soweit in Schranken zu halten, daß die Stabilität des Gesamten nicht gefährdet werde. Lebenslagen sind die historisch entstandenen und sich entwickelnden Strukturbeziehungen, die sich aus den äußeren Lebensbedingungen ergeben, die Menschen im Ablauf ihres Lebens vorfinden, sowie die mit diesen äußeren Bedingungen in wechselseitiger Abhängigkeit sich entwickelnden individuellen Wahrnehmungen, Deutungen und Handlungen, die diese Menschen hervorbringen. Lebenslagen sind dynamisch in der Perspektive ihres dauernden sozialen, ökonomischen und kulturellen Wandels, sie sind beharrend in der Perspektive ihrer nur durch Anstrengung veränderbaren Zustände. Die äußeren Lebensbedingungen sind die ökonomischen, sozialen, kulturellen und politischen Bedingungen, die durch die Höhe der Produktion, die Art der Arbeitsteilung und Berufsdifferenzierung, die Institutionalisierung sozialer und politischer Macht und durch Privilegienverteilung (anhand von Einkommen, Macht, Wissen und Ansehen) charakterisiert sind. Menschen werden in diese äußeren Verhältnisse hineingeboren, sie finden sie in bestimmten Ausformungen vor; indem sie durch gesellschaftliches Handeln diese Verhältnisse erlernen, verändern sie diese zugleich.

Lebenslagen sind in ihrer Strukturiertheit Ergebnis des allgemeinen gesellschaftlich-historischen Entwicklungsprozesses, sie sind zugleich der die Deutungen und Handlungen der Subjekte strukturierende Lebens- und Existenzraum, indem sich deren höchst unterschiedliche Bewußtseinsformen und inhalte, Bedürfnisse, Erfahrungen, Fähigkeiten und Pläne herausbilden. Lebenslagen sind in diesem Sinn Produkt gesellschaftlicher Entwicklung (strukturiert), zugleich aber Bedingung und Ausgangssituation (strukturierend) der Entwicklung von einzelnen Menschen und Gruppen; Lebenslagen sind Ausgangsbedingung menschlichen Handelns ebenso, wie sie Produkt dieses Handelns sind. In diesem Zusammenwirken sozioökonomischer Bedingungen und individueller Dispositionen zielt das methodologische Interesse auf die Vermittlungsmechanismen. So sind Handlungsdispositionen lebensgeschichtlich erworbene Erlebens- und Verarbeitungsfähigkeiten äußerer Lebensbedingungen. Die zentralen Vermittlungsmechanismen sind die verschiedenen Sozialisationsprozesse, die Menschen in der Kindheit und Jugend, im Erwachsenenalter und im höheren Alter durchlaufen und in denen sie diese Bewältigungstechniken, Reaktionsweisen und Verhaltensprofile sich aneignen, aufgeben und neue erlernen. Die gesellschaftliche Verteilung von Ungleichheit muß also notwendig auf den ganzen Lebensverlauf bezogen werden. Damit ist deutlich, daß Lebenslagen Start- und Entwicklungschancen festlegen. Lebenslagen von Menschen ändern sich stetig, im strukturellen wie im individuellen Bereich. Kohortenanalysen zeigen, daß Menschen in der historischen und sozialen Zeit (ROSENMAYR 1976, S. 261 ff.) in völlig unterschiedlichen Bezügen stehen und völlig unterschiedliche Lebensläufe erfahren können, und sie zeigen, daß unter diesen strukturellen Bedingungen völlig verschiedene Verlaufsweisen der individuellen Existenz auftreten können (LEHR 1969; LEHR u. THOMAE 1965; ROBIN, MARKLE, ROBIN 1979). Bekannte Beispiele sind die Auswirkungen von Krieg, Depression und Arbeitslosigkeit, dann Rekonstruktion und Expansion auf individuelle berufliche Karrieren, Sozialbeziehungen, Altersbilder etc. Das gestaltende Moment der Lebenslage ist vor allem dort zu suchen, wo aus der wechselseitigen Beeinflussung struktureller Bedingungen (z.B. Einkommen und Wohnbedingungen) und personaler Faktoren (z.B. Gesundheitszustand, Einsamkeitserlebnisse, Dekompensation) eine Defizitsituation entsteht, die aus eigener Kraft nicht überwunden werden kann. Als Folge tritt Abhängigkeit von der Hilfe

"Offene" Altenhilfe 325

Dritter auf (AMANN u. MAJCE 1976). Eine solche Situation ist allein allerdings noch nicht typisch für das höhere Lebensalter. Diese Qualität der Lebenslage kann ebenso für Behinderung durch Unfall, für chronische Krankheit oder Arbeitslosigkeit gelten. Die Relevanz für die Altenhilfe ergibt sich dort, wo aus sozialen und kulturellen Normierungen und Wertregulativen heraus eine altersbezogene Charakterisierung der Abhängigkeit sowie der geleisteten Hilfe erfolgt; dort, wo an das chronologische Alter Rechtsfolgen und soziale Definitionen (Etiketten) geknüpft werden, wo die nun notwendige Hilfe Dritter auf "ältere Menschen" hin definiert wird.

Das relationale Element gegenüber der Situation der Abhängigkeit ist die Intervention: der durch öffentlich-rechtliche oder anderweitig legitimierte Institutionen (Personen) vorgenommene Eingriff in die sozialökonomische und psychosoziale Situation, eben die Lebenslage von Menschen.

Aus der Perspektive der im wesentlichen in den westeuropäischen Ländern zur Zeit etablierten Formen der offenen Altenhilfe und der mit diesen Formen verbundenen Zielsetzungen, Inhalte und Organisationsweisen lassen sich folgende Bereiche abgrenzen, in denen auf spezifische Lebenslagen gerichtete Interventionen stattfinden bzw. sich Angebote finden: Bildung, Weiterbildung und Altersvorbereitung; Beratung, Information und Unterweisung sowie Vermittlung; Maßnahmen der Aktivierung und Rehabilitation, Integration und Mobilisierung; Grundversorgung in Hinsicht auf Ernährung, Haushaltspflege, Hygiene und Körperpflege; Versorgung im Falle von Krankheit und Pflegebedürftigkeit. Auf diese Einteilung der offenen Altenhilfe in einzelne Bereiche wird später zurückgekommen.

3 Trends in der internationalen Entwicklung

In vielen europäischen Ländern (generell: in industrialisierten Gesellschaften) sind einander ähnliche Entwicklungen zu beobachten: Unter demographischer Perspektive ständig wachsende Zahlen an älteren, besonders sehr alten Menschen, die immer häufiger in Einpersonenhaushalten bzw. Pensionistenhaushalten wohnen; ein zunehmender Ausbau der Altenhilfe (Einrichtungen und Angebote durch die öffentliche Hand, die Freie Wohlfahrtspflege, aber auch wachsende Belastungsausmaße der Familie - in ihnen besonders der Frauen), in der es gleichzeitig zu einer verstärkten Auflösung der früher üblichen Trennung zwischen stationären und ambulanten Einrichtungen kommt; eine rapide Differenzierung und Partialisierung der Leistungsangebote, vor allem der sozialen Dienste, zu denen parallel Pflegeeinrichtungen expandieren; nicht zuletzt eine wachsende Zuspitzung der Kostenproblematik, die ihrerseits auf wenigstens drei Ursachen zurückzuführen ist: eine wachsende Klientenzahl, eine starke quantitative Ausdehnung der Leistungsangebote und eine verstärkte Professionalisierung des Altenhilfepersonals durch verbesserte Aus- und Weiterbildung.

Neben diesen strukturellen Aspekten fallen in der internationalen Entwicklung vor allem auf intensiver empirischer Forschung basierende Forderungen und Konzepte ins Auge, die auf neue Qualitäten in der Betreuung zielen.

* *Netzwerke* und *Nachbarschaftshilfe* werden als Elemente der Stadtentwicklungs-, der Dorferneuerungs- und Altenhilfepolitik gesehen. Das Augenmerk ist dabei auf die Erhaltung und Nutzung gewachsener Nachbarschaften gerichtet - ein Gesichtspunkt, der in den vergangenen Jahren sicher zuwenig beachtet wurde. In solchen gewachsenen Nachbarschaften muß Hilfe vielfach nicht neu organisiert werden, oft reichen Anleitung und Unterstützung aus. Dabei gilt es, die Entstehung stark altershomogener Wohngebiete zu vermeiden, zumindest aber ihrer Entwicklung entgegenzusteuern. Gibt es keine gewachsenen, funktional sich organisierenden Netze, so können Hilfeleistungen nach Prinzipien der "Gemeinwesenarbeit" aufgebaut werden.

* Das *Ehrenamt* ist im Rahmen offener Altenhilfe eine Säule mit mehreren Gesichtern. So wird einerseits von einer "Renaissance des Ehrenamts" (Teresa Bock) gesprochen, andererseits von einem "Strukturwandel des Ehrenamts" (Thomas Olk). Am deutlichsten sind diese Tendenzen in den letzten Jahren daran sichtbar geworden, daß quantitative und qualitative Anforderungen zugenommen haben und daß sich eine Differenzierung in ein "altes" und ein "neues" Ehrenamt abzeichnet. Jenes ist charakterisiert durch Eingebundensein in traditionelle Sozialmilieus und hochorganisierte feste Formen der

Kooperation und Arbeitsteilung, dieses durch Interesse an der Bewältigung und Überwindung eigener Problemsituationen und durch Motiviertheit zu politischer Veränderung. Beide stellen funktional eine unverzichtbare Ergänzung zu den sozialen Diensten dar (SCHMIDT 1991, S. 2f.) und erfahren eine stark steigende Nachfrage aufgrund eines Mangels an Fachpersonal und finanziellen Mitteln. Ein großer Teil der Einsatzstunden in Trägerorganisationen wird von ehrenamtlichen Mitarbeiterinnen und Mitarbeitern geleistet, wobei in der weit geringeren Zahl der Fälle geringfügige Bezahlung, in den anderen überhaupt keine üblich ist (angestellte und bezahlte Kräfte in den Trägerorganisationen der Freien Wohlfahrtspflege werden hier ausgenommen). Übereinstimmend gilt bei vielen Autoren die Einschätzung, daß die ehrenamtliche Arbeit, ähnlich wie Nachbarschaftshilfe und informelle soziale Netze, vornehmlich den sogenannten "weichen" Bedarfssituationen entgegenkommt (BÄCKER, DIECK, NAEGELE, TEWS 1989; OETTL, ANTALOVSKY, BAUBÖCK, TALOS 1988). Andererseits wächst - wie schon erwähnt - angesichts steigender Kostenlasten und mangelnden Fachnachwuchses der Druck, Hilfeleistungen in den ehrenamtlichen Bereich abzudrängen. Ohne eine übertrieben kritische Haltung einzunehmen, wird doch sichtbar, daß Staat und Gesellschaft danach trachten, Aufgaben, die sie ihrem eigenen Wohlfahrtsanspruch entsprechend wahrnehmen müßten, in den (privaten) Bereich unbezahlter Arbeit abzuschieben; in den meisten Fällen ist es unbezahlte Arbeit durch Frauen.

* Eine *"ganzheitliche" Betrachtungsweise* im Sinne eines pflegerischen und sozialarbeiterischen Standards ist ein weiterer Aspekt, der in der internationalen Entwicklung stärker hervorzutreten beginnt. Schon längst zeigt die offene Altenhilfe die Tendenz zu einer immer stärkeren Differenzierung und Partialisierung der Leistungen. Anzeichen deuten darauf hin, daß eine eigendynamische Trennung der Angebote für nicht, wenig und schwer Hilfebedürftige vor sich geht. Die Interventionen zielen damit offensichtlich auf bestimmte und häufig voneinander künstlich separierte Bedürfnisse. Daß einzelne Hilfeempfänger nicht selten von verschiedenen (mitunter zahlreichen) Personen betreut werden, hängt teilweise von Qualifikationsgründen, teilweise von organisatorischen Bedingungen ab. Für die Hilfeempfänger (und vielfach besonders für die sehr Alten) bedeutet dies den Zwang zu ständigen Umstellungen, die oft schwer zu bewältigen sind.

Verschiedene Dienste durch einen Wohlfahrtsträger anzubieten, *Sozialstationen* oder *Sozialzentren* als Koordinationsstellen einzurichten, hat sich gegenüber Zersplitterung und Ineffizienz als ein prinzipiell guter organisatorischer Ausgangspunkt erwiesen, um "Ganzheitlichkeit" nicht nur personbezogen, sondern auch organisationsorientiert zu realisieren. Selten werden die Probleme so eindeutig benannt, wie es LYNNE JOHNSON tut. In den letzten 25 Jahren habe sich in Großbritannien ein Pflege- und Versorgungssystem für ältere Menschen entwickelt, in dem die Versorgung gerade nicht den Bedürfnissen vieler der pflegebedürftigsten älteren Menschen entspreche, eine Einschätzung, zu der andere Autoren auch kommen (JOHNSON 1991; AUDIT COMMISSION 1986; PLANK 1977).

Durch neue Gesetzgebung hat Großbritannien nun Veränderungen eingeleitet (ROWLINGS 1991), für die das Stichwort "Case-Management" heißt. Hauptziel dieses Planungs- und Organisationsmodells, das ursprünglich in den USA entstand, ist es, die Vielfalt der Versorgungsangebote durch sinnvolle und wirksame Koordination zu effektuieren (JOHNSON 1991, S. 165). Doch Case-Management bedeutet auch eine geänderte Einstellung: anstatt ältere Menschen als bedürftige isolierte Objekte anzusehen, wird jede Person als das immer noch veränderungsfähige Ergebnis lebenslanger Beziehungen zu seiner Umgebung und seiner eigenen Lebensgeschichte angesehen. Einige der gravierenden Probleme scheinen gegenwärtig darin zu bestehen, daß qualifiziertes Personal streng darauf achtet, keine "niedrigen" Tätigkeiten verrichten zu müssen, daß Haushaltstätigkeit o.ä. durch Krankenschwestern oder Sozialarbeiter als eine "Verschwendung" qualifizierter Arbeitskraft angesehen wird, daß hilfe- und pflegebedürftige Menschen häufig als die Repräsentation ihres Defizits ("die mit dem ulcus cruris in der Siemensstraße") wahrgenommen werden, daß Hilfe für die Älteren viel zu wenig als eine Aufgabe zur (neuen) Bestimmung ihrer Lebensbedingungen gesehen wird, in der Deutungs- und Bewältigungsmuster für das Alter als letztem Lebensabschnitt eine wesentliche Rolle spielen.

* In der 1983 erschienenen 2. Auflage dieses Bandes hatte ich die These entwickelt, daß die Klienten der Altenhilfe, ähnlich wie im allgemeineren Zusammenhang der Sozialarbeit, *klassenspezifische Wahrnehmungs-*, *Zugangs-* und *Verwendungsbarrieren* gegenüber den

Angeboten an Dienstleistungen und Hilfen aufwiesen. Die empirischen Befunde haben sich in diesen zehn Jahren nicht entschieden verändert, doch ist - gewissermaßen als begleitende politisch-ideologische Reaktion, die ihre Wurzeln auch in anderen Gesellschaftsbereichen hat - als inzwischen avanciertes Konzept die *"Bürgernähe"* eingezogen, die Veränderungen bewirkt. Sie bedeutet dreierlei: daß die vorhandenen Leistungen möglichst nahe beim Betroffenen angeboten werden, daß dem Wissen über diese Leistungen und ihre Bedingungen zentrale Bedeutung zukommt und daß schließlich das Angebot der Altenhilfe dezentralisiert erfolgt, um die Potentiale der kleinen Netze zu nützen. Eine Untersuchung in Österreich (OETTL, ANTALOVSY, BAUBÖCK, TALOS 1988) machte deutlich, daß unter den Barrieren, die die Inanspruchnahme sozialer Dienste erschweren, Informationsmangel die häufigste ist. Informationsmangel hat außerdem die Konsequenz, daß andere Barrieren gar nicht erst sichtbar werden. Gezielte Informationspolitik und Öffentlichkeitsarbeit sind daher besonders notwendig. Bürgernahe Altenhilfe setzt fundiertes gerontologisches Wissen, genaue Kenntnis des sozialen Raumes der Betroffenen, fachliche Kompetenz und bürokratische Vereinfachung der Abläufe voraus. Für viele längst eingerichtete Organisationen bedeutet die Durchsetzung der Bürgernähe eine Umstellung auf ungewohnte Vorgangsweisen und ein Verlassen der Helferideologie. Bereits der Grundsatz: sowenig Arbeitsteilung wie möglich und soviel bedarfsgerechte ganzheitliche Betreuung wie nötig, ist häufig schwer zu realisieren. Das Grundziel, das es zu erreichen gilt, daß der hilfebedürftige Mensch nicht über-, aber auch nicht unterversorgt werden soll, bedarf verschiedener Gestaltungsschritte:
- der gemeinsamen Analyse/Diagnose der Situation durch Betroffene, Angehörige und Professionelle,
- der Ermittlung und Organisation der notwendigen Hilfeleistungen (ebenfalls gemeinsam),
- der Garantie der Verläßlichkeit und Kontinuität der Hilfen und helfenden Personen,
- der Evaluierung der Folgen und der Bedarfsgerechtheit der geleisteten Hilfen, bei der die Selbständigkeit der Betroffenen im Vordergrund stehen muß,
- der eventuell notwendigen Modifikation und Ergänzung des Programmes.

4 Kompetenz und Altenhilfe

Werden die in Gesetzen (z.B. "Bundessozialhilfegesetz" in Deutschland oder "Sozialhilfegesetze der Bundesländer" in Österreich), politischen Willenserklärungen oder wissenschaftlichen Analysen deklarierten Grundsätze zur Gestaltung des Angebots an Altenhilfe auf einen möglichen gemeinsamen Nenner hin betrachtet, so könnte dieser am ehesten in der Forderung nach der Erhaltung, Verbesserung oder Wiedergewinnung von *Kompetenz* im Alter gefunden werden. Zweifellos ist genau dies auch das Anliegen der meisten Menschen, die der Hilfe bedürfen. Nun besteht allerdings die größte Schwierigkeit darin, Kompetenz begrifflich systematisch zu fassen. Am ehesten sind Auffassungen geläufig, die von einem Vermögen, einer Fähigkeit "zu" ausgehen, also von einem ans Individuum gebundenen Potential. Unweigerlich führt dieser Gedanke dann dazu, daß Kompetenz in Leistung, Effizienz, Aktivität mündet. Solche Überlegungen verfehlen bereits im Ansatz den Gedanken eines unauflöslichen Zusammenhangs zwischen äußeren Bedingungen und subjektiver Verarbeitung, wie er oben am Begriff der Lebenslage dargelegt wurde.

Kompetenz läßt sich als absolute überhaupt nicht bestimmen. Sie ist ein Begriff, der eine Relation bezeichnet, in der subjektives Vermögen und äußere Bedingungen aufeinander verwiesen sind. Damit ergeben sich, wie RUPPRECHT, OLBRICH, GUNZELMANN, OSWALD (1991) zu Recht festhalten, zwei wichtige theoretische Wurzeln: *Kontextualität* und *Transaktionalität* von Kompetenz. Die erste weist auf die Tatsache, daß Verhaltenspotentiale und ihre Veränderungen in der Biographie nicht aus der Wirkung einzelner Faktoren (z.B. sozialer), sondern nur aus den Wirkungszusammenhängen sozialer, psychischer, ökologischer etc. Einflußgrößen zu erklären sind; die zweite unterstreicht, daß dieses Verhältnis zwischen Handeln einerseits und Umfeld andererseits immer als prozeßhaft verstanden und analysiert werden muß. Jeder äußere Eindruck wird nach Maßgabe schon vorhandener Schemata einer Person aufgenommen ("Assimilation " nach Jean Piaget).

Für die Altenhilfe bedeutet dies, daß zur Erhaltung, Förderung und Wiederherstellung von Kompetenz stets persönliche wie auch situative

Faktoren und deren Transaktionen zu beachten sind, wobei ausdrücklich die Besonderheiten der Adaptation im Alter im Vordergrund stehen. Für die weitere Konzeptualisierung dieser Zusammenhänge wird auf die Arbeit von RUPPRECHT, OLBRICH, GUNZELMANN, OSWALD (1991) verwiesen. Für die hier geführte Diskussion sind vor allem die praktischen Konsequenzen bedeutsam, die in der Frage kulminieren, welche persönlichen, sozialen, ökonomischen, ökologischen und physischräumlichen Faktoren bei der Gestaltung des Angebots von Altenhilfe Berücksichtigung finden.

5 Ziele und Formen der Altenhilfe

5.1 Bildung, Weiterbildung und Altersvorbereitung

Da die Rolle von Lernen, Bildung, Bereitschaft zu Veränderung und Neuem noch immer zuwenig Beachtung findet, wird diesem Thema hier verhältnismäßig viel Platz eingeräumt. Bildungs- und Beratungsangebote zielen deklarierterweise auf die Erhaltung und Steigerung verschiedener Dimensionen von Kompetenz. Im Altenhilfeplan der Stadt Bielefeld (SOZIALAMT...1989) wird sogar ausdrücklich zwischen physischer, psychischer, kognitiver und sozialer Kompetenz unterschieden (vgl. für die folgende Darstellung vor allem: BAUER-SÖLLNER 1991). Häufig wird die Teilnahmemöglichkeit an *Sportaktivitäten* hervorgehoben und die Beratung und Unterweisung in *Ernährungs-* und *Gesundheitsfragen* unterstrichen. Eine besondere Rolle spielt hier in der jüngeren Zeit die Anleitung und Unterstützung zur *selbständigen Haushaltsführung* - ein Bereich, der gerade den ersten deutlichen Schub zur Professionalisierung zu erleben scheint (BLOSSER-REISEN 1991a und 1991b). Während solche Angebote und Hilfen vor allem physische Kompetenzen beeinflussen sollen, richtet sich die Bildung im und für das Alter auf psychische: *der erfolgreiche Umgang mit den Aufgaben und Themen des Alters* soll erzielt werden (BAYERISCHES STAATSMINISTERIUM FÜR ARBEIT UND SOZIALORDNUNG 1986; GEISSLER u. WOLLERSHEIM 1988; KRUSE 1988), wobei das Konzept sich wandeln der psychosozialer Aufgaben im Lebenszyklus bedeutsam ist. Häufig scheint allerdings die Auffassung im Vordergrund zu stehen, daß vor allem gegen konkret auftretende Verluste gewappnet werden müsse, während sich die aktiv gedachte Neubestimmung und Neuordnung des Lebens im Alter (vor allem nach der Pensionierung) eher nur als Idee und Schlagwort finden. Allerdings ist, geboren wohl aus der Tradition der (Erwachsenen-)Bildung, Beratung doch vor allem auf akute, begrenzte und bestimmbare Probleme gerichtet, weshalb hier manchmal auch von "Lebenshilfe" die Rede ist, während mit Bildung Wissen weiterzugeben beansprucht wird, das zu selbständigem Problemlösen befähigen soll (WOHLLEBER 1988). Bedeutsam erscheinen in diesem Zusammenhang Tendenzen, die den Alltag der Teilnehmer, ihre Lebenserfahrung und ihr Wissen in den Vordergrund rücken; Lernen soll nicht einseitig und rein kognitiv, sondern ganzheitlich verstanden werden (MEYER-DETTUM 1986). Zu den schwierigsten Problemen scheint der Aufbau macht- und herrschaftsfreier Beziehungen in Bildungsveranstaltungen zu zählen. Ziele und Inhalte der Bildung im und für das Alter divergieren stark nach Veranstalter, Publikum und geographischer Region. Als den meisten Aktivitäten gemeinsame lassen sich aber folgende herausschälen:

Altersvorbereitung ist mittlerweile ein anerkanntes Feld der Altersbildung geworden. Vor allem sollen in ihr psychische Kompetenzen und die gezielte Antizipation künftiger Entwicklungsaufgaben vermittelt werden, wobei meistens auf das kritische Befragen von tradierten Einstellungen und auf das Akzeptieren neuer Rollen hingewiesen wird (BLASCHKE u. FRANKE 1982). Daß die ganze Rollenfrage, inklusive ihres alten Vorurteils der "rollenlosen Rolle" der Alten, hier selbst zuwenig kritisch bedacht wird, zumindest legen dies stichprobenartig durchgesehene Lernunterlagen nahe, stellt ein eigenes Problem dar. Der Übergang ins Alter ist nicht weniger komplex als andere Übergänge im Lebensverlauf, so daß der meist thematisierte Rollenwechsel als Mittel der Bewältigung wohl etwas dürftig ist.

Von wesentlicher Bedeutung ist die praktische Vorbereitung auf das Alter. Rechts- und Versicherungsfragen, Freizeitgestaltung, Hilfemöglichkeiten, Gesundheit, Ernährung haben hier ein großes Gewicht in der Nachfrage; stärker forciert gehörten Vorbereitungsaktivitäten, die auf erhöhte Unfallgefährdung im allgemeinen und auf die besondere wie z.B. im Straßenverkehr gerichtet sind. Ganz im

Hintergrund stehen immer noch Überlegungen zum Umgang mit neuen Technologien wie z.B. im Bereich der Mikroelektronik.

Die Vorbeugung gegen geistigen Abbau gewinnt zunehmend an Gewicht, was wohl als Gelingen des Kampfes gegen das Vorurteil vom allgemeinen Leistungsverfall im Alter gelten kann. Damit gehen Hand in Hand jene Veranstaltungen, in denen *neue* Wissensgebiete erschlossen und die Fähigkeiten zu sinnstiftenden Aktivitäten gefördert werden sollen. Wie dabei zugleich praktische Bezüge hergestellt werden können, zeigen Berichte über einen "Großelternring" (*Ältere Menschen in Nordrhein-Westfalen* 1989). *Kommunikation* und *soziale Kontakte* zwischen den Generationen sollen gefördert werden, die *Unterstützung bei der psychischen Entwicklung* wird angestrebt und die *Befähigung zum Umgang mit alten Menschen*, besonders im Kreis der Angehörigen, gilt als wichtiges Ziel. Hartmut Radebold weist darauf hin, daß Ältere in Bildungsveranstaltungen zahlreiche Fragen zu körperlich-seelischen Erkrankungen, Partnerkonflikten und Lebenskrisen stellen, die beantwortet werden müssen. Aus eigener Erfahrung hat sich in den letzten Jahren allerdings gezeigt, daß solche Bildungsveranstaltungen, die meist von Erwachsenenbildnern, Medizinern, Psychologen, Soziologen und Pädagogen bestritten werden, häufig eine Gratwanderung darstellen. Sie wandeln sich leicht zu Foren der persönlichen Offenlegung von Problemen und Krisen, deren verantwortliche Bearbeitung dann therapeutischer Hilfe, zumindest aber nachgehender Betreuung bedürften, um Menschen nicht in der Verunsicherung einmal gewagter Selbstöffnung allein zu lassen; gerade das aber leisten Bildungsveranstaltungen in der Regel nicht. Teilweise hängt dies mit der Qualifikation der Veranstaltenden zusammen, teilweise aber auch mit der *Angebotsform*. Es dominieren Vorträge und Kurse, ein- oder mehrtägige Seminare, die allerdings nicht immer "Raum, Zeit und eine angstfreie, stimulierende Atmosphäre" (MEYER-DETTUM 1984) bieten können. Fahrten, Studienreisen und Bildungs- und Kurzurlaube bieten einen weiteren Rahmen; Volkshochschulen stellen dabei den besonderen Wert von Studienreisen als Gegengewicht zu der durch die Massenmedien vermittelten Weltsicht aus zweiter Hand in den Vordergrund (DEGENHARDT 1986; HOHENBALKEN u. SPANNER 1990). Es soll allerdings nicht verschwiegen werden, daß ein Teil dieser Angebote zur Zeit nur schwer als der Altenhilfe zugehörig eingeordnet werden kann, da diese Angebote von ihren Zielsetzungen und ihrer Publikumsorientierung her gesehen ja zugleich als ganz allgemeine Angebote für soziale und kulturelle Teilhabe gelten können, daß sie aber trotzdem eine immer stärkere "Alterslastigkeit" zeigen. Auf diese Abgrenzungsprobleme nehmen z.b. Berichte in der Form Bedacht, daß sie von der Zielgruppenauswahl her gesehen von vornherein nur Hilfe- und Pflegebedürftige erfassen und so zwangsläufig ihre Deskriptionen auf Nachbarschaftshilfe, soziale Dienste, Hauskrankenpflege und Aspekte stationärer Hilfe beschränken (vgl. als Beispiel: *Hilfs- und Pflegebedürftigkeit im Alter* 1989).

Als Anbieter von Bildungsangeboten fungieren die *Massenmedien*, die ihrerseits durchaus mit der Absicht nach Information, Aufklärung und Förderung psychischer Kompetenz arbeiten und dies selbst durch einfache Unterhaltungssendungen zu erreichen hoffen. Generell gilt, daß viele dieser Massenprodukte selektiv auf Probleme älterer Menschen eingestellt werden sollten. Einerseits könnte dadurch Wissen über das Alter für Jüngere gezielt produziert werden, andererseits würde die Reflexion darüber angeregt, welche Rolle die Älteren in Werbung und Unterhaltung selbst spielen. Es sei hier nur an das durchaus positive Altersbild in "Jakob und Adele" erinnert. Während Universitäten, Akademien und Volkshochschulen Bildung im Zusammenhang mit Älterwerden immer mehr entdecken, sind Betriebe, Gewerkschaften und Kammern eher zurückhaltend in ihren Aktivitäten. Wie Untersuchungen offengelegt haben, sind es aber gerade die Interessenvertretungen und die Betriebe, in denen sich besonders fruchtbare Ansatzpunkte für Altersvorbereitung böten (AMANN 1989). Für Deutschland weisen Untersuchungsergebnisse aus, daß 1986 von 60 kontaktierten Großbetrieben 18 Vorbereitungsangebote für das Alter organisierten und daß von 79 Gewerkschaften, Kammern und Verbänden 7 solche Veranstaltungen anboten (NAEGELE 1987). Im engeren Zuständigkeitsbereich der Gemeinden und der Träger der offenen Altenhilfe sind vor allem die Altenclubs, die Altenbegegnungsstätten und die Alten- und Servicezentren sowie die Altenberater zu nennen. Für viele dieser Anbieter gilt allerdings, was lange schon bekannt ist: sie wenden sich in ihren Angeboten doch häufiger an aktive, mobile und interessierte Ältere, während jene, die aus der inneren und/oder äußeren Zurückgezogenheit nur schwer herauskommen, gerade nicht erreicht werden (AMANN 1980).

5.2 Beratung, Information und Vermittlung

Beratung ist nicht aus Prinzip altersabhängig, sondern durch Lebenslagenveränderungen notwendig gemacht. Dabei gilt, daß in den meisten Fällen nicht einfache Informationsweitergabe genügt, sondern daß Beratung ein *Interaktionsprozeß mit dem Ziel der Problemlösung* ist (AMANN 1983b). Damit stellt sich die Frage, an welchen Spannungsstellen die beratende Tätigkeit eigens dafür geschaffener Einrichtungen nötig wird. Allgemein gilt: überall dort, wo Menschen aus eigenem oder mit Hilfe ihrer Angehörigen, Freunde und Nachbarn nicht in der Lage sind, auftauchende Probleme angemessen zu bewältigen. Da nun genau dieser Personenkreis ein Leben lang Beratung und Information gewährt, das informelle Netz im höheren Alter aber weitmaschig und weniger leistungsfähig wird, ist dies als eine wichtige Sprungstelle zu betrachten. Parallel dazu gilt, daß die Vielfalt an Angeboten, gesetzlichen Regelungen und professionellen Helfergruppen, die ältere Menschen betreffen, ständig zunimmt. Damit wird Beratung und Information (im Sinne "zugehender Altenberatung") vor allem als präventiv gedachte Dienstleistung wichtig (BAUER-SÖLLNER 1991, S. 84). Daß solche Beratung gerade im Vollzug persönlicher Dienste eine wesentliche Rolle spielt, ist offensichtlich. Auch hier wird ein Aspekt des Prinzips der Ganzheitlichkeit sichtbar: eine Hauskrankenschwester, die bei ihrem Hausbesuch sich ausschließlich auf ihre Pflegearbeiten konzentriert und nicht das stimulierende Gespräch über Ernährungsgewohnheiten, soziale Beziehungen etc. sucht und nicht darauf hinweist, daß bei Einweisung in ein Pflegeheim sich vorsorglich um den Erhalt der Wohnung zu kümmern (Rehabilitation und Rückkehr sind ja nicht ausgeschlossen) sehr wichtig und mit Hilfe eines Sozialberaters machbar wäre, hat genau den Kern zugehender, eigenaktiver Beratung im Vollzug ihrer Arbeit verfehlt. Diese Frage berührt übrigens direkt das Problem der Fort- und Weiterbildung in den Sozial- und Pflegeberufen, weil die wenigsten selbst solche umfassenden Kenntnisse besitzen (vgl. AMANN, HAGER, KIENAST, KNEUSEL, STÖCKLER 1991).

Im folgenden stehen nun die *institutionalisierten* Formen von Beratung als "spezifische Dienstleistung für eine bestimmte Personengruppe" (TRILLING, SCHÄFER, BRACKER 1983) im Vordergrund. In

Einzel- und Gruppenberatungen, durch persönliche Gespräche, per Telefon und Broschüren, zuhause und in der Einrichtung finden solche Beratungen statt; immer häufiger geschieht, vor allem bei zwischenmenschlichen Problemen, die Einbeziehung der Angehörigen. Parallel dazu erfolgt Informationsarbeit durch die Medien der verschiedensten Art, aber auch in Selbsthilfegruppen. Das Wort von spezifischen "Mängellagen" der Älteren beginnt sich durchzusetzen und wird zum Anlaß, Beratungsbedarf auch in politischen Gremien und zuständigen Bürokratien zu diskutieren. Dabei setzt sich die Auffassung deutlich durch, daß Beratung bürgernah und stadtteilbezogen organisiert werden soll, weil innerhalb des gewohnten Lebensumfeldes es am leichtesten fällt, Kontakte aufzunehmen und das Erfahrene einzupassen.

Die wichtigsten Beratungsfelder betreffen *Einkommen* und *Finanzen* als eine der bedeutsamsten Dimensionen der Lebenslage. Direkter Bezug wird hier hauptsächlich auf *Pensions-* und *Versicherungsfragen* genommen, eine nicht unbeträchtliche Rolle spielen aber auch nicht aktualisierte Ansprüche, weil falsche Informationen, Hemmungen und irrationale Befürchtungen am Werke sind. Überdies suchen benachteiligte Gruppen Beratung weniger häufig auf, so daß gerade deswegen eine gezieltere Politik zu fordern ist. Neben dem Einkommen spielen *Wohnung*, *Ernährung* und *Gesundheit* die wichtigste Rolle. Gerade im Wohnungsbereich, in dem vielfach aufgrund räumlich-physischer und technischer Veränderung dem Eintreten von Hilfebedürftigkeit entgegengewirkt werden könnte, geschieht nicht nur zuwenig, sondern wird effiziente Beratung darüber hinaus noch durch das verbreitete Vorurteil erschwert, daß solche Veränderungen sich "für einen Alten nicht mehr rentieren". Daneben zeichnet sich in den letzten Jahren die Tendenz ab, daß immer mehr ältere Menschen die Wohnung durch Kündigung verlieren (z.B. bei Abbruch von Häusern in der Folge von Bodenspekulation) und daß die steigenden Wohnungspreise für viele einen notwendigen Wohnungswechsel unmöglich machen.

Rechtsberatung wird in der Praxis der Altenhilfe eher weniger häufig praktiziert, obwohl sie von Lebensunterhaltsfragen bis zu Entmündigung und Vormundschaft und von Haftung und Versicherung bis zu Vererbung und Pflegschaft reicht. Hier ist ein spezifisches Problem zu sehen, das in vielen Ländern virulent ist: meist sind vornehmlich

Rechtsanwälte befugt, Rechtsberatung zu erteilen, während Sozialarbeiter, die gerade für die benachteiligten Gruppen die naheliegenden Ansprechpartner sind, durch die entsprechenden Gesetze (z.b. Beratungshilfegesetz in Deutschland) eher verunsichert werden, wieviel Auskunft und Beratung sie erteilen dürfen.

Die *Vermittlung sozialer Dienste, psychosoziale Beratung* und *Therapie* sind weitere Felder, ebenso wie *Freizeitanimation* und *kulturelle Aktivitäten*. In Beratungen für die Vermittlung von Diensten wird häufig kritisiert, daß die Koordination zwischen den anbietenden Einrichtungen nicht befriedigend sei und damit den Ratsuchenden unnötiger Zeit- und Energieaufwand aufgebürdet werde (vgl. AMANN 1983b).

Die psychosoziale Beratung älterer Menschen weist zumindest zwei schwierige Dimensionen auf. Da ältere Menschen kaum die allgemeinen therapeutischen Angebote im Anspruch nehmen - der Anteil alter Menschen z.b. unter den Ratsuchenden bei psychologischen Beratungsstellen entspricht bei weitem nicht ihrem Anteil in der Bevölkerung -, stehen entsprechende Aktivitäten besonders vor der Schwierigkeit, Bereitschaft zu wecken, Kooperation zu erzielen und möglichst präventiv zu wirken. Zudem stellt die psychosoziale Beratung, die häufig in die allgemeine Altenberatung eingebunden ist, die beratenden Personen in allen Phasen des Prozesses vor besondere Aufgaben (BAUER-SÖLLNER 1991). Was häufig übersehen wird, ist die Tatsache, daß die verbreitetste Form therapeutisch wirksamer Hilfe für die Älteren und deren Angehörige Selbsthilfegruppen sind (BAUER-SÖLLNER 1991, S. 93). Die allbekannte Belastung der pflegenden Frauen in Familien wird gerade nicht durch staatliche Unterstützung erleichtert - jenes Staates, der in Gestalt der meisten seiner Politiker eine verstärkte Heranziehung der Familien für Pflegeaufgaben in der Zukunft fordert -, sondern durch Selbsthilfegruppen für pflegende Angehörige, die emotional Entlastung bieten und helfen, soziale Kompetenz einzuüben, wenn der Umgang mit den pflegebedürftigen Angehörigen immer schwieriger wird (HEDTKE-BECKER 1988; AMANN, FRÖSCHL, HERRMANN, NEMETH, STÖCKLER, URBAS 1991). Informativ ist zu diesem Fragenbereich eine Sammelarbeit aus dem Jahre 1989 (ASAM, HECK, KNERR, KRINGS 1989) und die Dokumentation des KURATORIUMS DEUTSCHE ALTENHILFE (*Gesprächskreise* von 1989).

Die wichtigsten Anbieter sind die Gemeinden, manchmal auch Bezirke oder Landkreise, die Träger der Freien Wohlfahrtspflege und die Einrichtungen der sozialen Dienste sowie die Sozialämter und die z.t. selbständigen Abteilungen für Altersfragen. Auffällig ist, daß die allgemein akzeptierte Forderung, daß eine qualifizierte Altenberatung des Zusammenwirkens verschiedener Berufe bedürfe (BAUER-SÖLLNER 1991, S. 98), in der Praxis bei weitem nicht ausreichend erfüllt ist. Geradezu schlagend erweist sich dies im Wohnungsbau, bei Spitalsentlassungen u.ä.m. Möglicherweise muß dem Personal selbst erst klar werden, daß gezielte Zusammenarbeit jedem einzelnen die Erfüllung seiner Aufgaben erleichtern kann.

5.3 Aktivierung, Integration und Mobilität

Kaum ein Thema führt immer wieder so zu ungesicherten Einschätzungen wie jenes über die Freizeit im Alter. Wird sie als das Pendant zur Arbeitszeit begriffen, so heißt der Schluß, daß im Ruhestand alle Zeit Freizeit sei. Aktive Pensionisten aber behaupten, daß sie noch nie so wenig Zeit gehabt hätten, wie eben jetzt. Empirische Erhebungen weisen nach, daß Pensionisten ca. 6 Stunden Freizeit täglich haben (SCHMITZ-SCHERZER 1988, S. 155). Für die Diskussion von Aktivierung und Integration im Alter ist die Freizeit-Perspektive verkürzt, obwohl sie naheliegt, weil kulturelle Aktivitäten, Sport etc. im allgemeinen ja in der arbeitsfreien Zeit praktiziert werden. Es ist im folgenden daher nützlich, auch bei "Freizeit"-Aktivitäten, die aus pragmatischen Gründen weiter so genannt werden, die einzelnen Angebote verstärkt unter dem Gesichtspunkt der Kompetenz im Alter zu betrachten. Im Bereich der *sozialen Kontakte* kommt neben dem Partner den Kindern eine zentrale Stellung zu. Dabei gibt es regionale Unterschiede insofern, als Zusammenleben zwischen den Generationen und die Kontakte in den Städten weniger häufig sind. Tendenziell nehmen die Kontakte mit dem zunehmenden Alter ab, insbesondere in den hohen Altersgruppen. Es läßt sich durchaus bei Menschen im höheren Alter, aufgrund häufig verringerter Mobilität und aufgrund des Wegsterbens der Altersgleichen, von einer relativen Benachteiligung in ihren Sozialkontakten sprechen. Gerade hier müssen die Angebote besonders greifen, die von Vereinen, Verbänden und Einrichtungen der Altenhilfe gemacht werden. Letztere treten auf in Form von Alten-Clubs und Altengruppen, Altenkreisen und Altennachmittagen, Altentagesstätten und Altenbegegnungsstätten, Alten- und Servicezentren etc. Geselligkeit, informelle Begegnung, Feste feiern, Kontakte zu jüngeren Generationen, Ferienfahrten, Besichtigungen etc. sind die üblichen Aktivitäten, die organisiert werden. Sie sollten in ihrer Verbindlichkeit für die Alltagsgestaltung der Betroffenen nicht unterschätzt werden, für viele sind sie die nahezu einzige Gelegenheit zu Kommunikation und Kontaktpflege. Anspruchsvollere Angebote (z.B. in Altentagesstätten) zielen auf *präventive Gesundheitshilfe* und *Hilfe zur persönlichen Lebensbewältigung*. Mitunter überschneiden sich Beratung, Kommunikationsförderung und Freizeitgestaltung. Alten- und Servicezentren bieten (besonders in Großstädten) zusätzlich zum Programm der Altentagesstätten auch sozialarbeiterische Betreuung und ambulante Dienste an. Hier gilt in besonderem Maße das Prinzip der "Offenheit", nach dem Innen- und Außenfunktionen einer Einrichtung koordiniert und die Begrenzung auf nur alte Menschen möglichst vermieden werden sollen.

Wenn auch durchaus gelten mag, daß ein dichtes Netz an Einrichtungen und Angeboten zur Verfügung steht, in dem persönlichkeitsbildende und integrationsstabilisierende Aktivitäten ablaufen, so bleibt doch eine Forderung in erheblichem Ausmaß unerfüllt: jene nach *Partizipation* und *Hilfe zur Selbstorganisation*. Viele Gelegenheiten, vom Club bis zu den Ausflugsfahrten und von Theater- und Museumsbesuchen bis zum Freitagnachmittags-Treff haben den Charakter des Konsumangebots. Zugleich ist deutlich, daß dies ein zweischneidiges Schwert ist: die Forderung, aktiv mitzugestalten, ist gleich legitim wie jene, einfach einmal nur betreut zu werden. Eindeutig und zugleich wenig praktiziert ist jedoch das Prinzip der Beteiligung der Jüngeren, wenigstens der jungen Alten. Wenn Kompetenz im Alter vorhanden sein soll, muß an ihr schon vorher gearbeitet werden und die Transformation des familiären und aus der frühen Biographie stammenden Kontaktnetzes in ein durch Altenhilfe gestütztes (falls dies nötig ist) muß rechtzeitig geschehen. Kein ausreichendes Angebot steht für die Gruppe der psychisch Kranken zur Verfügung. Gerade bei Personen, die nicht schon länger im Kontaktnetz sind, stellt sich die Integration als schwierig heraus (BAUER-SÖLLNER 1991, S. 114).

5.4 Grundversorgung und Pflege

Die hier zu beschreibenden Leistungen sind auf einen beschädigten Gesundheitszustand im physisch/psychischen Sinn und auf reduzierte Mobilität und Leistungsfähigkeit - generell: eingeschränkte Kompetenz - gerichtet. Sie entsprechen zumindest ungefähr den differenzierten Bedürfnissen und Bedürftigkeiten, indem zwischen Bedarf und Leistung eine funktionale Verbindung herzustellen versucht wird.

Kochen und *Essen auf Rädern* dienen vor allem als Voraussetzung, die Selbständigkeit und damit den Verbleib in der eigenen Wohnung zu unterstützen. Gerade im Falle alleinstehender Menschen, die in ihrer Beweglichkeit eingeschränkt sind und in schlecht ausgestatteten Wohnungen leben, ist diese Dienstleistung von unschätzbarer Bedeutung. Andererseits hat das Einkaufengehen aktivierende Wirkung und ermöglicht, das zuzubereiten, was schmeckt und bekömmlich ist. Gerade dieser Aspekt führt mitunter zu Klagen bei den Betroffenen; schwer zu kauendes Rindfleisch, Kohl und Hülsenfrüchte, die als wenig bekömmlich erlebt werden, stellen immer wieder Probleme dar. Da gerade im Alter ein spezifischer Nahrungsbedarf gegeben scheint und eine sorgfältige Speisengestaltung vorteilhaft ist, eine Tatsache, auf die bei der Herstellung des Essens auf Rädern in der Regel einigermaßen Bedacht genommen wird, stellt sich dieser Dienst unter gegebenen Randbedingungen nicht immer als sehr funktional dar; er erfordert in dieser Form häufig enormen Aufwand, Wegwerfgeschirr wird immer üblicher, Zustellautos halten mit laufendem Motor in zweiter Spur, die Warmhaltung des Essens ist oft nicht gewährleistet, weil die "Touren" zu lang sind etc.. Zum heutigen Standard bei Essen auf Rädern gehören: Vollkost, Leichtkost, Zuckerdiät. Unter der Perspektive der sozialen Kontakte sind vor allem der stationäre Mittagstisch (in Gasthäusern oder Metzgereien - auch Seniorenteller, die gegebenenfalls billiger sind) von Bedeutung. In manchen Ländern wird neben dem Essen auf Rädern auch Kühlkost zugestellt. Gerade im Zusammenhang mit Lagerung und Aufbereitung kann Tiefkühlkost aber zu einem Risikofaktor werden. Auf die Wohnung bezogene, die Grundversorgung tragende Angebote sind außerdem *Reinigungs-, Instandsetzungs-, Wäsche-* und *Reparaturdienste, Telefonketten* und *Telefondienste, Unfall-* und *Notfallmeldesysteme* sowie *Transportdienste.* Einen wichtigen Bereich der Grundversorgung stellt die *Haushaltsführung* dar, sie wird besonders bei alleinlebenden Menschen zu einem wichtigen Element der Versorgung. Bedarf an Haushaltsführung oder hauswirtschaftlicher Versorgung entsteht durch eingeschränkte Mobilität, als Teil der Rehabilitation (z.B. nach einer Spitalsentlassung), durch Krankheit. Da zunehmend sich die Auffassung durchsetzt, auch bei psychisch kranken und verwirrten Menschen die Wahrung von Selbständigkeit zuhause zu fördern, kommt allen hauswirtschaftlichen Leistungen auch in diesen Fällen mehr Bedeutung zu. Das oben bereits diskutierte Problem der ehrenamtlichen Tätigkeit als mögliche Strategie der Entlastung des Staates wird an den hauswirtschaftlichen Diensten besonders sichtbar; die verschiedenen Gruppen der Ehrenamtlichen stellen hier einen Großteil der Tätigen. Je nach betrachtetem Land verschwimmen die Übergänge zwischen Hauswirtschaft und *Heimhilfe*; letztere zählt zu ihren Aufgaben die Haushaltsführung, persönliche Pflege im Sinn von Körperhygiene und Anlegen leichter Verbände etc. und soziale Integration durch Weckung und Förderung inner- und außerhäuslicher Kontakte.

Im Falle von *Krankheit und Pflegebedürftigkeit* ist in den westeuropäischen Ländern, allen voran in Skandinavien und den Niederlanden, aber in jüngerer Zeit auch in Deutschland und Österreich, die *Hauskrankenpflege*, auch mobiler Krankenschwesterndienst genannt, zum Inbegriff wirksamer Betreuung geworden. Zum Teil gehen diese Dienste auf lange Traditionen zurück und sind heute häufig in Form privater Krankenpflegevereine organisiert. In Gegenden mit schlechter infrastruktureller Entwicklung des Gesundheitswesens ist die Hauskrankenpflege oft die einzig wirksame Alternative zum praktischen Arzt. Im Zusammenhang mit der Versorgung im Krankheitsfall zu Hause setzt sich zunehmend das Prinzip "Prävention vor Rehabilitation und Rehabilitation vor Pflege" durch. Damit ist gemeint, daß bereits im häuslichen Bereich alle Erhaltung, Wiederherstellung und Förderung von Gesundheit und Selbständigkeit beim älteren Menschen so betrieben werden muß, daß der Eintritt des "Pflegefalls" möglichst weit hinausgeschoben werden kann. Eine Problematik, die hier nicht diskutiert wird, jedoch von eminenter Bedeutung ist, findet sich in den Begriffen "Pflegefall" und "Pflegebedürftigkeit". Zunehmend wird der Begriff Pflegefall nicht mehr rein medizinisch, sondern auch soziologisch und ökologisch bestimmt, während jener der Pflegebedürftigkeit eher außer Kurs zu geraten scheint. Wie immer allerdings die definitorische Abgrenzung und damit letztlich die Zahl der als pflegebedürftig Eingestuften sich darstellen: 80-90% der Pflegebedürftigen aller Altersgruppen werden zu Hause gepflegt - im familiären und nachbarlichen System, in der überwiegenden Zahl der Fälle von Frauen (BRACKER, DALLINGER, KARDEN, TEGETHOFF 1988). Auf diese Systeme ist in Zukunft vermehrt die Aufmerksamkeit zu lenken, denn schon ab "mittlerer" Pflegebedürftigkeit können ambulante Dienste, wie sie in der Regel zur Verfügung stehen, nur noch ergänzenden Charakter zur Pflege durch die Angehörigen haben; Rund-um-die-Uhr-Präsenz, Grundpflege und Behandlungspflege etc. leisten vielfach die Angehörigen. Notwendige Hilfen in der Zukunft wären für die Familien: krankenpflegerische Ausbildung, Gesprächsgruppen, Seminare und Beratung sowie teilstationäre Einrichtungen (geriatrische Tagesklinik, vorübergehende Aufenthalte im Pflegeheim oder in der Pflegeabteilung eines geriatrischen Krankenhauses).

6 Ausblicke

Die Altenhilfe entwickelt sich sowohl in ihren öffentlichen wie in ihren privaten Formen von einem engen zu einem *erweiterten Zielgruppenverständnis*. An die Stelle des Versorgungsgedankens in akuten Notlagen tritt zunehmend jener der Mehrfachfunktionen der Altenhilfe, indem die Versorgung in Mängellagen, die Befriedigung altersspezifischer Bedürfnisse, die Prävention zur Minderung der Risikofaktoren und schließlich die Rehabilitation bei erfolgten Beeinträchtigungen zu ihren Aufgabengebieten gezählt werden. Als konsequente Umorientierung ergibt sich auch eine Um- und Neugewichtung auf Erfordernisse und Zwecke im institutionellen Bereich. Die vor Jahren schon sichtbar gewordene Auflösung einer nachhaltigen Unterscheidung oder gar Trennung zwischen ambulanter und stationärer Hilfe hat sich inzwischen in eine Realisierung sehr unterschiedlicher *intermediärer Formen* gewandelt. *Geriatrische oder gerontopsychiatrische Tageskliniken, Tagespflegeheime, Kurzzeit-Heimangebote, Übergangspflege nach Krankenhausentlassung, Entlastungshilfen für pflegende Angehörige* sind nur einige der institutionalisierten Formen, die diese Entwicklung bestätigen. Ihre wesentliche Funktion liegt in allen Fällen darin, eine endgültige

Unterbringung in Einrichtungen stationärer Versorgung zu vermeiden oder zumindest hinauszuschieben. Diesem Gedanken kommt besondere Bedeutung zu, da das vielbeschworene historisch Neue an der gegenwärtigen (und künftigen) Situation älterer Menschen nicht ihre völlige Pflegebedürftigkeit in den letzten Jahren, sondern eine vielgestaltige und facettenreiche Defizitphase im hohen Alter ist, die der allerunterschiedlichsten Hilfen, Stützen und Versorgungen bedarf. Intermediäre Formen repräsentieren zur Zeit außerdem die einzige Entwicklung, aus der entlastende Wirkungen für den akutmedizinischen Bereich zu erwarten sind. Wenn alte Menschen krank werden, muß es das deklarierte Ziel sein, sie nicht im Wege über das Krankenhaus, geradezu programmiert, ins Pflegeheim zu schicken; auch müssen Krankenhausaufenthalte nach Möglichkeit vermieden und so kurz wie möglich gehalten werden. Dies wird nur mit einer großzügig ausgebauten intermediären und ambulanten Altenhilfe möglich sein.

Aus dem Hintergrund der geriatrischen und gerontologischen Wissenschaften könnten der Praxis der Altenhilfe in Zukunft vermehrt Wissen, argumentative Unterstützung und schließlich auch Personal zuwachsen, wenn die Universitäten einmal begreifen würden, daß *Geriatrie und Gerontologie* (auch) *eine Weise des Denkens* über den Gesamtkomplex Altern sind. Nicht zuletzt aus der in der gerontologischen Forschung vertretenen Notwendigkeit der Interdisziplinarität könnte für die Praxis der Altenhilfe das Argument gewonnen werden, daß ein wichtiges Ziel darin besteht, die Grenzen zwischen den Einrichtungen fließend zu machen.

Unter gegenwärtigen Bedingungen, die sich in der Bevölkerungs-, Familien- und Haushaltsstruktur, in der Budgetsituation der Körperschaften, auf dem Arbeitsmarkt etc. finden, tut sich eine Schere auf, die beträchtliche Folgen haben könnte. Auf der einen Seite ist der Ausbau der Altenhilfe anerkannterweise dringend notwendig, auf der anderen Seite wird mit Verweis auf die Kostenfrage mehr und mehr versucht, zusätzliche Leistungen den Angehörigen abzuverlangen, die selbst nachgewiesenermaßen an die Grenzen ihrer Möglichkeiten stoßen. Eine in diesem ganzen Zusammenhang zuwenig bearbeitete und realisierte Möglichkeit ist: *die gezielte Unterstützung von pflegenden Angehörigen.* Diese müßte bereits bei den Motiven beginnen, die Betreuung zu übernehmen, da nicht selten moralische Verpflichtungsvorstellungen bestehen dürften, die nur widerwillig akzeptiert werden. Pflege von Angehörigen ist mit Verzicht und Lücken im eigenen Leben verbunden, oft entstehen daraus enorme Belastungen in der Beziehung, die Gefühle gegenüber den Gepflegten sind ambivalent - auch in liebevoller Zuneigung finden sich Momente der Aggression. Darüber hinaus geht es bei den Pflegenden um physische Belastungen, Probleme der Zeitstrukturierung, Fragen des erlebten Erfolges etc. Meist pflegen Frauen; so ist denn auch der Frage der Unterstützung dieser Frauen durch Partner und Kinder vermehrt Aufmerksamkeit zu widmen. Häufig nehmen sie die Pflegearbeit auf sich und zusätzlich den Kampf mit Mann und Kindern, die ihrerseits, statt Hilfe anzubieten, Ansprüche stellen. Ein eigens zu bedenkendes Problem sind jene Pflegenden, die selbst schon alt sind.

Schließlich bedarf in Zukunft der Bereich der *Technik und der baulichen Maßnahmen* besonderer Aufmerksamkeit. Zu lernen, mit Technik umzugehen, neue Entwicklungen der Mikroelektronik (vom Alarmsystem bis zur computerisierten Fernbestellung von Lebensmitteln) zu nützen, stellt einen Aspekt dar. Ein anderer, der im allgemeinen zu wenig Beachtung findet, betrifft eine zeitgerechte und altersentsprechende bauliche Adaptierung der Wohnung oder des Hauses; einen Sonderfall stellen Veränderungen baulicher Art sowie die Nutzung technischer Hilfen nach dem Eintreten eines Pflegefalles dar. Hier reichen die oft nicht realisierten Möglichkeiten vom Leasing eines pflegegerechten Bettes bis zum Einbau von Hebehilfen im Bad. Die bisher genannten Themen sollten mögliche Schwerpunkte weiterer Entwicklungen hervorheben, nicht aber diese Entwicklungen schon skizzieren. Die Zukunft erfolgreicher Altenhilfe kann nicht aus der Reflexion allein entworfen werden, sie bedarf der Praxis aller.

Literatur

Ältere Menschen in Nordrhein-Westfalen: Wissenschaftliches Gutachten zur Lage der älteren Menschen und zur Altenpolitik in Nordrhein-Westfalen, zur Vorbereitung des Zweiten Landesaltenplans, Ministerium für Arbeit, Gesundheit und Soziales Nordrhein-Westfalen (Hrsg.). Düsseldorf 1989.
Altenplan (Dritter kommunaler) für Frankfurt/Main. Frankfurt/M. 1981.
Amann, A. (Hrsg.): Open Care for the Elderly in Seven European Countries. Oxford 1980.
Amann, A.: Lebenslage und Sozialarbeit. Berlin 1983(a).
Amann, A.: Beratung für ältere Menschen im Strukturzusammenhang sozialer Dienste - konzeptuelle Überlegungen und Thesen. In: *Trilling, A., E. Schäfer, M. Bracker* (Hrsg.): Dokumentation Altenberatung. Gesamthochschule Kassel ASG. Kassel 1983(b), S. 8-17.
Amann, A.: Die vielen Gesichter des Alters. Wien 1989.
Amann, A., E. Fröschl, W.M. Herrmann, G. Nemeth, M. Stöckler, E. Urbas: Altwerden in Niederösterreich. Wissenschaftliches Gutachten für einen "Landesaltenplan". Vervielfält. Manuskript. Wien 1991.
Amann, A., W. Hager, G. Kienast, M. Kneusel, M. Stöckler: Lehrgang: Gerontologie und Geriatrie. Vervielfält. Forschungsbericht. Wien 1991.
Amann, A., G. Majce: Some Remarks on the Concepts of Need and Health and their Treatment in Gerontological Research. In: *Munnichs, J.M.A., W.J.A. von den Heuvel* (Hrsg.): Dependency or Interdependency in Old Age. The Hague 1976, S. 99-117.
Arbeiterwohlfahrt, Bundesverband e.V. (Hrsg.): Humanitäres Handeln aus politischer Verantwortung: Grundsatzprogramm der Arbeiterwohlfahrt. Bonn 1989.
Asam, W., M. Heck, I. Knerr, M. Krings (Hrsg.): Hilfe zur Selbsthilfe. München 1989.
Audit Commission: Making a Reality of Community Care. HMSO-London 1986.
Bäcker, G., M. Dieck, G. Naegele, H.P. Tews: Ältere Menschen in Nordrhein-Westfalen. Der Minister für Arbeit, Gesundheit und Soziales (Hrsg.). Düsseldorf 1989.
Bauer-Söllner, B.: Institutionen der offenen Altenhilfe - aktueller Stand und Entwicklungstendenzen. In: *Deutsches Zentrum für Altersfragen* (Hrsg.): Expertisen zum ersten Teilbericht der Sachverständigenkommission zur Erstellung des ersten Altenberichts der Bundesregierung. Berlin 1991, S. 57-234.
Bayerisches Staatsministerium für Arbeit und Sozialordnung (Hrsg.): Pädagogische Arbeit mit Senioren. Ein Kursbuch zur Altenclubarbeit. München 1986.

Blaschke, D., J. Franke (Hrsg.): Freizeitverhalten älterer Menschen: Exemplarische Untersuchung zur interdisziplinären Gerontologie im Rahmen eines Modellversuches. Stuttgart 1982.
Blosser-Reisen, L.: Die ambulante hauswirtschaftliche Versorgung durch die Nachbarschaftshilfe - Anforderungen an Helferinnen, Möglichkeiten und Grenzen ihres Einsatzes. Archiv für Wissenschaft und Praxis der sozialen Arbeit (1991a), Heft 3, S. 178-192.
Blosser-Reisen, L.: Zur Qualitätssicherung hauswirtschaftlicher Versorgung in der Altenhilfe. Hauswirtschaft und Wirtschaft (1991b), Heft 4, S. 149-158.
Bracker, M., U. Dallinger, G. Karden, U. Tegethoff: Die Pflegebereitschaft der Töchter. Wiesbaden 1988.
Degenhardt, B.: Fahrten und Reisen mit Älteren. In: *Pädagogische Arbeitsstelle des DDV* (Hrsg.): VHS-Kurs und Lehrgangsdienst. Frankfurt/M. 1986, 18. Lieferung II/9, S. 41-42.
Geißler, E., H.W. Wollersheim: Altern - pädagogische Aspekte. In: *Staatsministerium Baden-Württemberg* (Hrsg.): Bericht der Kommission "Altern als Chance und Herausforderung". Stuttgart 1988, S. 133-152.
Halves, E.: Altenselbsthilfezusammenschlüsse: "Was wollen und was können sie?". In: *Böhner, H., H. Freese* (Hrsg.): Alternsforschung 1985. Berlin 1986, S. 147-165.
Hedtke-Becker, A.: Pflegebedürftige alte Menschen in der Familie. Deutsche Krankenpflegezeitschrift 41 (1988), Heft 8, S. 572-576.
Hilfs- und Pflegebedürftigkeit im Alter - Lebensbedingungen, Versorgungsangebote, Zukunftserwartungen. Bundesministerium für Arbeit und Soziales (Hrsg.). Wien 1989.
Hohenbalken, W., W. Spanner: Die schönsten Tage des Jahres - Reisen im Alter. Unveröff. Manuskript, Wien 1990.
Johnson, L.: Koordinierte individuelle Betreuung pflegebedürftiger älterer Menschen. In: *Frank, K.W., H. Knüppel, J. Wilhelm* (Hrsg.): Soziale Arbeit im Stadtteil. Deutsches Zentrum für Altersfragen. Berlin 1991, S. 163-171.
Kruse, A.: Bildung im Alter. Zeitschrift für Gerontologie 12 (1988), Heft 4, S. 179-183.
Kuratorium Deutsche Altenhilfe (Hrsg.): Gesprächskreise und Seminare für pflegende Angehörige. Köln 1989.
Lehr, U.: Frau und Beruf. Frankfurt/M. 1969.
Lehr, U., H. Thomae: Konflikt, seelische Belastung und Lebensalter. Forschungsbericht des Landes Nordrhein-Westfalen. Köln-Opladen 1965.
Meyer-Dettum, B.: Vom Lern- und Lebenszusammenhang in der Bildungsarbeit mit Senioren. In: *Schiersmann, C.* (Hrsg.): Bildungsarbeit und Zielgruppen. Bad Heilbrunn 1984, S. 140-153.

Meyer-Dettum, B.: Tagesseminare und Seminartage - Veranstaltungsformen, die ganzheitliche Lernprozesse begünstigen. In: *Pädagogische Arbeitsstelle des DDV* (Hrsg.): VHS-Kurs und Lehrgangsdienst. Frankfurt/M. 1986.
Naegele, G. (Hrsg.): Maßnahmen zur Bewältigung der Frühverrentung. Köln 1987.
Oettl, M., E. Antalovsky, R. Bauböck, E. Talos: Sozialstaat und private Wohlfahrt in Österreich. Projekt Nr. 2961 des Jubiläumsfonds der Österreichischen Nationalbank. Wien 1988.
Plank, D.: Caring for the Elderly: GLC Research Memorandum 512. London 1977.
Robin, E.P., G.E. Markle, S.S. Robin: Toward a Theory of Age Differences. Paper presented at the 32nd Annual Meeting of the Gerontological Society. Washington D.C. 1979.
Rosenmayr, L.: Schwerpunkte der Soziologie des Alters (Gerontosoziologie). In: *König, R.* (Hrsg.): Handbuch der empirischen Sozialforschung. Stuttgart 1976, Bd. 7, S. 218-373.
Rowlings, Ch.: Stadtteilbezogene Arbeit mit älteren Menschen in Großbritannien. In: *Frank, K.W., H. Knüppel, J. Wilhelm* (Hrsg.): Soziale Arbeit im Stadtteil. Deutsches Zentrum für Altersfragen. Berlin 1991, S. 116-134.
Rupprecht, R., E. Olbrich, Th. Gunzelmann, W.D. Oswald: Erhaltung und Förderung von Kompetenz im höheren Lebensalter. In: *Deutsches Zentrum für Altersfragen* (Hrsg.): Expertisen zum ersten Teilbericht der Sachverständigenkommission zur Erstellung des ersten Altenberichts der Bundesregierung. Berlin 1991, S. 235-300.
Schmidt, R.: Altenhilfe - (k)ein Geschäft für Profis? Deutsches Zentrum für Altersfragen. Berlin 1991.
Schmitz-Scherzer, R.: Freizeit im Alter. In: *Staatsministerium Baden-Württemberg* (Hrsg.): Bericht der Kommission "Altern als Chance und Herausforderung". Stuttgart 1988, S. 153-158.
Sozialamt der Stadt Bielefeld (Hrsg.): Altenhilfeplan der Stadt Bielefeld. Bielefeld 1989.
Trilling, A., E. Schäfer, M. Bracker (Hrsg.): Dokumentation Altenberatung, Gesamthochschule Kassel - ASG. Kassel 1983.
Weisser, G.: Bermerkungen zur anthropologischen Grundlegung der für die Sozialpolitiklehre erforderlichen Lebenslage-Analysen. Unveröff. Manuskript. Köln 1966.
Wohlleber, C.: Analyse des Beratungsangebots für private Haushalte aus der Sicht der Haushaltsführung. Frankfurt/M. 1988.

Glossar

Aktivitätstheorie: die Annahme, daß das Altern dann akzeptiert werde, wenn möglichst viele Aktivitäten der mittleren Jahre beibehalten werden können. (vgl. *Disengagementtheorie*)
Altenhaushalt: (in der Sozialpolitik) der Zweipersonenhaushalt eines Ehepaars, von dem mindestens ein Partner Altersrente oder Pension bezieht.
Alteninitiativen: Gruppen älterer Menschen, die - durch die Initiative einzelner oder von Gruppen entstanden - sich der Selbsthilfe, der Unterstützung anderer älterer Menschen oder anderen sozialen Aufgaben widmen.
Altersaufbau: die Altersstruktur einer Bevölkerung, häufig in Diagrammen als ein Übereinander von quantitativ unterschiedlich besetzten Altersschichten, welche wiederum nach dem Geschlecht unterteilt sind, dargestellt.
Altersstereotyp: das weitverbreitete negative und undifferenzierte Image von alten Menschen als gebrechlichen, sklerotischen, hilfsbedürftigen und einsamen Personen.
Austauschtheorie: die Sicht sozialer Beziehungen unter dem Aspekt des Gebens und Nehmens, wobei die Bilanzen zwischen Leistung und Beanspruchung in den einzelnen Lebensphasen unterschiedlich ausfallen - im Alter die Abforderung von Unterstützung durch die Mitmenschen überwiegt.
Biomorphose: Begriff von MAX BÜRGER, in dem die moderne biologische Auffassung von Altern als einem kontinuierlichen und irreversiblen Prozeß von Veränderungen an den Organen, Geweben und Zellen von der Keimzelle bis zum Tod eines Lebewesens ausgedrückt werden soll.
"Bohnenstangenfamilie": eine Familienstruktur, deren Vertikale durch die gleichzeitige Existenz von 4 bis 5 Generationen sehr ausgeprägt ist, während die Horizontalen in jeder Generation wegen andauernder geringer Geburtenraten nur wenige Personen umfassen.
Case-Management: ein in den USA entwickeltes Organisationsmodell für Altenhilfe, bei dem durch bessere Koordination der Dienste eine ganzheitliche, personenorientierte Versorgung alter Menschen erreicht werden soll.
Defizittheorie: die inzwischen vielfältig widerlegte Behauptung, daß ab dem 20. Lebensjahr die intellektuelle Leistungsfähigkeit abnehme,

Glossar

d.h. mit steigendem Lebensalter ein zunehmendes Intelligenz-Defizit auftrete.
Desozialisation: umstrittene Bezeichnung für Prozesse des Rückzugs aus der Gesellschaft, des partiellen Verlustes von sozialen Rollen (z.b. der Berufsrolle), des Vergessens bestimmter Fähigkeiten und Fertigkeiten.
Disengagementtheorie: die von den Soziologen E. CUMMING und W.E. HENRY aufgestellte These, daß ältere Menschen freiwillig soziale Rollen aufgeben und dieses "disengagement" als Erleichterung empfinden (vgl. *Aktivitätstheorie*).
Disuse-Hypothese: die in der medizinischen und psychologischen Forschung wiederholt bestätigte Hypothese, daß physischer und geistiger Leistungsabfall (auch im Alter) vor allem auf mangelndes Training zurückzuführen seien.
Docility-Hypothese: die von M.P. LAWTON 1970 aufgestellte Hypothese, daß das Verhalten und Befinden von älteren Menschen nur dann von problematischer Wohnumwelt negativ beeinflußt wird, wenn die Verhaltenskompetenz durch Krankheit, eingeschränkte kognitive Fähigkeiten oder vermindertes Selbstwertgefühl reduziert ist.
Domizilorientierte Altenhilfe: ein neuereres Konzept der Altenhilfe, das alten Menschen individuelles Wohnen ermöglichen soll, indem mobile Dienste wie Haushaltshilfe, "Essen auf Rädern" und Krankenpflege bereitgestellt werden.
Empty Nest: der Haushalt, den die erwachsenen Töchter und Söhne verlassen haben, wobei sie ein Elternpaar zurücklassen, das sich an diese neue Konstellation anzupassen hat.
Familienzyklus: der für eine Gesellschaft typische Entwicklungsprozeß von Ehe und Familie, in dem sich verschiedene Phasen je nach Anzahl und Alter ihrer Mitglieder und den Beziehungen zwischen diesen feststellen lassen.
Feminisierung (im Altersaufbau): die Tatsache, daß mit zunehmendem Alter ab dem 60. Lebensjahr die Zahl der Frauen die der Männer in wachsendem Maße übersteigt, was auf die höhere Lebenserwartung der Frauen und in der Bundesrepublik Deutschland auch noch auf die Folgen des 2. Weltkriegs zurückzuführen ist.
Filial Maturity (filiale Reife): das "reife" Verhältnis zu den eigenen Eltern, das durch psychische Arbeit als Erwachsener, also nach der jugendlichen Ablösung erreicht werden kann (M. BLENKNER 1965).
Flexible Altersgrenze: die durch das Rentenreformgesetz von 1972 in

der Bundesrepublik Deutschland geschaffene Möglichkeit, schon bei Erreichen des 63. Lebensjahres (bei Schwerbeschädigten auch bei Erreichen des 62. Lebensjahres) aus dem Berufsleben auszuscheiden und dabei ein "vorgezogenes Altersruhegeld" zu erhalten.
Generation: (in den Sozialwissenschaften) Jahrgangsklasse, die durch gemeinsame historische Erlebnisse und deren Verarbeitung geprägt ist.
Ger(ont)agogik: die wissenschaftlichen und praktischen Bemühungen um "Vorbereitung auf das Alter" und "Weiterbildung im Alter" (oder "Altenbildung") - auch in der Form eines "Seniorenstudiums".
Geriatrie: die medizinische Erforschung physischer Alternsprozesse, von typischen Alterskrankheiten und gealterten Krankheiten sowie den entsprechenden präventiven, therapeutischen und rehabilitativen Möglichkeiten, auch "Altersmedizin" genannt.
Geriatrika: Arzneimittel zur Vorbeugung und Behandlung von Alterserscheinungen (vor allem zur Auffrischung und Verjüngung).
Gerontologie: die interdisziplinäre Wissenschaft vom Alter und Altern, auch als "Alterswissenschaft" oder "Alternsforschung" bezeichnet.
Gerontopsychiatrie: Erforschung der "krankhaften" psychischen Veränderungen im höheren Lebensalter sowie das Erproben entsprechender präventiver, therapeutischer und rehabilitativer Konzepte - auch "Alterspsychiatrie" genannt.
Geroprophylaxe: alle vorbeugenden Maßnahmen mit dem Ziel, daß ältere Menschen ein hohes Lebensalter bei psycho-physischem Wohlbefinden erreichen.
Gero(nto)psychologie: die wissenschaftliche Erforschung psychischer und intellektueller Kontinuität und Veränderung während des Alterns und im höheren Lebensalter (unter unterschiedlichen Lebensbedingungen) - auch "Psychologie des Alterns" und "Alterspsychologie" genannt.
Gero(nto)soziologie: das wissenschaftliche Studium sozialer Interaktionen älterer Menschen mit Gleichaltrigen und Andersaltrigen, der Institutionen für Ältere, des sozialen Status alter Menschen und ihrer gesamtgesellschaftlichen Berücksichtigung - auch "Alterssoziologie" oder "Soziologie des Alterns" genannt.
Gleitender Berufsaustritt: die vereinzelt geschaffene Möglichkeit für Arbeitnehmer, - statt des totalen Berufsaustritts bei Erreichen der Altersgrenze - den Berufsaustritt je nach individueller Motivation und Leistungsfähigkeit schrittweise über verringerte Arbeitszeit oder

Glossar

verlängerte Urlaubszeit zu vollziehen.
Hochaltrigkeit: das Phänomen, daß immer mehr Menschen ein sehr hohes Alter (über 80 Jahre) erreichen.
Hochbetagte: (in der Sozialverwaltung) Menschen in einem Alter von 75 Jahren - neuerdings auch 80 Jahren - und darüber.
Institutionalisierungseffekte: die negativen Auswirkungen der Heimunterbringung auf Befinden und Verhalten von Heimbewohnern wie Depressivität, Passivität, verringertes Umweltinteresse, erhöhte Morbidität und Mortalität.
Insulation: in der Gerontologie der freiwillige Zusammenschluß von (meist alleinstehenden) Betagten in möglichst sozial homogenen Wohn- oder Hausgemeinschaften bzw. Freundschafts- und Nachbarschaftsgruppen zur gegenseitigen Unterstützung und Verbesserung der Kommunikation untereinander.
Interventionsgerontologie: die an der Umsetzung medizinischer, psychologischer und soziologischer Erkenntnisse in Maßnahmen praktischer Altenhilfe orientierte Gerontologie.
Interventionsprophylaxe: Früherkennung und Frühbehandlung.
Intimität auf Abstand: Kurzformel von LEOPOLD ROSENMAYR (1958) für den gerontologischen Befund, daß das von allen Beteiligten bevorzugte Arrangement zwischen den Generationen der Älteren und ihren erwachsenen Kindern in getrennten, Selbständigkeit ermöglichenden Wohnungen besteht, die aber nicht weit voneinander entfernt sind, so daß der gleichzeitige Wunsch nach häufigen Kontakten und gegenseitiger Unterstützung auch erfüllt werden kann.
Kohorte: Jahrgangsklasse, die gemeinsam bestimmte Lebensphasen und Institutionen durchläuft.
Kontinuitätstheorie: die These, daß sich die geistige, psychische und soziale Situation eines Menschen im Alter am ehesten aus den Kontinuitäten in seinem Lebenslauf erklären lasse.
Krisenintervention: Hilfe in sozialen, psychischen und physischen Krisensituationen mit dem Ziel, eine Erkrankung, eine Zustandsverschlechterung oder einen Zusammenbruch zu verhindern.
Linkage-Funktion: die Funktion der Familie, die Verbindung zwischen dem Individuum und der Gesellschaft und deren Institutionen und Organisationen herzustellen.
Multimorbidität: der (bei Personen in fortgeschrittenem Alter typische) Befund, daß mehrere (meist chronische) Krankheiten gleichzeitig vorhanden sind.

Nachelterliche Gefährtenschaft: die Ehe, die ältere Menschen führen, nachdem das letzte Kind den gemeinsamen Haushalt verlassen hat (in der Bundesrepublik Deutschland meist ab dem 50. Lebensjahr).
"Neue Alte": "junge" Alte (unter 70 Jahren) mit höherer Ausbildung und guter Einkommenslage, die einen aktiven Lebensstil aufweisen, d.h. gerne konsumieren, reisen und kulturelle Angebote wahrnehmen.
Niveauthese: die in der Bundesrepublik Deutschland vielfach bestätigte Behauptung, daß sich das Lebensniveau der gesamten Bevölkerung - auch der Alten - erhöht hat, wobei allerdings die Unterschiede zwischen Klassen, Schichten, Altersgruppierungen gleich geblieben sind.
Preretirement Counseling: der in amerikanischen (und einzelnen europäischen) Großbetrieben den älteren Arbeitnehmern angebotene Beratungsdienst, der ihnen helfen soll, sich schon frühzeitig und angemessen auf den Berufsaustritt vorzubereiten.
Ressourcentheorie: die in der "transkulturellen Gerontologie" gewonnene Erkenntnis, daß auch im Alter der soziale Status von der Verfügbarkeit über die Ressourcen Eigentum, Macht und Einfluß, Wissen und Fähigkeiten abhängt.
Retroaktive Sozialisation: Bezeichnung für die Sozialisationsvorgänge, die - entgegen der üblichen Richtung - von den Jüngeren bei den Älteren ausgelöst werden.
Rumpfhaushalt: (in der Sozialpolitik) der Haushalt einer alleinlebenden Witwe oder eines alleinlebenden Witwers.
Silting-Effekt: der durch G. VOLKHEIMER und F.H. SCHULZ 1964 beschriebene Versandungseffekt im menschlichen Gefäßsystem, der - durch Ablagerung von korpuskulären Elementen hervorgerufen - zur Verengung oder sogar zum Verschluß von Blutgefäßen führt.
Singularisierung: der Trend zum Leben im Einpersonenhaushalt statt im Familienverband.
Sozialgerontologie (angloamerik.: Social Gerontology): der sozialwissenschaftliche Teil der Gerontologie - heute auch: der praxisorientierte Teil sozialwissenschaftlicher Gerontologie.
Thanatologie: die Wissenschaft von Sterben und Tod.
Totale Institution: Begriff, der von ERVING GOFFMAN in seinem Buch "Asylums" (Garden City, NY 1961) benutzt wurde, um Einrichtungen wie Gefängnisse, psychiatrische Krankenhäuser und andere geschlossene Anstalten zu kennzeichnen, die das Leben ihrer "Insassen" total bestimmen - durch Freiheitsbeschränkungen, Zeitpläne,

Glossar

Kleiderzwang etc.

Trennung auf Widerruf: das bisher vielfach beobachtete Lebenslaufmuster, nach dem junge Erwachsene zunächst aus der Wohnung ihrer Eltern ausziehen und eventuell den Wohnort wechseln, um später, besonders wenn sie selbst Kinder haben, wieder in die Nähe ihrer alten Eltern zu ziehen oder sogar - vor allem bei Verwitwung eines Elternteils - das "Wohnen unter einem Dach" zu suchen.

Autorenverzeichnis

Amann, Anton, Prof.Dr.; außerordentl. Universitätsprofessor für Soziologie und Sozialgerontologie an der Universität Wien. Freier Mitarbeiter des Instituts für Sozialgerontologie und Lebenslaufforschung der Ludwig Boltzmann Gesellschaft, Wien.

Hörl, Josef, Prof.Dr.; Assistenzprofessor für Soziologie und Sozialgerontologie an der Universität Wien. Wiss.Mitarbeiter am Institut für Sozialgerontologie und Lebenslaufforschung der Ludwig Boltzmann Gesellschaft, Wien.

Lang, Erich, Prof.Dr.; Chefarzt an der Medizinischen Klinik des Waldkrankenhauses Erlangen (Schwerpunkt: Kardiologie) sowie an der Klinik Fränkische Schweiz in Ebermannstadt (Schwerpunkt: Angiologie und Geriatrie); Vorstand des Carl-Korth-Institutes für Poliklinische Medizin; Vorlesungen zur Geriatrie und Kardiologie an der Medizinischen und der Erziehungswissenschaftlichen Fakultät der Universität Erlangen/Nürnberg. Stellvertretender Vorsitzender der Interdisziplinären Arbeitsgemeinschaft für angewandte Gerontologie (IAAG).

Lehr, Ursula, Prof.Dr.Dr.h.c., Bundesm.a.D., MdB; ordentl. Universitätsprofessorin für Gerontologie und Direktorin des Instituts für Gerontologie an der Universität Heidelberg.

Naegele, Gerhard, Prof.Dr.; ordentl. Universitätsprofessor für Soziale Gerontologie und Direktor des Instituts für Gerontologie an der Universität Dortmund. Gründer und Vorsitzender der Forschungsgesellschaft für Gerontologie e.V., Dortmund.

Radebold, Hartmut, Prof.Dr.; Universitätsprofessor für Klinische Psychologie und Geschäftsführender Sprecher der Arbeitsgruppe für Angewandte Soziale Gerontologie (ASG) an der Gesamthochschule Kassel.

Reimann, Helga, Prof.Dr.Dr.; Universitätsprofessorin für Soziologie an der Philosophischen Fakultät I der Universität Augsburg.

Reimann, Horst, Prof.Dr.; ordentl. Universitätsprofessor für Soziologie und Kommunikationswissenschaft sowie Direktor des Instituts für Soziökonomie an der Wirtschafts- und Sozialwissenschaftlichen Fakultät der Universität Augsburg.

Rosenmayr, Leopold, Prof.Dr.; em. Universitätsprofessor für Sozialphilosophie und Soziologie an der Universität Wien. Leiter des Instituts für Sozialgerontologie und Lebenslaufforschung der Ludwig Boltzmann Gesellschaft, Wien.

von Rosenstiel, Lutz, Prof.Dr.; ordentl. Universitätsprofessor für Wirtschafts- und Organisationspsychologie, Mitglied der Leitung des Instituts für Psychologie und Prorektor an der Universität München.

Tews, Hans Peter, Dr.; Leiter des Forschungsbereiches Soziologie im Forschungszentrum für Rehabilitation und Prävention der Stiftung Rehabilitation, Heidelberg, und Lehrbeauftragter für Gerontologie an der Universität Heidelberg. Vizepräsident der Deutschen Gesellschaft für Gerontologie und Geriatrie.

Personenzeichnis

Abel, B. 248, 250
Achenbaum, W.A. 79, 106
Adler, R. 280
Albrecht, R. 113, 136
Alderson, A.S. 91, 106
Allerbeck, M. 231, 253
Allmendinger, J. 169, 179, 199
Allmer, H. 208, 225
Allport, G.W. 233, 250
Altenberger, H. 19
Amann, A. 21, 146, 319, 320, 322, 323, 325, 334, 335, 337, 345, 354
Anderson, W.F. 247, 250
Anger, H. 21
Angleitner, A. 254
Antalovsky, E. 327, 329, 347
Anthes, J. 152, 154, 158, 163
Arnold, K. 137, 232, 234, 250, 253, 318
Asam, W. 337, 345
Ash, P. 243, 247, 251
Atkinson, M. 124, 135
Attias-Donfut, C. 140, 163
Auinger, L. 107
Avery, C. 247, 251

Bäcker, G. 2, 23, 27, 58, 73, 169, 183, 185, 199, 327, 345
Baden, H.P. 317
Badura, P. 136
Bahr, H.-E. 28
Balint, M. 96
Baltes, M.M. 106
Baltes, P.B. 19, 27, 73, 74, 107, 135, 210, 212, 225
Bauböck, R. 327, 329, 347
Bauer, A. 117, 136
Bauer-Söllner, B. 331, 335, 337-339, 345
Baumann, U. 278
Bechtler, H. 272, 273, 278, 280
Beck, K. 138
Beck, U. 25, 27
Beck-Gernsheim, E. 117, 119, 135

Becker, H. 28, 107, 136
Behrend, Ch. 27
Bengtson, V.L. 79, 106, 108, 219, 220, 225, 242, 251
Bergener, M. 21, 274, 278
Bergler, R. 217, 225
Berkowitz, B. 212, 225
Bickel, H. 260, 261, 267, 278
Bierkamp, W. 318
Binstock, R.H. 135
Birren, J.E. 18, 210, 225
Bishop, J.M. 225
Bispinck, R. 169, 199
Blaschke, D. 332, 346
Blenkner, M. 94, 106, 349
Blosser-Reisen, L. 125, 135, 144, 164, 331, 346
Blume, O. 123, 135, 158, 160, 164, 236, 237, 251
Böhlau, V. 20, 229
Böhner, H. 346
Borchert, M. 3, 27
Bosch, E.M. 129, 135
Bracker, M. 335, 342, 345-347
Braukmann, W. 251
Braun, W. 27
Brengelmann, J. 253
Brody, E.M. 106
Bruche, G. 231, 251
Brückner, E. 169, 179, 199
Brückner, H. 169, 179, 199
Bruder, J. 73, 93, 106
Bruns, G. 253
Brüschke, G. 317
Bujard, O. 179, 181, 199
Bürger, M. 15, 284, 317, 348
Burkhardt, W. 125, 130, 136
Byerts, T.O. 164

Cantor, M.H. 106
Carmelli, D. 254
Carson, D.H. 140, 165
Casey, B. 231, 251
Castell 256

Castell, W.P. 317
Catton, W.R. 137
Chowanetz, W. 318
Christen, Ch. 106
Cicirelli, V.C. 106
Closs, Ch. 127, 128, 136, 157, 164
Coleman, P. 225
Cooper, B. 256, 260-262, 267, 277, 278
Costa, P.T. 229
Cross, P. 279
Crovitz, E. 214, 225
Cumming, E. 222, 225, 240, 251, 349
Cyprian, G. 160, 164

Dahrendorf, R. 207, 225
Dallinger, U. 342, 346
Dame, A. 254
Danahue, W. 253
Danish, S.J. 225
de Graat, Th. 135
Degenhardt, B. 333, 346
Dennersmann, U. 209, 225
Dieck, M. 19, 73, 88, 106, 145, 147, 163, 164, 179, 182, 183, 199, 205, 226, 227, 247, 248, 251, 327, 345
Dierkes, M. 252
Dießenbacher, H. 19
Dilling, H. 256, 267, 278
Dimroth, G. 262, 278
Dittrich, G.G. 116, 117, 122, 135, 142, 158, 160, 162, 164
Doberauer, W. 166, 228, 317
Domsch, M. 137, 138, 253
Dörner, K. 106
Dougherty, L. 253
Dreher, G. 239, 242, 243, 245, 252
Dringenberg, R. 144-146, 158, 164

Ebbinghaus, H. 213, 226
Ebel, T. 21
Eckhardt, J. 125, 130, 131, 135, 136
Eells, K. 254

Ehmer, J. 106
Eirmbter, E. 13
Eisenstadt, S.N. 110, 135
Eitner, S. 203-205, 226, 317
Elwert, G. 23, 27
Erkert, Th. 120, 122, 127, 135
Ernest, F.G. 164

Fabian, Th. 125, 130, 136, 138, 139
Falck, I. 19, 273, 278
Feinleib, M. 317
Festinger, L. 245, 251
Filipp, S. 230, 251
Fischer, L. 21, 149-152, 154, 164
Fisseni, H.J. 19, 140, 151, 164, 203, 217, 226
Fooken, I. 203, 226
Frank, K.W. 346, 347
Franke, H. 21, 318
Franke, J. 332, 346
Franz, P. 142, 166
Fred, K. 26, 27
Freese, H. 346
Frey, D. 254
Frick, J. 183, 184, 201
Friedel-Howe, H. 231, 251
Friedmann, E.A. 221, 226, 230, 251
Friessen, D.H. 281
Fröschl, E. 320, 322, 337, 345
Fülgraff, B. 21

Gans, H.J. 113, 136
Gather, C. 199-201
Gaugler, E. 254
Geißler, E. 331, 346
Gerhard, U. 199
Giesecke, H. 251
Gilchrest, B.A. 317
Glatzer, W. 201
Goffman, E. 152, 164, 352
Goldfarb, A.I. 216, 221, 226
Gordon, M.S. 244, 251
Gössling, S. 274, 276, 278
Gove, W.R. 123, 136
Graham, N. 277, 279

Green, R.E. 212, 225
Greulich, R.C. 229
Grombach, H. 254
Gronemeyer, R. 3, 20, 28
Großjohann, K. 21
Gruhle, H.W. 216, 226
Guggemos, P. 19
Guillemard, A.M. 128, 136
Gunzelmann, Th. 330, 331, 347
Gurland, B. 279
Gutzmann, H. 270, 278

Haas, W. 318
Haase, I. 19
Haavisto, M. 318
Häberle, P. 136
Habermas, J. 236, 251
Häfner, H. 227, 235, 253, 257, 259, 263, 278, 279
Hager, W. 335, 345
Hagestad, G.O. 106
Halhuber, H. 107
Halves, E. 322, 346
Hanesch, W. 199
Hanks, R. 238, 251
Hartmann, H. 179, 199
Hatzelmann, E. 239, 251
Hauser, R. 183, 184, 201
Havighurst, R.J. 113, 121, 136, 219, 221, 226, 230, 234, 239, 241, 242, 248, 251, 252, 254
Hayslip, B. 248, 250
Heck, M. 337, 345
Hedtke-Becker, A. 337, 346
Heepe, F. 291, 295, 317
Hege, M. 234, 252
Heidegger, M. 81
Heikinheimo, R. 318
Henry, W.E. 222, 225, 240, 241, 251, 252, 349
Heron, A. 237, 252
Herr, J.J. 108
Herrmann, J.M. 280
Herrmann, W.M. 226, 278-281, 320, 322, 337, 345

Herwig, B. 252
Hess, B. 254
Heuvel, von den, W.J.A. 345
Heyden, S. 317
Hinschützer, U. 19, 141, 164
Hinze, E. 266, 279
Hirsch, R. 272, 279, 280
Hitmaier, A. 317
Hofemann, K. 169, 199
Hohenbalken, W. 333, 346
Hollmann, W. 317
Hörl, J. 21, 25, 75, 100, 107, 354
Horn, I. 125, 130, 131, 135, 136
Hoyos, C.Graf 254
Huber, J. 129, 136
Hubert, H.B. 317
Hughes, M. 123, 136

Imhof, A.E. 73

Jablin, F. 247, 251
Jacobs, K. 231, 252
Jansen, W. 155, 164
Johnson, L. 328, 346
Joosten, A. 160, 164
Jores, A. 232, 252
Joukamaa, M. 252

Kaffarnik, H. 21
Kahana, E. 141, 164
Kalish, R.A. 216, 226
Kammel, W.B. 317
Kanowski, S. 19, 226, 271, 278-281
Karden, G. 342, 346
Karl, F. 136, 278, 279, 281
Karsch, N. 154, 163
Karsten, A. 117, 136
Kay 256
Kempe, P. 127, 128, 136, 157, 164
Kemper, J. 266, 279
Kienast, G. 335, 345
Kienlein-Kletschka, B. 305, 317
Kilty, K. 238, 253
Kisker, K.P. 13, 278-280
Klages, H. 235, 252

Kleemair, R. 251
Kliegl, R. 225
Klose, H.-U. 23, 28, 135, 136
Knerr, I. 337, 345
Kneusel, M. 335, 345
Knopf, M. 214, 229
Knüppel, H. 346, 347
Koch, J. 234, 252
Köckeis, E. 108, 116, 117, 122, 129, 136, 138, 159, 165
Köhle, K. 280
Kohli, M. 19, 27, 106, 107, 231, 235, 244, 252
Kolland, F. 200
König, R. 12, 28, 111, 136, 253, 347
Korte, W. 263, 274, 277, 279
Kortmann, K. 180, 182, 200
Krämer, W. 74
Krause, D.R. 225
Krauss, B. 279
Krebs-Roubicek, E. 271, 279
Krings, M. 337, 345
Krupp, H.-J. 23, 28
Kruse, A. 217, 219, 220, 226, 228, 229, 273, 279, 331, 346
Kübler, H.-D. 125, 130, 136
Kuhlmey, A. 74
Kühn, D. 145, 164
Kutner, B. 113, 139
Kuypers, J. 225

Lampert, H. 137
Lang, E. 4, 14, 20, 63, 137, 250, 253, 280, 282, 317, 318, 354
Lang, F.R. 124, 138
Lange, U. 138, 179, 181, 199
Langen, J. 146, 165
Larsen, O.N. 137
Laslett, P. 107
Lauter, H. 257, 278-280
Lawton, M.P. 140, 141, 165, 209, 226, 349
Lehr, U. 4, 9, 12, 15, 20, 28, 107, 136, 137, 139, 140, 148, 155, 157, 165, 202-206, 209-214, 216-222, 226-229, 234, 239, 242, 243, 245, 246, 252, 254, 278-281, 324, 346, 354
Lindner, O. 289, 318
Litwak, E. 99, 107
Livson, F. 253
Löwe, H. 214, 227
Lucke, Ch. 20, 73
Ludwig, R. 209, 225
Lundberg, G.A. 111, 137
Lüschen, G. 107, 117, 137

Maddox, G.L. 18, 241, 252
Maier, G. 137
Majce, G. 2, 28, 148-151, 165, 325, 345
Mann, A. 258, 277, 279
Manz, G. 186, 200
Markefka, M. 107
Markle, G.E. 324, 347
Markson, E. 254
Marx, A. 254
Mason, K.P. 217, 228
Mattila, K. 318
Mattila, V. 238, 252
Mayer, A. 252
Mayring, P. 19
McCrae, R.R. 216, 228
McGee, D.L. 317
McGregor, D. 233, 252
McKinney, J.C. 247, 254
McNamara, P.M. 317
Meeker, M. 254
Merker, H. 218, 227
Meyer, J.E. 278-280
Meyer-Dettum, B. 332, 333, 346, 347
Minnemann, E. 125, 137, 219, 227
Mittelstraß, J. 27, 73, 74, 107, 137
Mitterauer, M. 91, 107
Moroney, R.M. 107
Morse, N.C. 234, 235, 252
Moschel, G. 227, 279
Müller, C. 259, 278-280

Müller, G.E. 213, 228
Müller, H.K. 27
Müller, K. 183, 184, 201
Müller, N. 227
Munnichs, J.M.A. 117, 137, 225, 226, 251, 254, 345
Murphy, E. 258, 279
Mussen, P. 225
Muth, R. 107
Muthesius, H. 166

Naegele, G. 2, 9, 19, 22, 23, 27-29, 33, 37, 73, 74, 107, 163, 167-169, 179, 181, 183, 187, 188, 190, 199-201, 204, 228, 251, 327, 334, 345, 347, 354
Nave-Herz, R. 107
Nelken, L. 231, 233, 234, 237, 240, 241, 253
Nemeth, G. 320, 322, 337, 345
Neubauer, E. 19
Neuberger, O. 231, 253
Neugarten, B.L. 115, 139, 226, 251, 252, 254
Newcomb, Th.M. 217, 228
Niederfranke, A. 28, 129, 137, 220, 228
Nielsen 256
Nissen, R. 317
Nittel, D. 28
Noll, H.H. 201

O'Hanlon, A.M. 228
Odell, C. 249, 253
Oepen, U. 21, 317
Oesterreich, K. 20, 123, 137, 257, 271, 278-280
Oettl, M. 327, 329, 347
Olbrich, E. 20, 220, 225, 228, 229, 330, 331, 347
Olechowsky, R. 214, 228
Oliver, W.R. 247, 253
Oswald, F. 137, 228, 229
Oswald, W.D. 20, 226, 278-281, 330, 331, 347

Pallenberg, C. 28
Parsons 256
Pastalan, L.A. 140, 165
Payne, E. 238, 253
Pelzmann, L. 230, 253
Petersen, P.G. 253
Peterson, W.A. 138
Pfaff, A. 19
Pfaff, K. 19
Pfaff, M. 149, 150, 155, 165
Piaget, J. 202, 228
Pieper, K.J. 123, 137
Pillardy, E. 114, 115, 137
Pilzecker, A. 213, 228
Pina, I. 280
Plank, D. 328, 347
Platt, D. 14, 20, 278-280
Plum, W. 248, 253
Pöldinger, W. 271, 279
Polster, A. 183, 185, 200
Priller, E. 186-188, 200
Primose 256
Prinz, K. 199

Quadt, E. 206, 227

Radebold, H. 20, 255, 259, 266, 269, 272, 273, 279, 280, 354
Rajala, S. 307, 318
Regnet, E. 137, 138, 253
Reichard, S. 239, 253
Reimann, Helga 1, 19, 140, 235, 253, 354
Reimann, Horst 1, 19, 109, 111, 119, 125, 129, 131, 137, 234, 246-248, 253, 355
Richardson, V. 238, 248, 253
Richter, D. 158, 165
Riedmüller, B. 23, 28
Ries, W. 21
Robbins, S. 253
Robin, E.P. 324, 347
Robin, S.S. 324, 347
Robinson, S. 135
Rolf, G. 182, 200

Personenverzeichnis

Roll, Chr. 228
Rösch, H.E. 227
Rose, A.M. 138
Rosenmayr, H. 7, 24, 25, 28,119,121, 137, 138, 140, 145, 165
Rosenmayr, L. 2, 7, 10, 12, 15, 21, 24, 25, 28, 38, 74, 75, 86, 92, 107, 108, 116, 119, 121, 122, 129, 137, 138, 140, 145, 159, 165, 200, 204, 228, 240, 253, 324, 347, 351, 355
Rosenstiel, L. v. 5, 137, 138, 230, 234, 253, 355
Rosow, I. 121, 128, 138
Rotenhan, E. v. 232, 247, 253
Roth, E. 214, 228
Rott, Chr. 229
Rowe, A. 248, 253
Rowlings, Ch. 347
Rubin, A.M. 129, 138
Rubin, R.B. 129, 138
Rudinger, G. 203, 212, 228, 242, 252
Rühland, W. 203, 226
Rupprecht, R. 330, 331, 347
Rüstow, A. 115, 138

Sadowski, D. 230, 253
Sahleh, S.D. 235, 253
Sailer, D. 293, 296, 318
Salokangas, R. 252
Sames, K. 106
Sanderson, S.K. 91, 106
Sartorius, N. 227, 279
Saup, W. 19, 138, 153, 165
Schabedoth, E. 117, 124, 138
Schachtner, Ch. 160, 165
Schade, I. 129, 138
Schaefer, H. 203, 228
Schäfer, E. 335, 345, 347
Schaie, K.W. 212, 228
Schäuble, G. 7, 28, 221, 228
Schettler, G. 14, 318
Schick, I. 152, 156, 165

Schieber, P. 279
Schiersmann, C. 346
Schlesinger-Kipp, G. 272, 280
Schlichting, R. 146, 165
Schmelzer, H. 122, 138
Schmidt, J. 318
Schmidt, P. 248, 253
Schmidt, R. 74, 108, 251, 327, 347
Schmidtke, A. 262, 280
Schmitz-Moormann, K. 19
Schmitz-Scherzer, R. 20, 67, 69, 74, 125, 138, 153, 154, 157, 165, 205, 206, 227-229, 248, 252, 254, 338, 347
Schneider, H.-D. 20, 153, 165, 207, 217, 228
Schneider, J. 21
Schneider, W.F. 220, 221, 227, 229
Scholz, R. 136
Schonecke, O.W. 280
Schrag, C.C. 137
Schramm, A. 73, 286, 318
Schreiber, T. 205, 226
Schröder, G.A. 182, 200
Schubert, H.J. 142, 165
Schubert, R. 10, 16, 28, 165, 318
Schulte, W. 229
Schulz, F.H. 317, 352
Schulz, H. 128, 138
Schütz, R.-M. 21, 59, 62, 74, 108, 163
Schütze, Y. 124, 138
Schwägler, G. 116, 117, 139
Schwarz, K. 108
Schwitzer, K.-P. 184, 186, 198, 200
Seifert, H. 230, 254
Shanas, E. 106, 135, 226
Sheldon 256
Shock, N.W. 216, 229
Sichrovsky, P. 271, 280
Siggelkow, H. 203, 226
Simpson, I.H. 247, 254
Sitzmann, G.H. 247, 251, 252, 254

Sloane, R.B. 210, 225
Smith, H.E. 121, 138
Smith, M.J. 129, 138
Sosna, U. 256, 263, 277, 278, 280, 281
Soter, N.A. 317
Sowarka, D. 225
Spanner, W. 333, 346
Stahlberg, D. 254
Stappen, B. 220, 229
Stauder, K.H. 232, 254
Steeger, W. 194, 201
Steinbach, M. 214, 229
Steinmann, B. 318
Steinmetz, S.K. 108
Stengel, F. 155, 166
Stengel, M. 236, 254
Stitzel, M. 230, 232, 254
Stöckler, F. 124-126, 139
Stöckler, M. 320, 322, 335, 337, 345
Stolarz, H. 144, 166
Storll, D. 138
Stossberg, M. 116, 138
Straka, G.A. 19, 136-139
Strawbridge, W.J. 92, 108
Streib, G.F. 106, 121, 138, 226
Strömgren, E. 278-280
Strotzka, H. 21
Strümpel, B. 252
Sussman, M.B. 108
Swan, G. 238, 254
Szinovacz, M. 238, 254

Tallmer, M. 113, 139
Talos, E. 327, 329, 347
Tartler, R. 116, 139, 159, 166
Tebert, W. 122, 138
Tegethoff, U. 342, 346
Teschentscher, G. 248, 254
Tews, H.P. 9, 20, 22, 25-30, 33, 37, 51-53, 59, 62, 73, 74, 107, 108, 112, 116, 117, 139, 140, 142, 146, 163, 166, 183, 187, 188, 199, 201, 327, 345, 355

Theilacker, R. 139
Theissen, Ch. 217, 229
Thomae, H. 19, 136, 139, 202, 203, 205, 207-209, 211, 216-218, 226, 227, 229, 233, 241-243, 250, 251, 254, 278-281, 324, 346
Thompson, W.E. 121, 138
Thürkow, K. 139
Tibbitts, C. 138, 253
Tobin, S.S. 115, 139, 252
Tokarski, W. 21, 26, 27, 136, 264, 277, 278, 281
Tölle, R. 257, 281
Treas, J. 108
Trilling, A. 335, 345, 347
Tröger, A. 203, 226
Tunstall, J. 220, 221, 229

Uexküll, Th. 280
Ulich, E. 231, 254
Urbas, E. 320, 322, 337, 345

Vaskovics, L. 142, 166
Veelken, L. 19
Veil, M. 183, 199, 201
Veltin, A. 273, 281
Volkheimer, G. 352
Vrain, P. 119, 139
Vroom, V.H. 234, 239, 254

Wächtler, K. 262, 281
Wagner, G. 23, 29, 182-184, 186-188, 200, 201
Wahl, H.B. 263, 281
Wald, R. 124-126, 139
Wallhagen, M.I. 92, 108
Warner, W.L. 230, 254
Wasiack, W. 280
Weakland, J.H. 108
Weber, E. 230, 254
Weeber, R. 115, 119, 139
Weick, St. 123, 139
Weinacker, B. 262, 280
Weinert, F.E. 214, 229
Weiss, R.S. 234, 235, 252

Personenverzeichnis

Weisser, G. 323, 347
Wenng, S. 21
Werner, H. 73
Weyerer 256
Wibaux, C. 119, 139
Wichmann, B. 227
Wilhelm, J. 346, 347
Wilke, G. 226
Will, J. 131, 138, 139
Windley, P.G. 164

Winkler, G. 183, 201
Wohlleber, C. 332, 347
Woll-Schumacher, I. 121, 139
Wollersheim, H.W. 331, 346
Wood, K. 279

Zahn, L. 139
Zeigarnik, B. 239, 254
Zeman, P. 107

Sachverzeichnis

Die im *Glossar* erläuterten Begriffe sind *kursiv* geschrieben

Abhängigkeit 94, 216
Ageism 321
Aggressivität 153
Aktivierung 214
Aktivität 57 ff., 102, 115 f., 161, 207 f., 242
-, geistige 205
-, körperliche 205, 296 ff.
Aktivitätstheorie 240 ff., 348, 349
Altenakademie 19
Altenbewegung 6
 s. auch *Alteninitiativen*
Altenbildung 331 ff.
 s. auch *Geragogik*
Altenclub 123, 158
Altenhaushalt 181 f., 187 f., 196 f., 348
Altenheim 98, 127 f., 147, 150, 159, 212 f.
Altenhilfe 11, 21, 72, 92, 163
-, geschlossene 154
-, offene 159, 163, 319 ff.
 s. auch *Domizilorientierte Altenhilfe*
Alteninitiativen 3, 6, 20, 348
Altenlast 48, 71
 s. auch Alterslast
Altenpolitik 15, 21, 319 ff.
Altenquotienten 42
Altentagesstätte 158
Altenwohnbau 21
Altenwohnheim 147, 149, 150, 159, 160
Altenwohnung 11, 144 ff.
Altenzentrum 11, 158
Alter, administratives 5
-, biologisches 4
-, kalendarisches 4
-, psychisch-intellektuelles 4
-, soziales 4 f.
Alternde Krankheiten 284 ff.
Alternsprozeß 104 ff., 282

Altersaufbau 7 ff., 81 f., 348
Altersbild 30, 51, 223
 s. auch *Altersstereotyp*
Alterserwerbsarbeit 23
Altersgrenze 50
 s. auch *Flexible Altersgrenze*
Altersgruppe 6
Altershaushalt 196
Altersheim 11, 147 ff.
 s. auch Altenheim, Altenwohnheim
Altersintegrative Gesellschaftspolitik 321
Alterskategorie 4 ff.
Altersklasse 6
Alterskrankheit 282 ff.
Alterslast 39, 41
 s. auch Altenlast
Altersschicht 6
Alterssicherungssystem 168 ff.
Altersstereotyp 53, 77 f., 153, 202 ff., 209, 348
Altersstrukturwandel 33, 52
Altersvorsorge 207
Alterswandel 50
Alzheimer 260 f.
Animateur 19
Armut 24, 178 ff., 183, 186
Asymmetrie der Beziehungen 117 f.
Atemnot 287
Austauschtheorie 24, 348
Auto 124, 187 f.

Beamtenversorgung 173 ff., 176, 194
Belastungen 61, 64
Beratung 335 ff.
Beruf 230 ff.
Berufsaustritt 5, 23, 46 f., 48, 50, 53, 62 f., 112 ff., 230 ff.
 s. auch *Gleitender Berufsaustritt*, Pensionierung, Verrentung
Betreutes Wohnen 163

Betreuungsaufgaben 88 f.
Bildung 58, 60, 237
Biographie 202 ff., 207
Biologie des Alterns 11, 15, 20 f.
Biologische Alternsforschung 14
Biomorphose 348
Bohnenstangenfamilie 25, 76, 348
Bonner Gerontologische Längsschnittstudie 241 f.
Bundesrepublik 23, 198
s. auch Westdeutschland
Bürgernähe 329
Bürokratie 97 ff.

Case-Management 328, 348
Cholesterinspiegel 308
Coping 217

DDR, frühere 1, 8, 16, 22, 44, 112, 183 ff., 198
Defizitmodell 210 f., 321 f.
Defizittheorie 348
Demenz 260 f.
Demographie 11
Demographische Entwicklung 22, 42 ff., 110
Demographische Struktur 23
Depression 258 f.
Desozialisation 349
Deutsche Gesellschaft für Gerontologie 16 f.
Diabetes 309
Differenzierung des Alters 33, 40 f., 50, 167 ff.
Disengagementtheorie 222, 240 ff., 348, 349
Diskontinuität 57
Disuse-Hypothese 349
Docility-Hypothese 140, 349
Domizilorientierte Altenhilfe 146, 349

Ehe 78, 182 f., 185, 238, 245 f.
Ehrenamt 326 f.
Eigenständige Alterssicherung 23

Einkommen 63, 114, 167 ff.
Einkommensverteilung 177 ff.
Einsamkeit 63, 75 f., 123, 220 f.
Eltern-Kind-Kontakt 206
Empty Nest 349
Entberuflichung des Alters 33, 53
Epidemiologie, psychiatrische 255 ff.
Erbschaft 24
Ermutigung 102
Ernährung 290 ff., 303
Essen auf Rädern 146, 159, 340
Europa 22, 23

Familie 1, 24 f., 31 f., 34, 76 ff., 115 ff., 240, 245 f.
Familienzyklus 9, 78, 349
Feminisierung 34, 349
Fernsehen 58 f., 129 ff.
Filial Maturity 349
Filiale Reife 94
Flexible Altersgrenze 54, 244 ff., 349
Flugreise 301 f.
Framingham-Studie 203, 306
Frauen 53, 61, 62, 76, 82 ff.
-, ältere 2, 24, 32, 46 f., 238
-, mittleren Alters 89 f., 92 f.
Freizeit 21, 58 ff., 338
Freizeitaktivität 205, 338 f.
Freizeitverhalten 58 ff., 125, 236 ff.
Fremdbild 51 ff., 217 f.
Freunde 122 ff.

Gedächtnis 214
Geistige Fähigkeit 212 ff.
Generation 7, 77, 350
Generationenkonkurrenz 24
Generationenvertrag 23, 43
Generationskonflikte 20
Genetische Programmierung 282
Geragogik 10 f., 13, 19, 350
Geriatrie 10 f., 14, 15, 19 ff., 20, 342 f., 350
Geriatrika 11, 350
Gerontagogik 350

s. auch *Geragogik*
Gerontologie 1 ff., 350
-, Gesellschaften 15 ff.
-, Zeitschriften 15 ff.
-, Forschung 15
-, Institutionen 15
Gerontopsychiatrie 10 f., 13, 15, 19 ff., 20, 255 ff., 342, 350
-, Versorgung 275 ff.
Gero(nto)psychologie 10 ff., 12, 15, 19, 20, 37, 350
Gero(nto)soziologie 10 ff., 12, 15, 350
Geroprophylaxe 207, 282 ff., 350
s. auch Prävention
Gesundheit 63 f.
Gewalt gegen Alte 88
Gleitender Berufsaustritt 113, 350
Graue Panther 3, 6, 160
Großbritannien 328
Großelternring 333
Großfamilie 90
Großstadt 141 f.
Gymnastik 300

Hamburg 157, 160
Hausgemeinschaft 160
Haushaltsführung 161 f.
Haushaltsgemeinschaft 84 ff.
Haushaltshilfe 341
Hausordnung 154
Haustier 59, 220
Heimbeirat 157 f.
Heimeintritt 149 f., 154 f.
Hobby 59 f., 248
Hochaltrigkeit 22, 35, 43, 351
Hochbetagte 5, 9, 83, 351
Hygiene 304 ff.
Hypertonie 307 f.

Inaktivität, körperliche 309 f.
Inaktivitätsatrophie 212
Individualisierung 86, 119
Individualität 202 ff.
Industriegesellschaft 110 f.

Information 102
Institutionalisierungseffekt 151 f., 156, 351
Insulation 122, 128 f., 351
Intelligenz 212 ff.
Interaktion 109 ff.
s. auch Kontakt
International Institute on Aging (INIA) 23
Interventionsgerontologie 210 f., 351
Interventionsprophylaxe 310, 351
Intimität auf Abstand 87, 116, 159, 240, 351
Isolation 75, 84 f., 123, 219 ff.

Japan 15, 22, 87 f.

Klima 302 f.
Kohorte 7, 79 f., 351
Kommunikation 109 ff.
-, direkte 133
-, indirekte 134
Kompetenz im Alter 330
Konflikt 89, 91, 96
Konsum 186 ff., 198
Konsumstruktur 189 f.
Kontakt 119 f., 161 f., 219 ff., 239 ff., 333, 338 f.
Kontinuität 57
Kontinuitätstheorie 351
Kontrolluntersuchung 314 ff.
Körperpflege 304 ff.
Krankenversicherung 64, 71 f.
Krankheit 32, 47, 203, 215, 341
-, im Alter 284 ff.
Krise 231 ff.
Krisenintervention 351
Kultur des Alters 39
Kumulative Benachteiligung 2, 26
Kuren 300 ff.

Land 117, 146
Langeweile 222
Laufen 298 f.
Lebenserwartung 31, 43 f., 81 f., 90

Lebenslagen 35, 46 ff., 70 f., 323 ff.
Lebenslauf 46 ff., 70 f., 75 ff., 202 ff., 324 f.
Lebenslauf-Forschung 19
Lebenslaufperspektive 320 f.
Lebensstil 25 f., 46 ff., 70 f.
Lebenszyklus 109 ff.
Leistungsfähigkeit, körperliche 297
Lernen 247
Lernfähigkeit 213 f.
Linkage-Funktion 98 ff., 351

Massenkommunikationsmittel 19, 76, 129 ff., 334
Massenmedien
s. auch Massenkommuniktationsmittel
Mehrgenerationenfamilie 85 f., 116, 121
Mindestsicherung 23
Multimorbidität 263, 267 ff., 275, 285 ff., 351

Nachbarschaftshilfe 326
Nachbarschaftskontakt 122 f., 128, 145
Nachelterliche Gefährtenschaft 10, 352
Netzwerk 326
Neue Alte 3, 21, 26 f., 41, 48 f., 352
Neurose 258 f.
Niveauthese 35, 37, 352
Notruf 126

Ökologie 140 f., 207 ff.
Organismus 283 f.
Ostdeutschland 33 f., 36, 51 ff., 183 ff., 186 ff.
Österreich 3, 16 ff., 82 ff.
Over-protection 88

Pension 23
Pensionierung 173 ff.
s. auch Berufsaustritt
Pensionierungsbankrott 48
Pensionierungsschock 235
Pensionierungstod 48
Persönlichkeitsveränderung 216 ff.
Pflegeabteilung 151
Pflegebedürftigkeit 9, 64 ff., 89, 98 f., 341
Pflegeheim 72, 147, 151, 155 f.
Pflegestation 155 f.
Pflegeversicherung 23, 92, 209
Philosophie 11
Prävention 211
s. auch *Geroprophylaxe*
Preretirement Counseling 352
Problemfall 223
Psychiatrie-Enquête 274
Psychische Erkrankung 255 ff.
Psychopharmaka 270 f.
Psychotherapie 20, 264 ff., 272

Radfahren 299
Rauchen 308 f.
Realitätsanpassung 224
Rechtsberatung 336 f.
Rehabilitation 211
Reisen 61
s. auch Urlaub
Renten 9, 23, 191 ff.
Renten-Überleitungsgesetz 185
Rentenkumulation 177 f.
Rentenpolitik 11
Rentenversicherung 43, 71, 168 ff., 191 ff.
Ressourcentheorie 24, 352
Retroaktive Sozialisation 102 f., 121, 352
Risikofaktor 203 ff., 306 ff.
Rolle 109 ff., 207
Rollenpotentiale 37 f.
Rollensequenz 109
Ruhestand 21, 231 ff.
-, Anpassung 237, 245, 248, 250
Rumpfhaushalt 352

Schichtzugehörigkeit 58 f., 62
Schlaf 301
Schweiz 16 f.
Schwimmen 299 f.
Selbstbild 51 ff., 79, 217 ff.
Selbsthilfe 322, 339
Selbstmord 68 f., 123, 262
Senioren 6, 53
Seniorenorganisation 3, 19
Seniorenprogramm 11
Seniorenstift 147, 149
Seniorenstudium 19, 21
Seniorentourismus 11
Sicherheit 159
Sicherheitsgefühl 88 f.
Silting-Effekt 352
Singularisierung 1, 25, 34, 49, 57, 64, 119, 352
Solidarität 86, 88
Sowjetunion 15
Sozialer Wandel 30
Sozialgerontologie 15, 19, 21, 352
s. auch *Gero(nto)soziologie*
Sozialhilfe 72, 155, 179 f., 330
Sozialisation 109, 121
s. auch *Retroaktive Sozialisation*
Sozialstation 328
Sozialversicherungen 31
Sozialzentrum 328
Soziotherapie 273 f.
Spiel 300
Sport 58, 60 f., 205, 296 ff.
Statusverlust 116
Sterben 66 ff.
s. auch *Thanatologie*
Stimulationsgrad der Umgebung 212 ff.
Streß 203, 310
Sucht 262
Suizid
s. Selbstmord

Tagesrhythmus 303
Telefon 124 ff.
Telefon-Kette 126

Thanatologie 352
Theologie 11
Tod 32, 47, 66 ff., 81
s. auch *Thanatologie*
Totale Institution 152 f., 352
Transkulturelle Gerontologie 23, 24
Trauer 259
Trennung auf Widerruf 353

Übergangsphasen 51
Übergewicht 309
Urlaub 61, 300 ff.
USA 10, 15, 18, 22, 23, 76, 86

Vereinsmitgliedschaft 59
Vermögen 24, 181 f.
Verrentung 167 ff.
s. auch Berufsaustritt
Versorgung 66, 69, 71 ff.
Volkshochschule 60
Vorbereitung auf das Alter 331 ff.
Vorbereitung auf den Ruhestand 238, 246 ff., 321
s. auch Altenbildung
Vorsorgeuntersuchung 310 ff.

Wahlmöglichkeit 102
Wandern 299
Werbung 27
Westdeutschland 34, 35, 51 ff., 84, 167 ff., 186 ff., 198
s. auch Bundesrepublik
Wiedervereinigung 1, 7 ff., 16, 22, 30, 37, 43 f.
Witwe 57
Witwen/r-Rente 167 ff., 175 ff., 195
Witwer 57
Wohnbedürfnis 140 ff., 158
Wohnen, selbständiges 73
Wohngemeinschaft 159 f.
Wohnstift 147
Wohnungsausstattung 161, 187 f.
Wohnungseigentum 142 f., 188
Wohnverhältnisse 140 ff., 209 f.

Sachverzeichnis

Zeiteinteilung 57
Zeitunglesen 58
Zufriedenheit 206
Zukunftsperspektive 242 f.

Bei Fragen zur Produktsicherheit wenden Sie sich bitte an:
If you have any questions regarding product safety,
please contact:

Walter de Gruyter GmbH
Genthiner Straße 13
10785 Berlin
productsafety@degruyterbrill.com